【電子版のご案内】

■ タブレット・スマートフォン（iPhone, iPad, Android）向け電子書籍閲覧アプリ
「南江堂テキストビューア」より，本書の電子版をご利用いただけます．

パートナー薬剤学
改訂第4版増補　第1刷

シリアル番号：

■ シリアル番号は南江堂テキストビューア専用サイト（下記URL）より
　ログインのうえ，ご登録ください．（アプリからは登録できません．）

https://e-viewer.nankodo.co.jp

※初回ご利用時は会員登録が必要です．登録用サイトよりお手続きください．
　詳しい手順は同サイトの「ヘルプ」をご参照ください．

■ シリアル番号ご登録後，アプリにて本電子版がご利用いただけます．
■ 注意事項
・シリアル番号登録・本電子版のダウンロードに伴う通信費などはご自身でご負担ください．
・本電子版の利用は購入者本人に限定いたします．図書館・図書施設など複数人の利用を前提とした利用はできません．
・本電子版は，1つのシリアル番号に対し，1ユーザー・1端末の提供となります．一度登録されたシリアル番号は再登録できません．権利者以外が登録した場合，権利者は登録できなくなります．
・シリアル番号を他人に提供または転売すること，またはこれらに類似する行為を禁止しております．
・南江堂テキストビューアは事前予告なくサービスを終了することがあります．

■ 本件についてのお問い合わせは南江堂ホームページよりお寄せください．

［パートナー薬剤学　改訂第4版増補　第1刷］

パートナー
薬剤学

改訂第4版 増補

電子版付

編集 原島 秀吉
　　 伊藤 智夫
　　 寺田 勝英
　　 伊藤 清美

南江堂

◆執 筆 者（執筆順）

原島　秀吉	はらしま　ひでよし	北海道大学大学院薬学研究院卓越教授	
伊藤　智夫	いとう　ともお	北里大学名誉教授	
齊藤　浩司	さいとう　ひろし	北海道医療大学名誉教授	
菅原　　満	すがわら　みつる	北海道大学大学院薬学研究院教授	
出口　芳春	でぐち　よしはる	帝京大学薬学部教授	
尾上　誠良	おのうえ　さとみ	静岡県立大学薬学部教授	
伊藤　清美	いとう　きよみ	武蔵野大学薬学部教授	
玉井　郁巳	たまい　いくみ	金沢大学名誉教授	
伊藤　晃成	いとう　こうせい	千葉大学大学院薬学研究院教授	
楠原　洋之	くすはら　ひろゆき	東京大学大学院薬学系研究科教授	
松本　宜明	まつもと　よしあき	元日本大学薬学部教授	
武隈　　洋	たけくま　よう	北海道大学病院薬剤部副部長・准教授	
寺田　勝英	てらだ　かつひで	高崎健康福祉大学薬学部学部長・教授	
森部　久仁一	もりべ　くにかず	千葉大学大学院薬学研究院教授	
横山　祥子	よこやま　しょうこ	九州医療科学大学薬学部教授	
斎藤　博幸	さいとう　ひろゆき	京都薬科大学教授	
濱　　進	はま　すすむ	武蔵野大学薬学部講師	
高島　由季	たかしま　ゆうき	順天堂大学薬学部教授	
山本　浩充	やまもと　ひろみつ	愛知学院大学薬学部教授	
市川　秀喜	いちかわ　ひでき	神戸学院大学薬学部教授	
佐久間　信至	さくま　しんじ	摂南大学薬学部教授	
立木　秀尚	たちき　ひでひさ	東和薬品株式会社	
秋田　英万	あきた　ひでたか	東北大学大学院薬学研究科教授	
石田　竜弘	いしだ　たつひろ	徳島大学大学院医歯薬学研究部教授	

改訂第 4 版増補の序

　『パートナー薬剤学 改訂第 4 版』が 2022 年に出版されてから 2 年半が経過した．COVID-19 のパンデミックも収束し，日本に活気が戻りつつあるが，COVID-19 から我々は多くを学んだ．医薬品の開発には 10～15 年という長い歳月と 500 億円もの開発費用がかかる（開発中止品の費用も含む）と言われてきたが，新型コロナウイルスに対する mRNA ワクチンは遺伝子配列が公開されて（2020 年 1 月 11 日）から 1 年以内に，英国，米国で緊急承認されている．mRNA ワクチンの衝撃は，今後の医薬品開発に少なからぬ影響を及ぼすことになると思われる．

　mRNA ワクチンは全く新しいタイプのワクチンで，その作用メカニズムもユニークであるが，同時に製剤学的安定性や投与後の副反応など，今後の改良が期待されている．これらの課題がいずれも薬剤学と密接に関連していることは，これから薬剤学を学ぶ者の好奇心を刺激すると同時に大きなモチベーションとなることであろう．

　『パートナー薬剤学 改訂第 4 版』は，2021 年に告示された第十八改正日本薬局方に準拠していたが，今回の増補では第十八改正日本薬局方第一追補・第二追補の告示に対応して，一部内容を改訂するとともに，2024 年度より適用が開始された「薬学教育モデル・コア・カリキュラム（令和 4 年度改訂版）」にも対応し，さらに電子版付とした．

　本書で薬剤学を学習した薬学生が，新しい医薬品の創出に貢献する日が来ることを期待している．

2024 年 10 月

原島　秀吉
伊藤　智夫
寺田　勝英
伊藤　清美

初版の序

　本書の前身である「IE(Integrated Essentials)薬剤学」は，1984年に初版を世に出してから20年以上にわたり薬剤学の教科書として広く使われていたが，このたび執筆者を大幅に入れ替え，「パートナー薬剤学」として生まれ変わることになった．

　本書の執筆が開始されたのは平成18(2006)年であるが，この年は薬学教育6年制が始まった年であり，薬学にとって歴史的な年であった．もちろん，本書も6年制教育を見据え，薬剤学分野におけるモデルコアカリキュラムの内容を網羅するよう配慮されている．

　薬学教育6年制の背景には，長期実務実習の実現や倫理・コミュニケーション関連教育の具体化とともに，基礎薬学教育内容の増大があると考えられる．特に，ヒトゲノムの解読に伴い生命科学分野の知識・技術はめざましい勢いで進歩しており，このことが基礎薬学教育に大きく影響している．薬剤学分野でも，この数年で薬物輸送担体(トランスポーター)に関する情報は爆発的に増えており，今後も新しい薬物輸送担体が発見され，薬物動態への関与が明らかになってゆくものと期待される．薬物代謝酵素や薬物輸送担体の誘導機構が明らかになったのも最近であり，タンパクの誘導が関与する薬物相互作用が理論的に理解できるようになった．

　本書では，このような最新の情報をできる限り取り込み，新しい薬学教育へ対応できるよう努力した．また，本書は物理薬剤学，製剤学，生物薬剤学，薬物速度論，調剤学を網羅しており，1冊で薬剤学のすべてが学習できるよう配慮されている．薬学部の学生のみならず，薬剤学を学びなおしたいと考えている薬剤師，医薬情報担当者，医薬品の研究・開発に携わる者にとって，本書が「パートナー」として役立てば幸いである．

平成19年3月

寺田　勝英
伊藤　智夫

◆記号一覧

記　号	説　明
AUC	血中薬物濃度-時間曲線下面積
AUC_iv	静脈内投与時の AUC
AUC_po	経口投与時の AUC
$AUMC$	1次モーメント曲線下面積
B_max	最大結合数
C	薬物濃度
$\bar{C}$	定常状態での平均血中濃度
C_b	結合形薬物濃度
C_B	血中薬物濃度
C_f	非結合型(遊離形)薬物濃度
C_max	最高血中濃度
C_ss	定常状態における血中濃度
C_t	組織中薬物濃度
$C(t)$	時間 t のときの薬物濃度
C_u	尿中薬物濃度
CL	クリアランス
CL_cr	クレアチニンクリアランス
CL_h	肝クリアランス
CL_int	固有クリアランス
CL_r	腎クリアランス
CL_tot	全身クリアランス
$Dose$	投与量
E	抽出率
F	バイオアベイラビリティ
F_a	小腸吸収率
f_b	血中遊離形分率
F_g	消化管アベイラビリティ
F_h	肝アベイラビリティ
f_p	血漿中非結合率
f_t	組織中非結合率
GFR	糸球体濾過速度
k_a	吸収速度定数
K_d	解離定数
k_el	消失速度定数
K_m	ミカエリス定数
K_p	組織-血液間分配係数
MRT	平均滞留時間
P	透過係数
P_app	見かけの透過係数
PS_eff	細胞内から血液中への排出過程の固有クリアランス
PS_inf	血液から細胞内への取り込み過程の固有クリアランス
Q	血流速度
Q_h	肝血流速度
R_inf	投与速度(0次)
t	時間
$t_{1/2}$	消失半減期
T_max	最高血中濃度到達時間
τ	投与間隔
V_b	血液容積
V_d	分布容積
V_dss	定常状態の分布容積
V_t	組織容積
X_t	組織中薬物量
X_u	尿中排泄量

◆◆◆目　次◆◆◆

序章　薬剤学総論　　　　　　　　　　　　　　　　　　　　　　　（原島秀吉）…1

A 医薬品とは ………………………………… 1
B 剤形から物理薬剤学へ …………………… 1
C 生物薬剤学 ………………………………… 2
D 薬物速度論 ………………………………… 3
E 薬物送達学 ………………………………… 4
F 医薬品開発におけるパラダイムシフト…… 4
G エピジェネティクス，核酸医薬，ナノ医療… 4

第1章　薬物の体内動態　　　　　　　　　　　　　　　　　　　　　　　　　7

1. 生体膜透過 ………………………… （伊藤智夫）…7
　A 生体膜透過機構 ………………………… 7
　B 単純拡散（受動拡散）…………………… 8
　C トランスポーター（輸送担体）………… 12
　D 促進拡散 ………………………………… 13
　E 一次性能動輸送 ………………………… 14
　F 二次性能動輸送 ………………………… 16
　G トランスポーターの輸送活性制御 …… 20
　H トランスポーターの遺伝子変異など … 21
　I 創薬標的としてのトランスポーター … 22
　J 膜動輸送 ………………………………… 22
　K 非撹拌水層 ……………………………… 22
　L 生体膜透過性の予測と解析 **Advanced** … 24
　● 演習問題 …………………………………… 26
2. 吸　収 ………………… （齊藤浩司・菅原　満）…27
　A 消化管吸収 ……………………………… 28
　　1）消化管の生理解剖学的特徴 ………… 28
　　　a）胃 ………………………………… 29
　　　b）小　腸 …………………………… 30
　　　c）大　腸 …………………………… 30
　　　d）脈管系 …………………………… 32
　　2）消化管吸収の機構と予測 …………… 32
　B 消化管吸収機構　**Advanced** ………… 35
　　1）非撹拌水層の関与 …………………… 35
　　2）トランスポーターが介在する吸収・分泌… 36
　　　a）トランスポーターを介した吸収 …… 37
　　　b）トランスポーターを介した分泌 …… 39
　C 消化管吸収に影響を与える要因 ……… 41
　　1）薬物の物理化学的特性 ……………… 41
　　　a）薬物の分子構造 ………………… 42
　　　b）薬物の溶解性 …………………… 42
　　2）消化管の生理的要因 ………………… 42
　　　a）胃内 pH ………………………… 43
　　　b）胃内容排出速度（胃内容排出時間）…… 44

　　　c）血流速度 ………………………… 46
　　　d）吸収上皮細胞における代謝 …… 46
　　3）製剤学的要因 ………………………… 46
　D 消化管以外の経路からの吸収 ………… 47
　　1）直腸吸収 ……………………………… 47
　　　a）直腸の構造 ……………………… 48
　　　b）直腸吸収の機構と特徴 ………… 48
　　　c）直腸吸収に影響する要因と吸収促進… 49
　　2）経皮吸収 ……………………………… 49
　　　a）皮膚の構造 ……………………… 50
　　　b）経皮吸収の機構と特徴 ………… 51
　　　c）経皮吸収に影響する要因と吸収促進… 52
　　3）注射部位からの吸収 ………………… 52
　　　a）投与部位と吸収の経路 ………… 52
　　　b）吸収に影響する要因 …………… 53
　　　c）吸収の制御 ……………………… 54
　　4）口腔粘膜吸収 ………………………… 54
　　　a）口腔粘膜の構造 ………………… 54
　　　b）口腔粘膜吸収の機構と特徴 …… 54
　　　c）口腔粘膜適用製剤 ……………… 54
　　5）鼻粘膜吸収 …………………………… 55
　　　a）鼻粘膜の構造 …………………… 55
　　　b）鼻粘膜吸収の機構と特徴 ……… 55
　　　c）鼻粘膜適用製剤 ………………… 56
　　6）経肺吸収 ……………………………… 56
　　　a）肺の構造 ………………………… 56
　　　b）肺吸収の機構と特徴 …………… 57
　　　c）肺吸収型製剤 …………………… 57
　　7）その他の部位からの吸収 …………… 58
　　　a）眼からの吸収 …………………… 58
　　　b）膣からの吸収 …………………… 58
　E 吸収過程における薬物相互作用 ……… 58
　　1）薬物-薬物間での直接的な反応による
　　　相互作用 ……………………………… 58

a) キレート形成による吸収低下 …………58
b) 吸着による吸収低下 ……………59
2) 併用薬により生じる生理的環境変化を
介する相互作用 …………………60
a) 胃内 pH 上昇による薬物溶解性の変化‥60
b) 胃内容排出速度の変化による
血中動態の変動 ……………61
3) 固有の機能を有するタンパク質が
介在する相互作用 ………………61
a) 小腸上皮細胞に存在する
代謝酵素の阻害 ……………61
b) 小腸上皮細胞に存在する
P-糖タンパク質の阻害と誘導 ………62
● 演習問題 ………………64
3. 分　布 …………65
A 分布とは …………………（原島秀吉）‥65
B 組織移行性 ………………65
1) 血流量 …………………65
2) 組織-血液間分配率 ……………66
3) 灌流律速 …………………66
4) 透過律速 …………………67
C 分布容積 ……………68
1) 定　義 …………………68
2) 定常状態と偽定常状態 ……………69
D 薬物のタンパク結合 ………………69
1) 薬物の体内動態におけるタンパク結合の
重要性 …………………69
2) タンパク結合率の測定 ……………70
3) タンパク結合の解析 ……………71
E 正常時・病態時における薬物の
タンパク結合 ………………73
1) 血漿中でのタンパク結合と体内動態 ……73
2) 病態時におけるタンパク結合の変動と
体内動態 …………………74
a) 肝疾患の場合 ……………74
b) 腎疾患の場合 ……………76
F 脳移行と血液脳関門・血液脳脊髄液関門 …76
1) 血液脳関門 …………………76
a) P-糖タンパク質 ……………77
b) モノカルボン酸輸送系 ……………77
c) MRP …………………77
d) BCRP …………………77
e) GLUT1 …………………79
2) 血液脳脊髄液関門 ……………79
G 分布過程における薬物相互作用 ………79
1) 血中タンパク結合の競合 ……………79
a) 静脈内投与の場合 ……………79
b) 経口投与の場合 ……………80
2) 組織結合の競合 ……………80
3) トランスポーターの競合 ……………81

H リンパへの移行 ………………81
1) リンパ管系の構造と循環 ……………81
2) 血液からリンパ液への移行 ……………82
3) 組織液からリンパ液への移行 ……………82
4) 消化管からリンパ液への移行 ……………82
I 妊娠時における薬物のタンパク結合
………………（出口芳春）‥83
J 胎児移行と血液胎盤関門 ………………83
1) 妊娠時における母体の薬物動態変動 ……83
2) 胎盤の構造と血液胎盤関門 ……………84
3) 胎盤における内因性物質および
薬物の輸送 …………………84
a) 栄養物質・内因性物質の輸送
Advanced …………………85
b) トランスポーターを介した薬物輸送
Advanced …………………87
4) 胎盤の代謝酵素 ……………87
K 高分子医薬品の体内分布 ……（尾上誠良）‥87
1) ペプチド・タンパク質性医薬品 ……………88
2) 抗体医薬品 …………………88
3) 核酸医薬品 …………………90
4) 高分子医薬品の体内動態を変化させる
アプローチ …………………90
● 演習問題 ………………91
4. 代　謝 …………（伊藤清美）‥92
A 代謝酵素と代謝反応 ………………93
1) 第 I 相反応 …………………93
a) 酸　化 …………………93
b) 還　元 …………………99
c) 加水分解 …………………100
2) 第 II 相反応 …………………100
a) グルクロン酸抱合 ……………101
b) 硫酸抱合 …………………103
c) グルタチオン抱合 ……………103
d) アミノ酸抱合 ……………103
e) アセチル抱合 ……………103
f) メチル抱合 ……………103
B プロドラッグと活性代謝物 ………………103
1) 活性代謝物 …………………103
2) プロドラッグ …………………104
a) 消化管吸収の改善 ……………104
b) 副作用の軽減 ……………106
c) 臓器指向性の向上 ……………106
d) 作用の持続化 ……………107
C 代謝過程における薬物相互作用 ………107
1) 代謝酵素の阻害 ……………107
a) 可逆的阻害 …………………107
b) 時間依存的阻害 ……………108
c) 代謝阻害による血中薬物濃度への
影響 …………………109

2）代謝酵素の誘導 ……………… 111
●演習問題 …………………………… 112
▌5. 排 泄 ………………（玉井郁巳）… 113
　Ａ 腎臓の構造と機能 ……………… 114
　Ｂ 腎排泄機構 —— 糸球体ろ過，尿細管分泌，
　　 再吸収 …………………………… 115
　　1）糸球体ろ過 …………………… 116
　　2）尿細管分泌 …………………… 116
　　3）再吸収 ………………………… 117
　　4）腎排泄機構の見分け方 ……… 119
　Ｃ 尿細管分泌・再吸収の分子機構
　　 Advanced ……………………… 121
　　1）尿細管分泌に働くトランスポーター … 121
　　2）再吸収に働くトランスポーター … 122
　Ｄ 薬物の腎排泄評価法 Advanced … 123
　Ｅ 胆汁中排泄 ……………………… 124
　　1）肝臓の構造 …………………… 124
　　2）胆 汁 ………………………… 126
　Ｆ 胆汁中排泄の分子機構 Advanced … 128
　　1）血管側細胞膜に存在する
　　　 トランスポーター …………… 129
　　2）胆管側膜に存在する
　　　 トランスポーター …………… 130
　　3）トランスポーターと代謝酵素の関連 … 131
　Ｇ 腸肝循環 ………………………… 132
　Ｈ 薬物の胆汁中排泄評価法 Advanced … 132
　Ｉ その他の排泄 …………………… 133
　　1）唾液中排泄 …………………… 133
　　2）乳汁中排泄 …………………… 134
　　3）呼気中排泄 …………………… 135
　　4）汗中排泄 ……………………… 135
　　5）消化管管腔内排泄 …………… 135
　Ｊ 排泄トランスポーターにおける
　　 薬物間相互作用 ………………… 136
　　1）尿細管分泌過程における相互作用 …… 136
　　2）尿細管再吸収過程における相互作用 … 138
　　3）肝取り込み・胆汁中排泄過程における
　　　 相互作用 ……………………… 138
●演習問題 …………………………… 141
▌6. 個別化医療 …………（伊藤晃成）… 142
　Ａ 遺伝的要因 ……………………… 142
　　1）薬物の効果・副作用に影響する
　　　 代表的な遺伝的素因 ………… 142
　　2）遺伝子多型と薬物動態 ……… 143
　　　a）CYP2C9 …………………… 143
　　　b）CYP2C19 ………………… 144
　　　c）CYP2D6 …………………… 145
　　　d）CYP3A4 …………………… 145
　　　e）CYP2A6 …………………… 147
　　　f）UGT1A1 …………………… 147

　　　g）TPMT ……………………… 147
　　　h）DPD ……………………… 148
　　　i）NAT2 ……………………… 148
　　　j）その他の代謝酵素 ………… 148
　　　k）薬物トランスポーター（OATP1B1，
　　　　 BCRP）…………………… 149
　　　l）薬物相互作用における遺伝子多型の
　　　　 影響 Advanced ………… 149
　Ｂ 年齢的要因 ……………………… 151
　　1）低出生体重児，新生児，乳児，幼児，
　　　 小児における薬物動態と薬物治療 …… 151
　　　a）臨床現場における薬用量設定 ……… 151
　　　b）吸 収 ……………………… 151
　　　c）酸化代謝 …………………… 151
　　　d）抱合代謝 …………………… 152
　　　e）分 布 ……………………… 152
　　　f）排 泄 ……………………… 154
　　　g）小児時期にみられる一過性の
　　　　 クリアランス上昇 Advanced … 154
　　　h）尿細管分泌能の発達について
　　　　 Advanced ………………… 156
　　2）高齢者における薬物動態と薬物治療 … 156
　　　a）吸 収 ……………………… 156
　　　b）分 布 ……………………… 156
　　　b）-1. 血中タンパク濃度低下が薬効・副作用
　　　　 に及ぼす影響 Advanced … 156
　　　c）代 謝 ……………………… 158
　　　d）排 泄 ……………………… 159
　Ｃ 臓器機能低下 …………………… 159
　　1）腎疾患・腎機能低下時における薬物動態
　　　 および薬物治療・投与設計 ………… 159
　　　a）尿毒症物質の蓄積による薬物動態への
　　　　 二次的な影響 Advanced ………… 159
　　2）肝疾患・肝機能低下時における薬物動態
　　　 および薬物治療・投与設計 ………… 160
　　　a）肝疾患時のクリアランス変化に関する
　　　　 理論的考察 Advanced ………… 161
　　3）心臓疾患を伴った患者における薬物動態
　　　 および薬物治療・投与設計 ………… 163
　Ｄ その他の要因 …………………… 163
　　1）薬物の効果に影響する生理的要因
　　　 （性差，閉経，日内変動など）………… 163
　　　a）性 差 ……………………… 163
　　　b）日内変動 …………………… 165
　　2）妊娠・授乳期における薬物動態および
　　　 生殖・妊娠・授乳期の薬物治療 ……… 166
　　　a）妊娠期 ……………………… 166
　　　b）授乳期 ……………………… 166
　　3）栄養状態の異なる患者（肥満，腹水など）
　　　 における薬物動態および薬物治療 …… 167

a)　肥　満 ……………………………… 167
b)　腹　水 ……………………………… 168
● 演習問題 …………………………………… 168

第2章　薬物動態の解析　171

▌1. 薬物速度論 ………………（楠原洋之）…171
　A 線形コンパートメントモデル ……… 171
　　1)　コンパートメントモデル ……… 171
　　2)　速度論パラメータ ……………… 172
　　　a)　消失半減期 ……………………… 172
　　　b)　全身クリアランス ……………… 173
　　　c)　分布容積 ……………………… 174
　　3)　多コンパートメントモデル
　　　　Advanced ……………………… 174
　　4)　ラプラス変換 …………………… 176
　B 線形1-コンパートメントモデルに
　　基づいた解析 ……………………… 177
　　1)　急速静注 ………………………… 177
　　　a)　単回および反復投与 ………… 177
　　2)　定速静注 ………………………… 180
　　3)　経口投与 ………………………… 180
　　　a)　単回投与 ……………………… 180
　　　b)　生物学的利用能 ……………… 183
　　　c)　反復投与 ……………………… 185
　C モーメント解析 …………………… 185
　D 臓器クリアランス（肝，腎）および
　　固有クリアランス ………………… 186
　　1)　臓器クリアランス ……………… 186
　　2)　固有クリアランス ……………… 187
　　3)　複数の反応が関わる固有クリアランス
　　　　Advanced ……………………… 192
　E 血液中濃度と血漿中濃度との関係 … 192
　F 体内動態の非線形性 ……………… 193
　　1)　代謝・膜輸送における非線形性 … 194
　　2)　血漿中タンパク結合における非線形性 … 196
　G 生理学的薬物速度論モデル　Advanced … 197
　H 薬物動態学–薬力学解析（PK-PD解析）… 199
　I 薬物動態学的相互作用と薬力学的相互作用

　　…………………………（松本宜明）…201
● 演習問題 …………………………………… 204
▌2. TDMと投与設計 …………………………… 205
　A TDMとは ……………（武隈　洋）…205
　　概念と意義 ………………………… 205
　B TDMの有用性が発揮される薬物 ……… 207
　　1)　TDM適用の条件 ……………… 207
　　2)　TDMが有用な薬物の特徴や場面 … 207
　　3)　TDMの対象薬物 ……………… 208
　C 血中薬物濃度の測定 ……………… 209
　　1)　検体 …………………………… 209
　　　a)　測定する血液画分 …………… 209
　　　b)　採血管 ………………………… 209
　　　c)　保存条件 ……………………… 209
　　　d)　感染対策 ……………………… 209
　　2)　採血時刻 ………………………… 210
　　3)　測定法 …………………………… 211
　D 投与計画 …………………………… 213
　　1)　薬物動態パラメータ …………… 213
　　　a)　測定値から算出する方法 …… 213
　　　b)　測定値と母集団パラメータを
　　　　　用いる方法 …………………… 215
　　2)　投与設計 ………………………… 215
　　3)　初期投与設計 …………………… 216
　E 薬物各論 …………………………… 217
　　1)　抗菌薬のTDM ………………… 217
　　2)　抗てんかん薬のTDM ………… 218
　　3)　免疫抑制薬のTDM …………… 218
　　4)　抗悪性腫瘍薬のTDM ………… 219
　F チーム医療とTDM ……………… 219
　G 母集団薬物速度論 …………（伊藤智夫）…220
● 演習問題 …………………………………… 222

第3章　薬物と製剤の性質　225

▌1. 粒子と粉体の性質 ………（寺田勝英）…225
　A 粒子径と表面積 …………………… 225
　　1)　粒子径測定法 …………………… 225
　　　a)　顕微鏡法 ……………………… 225
　　　b)　ふるい分け法 ………………… 226
　　　c)　コールターカウンター法 …… 226
　　　d)　沈降法 ………………………… 227

　　　e)　レーザー回折法 ……………… 227
　　　f)　透過法 ………………………… 227
　　　g)　吸着法 ………………………… 228
　B 粉体の性質 ………………………… 229
　　1)　流動性 …………………………… 229
　　2)　流動性の改善方法 ……………… 230
　　3)　充填性 …………………………… 230

4）混合性 ……………………… 231
5）吸湿性 ……………………… 231
Ｃ 粒子内の分子配列 ……………… 232
1）結晶多形，溶媒和物，非晶質 ………… 232
2）結晶多形，溶媒和物，非晶質の
確認方法 ………………………… 232
a）粉末Ｘ線回折法 …………… 232
b）熱分析法 …………………… 233
c）赤外吸収スペクトル法 …… 234
● 演習問題 …………………………… 234
■ 2.　医薬品の溶解現象 …………（森部久仁一）… 237
Ａ 医薬品の溶解と溶解度 ………… 237
1）溶解度 ……………………… 238
2）pH と溶解度 ……………… 238
Ｂ 固形製剤の崩壊と医薬品の溶出 … 240
1）ぬ　れ ……………………… 240
a）接触角測定法 ……………… 242
b）浸透速度測定法 …………… 242
2）崩　壊 ……………………… 242
3）溶出と溶解速度 …………… 243
a）表面積が一定の固体表面からの
医薬品溶解速度 …………… 243
b）表面積が変化する固体表面からの
医薬品溶解速度 …………… 245
c）マトリックス型製剤からの医薬品の
溶出 ………………………… 245
d）膜制御型製剤からの医薬品の溶出 … 246
e）分解型・侵食型マトリックス製剤
からの医薬品の溶出　**Advanced** … 247
f）浸透圧差を利用した製剤からの
医薬品の溶出 ……………… 247
g）放出時間制御製剤からの医薬品の
溶出　**Advanced** ………………… 248
Ｃ 医薬品の溶解に影響を及ぼす因子 … 248
1）化学構造 …………………… 248
2）結晶形 ……………………… 249
a）結晶多形 …………………… 249
b）溶媒和物・水和物 ………… 249
c）非晶質 ……………………… 249
d）共結晶　**Advanced** …………… 249
3）粒子径 ……………………… 249
4）混合溶媒 …………………… 250
5）可溶化 ……………………… 250
6）複合体形成 ………………… 250
7）固体分散体 ………………… 250
8）自己乳化型マイクロエマルション製剤
Advanced ……………………… 251
● 演習問題 …………………………… 251
■ 3.　レオロジー …………………（横山祥子）… 254
Ａ 弾性変形と粘性流動 …………… 254

1）弾　性 ……………………… 254
2）粘　性 ……………………… 255
3）層流と乱流 ………………… 256
4）ハーゲン・ポアズイユの法則 ……… 257
Ｂ 構造粘性 ………………………… 257
Ｃ チキソトロピー ………………… 258
Ｄ 粘弾性の力学的模型 …………… 259
1）粘弾性 ……………………… 259
2）マックスウェル2要素モデル ……… 259
3）フォークト2要素モデル ………… 261
Ｅ レオロジー的性質の測定方法 ………… 262
1）粘度計 ……………………… 262
a）毛細管型粘度計 …………… 262
b）回転粘度計 ………………… 262
c）落下球粘度計 ……………… 263
d）レオメーター ……………… 263
Ｆ 固有粘度（極限粘度）と分子量 …… 264
● 演習問題 …………………………… 265
■ 4.　界面化学 …………（斎藤博幸・濱　進）… 266
Ａ 界面活性と表面吸着 …………… 266
1）表面（界面）張力の概念 ………… 266
2）界面吸着とギブズの吸着等温式 ……… 267
Ｂ 表面張力の測定 ………………… 268
1）毛管上昇法 ………………… 268
2）滴重法 ……………………… 269
3）輪環法 ……………………… 269
4）つり板法 …………………… 269
Ｃ 界面活性剤の性質 ……………… 269
1）界面活性剤の分類 ………… 269
2）ミセル形成と可溶化 ……… 270
3）クラフト点と曇点 ………… 271
4）親水・親油性バランス（HLB）………… 272
Ｄ 分散系 …………………………… 272
1）エマルションとサスペンション ……… 272
2）分散系の安定性 …………… 273
3）粒子の沈降とストークスの式 ……… 273
4）疎水コロイドの凝析 ……… 274
5）乳化と転相 ………………… 275
● 演習問題 …………………………… 276
■ 5.　反応速度論と医薬品安定性 ……（高島由季）… 277
Ａ 反応速度と反応次数 …………… 277
1）1次反応，擬1次反応 …… 277
2）0次反応，2次反応 ……… 279
3）積分型速度式 ……………… 280
4）半減期 ……………………… 280
5）併発反応，逐次反応 ……… 281
a）併発反応 …………………… 281
b）逐次反応（連続反応）……… 281
6）可逆反応 …………………… 282
Ｂ 反応速度に影響する因子 …………… 283

xii　目　次

1) 温　度 …………………………………… 283
2) pH ……………………………………… 284
3) イオン強度，誘電率 ……………………… 285
C 医薬品の安定性とその改善 ……………… 285

1) 安定性の評価 ……………………………… 286
2) 分子レベルでの安定化 …………………… 286
3) 安定化を目的とした製剤化 ……………… 287
● 演習問題 ……………………………………… 287

第4章　製剤設計　289

1. 代表的な製剤 ………………… （山本浩充）… 289
　A 製剤化の意義 ………………………………… 289
　B 日本薬局方に規定されている各種製剤の
　　特徴 ……………………………………………… 289
　C 経口投与する製剤の種類と特性 …………… 290
　　1) 経口投与する製剤 …………………………… 290
　　　a) 錠　剤 …………………………………… 290
　　　b) カプセル剤 ……………………………… 293
　　　c) 顆粒剤 …………………………………… 294
　　　d) 散　剤 …………………………………… 295
　　　e) 経口液剤 ………………………………… 296
　　　f) シロップ剤 ……………………………… 297
　　　g) 経口ゼリー剤 …………………………… 297
　　　h) 経口フィルム剤 ………………………… 298
　D 粘膜に適用する製剤の種類とその特性 … 298
　　1) 口腔内に適用する製剤 …………………… 298
　　　a) 口腔用錠剤 ……………………………… 298
　　　b) 口腔用液剤 ……………………………… 299
　　　c) 口腔用スプレー剤 ……………………… 299
　　　d) 口腔用半固形剤 ………………………… 299
　　2) 気管支・肺に適用する製剤 ……………… 299
　　　a) 吸入剤 …………………………………… 300
　　3) 目に投与する製剤 ………………………… 302
　　　a) 点眼剤 …………………………………… 302
　　　b) 眼軟膏剤 ………………………………… 303
　　4) 鼻に適用する製剤 ………………………… 304
　　　a) 点鼻剤 …………………………………… 304
　　5) 直腸に適用する製剤 ……………………… 304
　　　a) 坐　剤 …………………………………… 304
　　　b) 直腸用半固形剤 ………………………… 305
　　　c) 注腸剤 …………………………………… 306
　　6) 膣に適用する製剤 ………………………… 306
　　　a) 膣　錠 …………………………………… 306
　　　b) 膣用坐剤 ………………………………… 306
　E 注射により投与する製剤の種類と
　　その特徴 ………………………………………… 306
　　1) 注射剤 ………………………………………… 306
　　　a) 製　法 …………………………………… 307
　　　b) 規　格 …………………………………… 309
　　　c) 貯　法 …………………………………… 310
　　　d) 注射剤の小分類 ………………………… 310
　F 皮膚などに適用する製剤 …………………… 311

　　　a) 外用固形剤 ……………………………… 311
　　　b) 外用液剤 ………………………………… 312
　　　c) スプレー剤 ……………………………… 312
　　　d) 軟膏剤 …………………………………… 313
　　　e) クリーム剤 ……………………………… 313
　　　f) ゲル剤 …………………………………… 314
　　　g) 貼付剤 …………………………………… 314
　G その他の製剤の種類とその特性 …………… 315
　　1) 透析に用いる製剤 ………………………… 315
　　2) 耳に投与する製剤 ………………………… 317
　　　a) 点耳剤 …………………………………… 317
　　3) 生薬関連製剤 ……………………………… 318
　　　a) エキス剤 ………………………………… 318
　　　b) 丸　剤 …………………………………… 318
　　　c) 酒精剤 …………………………………… 319
　　　d) 浸剤・煎剤 ……………………………… 319
　　　e) 茶剤 ……………………………………… 319
　　　f) チンキ剤 ………………………………… 319
　　　g) 芳香水剤 ………………………………… 320
　　　h) 流エキス剤 ……………………………… 320
● 演習問題 ……………………………………… 321
2. 製剤化と製剤試験法 ……………………… 322
　A 医薬品添加物 ………………… （市川秀喜）… 322
　　1) 固形製剤に用いられる主な添加剤 ……… 323
　　　a) 賦形剤 …………………………………… 323
　　　b) 結合剤 …………………………………… 323
　　　c) 崩壊剤 …………………………………… 324
　　　d) 滑沢剤 …………………………………… 324
　　　e) コーティング剤 ………………………… 324
　　　f) カプセル基剤 …………………………… 324
　　2) 半固形製剤に用いられる主な添加剤 … 325
　　　a) 軟膏基剤 ………………………………… 325
　　　b) 坐剤基剤 ………………………………… 325
　　　c) ゼリー基剤 ……………………………… 326
　　　d) 貼付剤用基剤 …………………………… 326
　　3) 液状製剤に用いられる主な添加剤 ……… 327
　　　a) 懸濁化剤 ………………………………… 327
　　　b) 乳化剤 …………………………………… 327
　　　c) 溶解補助剤 ……………………………… 327
　　4) 無菌製剤に用いられる主な添加剤 ……… 328
　　　a) 溶剤 ……………………………………… 328
　　　b) 等張化剤 ………………………………… 328

c) 緩衝剤/pH 調節剤 …………………… 329
d) 保存剤 ……………………………… 329
e) 安定剤 ……………………………… 329
f) 無痛化剤 …………………………… 329
g) 粘稠剤 ……………………………… 329
5) その他の添加剤 ……………………… 329
a) 着色剤 ……………………………… 329
b) 矯味剤および芳香剤 ……………… 330
6) 薬物送達システムのための
製剤添加物 ………………………… 330
B 製剤化の単位操作と製剤機械 ………… 330
1) 粉砕 …………………………………… 330
2) 混合 …………………………………… 331
3) 造粒 …………………………………… 332
a) 流動層造粒機 ……………………… 332
b) 押し出し造粒機 …………………… 332
c) 撹拌造粒機 ………………………… 333
d) 転動造粒機 ………………………… 333
e) 噴霧乾燥造粒機 …………………… 333
f) 破砕造粒機 ………………………… 333
4) 製錠 …………………………………… 334
5) コーティング ………………………… 334
a) パンコーティング方式 …………… 334
b) 気中懸濁方式 ……………………… 334
6) 凍結乾燥 ……………………………… 335
7) カプセル充填 ………………………… 335
C 代表的な製剤の具体的な製造工程 …… 335
1) 顆粒剤 ………………………………… 335
2) 錠剤 …………………………………… 336
3) 硬カプセル剤 ………………………… 337
4) 注射剤 ………………………………… 337
5) 点眼剤 ………………………………… 337
D 容器と包装 ……………………………… 338
1) 容器・包装の目的 …………………… 338
2) 容器の種類 …………………………… 338
3) 剤形と包装の形態 …………………… 339
a) 経口剤 ……………………………… 339
b) 注射剤 ……………………………… 339
c) その他の剤形 ……………………… 339
4) 包装における基本的な要件 ………… 339
E 製剤関連試験法 …………… (寺田勝英) … 340
1) 製剤均一性試験法 …………………… 340
a) 含量均一性試験 …………………… 340
b) 質量偏差試験 ……………………… 340
2) 崩壊試験法 …………………………… 342
3) 溶出試験法 …………………………… 342
a) 試験装置 …………………………… 344
b) 試験液 ……………………………… 345

c) 試験時間 …………………………… 345
d) 判 定 ……………………………… 345
4) 皮膚に適用する製剤の放出試験法 …… 345
a) パドルオーバーディスク法 ……… 345
b) シリンダー法 ……………………… 346
c) 縦型拡散セル法 …………………… 347
5) 粘着力試験法 ………………………… 347
6) 吸入剤の送達量均一性試験法 ……… 347
7) 吸入剤の空気力学的粒度測定法 …… 347
8) 無菌試験法 …………………………… 348
9) エンドトキシン試験法 ……………… 348
10) 発熱性物質試験法 …………………… 348
11) 注射剤の採取容量試験法 …………… 349
12) 不溶性異物検査法 …………………… 349
13) 不溶性微粒子試験法 ………………… 349
14) 注射剤のガラス容器試験法 ………… 349
15) 半固形製剤の流動学的測定法 ……… 350
a) 展延性試験法 ……………………… 350
b) 稠度試験法 ………………………… 350
16) 眼軟膏の金属性異物試験法 ………… 350
17) 製剤の粒度の試験法 ………………… 350
18) その他の製剤試験法 ………………… 350
a) 錠剤硬度測定法 …………………… 350
b) 錠剤の摩損度試験法 ……………… 351
●演習問題 ………………………………… 351
∥3. 生物学的同等性 ‥(佐久間信至・立木秀尚)… 353
A 生物学的同等性を議論する背景 ……… 353
B 生物学的同等性の概略 ………………… 354
C 経口固形製剤の生物学的同等性 ……… 354
D Biopharmaceutics classification system
（BCS） **Advanced** ………………… 356
E 生物学的同等性試験の
レギュレーション **Advanced** ……… 357
1) バイオアベイラビリティ比較試験 …… 357
a) 試験法 ……………………………… 358
b) 評価法 ……………………………… 358
2) 溶出試験 ……………………………… 359
F 生物学的同等性試験の実施例
Advanced …………………………… 359
1) 対象製剤 ……………………………… 359
2) バイオアベイラビリティ比較試験 …… 359
a) 試験条件 …………………………… 359
b) 結 果 ……………………………… 359
3) 溶出試験 ……………………………… 360
a) 試験条件 …………………………… 360
b) 結 果 ……………………………… 360
●演習問題 ………………………………… 361

第5章　ドラッグデリバリーシステム（DDS，薬物送達システム）……… 363

A　ドラッグデリバリーシステム（DDS）の
　　概念 ………………………（秋田英万）… 363
B　放出制御 …………………………………… 364
　1）経口製剤 ……………………………… 365
　　a）放出制御の原理 ……………………… 365
　　b）放出制御の実際 ……………………… 366
　　c）口腔内崩壊錠（OD錠）……………… 369
　2）経皮吸収型製剤 ……………………… 369
　　a）放出制御型経皮吸収製剤 …………… 370
　3）注射剤 ………………………………… 371
　　a）放出制御型皮下注射剤 ……………… 371
C　標的指向性の付与（体内動態の改善）……… 372
　1）プロドラッグ ………………………… 372
　　a）プロドラッグの概念 ………………… 372
　　b）体内動態の改善を目指した
　　　　プロドラッグ ……………………… 373
　　c）作用の持続化を目指した
　　　　プロドラッグ ……………………… 373
　2）ターゲティング型注射剤 …………… 374
　3）EPR効果を介したがんへのDDS……… 374
　4）抗体医薬 ……………………………… 375
　5）標的化分子を結合した化学修飾核酸
　　　Advanced …………………………… 378
D　吸収改善 …………………………………… 379
　1）吸収過程における
　　　プロドラッグの有用性 …………… 380
　　a）消化管吸収の改善を目指した
　　　　プロドラッグ ……………………… 380
　　b）副作用軽減を目指した
　　　　プロドラッグ ……………………… 381
　　c）製剤的な改善を目指した

　　　　プロドラッグ ……………………… 381
　2）トランスポーターを介した吸収促進 …… 381
　3）粘膜適用型製剤　Advanced ………… 382
　　a）経鼻粘膜投与製剤 …………………… 382
　　b）呼吸器吸入製剤 ……………………… 383
　　c）その他の粘膜適用型製剤 …………… 383
　4）イオントフォレシス　Advanced ……… 383
　5）遺伝子改変型タンパク ……………… 384
E　高分子素材を利用した薬物体内動態の
　　制御 ………………………（石田竜弘）… 385
　1）ポリエチレングリコール（PEG）化 ……… 385
　2）抗体やリガンドの利用 ……………… 386
　3）アルブミンの利用 …………………… 387
F　リポソームの利用 ………………………… 388
　1）リポソームとその構造 ……………… 388
　2）リポソームへの薬物封入法 ………… 389
　3）長期血中滞留性リポソーム
　　　（ステルスリポソーム）……………… 390
　4）イムノリポソーム …………………… 390
　5）カチオニックリポソーム …………… 391
　6）ハイブリッド型リポソーム ………… 391
　7）バブルリポソーム …………………… 391
　8）多機能型リポソーム ………………… 391
　9）実用化されたリポソーム製剤 ……… 392
G　エマルションの利用 ……………………… 393
H　マイクロスフェアの利用 ………………… 393
I　高分子ミセルの利用 ……………………… 393
J　DDSの副反応　Advanced ……………… 394
K　DDSの課題　Advanced ………………… 395
●演習問題 ……………………………………… 395

参考書 ……………………………………………………………………………………………………… 399
演習問題解答 ……………………………………………………………………………………………… 401
本書における薬学教育モデル・コア・カリキュラム（令和4年度改訂版）対応一覧 ……………… 422
本書における薬学教育モデル・コアカリキュラム（平成25年度改訂版）対応一覧 ………………… 423
本書における薬学アドバンスト教育ガイドライン（例示）対応一覧 …………………………………… 425
索　引 ……………………………………………………………………………………………………… 427

序章

薬剤学総論

●医薬品とは　●剤形から物理薬剤学へ　●生物薬剤学　●薬物速度論　●薬物送達学
●医薬品開発におけるパラダイムシフト　●エピジェネティクス，核酸医薬，ナノ医療

A　医薬品とは

　医薬品とは，医薬品，医療機器等の品質，有効性及び安全性の確保等に関する法律(改正薬機法 令和2年9月1日施行)の第二条で，
① 日本薬局方に収められている物．
② 人又は動物の疾病の診断，治療又は予防に使用されることが目的とされている物であって，機械器具等(機械器具，歯科材料，医療用品，衛生用品並びにプログラム(電子計算機に対する指令であって，①の結果を得ることができるように組み合わされたものをいう．以下同じ)及びこれを記録した記録媒体をいう．以下同じ)でないもの(医薬部外品及び再生医療等製品を除く)．
③ 人又は動物の身体の構造又は機能に影響を及ぼすことが目的とされている物であって，機械器具等でないもの(医薬部外品，化粧品及び再生医療等製品を除く)．
と，定義されている．日本薬局方(第十八改正日本薬局方は令和3年6月7日に告示)は，通則，生薬総則，製剤総則，一般試験法，医薬品各条からなり，第十八改正日本薬局方には2033の医薬品が収載されている．製剤総則には，錠剤，カプセル剤，顆粒剤，散剤，経口液剤，注射剤，透析用剤，吸入剤，点眼剤，点鼻剤，坐剤，軟膏剤など，さまざまな剤形が定められている．現代の薬物治療においては，医薬品原末がそのまま使用されることはまれであり，それぞれの医薬品の物理化学的特性あるいは生体内動態の特性に応じて製剤化されることにより，はじめてその薬効と安全性が保証されている．

B　剤形から物理薬剤学へ

　医薬品は人類の歴史とともに存在したと考えられ，エキス剤，丸剤，軟膏剤などは古代エジプトやメソポタミアですでに使用され，ローマ時代に Claudius Galenus は生薬を溶剤で抽出する方法を見出し，ガレヌス製剤といわれていた．19世紀中期になり錠剤などの近代製剤が誕生した要因として，① アヘンからモルヒネが単離されたことを契機に，医薬品が生薬から有機合成薬へと変遷したこと，② 医薬品開発が小規模製造から大規模な製薬工業へと変化したこと，が挙げられる．アンプル入り注射剤が誕生したのは19世紀後半になってからである．1897年にアスピリンが合成され，1928年にはペニシリンの発見により抗生物質の時代がはじまった．これまで経験的事実の集積や伝承に基づいた製剤技術を科学的な根拠に基づいて物理薬剤学として体系づけたのは，米国カンザス大学の Higuchi らで，薬物の溶解性・安定性・複合体形成あるいはマトリックスからの薬物放出

などの現象の解明に物理化学的研究手法を取り入れた科学が提唱され，定量的・理論的な学問として広く発展した．

C 生物薬剤学

　人体に投与された薬がどのような運命を辿るのか，薬物の生体内動態に関する研究は20世紀の後半に進展した．投与された薬物は吸収されて，血管系を血流に乗って運搬され，毛細血管の細孔または内皮細胞を透過してさまざまな組織の細胞間隙に移行し，細胞内に取り込まれて，さらにその一部が作用部位に到達することによりはじめて薬効を発現する．しかしながら，ほとんどの薬物は肝臓で代謝を受けたり，腎臓で排泄されることにより体内から消失する運命にある．これらの生体内での薬物動態は図1のように要約することができる．これらの薬物動態の各過程は，吸収 absorption，分布 distribution，代謝 metabolism，排泄 excretion と呼ばれる．各過程の頭文字をとって ADME とも呼ばれている．これらの各過程の理解が分子レベルで進展し，薬物の体内動態におけるトランスポーターの機能解明が進み，肝臓や消化管において P-450 による薬物代謝反応に関する分子機構も解明され，遺伝的な多様性が薬物の投与量を決める重要な要因となっていることも明らかとなってきた．これらの領域は生物薬剤学 biopharmaceutics と呼ばれている．

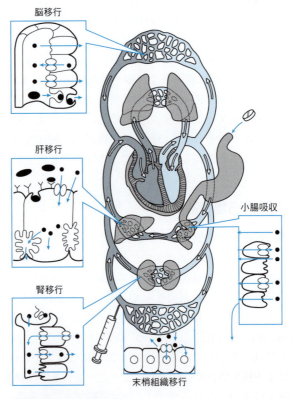

◆図1　薬物の組織・臓器細胞膜透過の模式図

序章　薬剤学総論　**3**

　　薬物の消化管吸収に関する研究は，1960年代の生物薬剤学が誕生した頃からわが国を中心に行われ，一般に，薬物は単純拡散によって消化管から吸収されると考えられてきた．しかし，β-ラクタム抗生物質の一部がトランスポーター transporter に認識され能動的に吸収される吸収機構が，1975年にわが国の生物薬剤学領域から提唱された．単純拡散と能動輸送との識別に関する論争が続いたが，1994年に *PEPT1* 遺伝子がクローニングされ，これらの抗生物質を輸送することが実証された．その後，肝臓，腎臓における薬物排泄においても多数のトランスポーターの実態が解明されるに至った．

　　血液脳関門 blood-brain barrier においては，脳毛細血管内皮細胞の密着結合により薬物の透過は原則として脂溶性に依存する単純拡散によると考えられてきた．1992年辻らは，ドキソルビシンなどこれまで例外として扱われてきた脳移行性の低い薬物がP-糖タンパク質による能動的排出機構であり，密着結合という構造的バリアのみならず，排出ポンプによる機能的バリアの存在を提唱した．この説は，1994年に *mdr1a* をノックアウトしたマウスを用いることにより *in vivo* で実証され，薬物の体内動態に関する分子レベルでの理解が大きく進歩した．

D　薬物速度論

　　薬物を投与すると，吸収・分布・代謝・排泄という体内動態を経ると同時に薬効が発現する．薬物の体内動態を定量的に解析するのが薬物速度論 pharmacokinetics（PK）で，血中濃度（あるいは作用部位での薬物濃度）と薬効の関係を解析するのが薬力学 pharmacodynamics（PD）である．薬物速度論が確立し，体内動態をより定量的・数学的に評価し，投与量や投与間隔を精度よく計算できるようになった．生体を一つ，あるいは複数のコンパートメントとみなし，薬物の体内動態を数学的に近似することが可能となった．線形コンパートメント解析が薬物の体内動態解析に導入され，大きく発展した．当初は速度定数に基づく議論が中心であったが，生理学的モデルとクリアランスコンセプトの登場により，薬物の体内動態に関する理解は飛躍的に深まり，薬物の体内動態を数学的に記述するのみならず，実験動物からヒトの体内動態を予測したり，正常な状態から病態時を予測することも可能となり，現在では臨床現場で薬物の投与設計に不可欠の技術となっている．また，製薬企業における新薬開発においても，臨床試験に入る前に動物実験のデータからヒトにおける体内動態を予測することも頻繁に行われるようになっている．一方，薬物の体内動態は薬効と毒性を考えるうえで不可欠の要因であり，薬物の体内動態と薬効との連結（pharmacokinetic/pharmacodynamic modeling）に関する解析法が進み，新薬開発において活用されている．薬物の体内動態を統計学のモーメントを用いて記述する解析法が山岡によって開発され，コンパートメント解析とともにモーメント法として活用されている．この解析法は，モデル非依存性の解析法として有用であり，薬学生が習得すべき重要な技法となっている．薬物速度論の概念を個々の患者の投与設計に適用するために，Sheiner らによって母集団薬物速度論 population pharmacokinetics が開発され，現在，臨床で個別化医療として用いられている．薬剤師にとって臨床上重要な薬物間相互作用についても PK，PD それぞれの観点から学習する．

E 薬物送達学

　薬物治療を行うとき，必要な量を必要な場所へ必要なとき(期間)だけ送達することができれば，理想的な治療を実現することができる．このように薬物の体内動態を精密に制御することで究極的な目的を実現するために設計された投与システムは，薬物送達システムdrug delivery system (DDS)と呼ばれ，1970年代に提唱された．DDSは，① 放出制御，② 吸収促進，③ ターゲティング，を三つの柱として研究が進められてきた．経口投与時における薬物の血中濃度推移を一定に保つために，錠剤からの薬物放出速度を1次速度過程から0次速度過程へと制御することで，より有効で安全な薬物治療が可能となった．また，経口投与時の消化管吸収においてバイオアベイラビリティのわるい薬物の溶解性を向上させたり，プロドラッグ化することで消化管の膜透過性を向上させる技術が開発されてきた．また，薬物の体内動態において，正常組織への分布を抑制し，標的部位への送達を向上させるターゲティングという技術が実現しつつある．抗がん薬をナノ粒子に搭載することで，正常組織への分布を抑制し，がん組織への移行性を向上させる技術も20世紀末に開発され，現在は細胞内ターゲティングも確立しつつある．

F 医薬品開発におけるパラダイムシフト

　医薬品開発は抗生物質の開発で大きな成長を遂げ，20世紀後半には生活習慣病薬の開発が飛躍的に進歩し，脂質異常症治療薬のアトルバスタチン(リピトール®)が歴史的な超大型医薬品として成長し，年間1兆円の市場となり低分子医薬の頂点を極めた．一方で，20世紀後半にはバイオテクノロジーが勃興し，ヒトゲノムの解読の終了とともにゲノム創薬の時代に入るであろうと予想された．しかしながら，低分子医薬品の新薬開発は滞り医薬品開発が危機的状況に見舞われたとき，新星のごとく現れたのが抗体医薬であった．抗体医薬はこれまでの低分子医薬品では治療することがむずかしかったがんや自己免疫疾患などのアンメットメディカルニーズを満たし，従来の低分子医薬品と並ぶ新しい医薬品として大きく成長している．近年，日本発の革新的抗体医薬品として登場したニボルマブ(オプジーボ®)は，がん細胞を直接攻撃するのではなく，がんによる免疫系の抑制を解除することにより抗腫瘍効果を発揮する画期的な抗体医薬品である．このような高分子医薬品の開発には低分子医薬品とは異なる技術や考え方が必要となり，今後の薬剤学も拡張して行くことになるであろう．

G エピジェネティクス，核酸医薬，ナノ医療

　ヒトゲノムの解読が進み，哺乳類ゲノムの広範な領域がRNAに転写されていることが明らかとなった．それらの大部分はタンパク質をコードしないノンコーディングncRNAと呼ばれ，siRNA，miRNA，lncRNAなどによる遺伝子発現のエピジェネティックな制御機構が解明されつつある．エピジェネティクスとは，DNAの配列変化によらない遺伝子発現を制御・伝達するシステムおよびその学術分野のことで，食事，大気汚染，喫煙，酸化ストレスへの曝露などの環境要因によって動的に変化する．主なメカニズムとして，DNAのメチル化やヒストン修飾による遺伝子のオン・オフ調節が解明されている．

序章　薬剤学総論　　5

　　従来の薬物療法はその多くが対症療法であり，病気の根源を治療することはむずかしかった．生命科学の急速な進展に伴い，疾病の原因を分子レベルで解明できるようになってきた．その結果，mRNA や pDNA を標的細胞に導入したり，siRNA やアンチセンス核酸を標的細胞へ導入することにより遺伝子発現を制御する新たな治療法（**核酸医薬，遺伝子治療**）が開発され，市場に続々と現れている（スピンラザ®，キムリア®，オンパットロ®，ゾルゲンスマ®，コミナティ筋注® など）．これらの新しい治療法を成功に導くためには，DDS の技術を飛躍的に進化させ，組織レベルのターゲティングのみならず，細胞内オルガネラレベルのターゲティング技術も不可欠となる．このような高度な目的を達成するためには，ナノテクノロジーに基づいた高機能システムの創製と医薬品への応用が不可欠であり，これらは**ナノ医療**と呼ばれ 21 世紀の新しい医療として期待されている．

第1章
薬物の体内動態

- 生体膜透過 ● 吸収 ● 分布 ● 代謝 ● 排泄
- 個別化医療

1. 生体膜透過

A 生体膜透過機構

　生体膜は，リン脂質を主成分とする脂質二重層にさまざまなタンパク質が組み込まれた構造を有している．これら膜タンパク質には，細胞外の情報を細胞内へ伝える役割を果たす受容体 receptor や，細胞内外の物質の交換を担う**輸送担体** transporter などがある．

　生体膜は基本的に疎水性であるため，一般に，低分子量で脂溶性の高い物質は単純拡散（または受動拡散）により容易に脂質二重層を透過するが，イオンや水溶性物質は脂質二重層を透過しない（図1-1）．高分子化合物も，分子サイズが大きいため脂質二重層を透過しない．

　一方，水溶性の物質であっても，輸送担体の基質となる場合は，生体膜を透過することができる．輸送担体を介した生体膜透過には，促進拡散，一次性能動輸送，二次性能動輸送がある（図1-1）．なお，二次性能動輸送には，駆動力となる物質と基質が同じ方向に運ばれる共輸送と，駆動力となる物質と基質が逆方向に運ばれる交換輸送（または逆輸送）がある．輸送担体は500～1,500個程度のアミノ酸からなる膜タンパクであり，脂溶性アミノ酸がつながってαヘリックス構造を形成し，生体膜を貫通しているαヘリックスが12

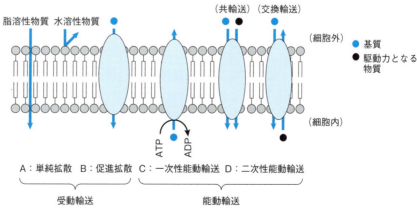

◆図1-1　生体膜透過機構の分類

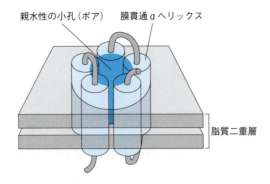

◆図1-2　輸送担体による薬物分子輸送機構の概念図
多くの薬物輸送担体は12回膜貫通型であるが，この例では膜貫通領域が5本のαヘリックスで示されている．膜貫通領域を形成する疎水性のアミノ酸側鎖（水色）は脂肪酸の疎水性尾部と接触しているが，親水性の側鎖（青色）は親水性の小孔（ポア pore）を形成している．基質は，この小孔を通って膜の反対側へ輸送される．

個ある12回膜貫通型と推定されているものが多い．貫通部位が集まった中心部には，特定の構造を有する基質の通り道（小孔：ポア pore）を形成していると考えられる（図1-2）．

B　単純拡散（受動拡散）

単純拡散 simple diffusion（受動拡散 passive diffusion）は，輸送担体を介さない生体膜透過機構であり，薬物の膜透過速度はフィック Fick の法則に従い，以下の式で表すことができる（第3章 p. 243参照）．

$$\frac{dQ}{dt} = P \cdot A \cdot \Delta C \tag{1-1}$$

ここで，dQ/dt：膜透過速度，P：透過係数（透過しやすさの指標），A：生体膜の表面積，ΔC：薬物の濃度勾配である．単純拡散の駆動力は薬物の濃度勾配であり，生体膜を挟んで，濃度が高い側から低い側へ薬物が輸送される．生体膜の両側の濃度が同じとき，両方向の透過速度が同じになるので，正味の輸送は起こらない．

薬物の透過しやすさの指標である透過係数は，以下の式で表すことができる．

$$P = \frac{D \cdot K}{h} \tag{1-2}$$

ここで，D：拡散係数，K：分配係数，h：膜の厚さである．拡散係数はたとえば$\sqrt{MW}$（MW：分子量）に反比例するので，分子量の小さなものは拡散係数が大きく単純拡散で生体膜を透過しやすいが，分子量の大きなものは拡散係数が小さく膜を透過しにくい．

分配係数は，薬物分子の脂溶性の指標であり，脂溶性の高いものは単純拡散で生体膜を透過しやすいが，脂溶性の低い（水溶性）のものは単純拡散で生体膜を透過しにくい．水溶性の薬物は生体膜の外側で多くの水分子と水和しているため，脂質二重層内へ移行するときに多数の水素結合を切らなければならず，生体膜透過に際して大きな活性化エネルギーを必要とする．一方，脂溶性薬物は生体膜の外側での水分子との水和が小さいため，脂質二重層内へ移行しやすく，生体膜透過における自由エネルギー変化が小さい（図1-3）．

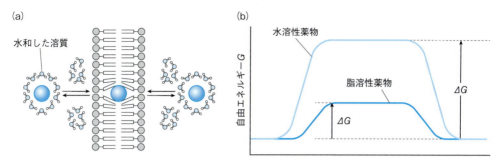

◆図1-3　薬物分子の脂質二重層透過過程の模式図(a)と透過過程における自由エネルギー変化(b)

単純拡散による膜透過の特徴として，①透過速度は常に濃度勾配に比例する，②輸送担体を必要としない，③透過速度は共存物質の影響を受けない，④生体が生成するエネルギーを必要としない，などが挙げられる．

薬物が弱電解質であるとき，薬物のpK_aと溶液のpHに依存して分子形とイオン形の割合が変化する．分子形は単純拡散で生体膜を透過するが，イオン形は生体膜を透過しないため，溶液のpHに依存して膜透過性が変化する．弱酸性薬物の分子形の割合は，ヘンダーソン・ハッセルバルヒ Henderson-Hasselbalch の式に従って以下のように与えられる（第3章 p.239 参照）．

$$HA \rightleftharpoons H^+ + A^- \tag{1-3}$$

$$K_a = \frac{[H^+] \cdot [A^-]}{[HA]} \tag{1-4}$$

ここで，K_aは解離定数，[HA]は分子形濃度，[A$^-$]はイオン形濃度，[H$^+$]は水素イオン（プロトン）濃度を表す．式(1-4)より，イオン形濃度は以下の式で表せる．

$$[A^-] = \frac{K_a \cdot [HA]}{[H^+]} \tag{1-5}$$

溶液中には分子形とイオン形の両者が存在しており，式(1-4)および(1-5)から，分子形の割合（f_{HA}）は以下の式で表せる．

$$f_{HA} = \frac{[HA]}{[HA]+[A^-]} = \frac{[HA]}{[HA]+\frac{K_a \cdot [HA]}{[H^+]}} = \frac{1}{1+\frac{K_a}{[H^+]}} \tag{1-6}$$

一方，$pH = -\log[H^+]$より$[H^+] = 10^{-pH}$，$pK_a = -\log K_a$より$K_a = 10^{-pK_a}$と表せるので，式(1-6)は以下のようになる．

$$f_{HA} = \frac{1}{1+\frac{10^{-pK_a}}{10^{-pH}}} = \frac{1}{1+10^{pH-pK_a}} \tag{1-7}$$

溶液のpHが変化したときの，弱酸性薬物の分子形およびイオン形の割合の変化を図1-4に示した．溶液のpHが弱酸性薬物のpK_aに等しいとき，分子形とイオン形の割合が等しい．溶液のpHが弱酸性薬物のpK_aより小さいとき分子形の割合が高く，溶液のpHがpK_aより大きいときイオン形の割合が高くなる．

一方，弱塩基性薬物の分子形の割合は，Henderson-Hasselbalch の式に従って，以下の

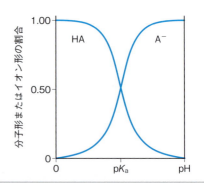

◆図1-4 溶液のpH変化に伴う弱酸性薬物の分子形(HA)およびイオン形(A^-)の割合の変化

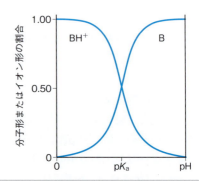

◆図1-5 溶液のpH変化に伴う弱塩基性薬物の分子形(B)およびイオン形(BH^+)の割合の変化

ように与えられる.

$$BH^+ \rightleftharpoons H^+ + B \tag{1-8}$$

$$K_a = \frac{[H^+] \cdot [B]}{[BH^+]} \tag{1-9}$$

ここで，K_aは解離定数，[B]は分子形濃度，$[BH^+]$はイオン形濃度，$[H^+]$は水素イオン（プロトン）濃度を表す．式(1-9)より，イオン形濃度は以下の式で表せる.

$$[BH^+] = \frac{[H^+] \cdot [B]}{K_a} \tag{1-10}$$

溶液中には分子形とイオン形の両者が存在しており，式(1-9)および(1-10)から，分子形の割合(f_B)は以下の式で表せる.

$$f_B = \frac{[B]}{[B]+[BH^+]} = \frac{[B]}{[B]+\frac{[H^+] \cdot [B]}{K_a}} = \frac{1}{1+\frac{[H^+]}{K_a}} \tag{1-11}$$

弱酸性薬物の場合と同様に，式(1-11)から以下の式が得られる.

$$f_B = \frac{1}{1+\frac{10^{-pH}}{10^{-pK_a}}} = \frac{1}{1+10^{pK_a-pH}} \tag{1-12}$$

溶液のpHが変化したときの，弱塩基性薬物の分子形およびイオン形の割合の変化を**図1-5**に示した．溶液のpHが弱塩基性薬物のpK_aに等しいとき，分子形とイオン形の割合が等しい．溶液のpHが弱塩基性薬物のpK_aより小さいときイオン形の割合が高く，溶液のpHがpK_aより大きいとき分子形の割合が高くなる．

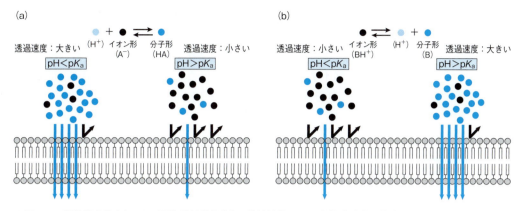

◆図1-6 弱酸性薬物(a)および弱塩基性薬物(b)の単純拡散による生体膜透過の模式図
分子形は生体膜を透過するが，イオン形は透過しない．分子形の分子1個の透過しやすさは同じであるが，溶液中の薬物分子全体としてみると，弱酸性薬物では溶液pHが低いときに透過しやすく，弱塩基性薬物では溶液pHが高いときに透過しやすい．

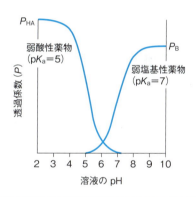

◆図1-7 単純拡散による弱電解質の生体膜透過係数と溶液pHの関係
弱酸性薬物($pK_a=5.0$)と弱塩基性薬物($pK_a=7.0$)の透過係数と溶液pHの関係を示している．この例では，弱酸性薬物の分子形の透過係数(P_{HA})が，弱塩基性薬物の分子形の透過係数(P_B)よりも大きいと仮定しているが，分子形の透過係数は脂溶性や分子の大きさに依存して大きく変わる．また，溶液のpHが薬物のpK_aに等しいとき，分子形とイオン形の割合が1:1になるので，透過係数はP_{HA}またはP_Bの1/2になる．

式(1-1)において，生体膜を挟んで薬物溶液と反対側の溶液中の薬物濃度がゼロとみなせる，すなわちsink conditionが成り立つとき，$\Delta C=C$となる．また，弱酸性薬物の分子形のみが生体膜を透過することから，以下の式が成り立つ．

$$\frac{dQ}{dt}=P \cdot A \cdot C = P_{HA} \cdot A \cdot f_{HA} \cdot C \tag{1-13}$$

ここで，Cは弱酸性薬物の総濃度(分子形(HA)とイオン形(A^-)の濃度の和)であり，P_{HA}は分子形の透過係数である．式(1-7)を式(1-13)に導入すると，弱酸性薬物の生体膜透過速度は以下の式で表すことができる．

$$\frac{dQ}{dt}=\frac{P_{HA}}{1+10^{pH-pK_a}} \cdot A \cdot C \tag{1-14}$$

一方，弱塩基性薬物の生体膜透過速度は，以下の式で表すことができる．

$$\frac{dQ}{dt}=P \cdot A \cdot C = P_B \cdot A \cdot f_B \cdot C \tag{1-15}$$

式(1-12)を式(1-15)に導入すると，以下の式が得られる．

$$\frac{dQ}{dt}=\frac{P_B}{1+10^{pK_a-pH}} \cdot A \cdot C \tag{1-16}$$

ここで，C は薬物の総濃度（分子形（B）とイオン形（BH^+）の濃度の和）であり，P_B は弱塩基性薬物の分子形の透過係数である．

　弱酸性薬物と弱塩基性薬物の生体膜透過機構をそれぞれ**図 1-6 (a)**, **(b)** に，溶液 pH と透過係数の関係を**図 1-7** に示した．弱電解質の単純拡散による生体膜透過速度が pH に影響されることは，pH 分配仮説 pH partition hypothesis と呼ばれ，消化管からの薬物吸収や，腎尿細管における薬物の再吸収においてその現象がみられる．

C　トランスポーター（輸送担体）

　物質の生体膜透過において，生体膜を貫通するタンパク質であるトランスポーター transporter を介して細胞内へ取り込まれる，あるいは細胞外へ排出される機構がある．トランスポーターは，ATP の加水分解エネルギーを直接的に利用して基質を輸送する ATP binding cassette（ABC）トランスポーターと，促進拡散やさまざまなイオンなどとの共輸送・逆輸送によって基質を輸送する solute carrier（SLC）トランスポーターの二つに分類できる．主な輸送担体の名称，遺伝子記号などについて，**表 1-1**（後出）に示した．新たなトランスポーターが毎年報告されているので，最新の情報については Hugo Gene Nomenclature Committee （HGNC）のホームページ（http://www.genenames.org/）を参照されたい．

　ABC トランスポーターは，1 分子内に約 250 のアミノ酸からなる ATP 結合領域を有するタンパク質であり，現在 7 遺伝子ファミリー（*ABCA*〜*ABCG*）に 51 遺伝子が報告されている．バクテリアの ABC トランスポーターの多くは栄養素を細胞内へ取り込む働きをするのに対して，哺乳類の ABC トランスポーターのほとんどは異物や代謝物を細胞外へ排出する役割を果たす．一方，SLC トランスポーターには 52 遺伝子ファミリー（*SLC1*〜*SLC52*）に約 400 遺伝子が報告されているが，*SLC21* ファミリーは現在，独立した *SLCO* ファミリーとして扱われている．また，各種イオンチャネルや，アクアポリンは SLC トランスポーターには含まれない．

　トランスポーターには，基質特異性が高く特定の構造を有する物質のみを輸送するものと，基質特異性が低く非常に多くの物質を輸送するものがある．経口投与された薬物の吸収に重要な役割を果たす小腸上皮細胞，薬物や代謝物の排泄に大きな役割を果たす肝細胞や腎尿細管上皮細胞，脳内への物質移行を制限する脳毛細血管内皮細胞（血液脳関門），胎児への物質移行を制限するトロホブラスト細胞（血液胎盤関門）などでさまざまなトランスポーターが発現しており，薬物や代謝物の体内動態に影響を及ぼしている．

　小腸上皮細胞，肝細胞，腎尿細管上皮細胞は極性細胞であり，1 個の細胞が異なる構造・性質を有する二つの生体膜を有する．たとえば，小腸上皮細胞では消化管腔側の頂側膜（あるいは刷子縁膜）と血液側の基底膜（あるいは側底膜）の 2 種類の生体膜からなり，生体膜構造が異なるとともに，そこに発現している輸送担体も異なる（**図 1-8**）．消化管内の脂溶性薬物の多くは，単純拡散で頂側膜を透過して小腸上皮細胞内へ入り，単純拡散で基底膜を透過して血液中へ移行する（**図 1-8**, 点線の矢印）．一方，グルコース（D-glucose）は水溶性であるため，単純拡散で生体膜を透過することはできない．消化管腔中のグルコースは，sodium glucose cotransporter 1（SGLT1, *SLC5A1*）を介して小腸上皮細胞内へ入り，glucose transporter 2（GLUT2, *SLC2A2*）を介して基底膜を透過して血液中へ移行

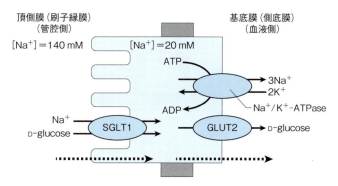

◆図 1-8　小腸上皮細胞におけるグルコースの輸送機構
GLUT2：glucose transporter 2（*SLC2A2*）.
SGLT1：sodium glucose cotransporter 1（*SLC5A1*）.

する．SGLT1 は Na$^+$ 濃度勾配を利用して，消化管腔のグルコースを能動的に（濃度勾配に逆らって）細胞内に輸送するため，細胞内のグルコース濃度が高くなる．細胞内のグルコース濃度が高くなると，血液中のグルコース濃度との差が生じるため，この濃度勾配を利用して，GLUT2 はグルコースを血液側へ受動的に（濃度勾配に従って）輸送する．このように，一つの基質の輸送に対して機能的に異なる複数のトランスポーターが関与する例が多くみられる．

D　促進拡散

　促進拡散 facilitated diffusion は，輸送担体を介した生体膜透過機構であるが，生体が生成するエネルギーを必要とせず，特定の基質をその濃度勾配に依存して（濃度勾配に逆らわずに）輸送する．たとえば，小腸からのグルコースの吸収過程において，小腸上皮細胞の基底膜に存在し，細胞内から血液側へグルコースを輸送する輸送担体（GLUT2）がこれに該当する（図 1-8）．後述（p. 16）のように，消化管腔から小腸上皮細胞内へのグルコースの輸送には二次性能動輸送担体である SGLT1 が関与し，能動的にグルコースを細胞内に取り込む．細胞内に濃縮されたグルコースは，水溶性であるため脂質二重層を受動拡散で透過することができず，基底膜に存在する **GLUT2** の働きで細胞内から血液側へ移行する．血液へ流入したグルコースは血流に乗って素早く運搬されるため，細胞内と血液のあいだでは常にグルコースの濃度勾配が維持される（sink condition）．そのため，生体エネルギーを利用しなくても，細胞内から血液側へ効率的にグルコースが輸送される．

　図 1-9 に示すように，生体膜の両側で輸送担体と基質との親和性が変わらないため，基質となる薬物は濃度の高いほうから低いほうへ輸送される．基質の濃度勾配に逆らわない輸送形態であることから，単純拡散とともに，受動輸送 passive transport と呼ばれる（図 1-1（前出））．促進拡散による輸送形式の特徴として，① 生体エネルギーを利用しない，② 濃度勾配に従って輸送する，③ 基質特異性がある，④ 輸送速度はミカエリス・メンテン Michaelis-Menten 式（後述，p. 20）に従い，輸送に飽和性がある，⑤ 他の構造類似物質で阻害される，ことが挙げられる．

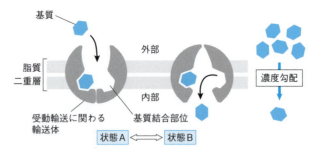

◆図1-9 グルコース輸送体(GLUT2)によるグルコースの輸送
GLUT2は二つの異なる状態AおよびBのあいだでランダムに切り替わり，この切り替わりは基質であるグルコースの結合とは無関係に起こる．細胞外の基質濃度が高いときは，状態Aのほうが状態Bよりも基質が結合する確率が高くなるため，基質は細胞外から細胞内へ輸送されるが，細胞内の基質濃度が高いときは細胞内から細胞外へ基質が輸送される．したがって，GLUT2によるグルコースの輸送は可逆的であり，基質の濃度勾配に従って輸送が起こる．

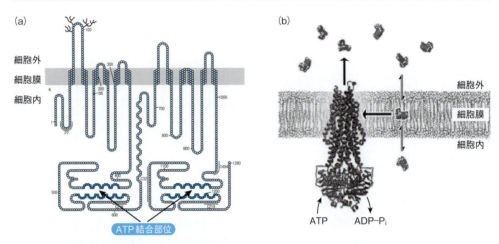

◆図1-10 P-糖タンパク質(MDR1)の推定構造
細胞内にはATP結合部位(ATP binding cassette)が2カ所ある．ATPが結合しリン酸化されることで，P-糖タンパク質の構造変化が引き起こされ，脂質二重層内の脂溶性の物質を結合して，細胞外へ排出する．
[(b)Kannan P et al：Clin Pharmacol Ther 86：368, 2009 より引用]

E 一次性能動輸送

　一次性能動輸送担体であるmulti-drug resistance 1（MDR1, *ABCB1*）はP-糖タンパク質 P-glycoprotein（P-gp）とも呼ばれ，12回膜貫通型の膜タンパク質であり，細胞内のATPを結合し加水分解するための特徴的な構造（ATP binding cassette（ABC））を2カ所に有する（図1-10(a)）．P-gpのようにATP結合領域を有する輸送担体はABCトランスポーターに分類され，一次性能動輸送担体と呼ばれる．細胞は解糖系を介して常に一定のATP濃度を維持しており，一次性能動輸送担体はATPを加水分解して得られるエネルギーを"直接"利用して基質を輸送するため，この輸送形式は一次性能動輸送 primary active transportと呼ばれる．すなわち，ATPの結合・加水分解，ADPの遊離という一連の過程において輸送担体の構造が大きく変化し，同時に基質となる薬物が結合し，輸送

◆表1-1 主な輸送担体の遺伝子記号，アミノ酸数，発現部位および輸送特性

輸送担体名[*1]	遺伝子記号	アミノ酸数	主な発現部位	輸送特性[*2]
ABC トランスポーター				
MDR1 (P-gp)	ABCB1	1280	小腸上皮細胞頂側膜，腎尿細管上皮細胞頂側膜，肝細胞胆管側膜，脳毛細血管内皮細胞，など	一次性能動輸送
MRP2	ABCC2	1545	小腸上皮細胞頂側膜，腎尿細管上皮細胞頂側膜，肝細胞胆管側膜，など	一次性能動輸送 17回膜貫通型
BCRP	ABCG2	655	小腸上皮細胞頂側膜，腎尿細管上皮細胞頂側膜，肝細胞胆管側膜，など	一次性能動輸送 6回膜貫通型[*3]
BSEP	ABCB11	1322	肝細胞胆管側膜，など	一次性能動輸送
SLC トランスポーター				
SGLT1	SLC5A1	664	小腸上皮細胞頂側膜，腎尿細管上皮細胞頂側膜，など	二次性能動輸送 Na^+ との共輸送
GLUT2	SLC2A2	524	小腸上皮細胞基底膜，膵臓ランゲルハンス島 β 細胞，など	促進拡散
PEPT1	SLC15A1	708	小腸上皮細胞頂側膜，腎尿細管上皮細胞頂側膜，など	二次性能動輸送 H^+ との共輸送
LAT1	SLC7A5	507	小腸上皮細胞頂側膜，脳毛細血管内皮細胞，など	二次性能動輸送[*4] グルタミンとの交換輸送
OAT1	SLC22A6	563	腎尿細管上皮細胞基底膜，など	二次性能動輸送 ジカルボン酸との交換輸送 主な基質：パラアミノ馬尿酸，メトトレキサートなど多くの有機アニオン
OCT2	SLC22A2	584	腎尿細管上皮細胞基底膜，など	膜電位依存性[*5] 主な基質：テトラエチルアンモニウム (TEA)，メトホルミンなど多くの有機カチオン
MATE1	SLC47A1	570	腎尿細管上皮細胞頂側膜，肝細胞胆管側膜，など	二次性能動輸送 H^+ との交換輸送 主な基質：TEA，メトホルミンなどの有機カチオン
OATP1B1	SLCO1B1[*6]	691	肝細胞血管側膜，など	駆動力は不明 主な基質：スタチン類，フェキソフェナジンなど多くの有機アニオン

*1 BCRP：breast cancer resistance protein.　BSEP：bile salt excretion pump.　GLUT：glucose transporter.　MATE：multidrug and toxin extrusion.　MDR：multi-drug resistance（P-gp：P-glycoprotein）.　MRP：multidrug resistance associated protein.　OAT：organic anion transporter.　OATP：organic anion transporting polypeptide.　OCT：organic cation transporter.　PEPT：peptide transporter.　SGLT：sodium glucose cotransporter.

*2 とくに記述のない場合は，12回膜貫通型と推定されている.

*3 生体膜では，二量体または四量体を形成していると考えられている.

*4 4F2hc とヘテロダイマーを形成して，輸送活性を示す.

*5 細胞外（血液側）を 0 mV とすると細胞内は -70 mV となり，細胞内は負に荷電している．この電位差勾配を駆動力として，OCT はカチオン性物質（正に帯電）を細胞内へ能動的に輸送する.

*6 OATP 類（旧 SLC21）は，独自に SLCO ファミリーを形成している.

される．P-gp においてはタンパク質の構造変化に伴う基質輸送が証明されていないが，同じ ABC トランスポーターである筋小胞体膜のカルシウム・ポンプにおいて，輸送担体の構造変化を伴う輸送機構が証明されている（理化学研究所・SPring-8 の Web サイト（http://www.spring8.or.jp/ja/news_publications/research_highlights/no_52/）も参照）.

　P-gp は基質結合部位を脂質二重層のなかに有し，結合した薬物を細胞外へ排出する役割を果たす，排出輸送担体である（図 1-10(b)，図 1-12(後出)）．P-gp の基質特異性は低

く，ジゴキシン，ベラパミル，キニジン，シクロスポリン，タクロリムス，フェキソフェナジン，ボセンタン，ビンクリスチンなど，中性または塩基性(カチオン性)で脂溶性の高い多くの薬物を基質とする．P-gp は血液脳関門を形成する脳毛細血管内皮細胞にも発現しており，P-gp のノックアウト knock-out マウスでは脂溶性物質が脳内に蓄積して致死性となることが示されている．したがって，P-gp の生理的機能の一つは，毒性のある脂溶性物質を細胞外へ排出することであると考えられる．

Multidrug resistance associated protein 2 (MRP2)は，P-gp と同様に一次性能動輸送担体であるが，17 回膜貫通型であり，ビリルビンのグルクロン酸抱合体など種々の抱合代謝物，プラバスタチン，メトトレキサートなどのアニオン性薬物を基質とする．基質結合部位は細胞質に面しており，肝細胞においては，細胞内で生成された水溶性の抱合代謝物を胆汁中へ排泄する役割を果たしている．

なお，主な ABC トランスポーターの遺伝子記号，発現部位，輸送特性などを**表 1-1** にまとめた．

F 二次性能動輸送

細胞膜には Na^+，K^+-ATPase が存在し，ATP の加水分解で生じるエネルギーを"直接"利用して，K^+ を細胞内へ能動的に取り込み，Na^+ を能動的に細胞外へ排出している．そのため，細胞外 Na^+ 濃度が 140 mM 程度であるのに対して，細胞内 Na^+ 濃度は 20 mM 程度であり，細胞膜を介して大きな Na^+ 濃度勾配が存在している．この Na^+ 濃度勾配を利用して基質を能動的に輸送する膜タンパク質がある．

小腸上皮細胞の頂側膜に存在するグルコース輸送担体 **SGLT1** は，Na^+ 濃度勾配を利用して，消化管腔のグルコースを能動的に(濃度勾配に逆らって)細胞内に輸送する**二次性能動輸送担体** secondary active transporter である(**図 1-8**(前出))．駆動力となる Na^+ 濃度勾配は Na^+/K^+-ATPase により形成されるので，ATP の加水分解エネルギーを"間接的に(二次的に)"利用することになるため，二次性能動輸送 secondary active transport と呼ばれる．SGLT1 の輸送機構を**図 1-11** に示した．Na^+ 濃度が高い細胞外に面したとき

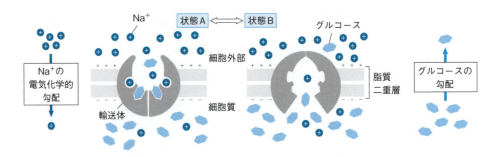

◆図 1-11　グルコース-Na^+ 共輸送体(SGLT1)によるグルコースの輸送
　SGLT1 は二つの異なる状態 A および B のあいだで切り替わることにより，基質であるグルコースを輸送する．状態 A では，細胞外の Na^+ が結合することで輸送担体の構造変化が起こり，グルコースが結合しやすくなる．一方，状態 B では，細胞内の Na^+ 濃度が低いために Na^+ が解離するとグルコースの結合が弱くなり，細胞内へグルコースが放出される．このサイクルを繰り返すことで，基質濃度の低い細胞外から，基質濃度の高い細胞内へ，濃度勾配に逆らって基質が輸送される．

1. 生体膜透過　17

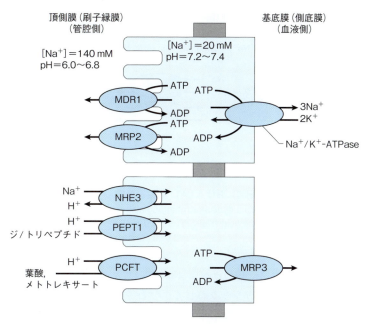

◆図1-12　小腸上皮細胞におけるPEPT1およびPCFTの輸送機構
MDR1：multi-drug resistance 1(P-gp)(*ABCB1*).
MRP2：multi-drug resistance associated protein 2(*ABCC2*).
NHE3：Na$^+$-H$^+$ exchanger 3(*SLC9A3*).
PCFT：proton-coupled folate transporter(*SCC46A1*).
PEPT1：peptide transporter 1(*SLC15A1*).

は，基質結合部位の構造がグルコースとの親和性が高い構造となり，グルコースが結合する．一方，Na$^+$濃度が低い細胞内に面したときは，Na$^+$が遊離するために基質結合部位の構造がグルコースとの親和性が低い構造となり，グルコースが遊離する．この構造変化を繰り返すことで，グルコース濃度が低い細胞外から，グルコース濃度が高い細胞内へ，濃度勾配に逆らってグルコースが輸送される．なお，SGLT1の輸送形態は，駆動力であるNa$^+$と基質であるグルコースを同じ方向に輸送する共輸送である(図1-1(前出))．

　小腸上皮細胞の頂側膜に存在する**ペプチド輸送担体 peptide transporter 1**（PEPT1，*SLC15A1*）は，H$^+$濃度勾配を駆動力として，消化管腔内のジペプチドやトリペプチドを小腸上皮細胞内へ能動的に輸送する(図1-12)．小腸上皮細胞の頂側膜にはNa$^+$/H$^+$交換輸送担体であるNa$^+$-H$^+$ exchanger 3 (NHE3, *SLC9A3*)が存在し，Na$^+$濃度勾配を利用して細胞内のH$^+$を細胞外へ排出しているため，頂側膜近傍の消化管腔内pHは，細胞内より低い状態となっている(microclimate pH)．PEPT1は，このH$^+$濃度勾配を駆動力として，ジ/トリペプチドやその構造類似物質を能動的に輸送する共輸送体である(図1-1(前出))．一方，Na$^+$/H$^+$交換輸送担体は，駆動力であるNa$^+$と基質であるH$^+$を逆方向に輸送する交換輸送(逆輸送)体である．PEPT1による輸送も，ATPの加水分解エネルギーが"間接的に"利用されるため二次性能動輸送であるが，ATPの加水分解エネルギーが"三次的に"利用されるため三次性能動輸送とも呼ばれる．薬物のなかには，ジ/トリペプチド様構造を有しているため，PEPT1の基質となるものがある．そのような薬物としてセファレキシン，セファクロル，セフチブテン，セフィキシムなどのβ-ラクタム

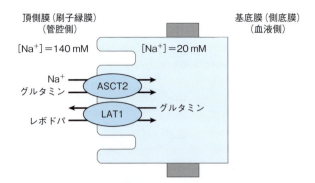

◆図1-13　小腸上皮細胞におけるLAT1の輸送機構
ASCT2：sodium-dependent neutral amino acid transporter 2(*SLC1A5*).
LAT1：L-type amino acid transporter 1(*SLC7A5*).

系抗生物質, 抗がん薬のウベニメクス(ベスタチン®), アシクロビルのプロドラッグであるバラシクロビル, ガンシクロビルのプロドラッグであるバルガンシクロビルなどがある.

小腸上皮細胞の頂側膜に存在する葉酸輸送担体 proton-coupled folate transporter (PCFT, *SLC46A1*)は, H^+ 濃度勾配を駆動力として, 水溶性ビタミンである葉酸 folic acid を消化管腔から小腸上皮細胞内へ能動的に輸送する二次性(あるいは三次性)能動輸送担体である(**図1-12**). 葉酸の構造類似物質であるメトトレキサートもPCFTによって小腸上皮細胞内へ輸送され, 一次性能動輸送担体である multi-drug resistance associated protein 3(MRP3, *ABCC3*)を介して基底膜を透過して血液中へ移行することが示されている.

アミノ酸輸送担体の一つである L-type amino acid transporter 1(**LAT1**, *SLC7A5*)は, 小腸上皮細胞頂側膜や脳毛細血管内皮細胞に発現しており, 細胞内のグルタミンとの交換輸送で, アミノ酸様構造を有するレボドパ, メチルドパ, バクロフェンなどを能動的に細胞内へ輸送する(**図1-13**). LAT1は12回膜貫通型のトランスポーターであるが, 1回膜貫通型タンパク質である 4F2hc(*SLC3A2*)とヘテロダイマーを形成して輸送活性を示す. また, 二次性能動輸送担体である sodium-dependent neutral amino acid transporter type 2 (ASCT2, *SLC1A5*)によって, 細胞外のグルタミンが能動的に細胞内へ取り込まれ, それによって生じたグルタミンの濃度勾配を駆動力として, LAT1は基質を能動的に輸送する.

肝臓で生成された胆汁酸 bile acids は, 肝細胞の胆管側膜に存在する一次性能動輸送担体 bile salt excretion pump (BSEP, *ABCB11*)を介して肝細胞から胆汁中へ分泌され(**図1-14**), 胆囊を経由して小腸へ移行し, 脂肪成分を可溶化してその吸収を促進する. 回腸へ到達した胆汁酸は, 上皮細胞の頂側膜に存在する二次性能動輸送担体 apical sodium-dependent bile acid transporter (ASBT, *SLC10A2*)によって上皮細胞内へ取り込まれ, 基底膜に存在する organic solute transporter (OST：OSTα, *SLC51A* と OSTβ, *SLC51B* のヘテロダイマー)を介して血液中(門脈)へ移行する. 肝臓から胆汁中へ分泌された胆汁酸のほとんどが, この経路で体内へ回収される. 門脈へ移行した胆汁酸は, 肝細胞の側底膜(血液側の細胞膜)に存在する二次性能動輸送担体 Na^+/taurocholate cotransport polypeptide (NTCP, *SLC10A1*)を介して, 肝細胞内へ移行する. このように, 胆汁

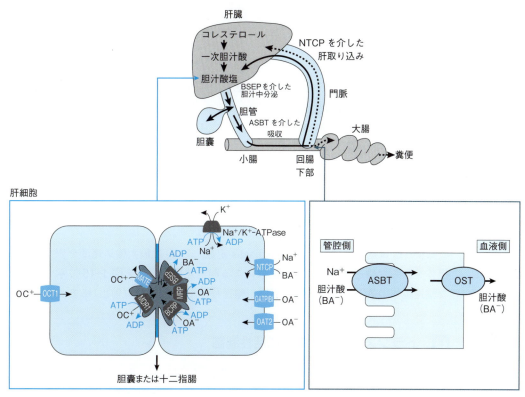

◆図 1-14　胆汁酸の腸肝循環に関与するトランスポーターとその他のトランスポーター
BSEP：bile salt excretion pump(*ABCB11*).
ASBT：apical sodium-dependent bile acid transporter(*SLC10A2*).
OST：organic solute transporter.
NTCP：Na$^+$/taurocholate cotransporting polypeptide(*SLC10A1*).
BA$^-$：bile acid.
BCRP：breast cancer resistance protein(*ABCG2*).
MATE：multidrug and toxin extrusion.
MDR1：multidrug resistance(*ABCB1*).
MRP2：multidrug resistance associated protein 2(*ABCC2*).
OA$^-$：organic anion.
OAT2：organic anion transporter 2(*SLC22A5*).
OC$^+$：organic cation.
OCT1：organic cation transporter 1(*SLC22A1*).
OATP1B1：organic anion transporting polypeptide 1B1(*SLCO1B1*).
胆汁酸は一次性能動輸送担体 BSEP により胆汁中に分泌され，十二指腸へと排泄される．排泄された胆汁酸は，回腸上皮細胞に発現する Na$^+$ 依存性胆汁酸輸送担体 ASBT によって吸収される．門脈を経て肝臓において，肝細胞に発現する Na$^+$ 依存性胆汁酸輸送担体 NTCP により効率よく肝細胞に取り込まれる．

酸の腸肝循環には輸送特性の異なる複数のトランスポーターが関与する．

　一次性あるいは二次性能動輸送の特徴としては，①生体エネルギーを必要とする，②濃度勾配に逆らって輸送する，③基質特異性がある，④輸送速度は Michaelis-Menten 式に従い輸送に飽和性がある，⑤他の構造類似物質で阻害される，などが挙げられる．また，一次性能動輸送担体が ABC トランスポーターファミリーに分類されるのに対して，二次性能動輸送担体や促進拡散型輸送担体は solute carrier (SLC) ファミリーに分類

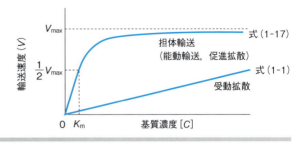

◆図 1-15　受動拡散および担体輸送における輸送速度と基質濃度の関係

される．

　輸送担体を介した輸送速度（V）は，次の Michaelis-Menten 式で表すことができる．

$$V = \frac{V_{\max} \cdot C}{K_{\mathrm{m}} + C} \tag{1-17}$$

ここで，C は基質濃度，K_{m} は Michaelis 定数，$V_{\max}$ は最大輸送速度を表す．なお，輸送担体を介した輸送速度と，単純拡散による輸送速度の比較を図 1-15 に示した．また，主な輸送担体の遺伝子記号，発現部位，輸送特性などを表 1-1（前出）にまとめた．

G　トランスポーターの輸送活性制御

　促進拡散型のグルコース輸送担体 GLUT4（*SLC2A4*）は主に脂肪細胞，骨格筋などに存在するが，通常は細胞内の小胞にとどまっている．膵臓から血液中へ分泌されたインスリンが細胞膜上のインスリン受容体へ結合することが引き金となって，細胞内の小胞とともに GLUT4 が細胞膜へ移動する．その結果，GLUT4 による血中グルコースの取り込みが増加して，血糖値が低下する．他のトランスポーターのなかにも，同様のメカニズムで輸送活性が制御されるものがある．

　一方，トランスポーターのなかには薬物代謝酵素と同様のメカニズムで誘導されるものがある（p. 111 参照）．たとえば，P-糖タンパク質（P-gp）はリファンピシンによって核内受容体 pregnane X receptor（PXR）を介した誘導を受ける．リファンピシンを数日間服用すると，小腸上皮細胞において P-gp が誘導され，頂側膜上の P-gp が増加する．P-gp は排出トランスポーターであるため（図 1-12），経口投与された P-gp の基質は消化管腔から小腸上皮細胞への移行が低下し，結果として吸収が低下する．その例がジゴキシンである．リファンピシンを連用すると，P-gp の基質であるジゴキシンの吸収が低下することが示されている（図 1-55（後出））．また，C 型肝炎治療薬であるソホスブビルは P-gp の基質であり，P-gp が誘導されると吸収が低下して薬効が減弱するため，P-gp 誘導剤であるリファンピシンやセント・ジョーンズ・ワート含有食品は併用禁忌である．

　トランスポーターは基質を結合して輸送するため，構造類似物質が基質結合部位に結合して，輸送が阻害されることがある．葉酸を緑茶とともに服用すると，葉酸輸送担体 PCFT を介した葉酸の吸収が阻害され，葉酸の吸収が低下することが報告されている．PCFT 発現細胞を用いた実験から，緑茶中に含まれるカテキン類の一つである epigallocatechin gallate（EGCG）が，PCFT を介した葉酸の輸送を競合的に阻害することが示されている．また，フェキソフェナジンをオレンジジュースなどのジュース類で服用すると，フェキソフェナジンの吸収が低下することが報告されている．フェキソフェナジンは

OATP を介して吸収されるため，ジュース中のフラボノイド類が OATP を阻害すると考えられているが，複数の OATP 分子種がフェキソフェナジンの吸収に関与するため，吸収阻害のメカニズムは明らかになっていない．一方，スタチン類の一つであるロスバスタチンは，肝細胞の側底膜(血液側膜)に発現する OATP1B1 によって細胞内へ取り込まれ，胆管側膜に発現する BCRP によって胆汁中へ排泄される．シクロスポリンは OATP1B1 と BCRP の両者を阻害するため，併用されたロスバスタチンの血中濃度が顕著に上昇するので，ロスバスタチンとシクロスポリンは併用禁忌である．

H　トランスポーターの遺伝子変異など

　MRP2 は肝臓において，ビリルビンのグルクロン酸抱合体を胆汁中へ排泄する役割を担っているが，MRP2 の遺伝子変異によって起こるデュビン・ジョンソン Dubin-Johnson 症候群が知られている．その患者では，MRP2 の輸送機能低下のために抱合型ビリルビンの排泄が低下しているので，血中の抱合型ビリルビン濃度が上昇して先天性黄疸となる．

　Organic cation/carnitine transporter 2(OCTN2, *SLC22A5*)は，腎尿細管においてカルニチンの再吸収を担う輸送担体であり，その遺伝子変異によって遺伝子疾患である全身性カルニチン欠乏症が起こる．本症の患者では，腎尿細管におけるカルニチンの再吸収が行われないため，血中および組織中のカルニチン濃度が低下して脂肪酸代謝に障害をきたし，乳幼児期に低血糖症，急性脳症，心筋症などが起こる．

　PCFT は，小腸において葉酸の吸収を担う輸送担体であるが，PCFT の遺伝子変異によって輸送機能が低下すると，先天性葉酸吸収不全症となる．本症の患者では，葉酸が欠乏するため乳児期早期から巨赤芽球性貧血，免疫不全，精神発達遅滞などをきたす．

　OATP1B1 は，血液中のアニオン性薬物を肝細胞内へ取り込む役割を担っているが，その遺伝子変異によって輸送機能が低下すると，薬物の肝臓への取り込みが低下する．たとえば，プラバスタチンは OATP1B1 を介して肝細胞内へ取り込まれるが，OATP1B1 に変異を有するヒトにおいては，プラバスタチンの肝細胞内への取り込みが低下して，血中プラバスタチン濃度が上昇することが報告されている．

　また，OATP1B1 および 1B3 は，血液中のビリルビンやビリルビンのグルクロン酸抱合体を肝細胞へ取り込む役割を果たす．これらトランスポーターの遺伝的欠陥のため，ビリルビンのグルクロン酸抱合体の肝細胞への取り込みが低下し，抱合型ビリルビンの血漿中濃度が上昇する疾患(ローター Rotor 症候群)が報告されている．

　エピジェネティクス epigenetics とは，DNA 塩基配列の変化を伴わない後天的な遺伝子制御の変化をいうが，ヒストン修飾や DNA メチル化に加えて，近年は microRNA による遺伝子発現制御の研究が進んでいる．MicroRNA(miRNA)は 20～25 塩基の小さな一本鎖 RNA であり，mRNA に結合して翻訳の抑制，mRNA の分解に関与する．2,500 種以上の miRNA が同定されており，遺伝子発現の 60% 以上が miRNA による発現制御を受けると推定され，多くのトランスポーター，薬物代謝酵素も miRNA による発現制御を受ける．たとえば，MDR1(*ABCB1*)の発現制御に関わる miRNA として miR-9 など 19 の miRNA が，PEPT1(*SLC15A1*)は miR-92B や miR-193-3p による発現制御を受けることが報告されている．

I 創薬標的としてのトランスポーター

　向精神薬として使用される選択的セロトニン再取り込み阻害薬は，モノアミントランスポーターである *SLC6A* ファミリーを阻害する．一方，肥満症治療薬として食欲抑制を目的として投与されるマジンドールは，dopamine active transporter（DAT, *SLC6A3*）の選択的阻害薬である．また，腎尿細管上皮細胞には sodium glucose cotransporter 2（SGLT2, *SLC5A2*）が発現しており，グルコースの再吸収を担っている．現在，いくつかの選択的 SGLT2 阻害薬が開発され，グルコースの再吸収を抑制することで糖尿病の治療に用いられている．

　抗がん薬であるメルファランは，がん細胞に高発現する LAT1 を介してがん細胞内へ集積して効果を発揮する．また，陽電子放出断層撮影 positron emission tomography（PET）診断に用いられるフルデオキシグルコース（^{18}F）は，がん細胞に高発現する GLUT によって腫瘍細胞内へ集積する性質を利用して，がんの診断に使用される．

J 膜動輸送

　膜動輸送（サイトーシス cytosis）について，以下に述べる．

　タンパク質や多糖類などの高分子のなかには，細胞膜の形態変化で生じた小胞内に包み込まれて細胞内に取り込まれるものがある．このような取り込み機構は，生体エネルギーを必要とする過程であり，**エンドサイトーシス endocytosis** と呼ばれる（第 1 章 p. 89 参照）．エンドサイトーシスには**飲作用 pinocytosis** と**食作用 phagocytois** があり，飲作用は小型（直径 150 nm 未満）の小胞を形成して液体や分子を取り込むのに対して，食作用は食胞（直径 250 nm 以上）を形成して微生物や細胞断片などの大型粒子を取り込む．一方，細胞内の物質が膜動輸送により細胞外へ排出される現象を，**エキソサイトーシス exocytosis** と呼ぶ（**図 1-16**）．

　たとえば，ペプチド性薬物である上皮細胞増殖因子 epidermal growth factor（EGF）は肝臓や腎臓において，細胞膜表面に存在するレセプターに結合したのち，エンドサイトーシスによって細胞内に取り込まれる（receptor-mediated endocytosis）．取り込まれた小胞はリソソームと融合し，小胞内の EGF はリソソーム内の酵素によって分解される．この経路が，血液中に存在する EGF の主な消失経路である．また，インスリンは，脳毛細血管内皮細胞の血液側の細胞膜上にあるインスリンレセプターに結合したのち，エンドサイトーシスによって細胞内に取り込まれ，さらに脳側の細胞膜でエキソサイトーシスを受けて脳内へ輸送される．このように，エンドサイトーシスによって取り込まれた物質が細胞内で分解されずに細胞外へ放出される過程を，**トランスサイトーシス transcytosis** と呼ぶ．

K 非撹拌水層

　生体膜表面には撹拌することができない水の層（非撹拌水層 unstirred water layer）が存在し，その厚さは数百 μm にも及ぶことがある．生体膜の透過係数を P_m，非撹拌水層の透過係数を P_{aq} とすると，見かけの透過係数 P_{app} は以下の式で表せる．

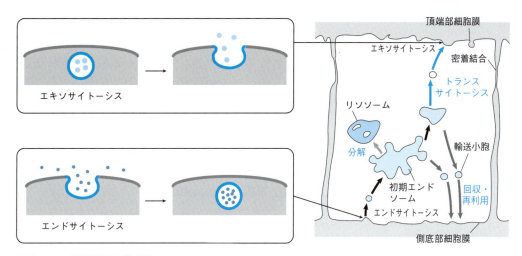

◆図1-16 膜動輸送の模式図
エンドサイトーシスで細胞内に取り込まれたのち，エンドサイトーシスに関わる受容体の一部は初期エンドソームから回収されて細胞膜へ戻る．それ以外のものは，リソソームへ送られて分解されるか，エンドサイトーシスで取り込まれた細胞膜とは異なる場所へ送られる（トランスサイトーシス）．

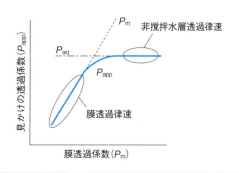

◆図1-17 非撹拌水層の透過係数（P_{aq}）および膜透過係数（P_m）と見かけの透過係数（P_{app}）の関係
脂溶性の高い薬物ではP_mが大きいため，非撹拌水層の透過が律速となる．

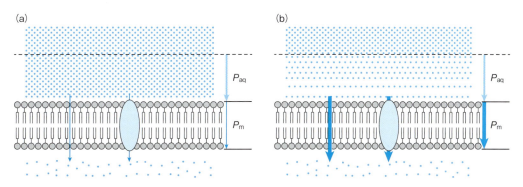

◆図1-18 非撹拌水層と生体膜透過の模式図
薬物分子の生体膜透過性が低いとき生体膜の透過が律速となり(a)，薬物分子の生体膜透過性が高いとき非撹拌水層の透過が律速となる(b)．

$$\frac{1}{P_{app}} = \frac{1}{P_m} + \frac{1}{P_{aq}} \qquad (1\text{-}18)$$

脂溶性が低く P_m が小さい物質では $P_m \ll P_{aq}$ となり，$1/P_m$ に比べて $1/P_{aq}$ が無視できるようになるため，$1/P_{app} = 1/P_m$，すなわち $P_{app} = P_m$ となる（**図 1-17**，**図 1-18（a）**）．逆に，脂溶性が高く P_m が大きい物質では $P_{app} \ll P_m$ となり，$1/P_{aq}$ に比べて $1/P_m$ が無視できるようになるため，$1/P_{app} = 1/P_{aq}$，すなわち $P_{app} = P_{aq}$ となる．したがって，P_m が高い物質では，非撹拌水層の透過が律速となる場合がある（**図 1-17**，**図 1-18（b）**）．

L 生体膜透過性の予測と解析　Advanced

　単純拡散による生体膜透過性の評価については，分子の極性表面積 polar surface area (PSA) による予測，Caco-2 細胞単層膜や人工膜透過性試験 parallel artificial membrane permeation assay (PAMPA) による解析が挙げられる．薬物分子の PSA を計算するには，三次元構造をもとにコンピューターソフトウェアを用いて算出する方法と，薬物分子をいくつかのフラグメントに分けて各フラグメントの PSA の総和として算出する方法がある．PSA 値が 50 Å^2 以下の分子は生体膜透過性が高く，消化管からの吸収がほぼ 100％であるが，PSA 値が 200 Å^2 以上の分子は生体膜透過性が低く，単純拡散では消化管から吸収されないことが示されている．一方，Caco-2 細胞単層膜は小腸上皮細胞と同様な性質を有する単層膜を用いて，PAMPA は人工脂質膜を用いて薬物分子の生体膜透過性を評価する試験であり，Caco-2 細胞単層膜や PAMPA の透過性と単純拡散による消化管からの吸収性によい相関が認められている．

　トランスポーターによる輸送能の評価には，トランスポーター発現系が用いられる．たとえば，調べたいトランスポーター A の遺伝子を，ヒト胎児腎細胞から株化された細胞である human embryonic kidney (HEK) 293 細胞に導入することで，その細胞膜にトランスポーター A を豊富に発現させることができる．そのような発現細胞を培養し，必要な駆動力（Na$^+$ や H$^+$ の濃度勾配）存在下で，細胞外の基質が細胞内へ輸送される速度を測定する．細胞外の基質濃度を変えて細胞内への輸送速度を測定すると，**Michaelis-Menten 式**（式(1-17)）に従うプロットが得られる（**図 1-19（a）**）．Michaelis 定数（K_m）や最大輸送速度（V_{max}）を算出するには，Michaelis-Menten 式を変形した **Lineweaver-Burk 式**（式(1-19)，**図 1-19（b）**）あるいは **Eadie-Hofstee 式**（式(1-20)，**図 1-19（c）**）が用いられる．た

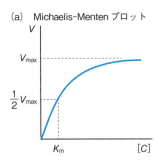
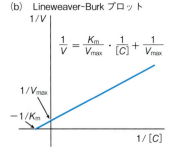
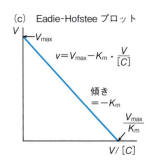

◆図 1-19　Michaelis-Menten(a)，Lineweaver-Burk(b) および Eadie-Hofstee(c) の各プロット
この図では，基質濃度を [C] で表している．

だし，Lineweaver-Burk プロットでは低濃度の測定値に重みが置かれてパラメータ値が算出されるため，一般的にはすべての測定点を同じ重みで扱う Eadie-Hofstee プロットを用いてパラメータ値が算出される．また，正確なパラメータ値を得るには，K_m 値を基準に，その 0.2〜5 倍の濃度範囲で測定するのがよいとされる．

$$\frac{1}{V} = \frac{K_m}{V_{max}} \cdot \frac{1}{C} + \frac{1}{V_{max}} \tag{1-19}$$

$$V = V_{max} - K_m \cdot \frac{V}{C} \tag{1-20}$$

トランスポーターを介した基質の輸送が，構造類似物質(阻害剤)共存下で競合阻害を受ける(基質と阻害剤がトランスポーターの基質結合部位を取り合う)場合，基質の輸送速度は以下の式で表せる．

$$V = \frac{V_{max} \cdot C}{K_m\left(1+\frac{[I]}{K_i}\right)+C} \tag{1-21}$$

ここで，K_i は阻害定数，[I]は阻害剤濃度である．阻害剤共存下では，Lineweaver-Burk プロットの y 軸切片は変わらず，x 軸切片の値が原点方向へ移動し，直線の傾きが大きくなる．一方，阻害剤共存下の Eadie-Hofstee プロットでは，y 軸切片は変わらず，x 軸切片の値が小さくなり(原点方向へ移動し)，直線の傾きが大きくなる．これらの変化から式(1-21)に従って，阻害定数(K_i)を算出することは可能であるが，正確な阻害定数の算出には **Dixon プロット** が用いられる．Dixon プロットでは，基質濃度と阻害剤濃度の両者を変えて，第二象限の交点の値から阻害定数を算出する．

Dixon プロット解析の例を，**図 1-20** に示した．この例では，葉酸輸送担体である PCFT を HEK293 細胞に発現させた細胞を用いて，緑茶中に含まれるカテキン類の一つである epigallocatechin gallate (EGCG) が，PCFT を介した葉酸の輸送を競合的に阻害することを示している．葉酸の濃度を 0.02 μM，0.034 μM，0.1 μM の 3 濃度とし，阻害剤である EGCG の濃度を 0 μM，5 μM，10 μM の 3 濃度として輸送阻害実験を行った結果，三つの直線が第二象限で交わったことから，EGCG が葉酸の輸送を競合的に阻害すること

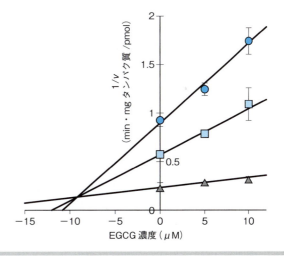

◆図 1-20　PCFT を介した葉酸の輸送に対する EGCG の阻害効果を Dixon プロット解析した例
EGCG：epigallocatechin gallate.
PCFT：proton-coupled folate transporter (*SLC46A1*).
基質である葉酸の濃度は，● : 0.02 μM，■ : 0.034 μM，▲ : 0.1 μM．
阻害剤である EGCG の濃度は，0 μM，5 μM，10 μM．

が示された．また，交点の x 軸の値から，阻害定数の値は約 $9\,\mu\mathrm{M}$ であることがわかる．

　トランスポーター A の発現細胞を用いた輸送実験で，ある物質 S がトランスポーター A の阻害剤になったとしても，物質 S がそのトランスポーターの基質になるとは限らない．物質 S がトランスポーター A の基質結合部位に結合しても，輸送されないこともあるからである．また，物質 S があるトランスポーター A の基質となったとしても，生体内 *in vivo* においてトランスポーター A による輸送が物質 S の主な生体膜透過機構になるとは限らない．物質 S の単純拡散による生体膜透過性，*in vivo* におけるトランスポーター A の発現量，さらに他のトランスポーターの寄与などを考慮する必要がある．とくに，複数のトランスポーターの基質となる薬物では，*in vivo* においてどのトランスポーターによる輸送が主たる経路であるかを特定するのはむずかしい．

演習問題

問 1 薬物の生体膜透過機構のうち，トランスポーターを介するが，ATP の加水分解で産生されるエネルギーを必要としないのはどれか．1 つ選べ．

1　単純拡散　　　　2　促進拡散　　　3　一次性能動輸送
4　二次性能動輸送　5　膜動輸送

問 2 単純拡散による薬物の生体膜透過に関する記述のうち，正しいのはどれか．2 つ選べ．

1　イオン形薬物は，非イオン形薬物と比べて透過性が高い．
2　脂溶性薬物は，水溶性薬物と比べて透過性が高い．
3　高分子薬物は，低分子薬物と比べて透過性が低い．
4　透過速度は Michaelis-Menten 式で表される．
5　構造類似薬物の共存により，透過速度が低下する．

問 3 弱酸性あるいは弱塩基性薬物の単純拡散による生体膜透過に及ぼす溶液 pH の影響に関する記述のうち，正しいのはどれか．2 つ選べ．

1　弱酸性薬物では，pH が低下するとイオン形分率が増加して，透過係数が増大する．
2　弱酸性薬物では，pH が上昇すると分子形分率が低下して，透過係数が低下する．
3　弱塩基性薬物では，pH が低下すると分子形分率が増加して，透過係数が増大する．
4　弱塩基性薬物では，pH が上昇するとイオン形分率が増加して，透過係数が増大する．
5　弱酸性および弱塩基性薬物の両者において，pH が変化しても分子形の透過係数は変化しない．

問 4 トランスポーターに関する記述のうち，正しいのはどれか．2 つ選べ．

1　グルコース輸送担体 SGLT1 は小腸上皮細胞基底膜に発現し，H^+ 濃度勾配を利用して血液中のグルコースを能動的に細胞内へ輸送する，H^+/グルコース共輸送体である．
2　ペプチド輸送担体 PEPT1 は小腸上皮細胞頂側膜に発現し，Na^+ 濃度勾配を利用してジペプチドを能動的に輸送する，Na^+/ジペプチド共輸送体である．
3　アミノ酸輸送担体 LAT1 は，Na^+ 濃度勾配を利用してレボドパを能動的に輸送する，Na^+/レボドパ共輸送体である．
4　グルコース輸送担体 GLUT2 は小腸上皮細胞基底膜に発現し，細胞内のグルコースを，その濃度勾配に従って血液側へ輸送する．
5　P-糖タンパク質は，ATP の加水分解で得られるエネルギーを直接利用する一次性能

動輸送担体であり，多くの脂溶性薬物を細胞外へ排出する．

問5 薬物の生体膜輸送に関する記述のうち，正しいのはどれか．2つ選べ．

1. 単純拡散による輸送速度は薬物濃度差に比例するが，促進拡散および能動輸送では輸送速度に飽和性がみられる．
2. 単純拡散による輸送は生体エネルギーを必要としないが，促進拡散および能動輸送では生体エネルギーを必要とする．
3. 単純拡散および促進拡散の場合，薬物の濃度勾配に従って輸送されるが，能動輸送では濃度勾配に逆らって輸送される場合がある．
4. 能動輸送はトランスポーターを介して起こるが，単純拡散および促進拡散にはトランスポーターは関与しない．
5. 単純拡散および促進拡散の場合，構造類似体の共存による影響は受けないが，能動輸送では影響を受ける場合がある．

2. 吸　　収

　薬物は，全身的または局所的な治療効果を目的として，さまざまな部位から生体に投与される（**図1-21**）．薬物が全身作用を発揮するためには，投与されたのち，体内を巡る血液やリンパ液の流れ（全身循環）に乗って，作用発現部位に到達する必要がある．薬物が投与部位から脈管系へ移行する過程を，**吸収 absorption** という．吸収は，体内分布，代謝，排泄とともに，薬物の治療効果を左右する重要な体内移行過程である．

　全身作用を目的とした薬物の投与には，投与部位に応じた種々の剤形が用いられる（**表1-2**）．薬物の吸収は，吸収部位の生理学的・組織学的特性に加えて，薬物固有の物理化学的性質によって大きく影響される．

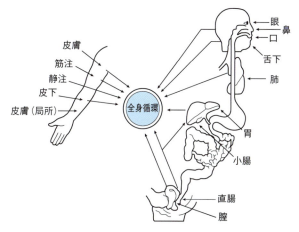

◆図1-21　薬物の投与経路

◆表1-2　全身作用を目的とする主な投与剤形

投与経路	投与剤形
経口	錠剤，カプセル剤，顆粒剤，散剤，内用液剤，シロップ剤，経口ゼリー剤，経口フィルム剤
直腸	坐剤
皮膚	経皮吸収型製剤
口腔	舌下錠，バッカル錠，口腔用スプレー剤
血管(静脈)	注射剤
筋肉	注射剤
皮下	注射剤
肺	吸入剤(ドライパウダー)，エアゾール剤
鼻腔	点鼻液，スプレー剤

A　消化管吸収

　経口投与は，消化管内での作用を目的とした場合を除いて，消化管壁から薬物を吸収させることを目的とした投与法であり，錠剤(口腔内崩壊錠および徐放錠，腸溶錠などを含む)，カプセル剤，散剤，顆粒剤，内用液剤などの剤形が用いられている．経口投与は，食物の摂取と同じ経路を辿ることから服用方法が簡便で，患者にあまり違和感を与えないことから，現在もっとも汎用されている投与方法である．経口投与は，以下のような利点をもつ.

① さまざまな物性をもつ医薬品に適応可能である.

② 必要に応じて大量投与が可能である.

③ 注射剤などに比べ一般に安全性が高く，消化管は障害に対しある程度の回復力をもつ.

④ 吸収効率が良好であり，能動輸送系の利用も可能である.

　その一方で，経口投与では投与部位(口腔)と吸収部位(小腸)に距離的な隔たりがあるために，薬物が吸収されるためにはいくつかの過程(投与製剤の消化管内移動，製剤からの溶出，消化管壁の透過，全身循環への移行)を経なければならず，その分，個体間変動や個体内変動が起こりやすい．さらに，小腸や肝における初回通過効果がしばしば薬物の有効性に大きく影響するなど，問題点も少なくない.

　消化管は，皮膚や肺と同様に，異物や有害物質が体内に侵入する経路になる．そのため，消化管には異物の侵入に対するさまざまなバリア機能(異物処理機構)が構築されており，これが経口投与された薬物の吸収を制限する場合がある．したがって，消化管吸収の機序や消化管吸収の変動要因を正しく理解することは，経口製剤を適正に使用するうえで重要である.

1) 消化管の生理解剖学的特徴

　消化管は中腔性臓器であり，口腔，咽頭，食道，胃，小腸および大腸よりなる(図1-22)．消化管は共通して重層構造をなし，管腔内側から外側に向かって，粘膜，粘膜下組織，筋層，漿膜に分けられる．胃，小腸および大腸では，粘膜部分がそれぞれ特有の機能や形態を有するために，薬物の吸収に違いが現れる.

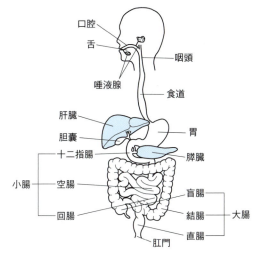

◆図 1-22　消化管の模式図

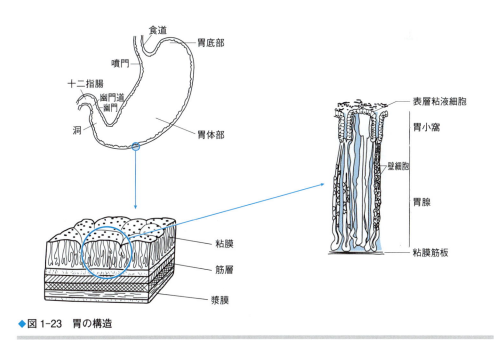

◆図 1-23　胃の構造

a) 胃

　胃 stomach は食物を粗消化してび汁 chyme とし，小腸に送り出す働きをする．胃は袋状の構造になっており，食道からつながる入口付近を噴門部 cardia，十二指腸へつながる出口付近を幽門部 pylorus，それ以外の部分を胃体部と呼ぶ（図 1-23）．日本人の胃の平均容量は，約 1.3 L とされる．

　胃粘膜表面は単層の円柱上皮細胞でおおわれ，そこには胃小窩 gastric pit と呼ばれる微細な穴が無数に並んでいる．胃粘膜上皮細胞には絨毛構造がみられないため，成人の場合

でも，総表面積は 900 cm² 程度である．胃小窩の内部には胃腺 gastric gland と呼ばれる分泌腺が開口し，胃酸を分泌する壁細胞とペプシノゲンを分泌する主細胞が存在する．ペプシノゲンは分泌されたのち，塩酸によって分解され消化酵素ペプシンに変化する．胃酸は食物を酸性に保つことで殺菌と防腐を担い，ペプシンはタンパク質をペプトンと呼ばれる泥状の分解産物に消化する．上皮細胞表面は，塩酸の強酸性とペプシンによる消化から自身を守るために，粘液（ムコ多糖類ムチン mucin）を分泌している．胃内 pH は通常，1〜3 と低い．

b）小 腸

小腸 small intestine は長さが 5〜7 m あり，消化管中でもっとも長い部分を占め，十二指腸 duodenum，空腸 jejunum，回腸 ileum の三つの部位に分けられる．十二指腸は胃に続く約 20〜25 cm の部分で，腹膜後壁に固定されている．十二指腸部には胆管と膵管が開口し，そこから胆汁と膵液が放出される．空腸と回腸のあいだに明瞭な境界はないが，一般に胃側の約 2/5 を空腸と呼ぶ．

小腸粘膜には高さ 8〜10 mm，幅 3〜4 mm の輪状のひだ plicae circulares があり，その表面には，絨毛 villi と呼ばれる無数の小突起（高さ約 0.5 mm）が伸びている．絨毛のなかには，毛細血管や微小リンパ管が数多く分布する．絨毛の外側には，円柱状の吸収上皮細胞 absorptive epithelial cell（高さ約 25 μm，幅約 8 μm）が，整然と単層に配列している．吸収上皮細胞のあいだに少数の杯細胞が存在し，ムチンを分泌する．

吸収上皮細胞の管腔側表面は，細胞膜が無数に入り組んだ微絨毛 microvilli（長さ約 1 μm，直径約 0.1 μm）を形成している（**図 1-24**）．小腸ではこのような複雑な構造により総表面積が著しく増加し，小腸を単なる円筒とみなした場合に比べ，ひだの構造で約 3 倍，絨毛構造で約 10 倍，微絨毛構造では約 600 倍にもなる．小腸全体で総表面積は 200 m²（テニスコートのほぼ 1 面に相当）を超えるとされるが，ひだや絨毛構造は小腸上部でとくに発達し，小腸下部に移るにつれて減少する．そのため，小腸単位長さあたりの有効表面積も，十二指腸から回腸へ進むにつれて減少する．小腸の機能は食物の消化とそれに続く栄養物質の吸収であるが，小腸壁の複雑な構造が消化や吸収にきわめて有利に働く．

微絨毛はアクチンフィラメントからなり，吸収上皮細胞 1 個あたり約 1,000 本存在する．また刷子（ブラシ）状の構造を呈することから，この部分は刷子縁膜 brush-border membrane と呼ばれる．この刷子縁膜の外側は糖タンパク質を主成分とするグリコカリックス glycocalyx で覆われており，多くの消化酵素や加水分解酵素がここに含まれる．小腸管腔液の pH は，十二指腸で約 5〜6，空腸で約 6〜7，回腸で約 7〜8 と，小腸上部から下部に移るにつれて次第に高くなる．

隣接する吸収上皮細胞間は，微絨毛基部の部分で密着結合（タイトジャンクション tight junction），デスモソーム desmosome，ギャップジャンクション gap junction を介して，強固に結合している．また絨毛間の底部には陰窩と呼ばれる部分があり，ここでは幹細胞が常に細胞分裂を繰り返しながら，吸収上皮細胞に変化している．生じた吸収上皮細胞は絨毛の先端に向かって移動しながら分化し，5 日ほどで先端部分から脱落する．吸収上皮細胞のターンオーバーは，かなり速い．

c）大 腸

大腸 large intestine は腹腔の外周に沿うように位置し，腸間膜によって腹腔壁に固定されている．大腸の全長は成人で約 1.5 m で，小腸に比べて径が太く，盲腸 cecum，上行

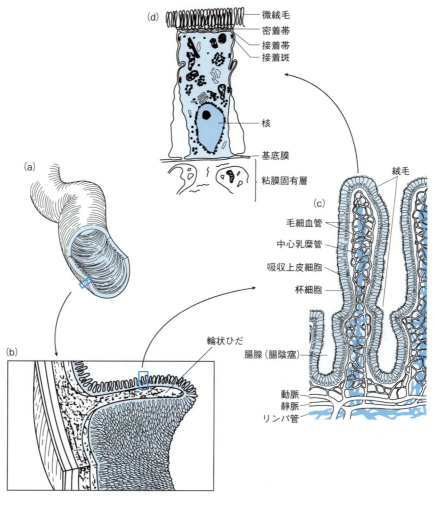

◆図 1-24 小腸の構造

結腸 ascending colon，横行結腸 transverse colon，下行結腸 descending colon，S状結腸 sigmoid colon，直腸 rectum に分けられる(**図 1-25**). 盲腸は，虫垂 appendix と回盲弁で小腸内の食物が大腸へ移行するのを調節し，また有害な老廃物が大腸から小腸へ逆流するのを防いでいる. 上行結腸と横行結腸前半部の機能は，主に水や電解質の吸収である. これに対し，横行結腸後半部，下行結腸およびS状結腸は糞便の貯蔵と排泄を担う. 大腸の内壁はなめらかな粘膜に覆われ，粘膜は粘液を分泌して老廃物の大腸内移動を円滑にする. 大腸では小腸のような絨毛構造が発達していないために，単位長さあたりの表面積は小さい. 大腸の管腔内 pH は，一般に 7.5〜8.0 とやや塩基性であるが，腸内細菌叢に

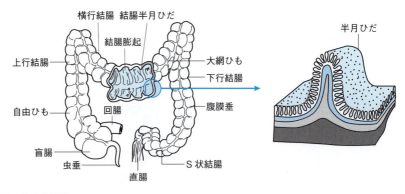

◆図 1-25　大腸の構造

よって生成される有機酸が多量に存在する場合には，やや酸性(pH 6〜7)に傾く．

d) 脈管系

消化管の吸収上皮細胞を通過した薬物は，粘膜下層に分布する毛細血管やリンパ系に移行する(図 1-24)．毛細血管に移行した薬物は，胃の場合には胃冠状静脈や左胃大網静脈などを経て，小腸の場合には下膵十二指腸静脈や小腸静脈から上腸間膜静脈を経て，また大腸の場合には上腸間膜静脈や下腸間膜静脈を経て，いずれも門脈に入り，肝へと送られる．その後，全身循環血を介して体内に分布するが，薬物は元来異物であることから，なかには全身循環に入る前に小腸や肝で代謝されて不活化されるものがある(初回通過効果 first pass effect)．

一方，リンパ系に移行した薬物は，胸管リンパを経て鎖骨下静脈および左肩下静脈に入る．このため，肝での初回通過効果を受けない．しかし，リンパ液の流速は血液の数百分の1程度であり，薬物の吸収に対する寄与はかなり小さいとみなされる．その一方で，リンパ管では内皮細胞間隙が血管に比べて大きいことから，脂肪の場合には上皮細胞を通過するさいにキロミクロンを形成して，リンパ系へ取り込まれる．脂溶性ビタミン類(vitamin A，D，E)も，リンパ系を介して体内に取り込まれる．また高分子タンパク質はほとんど吸収されないが，一部はリンパ系へ入るものと考えられる．

2) 消化管吸収の機構と予測

薬物は，いずれの剤形で経口投与された場合でも，吸収されるためには消化管内液に溶解した状態で存在することが不可欠である(図 1-26)．溶液状態にある薬物は，単純拡散 simple diffusion，促進拡散 facilitated diffusion，能動輸送 active transport，膜動輸送 membrane mobile transport などの機構により，吸収される．

単純拡散による吸収経路として，吸収上皮細胞内を透過する細胞内経路 transcellular route と，吸収上皮細胞間隙を通過する細胞間経路 paracellular route がある(図 1-26)．吸収上皮細胞間隙の半径は小腸において 7〜10Å 程度であり，分子量が 300 以下の薬物であればこの経路を介して粘膜固有層に達し，毛細血管に入ることが可能とされる．しかし，消化管総表面積に占める細胞間隙の面積はかなり小さいことから，細胞間経路のみで吸収される薬物の吸収率は小さい．

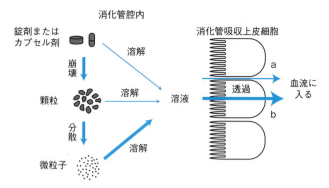

◆図1-26 経口剤が吸収されるまでの過程
a：細胞間経路．b：細胞内経路．

　細胞内経路としては，細胞膜を構成するリン脂質二重層を直接に透過して吸収上皮細胞に入る経路 lipid route と，水で満たされた細孔 water filled pore を通り抜けて吸収上皮細胞に入る経路 pore route がある．薬物の多くは lipid route を介して単純拡散で吸収されるが，この場合，薬物吸収は次の四つのステップからなる．
① 消化管内液から吸収上皮細胞刷子縁膜への分配．
② 刷子縁膜から上皮細胞内への移行．
③ 細胞質の拡散．
④ 側底膜 basolateral membrane 透過による，上皮細胞から粘膜固有層への流出．
　細孔は細胞内外の電解質の移動に関与するが，細孔の大きさや通過できる分子サイズについては，まだ不明の点が多い．
　表1-3に，ラット胃からの薬物の吸収例を示す．pH分配仮説に従い，投与後1時間までに，弱酸性薬物であるアスピリンやチオペンタールは良好に吸収される．これに対し，弱塩基性薬物であるキニーネやアミノピリンは，ほとんど吸収されない（p. 11，図1-6参照）．
　薬物により非イオン形分子の脂溶性に差があるために，実際にはその吸収性に違いが生じる．脂溶性とは，一般には脂質に溶けやすい性質をいうが，吸収においては消化管内液中から脂質二重層への分配，脂質二重層の透過を決定づける因子となる（p. 8，式(1-2)参照）．一般に薬物の化学構造中に極性基が少ないほど脂溶性は高く，単純拡散による膜透過が起こりやすい．薬物の脂溶性は，有機溶媒相（オクタノールやクロロホルムなど）と水相（緩衝液）間の分配係数を指標とする．図1-27に示されるように，バルビツール酸誘導体の分配係数が増大する（すなわち脂溶性が大きくなる）のに伴い，ラットの胃における吸収速度定数は増大する．
　表1-4は，ラットの胃と空腸におけるインドメタシン（$pK_a=4.5$）の吸収性を示す．pH分配仮説に従うと，弱酸性薬物の吸収は小腸よりも胃において大きいと予測されるが，実際にはこの例のように，弱酸性薬物の場合でも胃よりも小腸において良好な吸収が起こる場合が多い．この要因としては，胃に比べて小腸が著しく広い吸収表面積を有することに加えて，次項に詳述する点が考えられる．
　表1-5は，ラットの小腸管腔内pHを実験的に変化させ，弱酸性薬物と弱塩基性薬物の

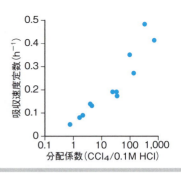

◆図1-27 バルビツール酸誘導体のラット胃における吸収と脂溶性の関係
[Kakemi K et al: Chem Pharm Bull 15:1534, 1967]

◆表1-3 ラット胃からの薬物の吸収

薬物	pK_a	吸収率(%)
弱酸性薬物		
アスピリン	3.5	35
チオペンタール	7.6	46
弱塩基性薬物		
キニーネ	8.4	0
アミノピリン	5.0	2

0.1 M HCl 溶液として投与(1時間).
[Schanker LS et al: J Pharmacol Exp Ther 120:528, 1957]

◆表1-4 ラットの胃と空腸におけるインドメタシンの吸収性

	吸収率
胃	40.1%[a]
空腸(上部)	97.4%[b]
空腸(下部)	92.3%[b]

a:30分. b:15分.
[有田ほか:薬学雑誌 102:477, 1982]

◆表1-5 弱酸性物質と弱塩基性物質のラット小腸での吸収に対するpHの影響

	pK_a	吸収率(%)			
		pH 4	pH 5	pH 7	pH 8
弱酸					
5-ニトロサリチル酸	2.3	40	27	0	0
サリチル酸	3.0	64	35	30	10
アセチルサリチル酸	3.5	41	27	—	—
安息香酸	4.2	62	36	35	5
弱塩基					
アニリン	4.6	40	48	58	61
アミノピリン	5.0	21	35	48	52
p-トルイジン	5.3	30	42	65	64
キニーネ	8.4	9	11	41	54

[Brodie BB et al: J Pharm Pharmacol 9:345, 1957]

吸収率を比較した結果を示す．弱酸性薬物の吸収率はpHの上昇に伴って減少し，一方，弱塩基性薬物の吸収率は逆にpHの上昇に伴って増大する．このような吸収挙動は，pH分配仮説に従っているようにみえる．

しかし，pH 5以上では非イオン形分子分率がきわめて小さいことから，吸収率がかなり小さいと予測されるサリチル酸やアセチルサリチル酸(アスピリン)でも約30％の吸収がみられる．また弱塩基性薬物であるキニーネは，pH 7において大部分がイオン形分子として存在するにもかかわらず約40％が吸収され，非イオン形分子分率より予測される吸収性から大きくはずれている．アミノピリンやp-トルイジンでも同様である．このような吸収挙動は，pH分配仮説のみでは説明できない．

pH分配仮説に従わない消化管吸収を示す理由として，以下のことが考えられる．

① 小腸では，上皮細胞刷子縁膜における Na^+/H^+ 交換輸送系によって，細胞内の H^+ が粘膜側に汲み出される．これにより刷子縁膜近傍の H^+ 濃度が上昇し，管腔内 pH に比べて実際には粘膜表面 pH が少し酸性に傾いている(微環境 pH，microclimate pH)．したがって，弱酸性薬物では管腔内 pH から予測されるよりも非イオン形分子分率が増大し，消化管吸収が進行する．微環境 pH は，5.8〜6.2 程度であることが示されている．しかしながら，**表 1-5** に示すサリチル酸や安息香酸の pH 7 における吸収率の大きさは，この微環境 pH のみでは説明できない．

② 分子サイズに制限はあるものの，水溶性薬物は細胞間経路も透過可能であるため，イオン形分子分率の高い領域においても，このルートを介して一定の割合で吸収が起こる．

③ 吸収過程に特殊なトランスポーターが関与する(後述)．

④ 吸収上皮細胞を透過して粘膜固有層に達した薬物は血流によって速やかに運び去られるので，血液側の薬物濃度は消化管腔内濃度に比べて小さい(シンク)状態にある．したがって，非イオン形分子が高い脂溶性を有するときは，たとえ管腔側の非イオン形分子分率が小さくても，非イオン形分子の血液側への移行と消化管内でのイオン形分子から非イオン形分子への平衡移動が瞬時にかつ連続的に起こり，結果として予想を超えて消化管吸収が進行する．小腸上部の発達した微絨毛構造が提供する広い吸収表面積が，これに大きく寄与するものと考えられる．

B 消化管吸収機構 Advanced

1) 非撹拌水層の関与(p. 22 参照)

小腸粘膜表面に微環境 pH が存在することは，小腸の蠕動運動によって消化管腔を移動する水層のほかに，これとは十分に撹拌されないもう一つの水層部分が粘膜近傍に存在することを示している．この粘膜近傍の水層部分は，**非撹拌水層** unstirred water layer と呼ばれる(**図 1-28**)．この非撹拌水層の厚さは数百〜数千 μm と推定され，微絨毛の先端部分で比較的薄く，撹拌効果の及びにくい絨毛の谷の部分で厚い．非撹拌水層の形成には，粘膜表面を覆う粘液質のムコ多糖類(ムチン)も密接に関与している．

小腸管腔内に存在する薬物が吸収上皮細胞膜を透過する前段階として，まずこの非撹拌水層を拡散して細胞膜表面に到達する必要がある．そのため非撹拌水層は，しばしば薬物の消化管吸収を大きく左右する要因となる．たとえば細胞膜透過性の高い薬物の場合，一般に脂溶性が高いために水とはなじみにくい．このため非撹拌水層を拡散するのに大きな

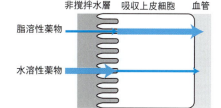

◆図 1-28 脂溶性薬物と水溶性薬物の非撹拌水層透過
矢印の太さは，速度の大きさを示す．

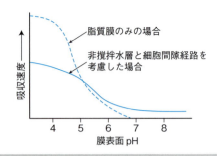

◆図 1-29　粘膜表面 pH と吸収速度の関係
非撹拌水層を考慮したモデルに基づく．

抵抗を受けることになり，脂溶性薬物の見かけの吸収速度は，非撹拌水層の拡散速度に依存する（非撹拌水層律速）．非撹拌水層を通り抜けて吸収上皮細胞膜表面に達したのちは，脂溶性薬物は速やかに膜に分配し透過していくので，膜透過速度は見かけの吸収速度にあまり影響しない．能動輸送によって吸収上皮細胞を透過する薬物においても同様に，非撹拌水層の拡散が吸収の律速になる．薬物の脂溶性が大きくなるほど非撹拌水層の抵抗は増大することから，非イオン形分子分率の高い pH 領域でも，pH 分配仮説から予測されるほどには吸収率が上昇しない場合がある．

一方，水溶性薬物の場合には比較的容易に非撹拌水層を拡散できるので，この非撹拌水層は吸収の律速とはならない．水溶性薬物における見かけの吸収速度は，非撹拌水層を通過して上皮細胞膜表面に達したのちの膜透過速度に依存する（膜透過律速）．吸収が，膜透過と非撹拌水層における拡散の両方によって影響を受ける薬物においては，見かけの吸収速度は非撹拌水層が厚いほど小さくなる．

図 1-29 は，非撹拌水層の透過と細胞間経路を考慮したモデルに基づいて，pK_a 5.0 の弱酸性薬物について，粘膜表面 pH と吸収速度の関係を示したものである．粘膜表面 pH が低く薬物の大部分が非イオン形分子として存在する場合でも，吸収速度は脂質膜のみを考慮した pH 分配仮説から予測される値よりも小さくなる．これは，非撹拌水層の影響を反映すると考えられる．また pH が高くなり薬物が大部分イオン形分子として存在する場合でも，吸収速度はゼロにはならない．これは，細胞間経路を介したイオン形分子の吸収を反映すると考えられる．

2）トランスポーターが介在する吸収・分泌

消化管の主たる役割は，栄養物質の消化と吸収である．ヒト体内ではアミノ酸，グルコース，ビタミンなどの生体必須成分を合成することができないため，食物として摂取した炭水化物，タンパク質，脂質を消化管内で消化することで低分子化し，体内に吸収する．しかし，低分子化された栄養物質は一部を除いて水溶性が高いために，単純拡散により吸収上皮細胞膜を透過することは困難である．そこで，これら栄養物質を効率よく体内に取り入れるための手段として，生体は小腸の吸収上皮細胞刷子縁膜にそれぞれの栄養物質を輸送するトランスポーターを巧みに発現させている．前述したように，小腸上部は絨毛構造に富み，広い吸収表面積を有しているが，小腸のこのような構造的特性も，多種多様なトランスポーターを可能な限り多く発現させるために発達したものと推測される．

一部の薬物は，これらのトランスポーターを介して吸収されることが知られている．これは，薬物の構造がそのトランスポーターの基質となる栄養物質と類似しているために，

「誤認識」されて輸送されることによる.

　一方，薬物が pH 分配仮説に従って生体膜を透過するということは，逆の見方をすれば脂質二重層よりなる吸収上皮細胞膜は，ある程度の脂溶性を有する異物（有害物質）の透過（侵入）には実質的に無抵抗であることを意味する. 小腸静脈血が全身循環血となる前にすべて肝を経るのは，吸収上皮細胞膜を透過して小腸静脈血中に入った異物（有害物質）を肝代謝により不活化するための，生体防御機能とみなすことができる.

　近年，分子生物学的実験手法の進歩により，消化管は消化・吸収のほかに，異物（有害物質）の侵入を阻止する吸収バリアとして機能することが明らかになった. 種々の分泌（多剤排出）トランスポーターが，これに関与する. 薬物は，投与により治療効果が期待できる患者に用いられる場合のみ生体にとって有益な物質となるが，本質的には生体にとって異物である. そのため，経口投与された薬物のなかには，この分泌トランスポーターによって吸収が抑制されるものがある.

a) トランスポーターを介した吸収

　薬物の消化管吸収に関与することが知られているトランスポーターと代表的な基質薬物を，**表 1-6** に示す. これら基質薬物がトランスポーターによって輸送されるとき，一般に，基質薬物の物理化学的特性から予測されるよりもかなり良好な吸収がみられる. これらのトランスポーターの多くは，主に十二指腸と空腸に発現するものが多い.

　これまでもっとも関心を集め，広く研究されてきたのは，ペプチドトランスポーター peptide transporter（PEPT1，*SLC15A1*，トランスポーターの遺伝子記号については**表 1-1** を参照）である. PEPT1 は元来，タンパク質の酵素分解で生成したジペプチド，トリペプチドを吸収するために存在する. テトラペプチドより大きなものは，PEPT1 によって輸送されない. また PEPT1 による輸送は立体選択的であり，L体よりなるジペプチドは基質となるが，D体よりなるジペプチドは基質とはなりにくい. PEPT1 は吸収上皮細胞膜近傍の微環境 pH によって生じる H^+ 勾配（管腔側＞細胞内）を駆動力とする. これは，次の三つの過程を経て起こる（**図 1-30**）.

① 上皮細胞内の Na^+ が，側底膜に存在する Na^+/K^+-ATPase によって，細胞外に汲み出される.

② ①により生じた Na^+ 勾配（管腔側＞細胞内）を駆動力として，刷子縁膜上の Na^+/H^+ 交換輸送系 antiporter によって，H^+ が管腔側に汲み出される.

③ ②により生じた H^+ 勾配（管腔側＞細胞内）によって，H^+ 共輸送系 PEPT1 が駆動される.

◆表 1-6　薬物の消化管吸収に関与するトランスポーターとその基質薬物の例

トランスポーター	基質薬物
ペプチドトランスポーター	β-ラクタム系抗生物質 　セファレキシン，セフチブテン，セファクロル 　カプトプリル，バラシクロビル，ベスタチン
モノカルボン酸トランスポーター	サリチル酸，バルプロ酸
アミノ酸トランスポーター	レボドパ，メチルドパ，メルファラン，ガバペンチン
葉酸トランスポーター	メトトレキサート
有機アニオン輸送ポリペプチド	プラバスタチン，フェキソフェナジン

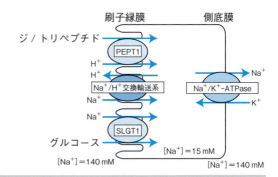

◆図 1-30　小腸吸収上皮細胞におけるジペプチドとグルコースの輸送

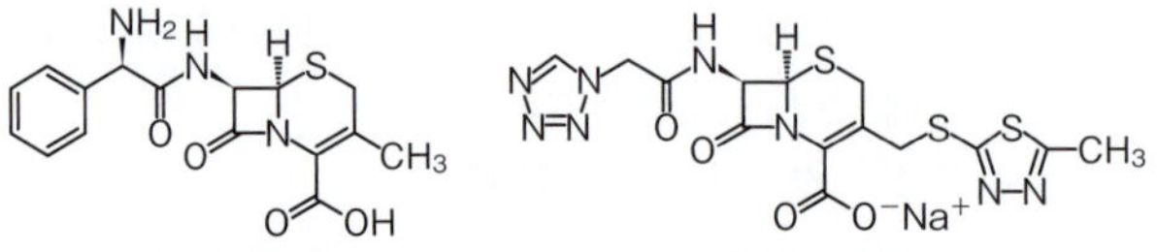

◆図 1-31　セファレキシンとセファゾリンの構造の比較

セファレキシン（PEPT1 で輸送される）

セファゾリン（PEPT1 で輸送されない）

したがって，PEPT1 によるペプチド輸送を，三次性能動輸送 tertiary active transport とみなす場合もある．

β-ラクタム系抗生物質の開発当初から，同じ基本骨格をもちながら経口で有効なもの（セファレキシンなど）と無効なもの（セファゾリンなど）が存在することに関心が集まり，多くの研究が展開された（図 1-31）．現在では，この PEPT1 に対する親和性が，β-ラクタム系抗生物質の易吸収性と難吸収性を決定する要因の一つとみなされている．

その一方で PEPT1 は，カプトプリルやベスタチン，バラシクロビルなどの吸収にも一部関与することが知られており（図 1-32），広い基質特異性を有するトランスポーターであるといえる．

モノカルボン酸トランスポーター monocarboxylate transporter（MCT1，*SLC16A1*）は，PEPT1 と同様に，H^+ 勾配を駆動力とする H^+ 共輸送系である．MCT1 は，表 1-6 に示す薬物のほかに乳酸，ピルビン酸，酢酸，ニコチン酸，安息香酸などの低分子有機酸も輸送する．また小腸吸収上皮細胞の刷子縁膜では，モノカルボン酸が重炭酸イオンとの交換輸送（anion exchanger，AE）により吸収されることが知られている．前述の表 1-5 で，サリチル酸や安息香酸は pH 分配仮説に従わない吸収挙動を示したが，この MCT1 を介した輸送が一部関与していると考えられる．

グルコーストランスポーター SGLT1 は刷子縁膜に発現し，吸収上皮細胞表面から細胞内に向かう Na^+ 勾配により駆動される Na^+ 共輸送系である（図 1-30）．栄養物質の吸収に関与するトランスポーターは，H^+ 勾配依存性または Na^+ 勾配依存性というように異なる駆動力を使うことで，たがいに競合しにくい環境を構築し，それぞれの基質栄養物質を効率よく吸収するという合理的な吸収機構を構築している．

有機アニオン輸送ポリペプチド organic anion transporting polypeptide（OATP）のうち OATP2B1（*SLCO2B1*）は，プラバスタチンなどの HMG-CoA 還元酵素阻害薬や，抗アレ

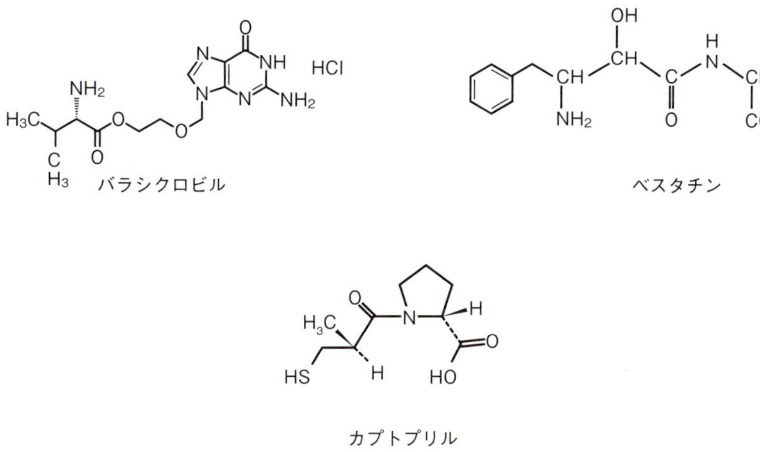

◆図 1-32　PEPT1 を介して吸収される薬物の構造（β-ラクタム系抗生物質を除く）

ルギー薬であるフェキソフェナジンの消化管吸収に関与することが示されている．

　このほかに，胆汁酸トランスポーター apical sodium-dependent bile acid transporter （ASBT），リン酸トランスポーター，三級アミントランスポーターなども，薬物の吸収に関与する可能性が示されている．

b) トランスポーターを介した分泌

　小腸の吸収上皮細胞には吸収に関与するトランスポーターに加えて，さまざまな薬物を吸収上皮細胞内から管腔内に能動的に排出（分泌）するトランスポーターが存在する．現在までに P-糖タンパク質 P-glycoprotein（multidrug-resistance protein, MDR1, *ABCB1*），多剤耐性関連タンパク質 multidrug-resistance associated protein（MRP2, *ABCC2*），乳がん耐性タンパク質 breast cancer resistance protein（BCRP, *ABCG2*）などが見出されている．当初，これらの排出トランスポーターは多剤耐性化したがん細胞膜上に特異的に発現すると考えられたが，正常個体の肝，腎，脳などさまざまな組織に広く分布し，重要な生体防御機能の一翼を担っていることが明らかになった．これらの排出トランスポーターは血液中から消化管腔内への薬物の排泄に関与するとともに，刷子縁膜を透過して吸収細胞内に移行する薬物を再び管腔側に汲み出すことによって，薬物の吸収を抑制するバリアとして機能する（図 1-33）．

　図 1-34 は，さまざまな薬物の脂溶性（オクタノール/水分配係数，$\log D$）とラット小腸における吸収速度定数（$\log k_a$）の関係を示したものである．○ で示される多くの薬物では，脂溶性の増大とともに吸収速度定数も上昇する．$\log D$ が 2 を超えると $\log k_a$ がほぼ頭打ち状態になるが，これは前述の非撹拌水層の影響を反映すると考えられる（非撹拌水層律速）．一方 ■ で示される薬物は，脂溶性が高い割に吸収速度定数が小さい．MDR1 阻害薬であるシクロスポリンを同時に投与すると，これら薬物の吸収速度定数が有意に上昇することから，■ で示される薬物の吸収は MDR1 による能動的分泌によって抑制されていると考えられる．

　PEPT1 などの吸収トランスポーターの多くが小腸上部に多く発現するのに対して，MDR1 の発現は小腸下部に多い．また，MRP2 は空腸部に多く発現する．吸収トランス

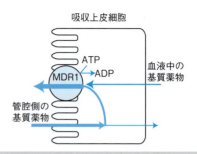

◆図1-33　P-糖タンパク質（MDR1）が介在する消化管分泌

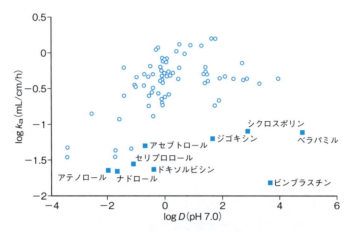

◆図1-34　種々の薬物の脂溶性とラット小腸における吸収速度定数の関係
［Terao T et al：J Pharm Pharmacol 48：1083, 1996］

◆表1-7　P-糖タンパク質（MDR1）の基質となる代表的な薬物

薬効群	薬　物
抗がん薬	**ドキソルビシン**，**ドセタキセル**，**エトポシド**，**イマチニブ**，**パクリタキセル**，ビンブラスチン，ビンクリスチン，**タモキシフェン**
抗不整脈薬	アミオダロン，キニジン，**ベラパミル**
抗菌薬	**エリスロマイシン**，**クラリスロマイシン**，シプロフロキサシン，ガチフロキサシン，リファンピシン
Ca拮抗薬	**ニフェジピン**，**ジルチアゼム**，**ニカルジピン**
脂質異常症治療薬	**アトルバスタチン**，**シンバスタチン**
免疫抑制薬	**シクロスポリン**，**タクロリムス**
抗HIV薬	**リトナビル**，**ネルフィナビル**
C型肝炎治療薬	ソホスブビル
副腎皮質ステロイド	**デキサメタゾン**，メチルプレドニゾロン
その他	アミトリプチリン，**オメプラゾール**，**イトラコナゾール**，モルヒネ，オンダンセトロン，カルベジロール，ジゴキシン，ロペラミド，フェキソフェナジン

太字は，CYP3A4の基質にもなる薬物を示す．

　ポーターは栄養物質を元来の基質とするため，誤認識によって輸送される薬物の構造には，共通性がみられる場合が多い．しかしMDR1は，構造的に，あるいは薬理学的に関連性のない多種多様な薬物を基質として輸送する（**表1-7**）．一般に，分子サイズが大きくて脂溶性が高く，かつ塩基性を示す薬物のなかにMDR1の基質となるものが多く存在す

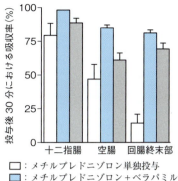

◆図 1-35　メチルプレドニゾロンの吸収における MDR1 の関与
ラット *in situ* ループ法による検討を示す．
[Saitoh H et al : J Pharm Sci 87 : 73, 1998]

る．しかし，両性イオン形薬物，弱酸性薬物，中性薬物，水溶性薬物のなかにも MDR1 の基質となるものがあり，基質特異性は低い．また CYP3A4 の基質と MDR1 の基質に，かなりの重複がみられる．しかし MDR1 の基質認識機構については現在も不明の点が多く，その薬物が MDR1 の基質になるか否かは，吸収実験により検討せざるをえない．

　また，同じ基本骨格を有する薬物群が共通に MDR1 の基質になるわけではない．側鎖構造の違いが，MDR1 との相互作用に影響すると考えられる．

　排出トランスポーターに関する知見は，薬物の消化管吸収に関する従来の定説を再考する必要性を示している．たとえば図 1-35 のように，メチルプレドニゾロンのラット小腸ループからの吸収は十二指腸や空腸で良好であるが，回腸終末部では小さい．従来このような小腸部位間での吸収性の違いは，回腸終末部の吸収表面積が十二指腸や空腸に比べて小さいためとみなされてきた．しかしながら，MDR1 阻害薬であるベラパミルやキニジンを共存させると，回腸終末部におけるメチルプレドニゾロンの吸収はほかの部位と同程度にまで顕著に増大する．このことは，メチルプレドニゾロンの吸収が小腸下部で MDR1 によって強く抑制されていることを示す．

　MRP2 は，主にグルクロン酸抱合体，硫酸抱合体，グルタチオン抱合体の輸送を担うが，プラバスタチンやテモカプリルのほか，キノロン系抗菌薬などの薬物を輸送することが報告されている．

C　消化管吸収に影響を与える要因

　薬物の吸収は，薬物自身の物理化学的特性，消化管の生理的要因，製剤学的要因によって大きく変化する．

1）薬物の物理化学的特性

　薬物の消化管吸収を制御する物理化学的特性として重要なものは，溶解性と膜透過性である．この二つのパラメータにより薬物を分類する biopharmaceutics classification sys-

◆表 1-8　BCS による薬物の分類

	溶解性	膜透過性
class Ⅰ	易	高
class Ⅱ	難	高
class Ⅲ	易	低
class Ⅳ	難	低

tem（BCS）が提唱されている（第 4 章 p. 356 参照）．BCS において薬物は，**表 1-8** のように 4 群に分けられる．もっとも吸収性が良好であるのは class Ⅰ に属する薬物群であり，もっとも吸収性が不良であるのは class Ⅳ に属する薬物群である．

　薬物の物理化学的特性のうち，脂溶性や pK_a 値が膜透過性に大きな影響を及ぼす要因であることはすでに述べた．膜透過性に影響するそのほかの要因としては，薬物の分子構造（分子量，水素結合能）が挙げられる．

a）薬物の分子構造

　単純拡散による薬物の吸収は，分子量が 500 を超えると大きく低下する．これは，非撹拌水層の拡散および脂質二重層内の透過が遅延することによる．しかし，脂溶性のかなり高い薬物では，シクロスポリンのように分子量 1,000 を超えるものでも吸収される例がある．水溶性薬物でも，分子量が大きくなると吸収性が低下する．これは，膜への分配性や細胞間経路の透過性が低下することによると考えられる．分子量が大きいタンパク性薬物は，膜動輸送により吸収される．

　水素結合の供与基や受容基を複数有する薬物（ペプチド性薬物に多い）では，脂質膜に分配する場合に水溶液中での水素結合をいったん切断しなければならず，そのためのエネルギーが必要となる．したがって，その脂溶性から予測されるよりも吸収性が低下する場合がある．また最近では，分子表面における極性部面積が吸収の支配要因になることが指摘されている．

b）薬物の溶解性（第 3 章 p. 243 参照）

　薬物が消化管から吸収されるためには，消化管内で溶解した状態で存在しなければならない．難溶性薬物の場合には，たとえ膜透過性が良好であっても溶解過程が律速となり，期待する吸収性が確保できないことが多い．一般に，pH 7 の緩衝液中で $10 \, \mu g/mL$ 以上の溶解性を有する（日本薬局方では「やや溶けにくい」に該当する）薬物については，溶解性が問題となることは少ないとされる．

　薬物の溶解速度は，以下のノイエス・ホイットニー Noyes-Whitney 式で表される．

$$\frac{dC}{dt} = \frac{D \cdot S}{h}(Cs - C) \tag{1-22}$$

ここで，C は時間 t における溶液中薬物濃度，D は薬物の拡散定数，S は固形薬物の有効表面積，h は拡散層の厚さ，Cs は薬物の溶解度を示す．

2）消化管の生理的要因

　薬物の吸収に影響を及ぼす消化管の生理的要因として，**表 1-9** に示すものが挙げられる．これらの要因は，患者年齢，食事内容，併用薬，精神的状態，合併症などによって複雑に変化する．

◆表 1-9　消化管吸収に影響を及ぼす生理的要因

胃内 pH	消化管腔内での代謝，分解
胃内容排出速度（胃内容排出時間）	吸収上皮細胞での代謝，分泌
吸収部位の pH，表面積	消化管運動
吸収部位特異性の有無	消化管滞留時間
消化管の血流速度	年齢・疾病

a）胃内 pH

　消化管内 pH は，食事や併用薬物により変動する．とくに胃内 pH の変動は大きく，胃における薬物の溶解度や溶解速度，安定性が影響を受け，消化管吸収が変化することがある．胃に食物が入ると，胃内 pH は一時的に 5 前後に上昇する．このとき幽門腺などから分泌されたガストリンが胃酸分泌を促進し，その結果，1～2 時間後には pH が 3 以下に戻る．

　現在，経口剤の多くは胃腸障害の軽減や患者のアドヒアランスの確保を目的として食後に投与されており，食事の影響には注意が必要である．抗コリン薬（アトロピン，プロパンテリンなど），H_2 受容体拮抗薬（シメチジン，ファモチジンなど），プロトンポンプ阻害薬（オメプラゾール，ランソプラゾールなど）は胃酸分泌を抑制し，胃内 pH を上昇させる．また炭酸水素ナトリウムや酸化マグネシウムなどの制酸薬は胃酸を中和し，胃内 pH を上昇させる．プロトンポンプ阻害薬では，1 日 1 回の服用で胃酸分泌抑制効果が 24 時間持続する．

　一般に胃酸分泌能は加齢により低下し，50 歳以上の健常成人の 50％以上は胃内 pH が慢性的に 3 以上の，いわゆる無酸症あるいは低酸症状態にあるとされる．図 1-36 に示すように，pH 5 以下で著しく不安定なランソプラゾールを胃酸分泌の正常な被験者に投与した場合には血漿中ランソプラゾール濃度は低値を示すが，無酸症の被験者に投与すると胃内での分解が低下するために，血漿中ランソプラゾール濃度は大きく上昇する．ランソプラゾールは，臨床では腸溶性製剤として投与される．胃酸に不安定な薬物として，ベンジルペニシリンやエリスロマイシンが知られている．また，pH 依存型放出制御製剤では，胃内 pH の変化により薬物放出が影響を受け，吸収が変動することがある．

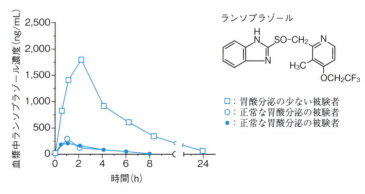

◆図 1-36　ランソプラゾール懸濁液を健常被験者に投与したときの血中濃度
［中川彰史ほか：臨医薬 7：33, 1991］

b）胃内容排出速度（胃内容排出時間）

経口投与された薬物は剤形にかかわらず，いったん胃内に滞留し，幽門部から徐々に吸収部位である小腸上部に排出される．したがって小腸からの吸収は，胃から小腸へ移行する速度や時間に依存する．この速度と時間は，それぞれ，**胃内容排出速度 gastric emptying rate（GER）**，**胃内容排出時間 gastric emptying time（GET）**と呼ばれる．GER や GET は個体間変動が大きく，また表 1-10 に示すように，種々の因子によって大きく変化する．

　ⅰ）食事の影響：通常，食事により GER は低下し，GET は長くなる．図 1-37 に，セフェム系抗生物質セファクロルを食後および絶食時に投与したときの，血漿中濃度推移を示す．食後にセファクロルを投与すると，絶食時に比べて最高血中濃度到達時間が遅延し，また最高血中濃度も低下するが，総吸収量はほとんど変わらない．アセトアミノフェンでも同様である．

薬物によっては食事により GER が遅れると，吸収量が低下することがある．その要因としては，

① 薬物が食物成分に吸着され，そのまま糞便中に排泄される（ジゴキシン）．
② 食物成分と難吸収性の複合体やキレートを生成する（テトラサイクリン系抗生物質やビスホスホネート製剤と Ca^{2+} とのキレート形成）．
③ GER の遅延により，胃での分解が促進される．
④ 胃内 pH の上昇により，難溶性薬物（とくに塩基性薬物）の溶解性がさらに減少する．
⑤ GER の遅延によって吸収速度が低下し，初回通過効果を受けやすくなる．

などが挙げられる．

◆表 1-10　胃内容排出速度（GER）に影響する因子

GER を低下させる因子	GER を増大させる因子
胃内容量（多量の食事）	胃内容量（少量の食事，空腹時）
高脂肪食	胃内 pH 上昇
高浸透圧・高粘度食	薬物摂取（消化管運動賦活作用）
薬物摂取（抗コリン作用）	体位（側臥位，右を下にする）
疾患（急性腹痛，開腹手術，胃潰瘍など）	精神状態（不安，緊張）
冷水	アルコール（少量摂取時）
アルコール（大量摂取時）	

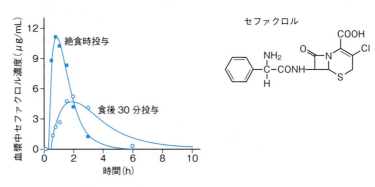

◆図 1-37　セファクロルの吸収に及ぼす食事の影響
　　　　　［神木ほか：Chemotherapy（Tokyo）27：158, 1979］

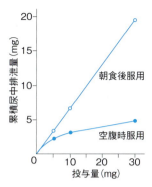
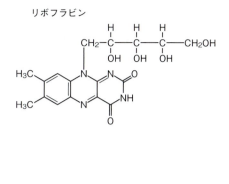

◆図 1-38　リボフラビンの吸収に及ぼす食事の影響
[Levy G et al：J Pharm Sci 55：285, 1966]

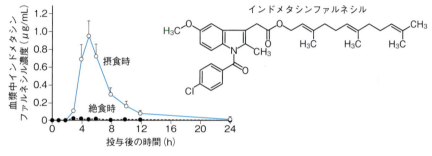

◆図 1-39　インドメタシンファルネシルの経口投与後の血漿中濃度に対する食事の影響
[小川　正ほか：臨と研 66：3023, 1989]

　一方，食事により GER が低下すると，吸収量が増大する薬物がある．図 1-38 に示すように，リボフラビンを空腹時に投与すると投与量の増大に伴い累積尿中排泄量が頭打ちになる．一方，朝食後に服用すると投与量に依存して尿中排泄量は直線的に増大する．体内のリボフラビンは尿中に排泄されるため，累積尿中排泄量は吸収量を反映する．リボフラビンは十二指腸に局在するトランスポーターを介して吸収されるが，食事により GER が低下するとリボフラビンが徐々に胃から排出される．このため，トランスポーターの飽和が起こらずにリボフラビンの吸収が増大する．
　食後投与により吸収が増大する要因としては，以下が挙げられる．
① 食物中の脂質や食直後に十二指腸に放出される胆汁中の胆汁酸により，難溶性薬物の溶解が促進される（フェニトイン，シクロスポリン，メナテトレノン，インドメタシンファルネシル，イコサペント酸エチルなど）．図 1-39 に示すように，インドメタシンファルネシルを絶食時に服用すると血漿中にはほとんど現れない（吸収されない）が，食直後に服用すると胆汁により可溶化されて吸収が促進され血中濃度が上昇する．高脂肪食を摂取した場合には胆汁の分泌が亢進されるので，吸収の増大はより顕著になる．
② 肝血流量の増加により，初回通過効果を受ける割合が減少する（プロプラノロール，メトプロロール，アルプレノロールなど）．

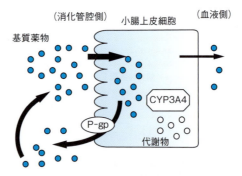

◆図 1-40　小腸上皮細胞における CYP3A4 と P-糖タンパク質（P-gp）の協同作業

③ 胃内 pH が上昇することで，溶解が促進される（とくに酸性薬物）．
④ 食物中の脂質や胆汁酸により，経リンパ管吸収が増大する．

c）血流速度

消化管の血流速度が低下すると，しばしば薬物の吸収が低下する．この関係は，次式で表される．

$$J = \frac{C_{\text{lumen}}}{\dfrac{1}{P_{\text{app}} \cdot SA} + \dfrac{1}{Q}} \tag{1-23}$$

ここで，J は吸収速度，C_{lumen} は管腔内薬物濃度，Q は吸収部位の血流速度，P_{app} は見かけの膜透過係数，SA は吸収表面積である．

膜透過速度が血流速度より小さい（$P_{\text{app}} \ll Q$）場合には J は P_{app} に依存することになり，膜透過律速となる．逆に膜透過速度が血流速度より大きい（$Q \ll P_{\text{app}}$）ときは，血流律速になる．すなわち，膜透過性が良好な薬物ほど，血流速度の影響を受けやすい．

d）吸収上皮細胞における代謝

吸収上皮細胞には種々の代謝酵素が存在し，肝とともに薬物の初回通過効果に寄与している．サリチル酸やサリチルアミド，副腎皮質ステロイドは，吸収上皮細胞内でグルクロン酸抱合を受けやすい．またシトクロム P450（CYP）分子種のうち，CYP3A4 はもっとも多くの薬物の代謝に関与するが，CYP3A4 は肝のみならず小腸の吸収上皮細胞にも多量に存在する．シクロスポリン，タクロリムス，ミダゾラム，ニフェジピン，フェロジピンなど多くの薬物が，吸収上皮細胞を透過する過程で CYP3A4 により不活化される．

MDR1 と CYP3A4 の両方の基質となる薬物（表 1-7）では，吸収上皮細胞内に移行した一部が CYP3A4 で代謝され，その一方で，一部が MDR1 によって管腔側に排出されたのち，再び吸収上皮細胞内に移行して代謝されることを繰り返す（図 1-40）．これにより，CYP3A4 が飽和することなく初回通過効果が進行し，薬物の吸収が大きく低下する．

3）製剤学的要因

経口投与製剤からの薬物の吸収は，製剤からの溶出性，溶解性，膜透過性により決定される．図 1-41 に，製剤からの溶出と吸収に関するモデルを示す．図 1-41（a）では，製剤から薬物が速やかに溶出するにもかかわらず，膜透過速度が低いために薬物の多くが溶解

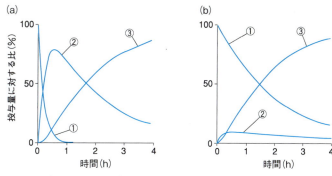

①未溶解薬物量 ②消化管で溶解状態にある薬物量 ③吸収量

◆図 1-41　膜透過律速(a)と溶出律速(b)による薬物吸収
　吸収が，膜透過律速(a)のときは，大部分の薬物が，かなりの量が吸収されるまでに溶解する．一方，溶出律速(b)のときは，吸収部位での薬物レベルは低く，溶出すると，すぐに吸収される．未吸収の薬物の大部分は，律速段階である部位に存在し，(a)では溶液中に，(b)では製剤中に存在する．

した状態で消化管内に滞留する場合である．ここでは膜透過が吸収の律速となり，溶出速度は吸収には大きな影響を及ぼさない．
　これに対し図 1-41(b)では，溶出は比較的ゆっくり起こるが，溶解した薬物は速やかに吸収されることを示す．この場合，薬物が高い膜透過速度をもっていても，溶出速度を超えて吸収が進行することはない．すなわち溶出速度が吸収の律速となる．
　製剤からの溶出速度に関係するのは，薬物の溶解速度である．溶解速度に影響を及ぼす要因としては，粒子径，結晶多形，無晶形，溶媒和，塩などがある．これらについては，第3章「薬物と製剤の性質」にて具体例を付して詳述されているので，参照されたい．

D　消化管以外の経路からの吸収

経口投与は簡便であるが，消化管からの吸収は，以下のような問題点を含む．
① 飲食物の影響を受ける．
② 嚥下困難な患者(乳幼児，高齢者，意識のない患者など)には，投与しにくい．
③ 投与から吸収までに一定の時間がかかるため，緊急時の投与には不適である．
④ 味や臭いが服薬の支障になる．
⑤ 胃腸障害を起こす．
⑥ 小腸や肝で初回通過効果を受ける．
⑦ 消化管内で分解が起こる．
⑧ 生体膜透過性が低い場合，経口投与後の吸収が期待できない．
　このような場合には，消化管以外の経路から全身作用を目的とした投与が行われる(**表1-2**(前出))．各部位からの投与には，**表1-11**に示すような特徴がある．

1)　直腸吸収 rectal absorption

直腸への薬物投与方法として，坐剤および注腸液などがある．かつて坐剤は主に痔疾や便秘の治療に局所的に使われてきたが，今日では経口投与が困難な乳幼児，高齢者，術後

◆表 1-11 非経口的投与経路における薬物吸収の特徴

	直腸	皮膚	口腔	鼻腔	肺	筋肉	皮下	血管内
吸収過程の有無	○	○	○	○	○	○	○	×
肝初回通過効果の回避	△	○	○	○	○	○	○	○
吸収表面積の広さ	×	×	×	×	○	×	×	―
pH 分配仮説の成立	○	○	○	△	△	×	×	―
高分子薬物の吸収	△	×	△*	○	○	○	○	―

＊：舌下投与では吸収されにくいが，バッカル投与なら吸収可.

◆表 1-12 全身作用を目的として直腸投与される薬物

適 応	薬 物
解熱・鎮痛	アセトアミノフェン，インドメタシン，ケトプロフェン，ジクロフェナクナトリウム，ピロキシカム
けいれん	ジアゼパム，フェノバルビタール
催眠・鎮静	抱水クロラール
がん	テガフール
鎮痛	ブプレノルフィン，モルヒネ
悪心・嘔吐	ドンペリドン
感染症	セフチゾキシムナトリウム

患者あるいは消化器疾患患者に，しばしば全身作用を目的として用いられる（**表 1-12**）.

a) 直腸の構造

直腸は S 状結腸から続く長さ 10～15 cm の円筒形の組織で，大腸の最後の部分を占める．直腸上皮細胞は小腸と似た円柱状を呈するが，ひだが少なく絨毛構造を欠くために薬物の吸収に寄与する単位長さあたりの有効表面積は小腸に比べ著しく小さい．直腸内液量は約 3 mL 程度と少なく，pH は 7 前後とされている．また消化酵素などは含まれない．

直腸を流れる静脈血のうち上直腸静脈血は，小腸静脈血と同様に門脈に入り，肝を経て全身循環血に合流する．一方，中直腸静脈血と下直腸静脈血は，総腸骨静脈を経て下大静脈に入る．

b) 直腸吸収の機構と特徴

直腸における薬物の吸収は，主に単純拡散によって進行する.

直腸吸収の利点の一つは，直腸中・下部から吸収された薬物が肝における<u>初回通過効果</u>を回避できることにある．初回通過効果を受けやすいリドカイン塩酸塩を坐剤としてヒトに投与すると，生体内利用率は約 70% になり，経口投与の 34% に比べて約 2 倍に上昇する．また，近年がん性疼痛の緩和にモルヒネ製剤が汎用されているが，モルヒネの場合も経口投与よりも坐剤投与のほうが血中濃度は高く推移し，かつ持続的である．免疫抑制薬であるシクロスポリンは，小腸および肝における初回通過効果により，経口投与後の血中濃度が個体間で大きく変動する．**図 1-42** は，シクロスポリンをラットに経口投与または直腸投与後の血中濃度推移を示すが，直腸投与後には血中薬物濃度–時間曲線下面積（*AUC*）が経口投与の約 7 倍に上昇する.

直腸吸収のもう一つの利点は，直腸内液による希釈が少ないために，比較的高濃度の薬物溶液が直腸粘膜と接触することである．したがって，単純拡散による吸収にはきわめて好都合である．この利点を利用し，即効的な全身作用を期待した坐剤が広く用いられてい

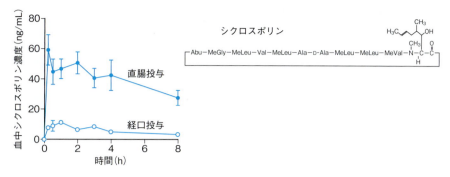

◆図1-42 シクロスポリン経口投与および直腸投与後の血中濃度推移
[Sakai M et al：Biol Pharm Bull 27：1480, 2004]

る．また非ステロイド性抗炎症薬(NSAIDs)では，経口投与時に問題となる胃腸障害を軽減するうえでも，坐剤は有用である．

直腸投与の欠点として，以下の点が挙げられる．
① 直腸投与後の排便は直腸内での薬物滞留時間を減少させ，また糞便が存在することにより薬物と直腸粘膜の接触面積が減少し吸収量が低下する．入院患者には坐剤を適用しやすいが，外来患者では繰り返し投与が行いにくい．
② 高濃度の薬物または製剤添加物が直腸表面に接触することで，粘膜傷害が起こる．
③ 坐剤投与された薬物は，直腸のみにとどまらず，結腸部にまで移動することがあり，薬物によっては吸収挙動が大きく変動する．
④ 下痢を起こしている患者には，投与できない．

c）直腸吸収に影響する要因と吸収促進

坐剤として投与された薬物は直腸内液に溶解して吸収されることから，坐剤基剤からの放出性と溶解後の粘膜透過性が，直腸吸収を決定づける要因となる．基剤からの薬物の放出性は薬物と基剤の性状によって決定されるが，一般に基剤/水間の分配係数が小さいものほど放出性が良好である．したがって，脂溶性薬物には水溶性基剤を，水溶性薬物には油脂性基剤を用いることで，吸収性は向上する．現在，油脂性基剤としてはカカオ脂やウィテップゾール®が，水溶性基剤としてはマクロゴールやグリセロゼラチンなどが用いられている．

小腸に比べ，直腸の細胞間隙はより密になっているために水溶性薬物の透過には不向きである．そこで直腸の細胞間隙透過性を一時的に高める作用を有する化合物(吸収促進剤)を坐剤に配合し，水溶性薬物や高分子薬物の直腸吸収を改善することが行われている．天然の中鎖脂肪酸の一種であるカプリン酸ナトリウムは，有効かつ安全性の高い吸収促進剤として知られ，セフチゾキシム坐剤に配合されて実用化されている．

2）経皮吸収 percutaneous(transdermal)absorption

体表面の大部分は皮膚で覆われており，その表面積は成人で1.6～1.8 m²である．皮膚には保護作用，角化作用，体温調節作用，感覚作用，吸収作用，分泌作用，呼吸作用があり，生体の恒常性を維持するうえで，きわめて重要な役割を果たしている．

皮膚への薬物投与は古くから行われてきたが，皮膚は一般に薬物の透過性が低いため全

◆表 1-13　日本国内で TTS 製剤として利用されている薬物

薬　物	適　応	薬　物	適　応
エストラジオール	更年期障害随伴症状の軽減	ニコチン	禁煙補助
オキシブチニン	過活動膀胱における尿意切迫感，頻尿および切迫性尿失禁	ビソプロロール	本態性高血圧症
ツロブテロール	気管支喘息発作の予防	ブプレノルフィン	鎮痛（変形性関節症，腰痛症）
ニトログリセリン	狭心症発作の予防	フェンタニル	がん性疼痛の緩和
硝酸イソソルビド		リバスチグミン	アルツハイマー型認知症
		ロチゴチン	パーキンソン病

身投与には不向きであるとみなされ，もっぱら皮膚そのもの，あるいは直下の皮下組織や筋肉における疾患の治療に対して，局所的に用いられてきた．

　近年，全身作用を目的とした種々の経皮治療システム transdermal therapeutic system (TTS)が開発され，臨床に供されている（**表 1-13**）．国外ではスコポラミン，クロニジン，テストステロンの TTS 製剤も実用化されている．

　TTS 製剤は，微細孔を有する膜を用いて放出性と吸収性を制御したリザーバー型，高分子よりなる基剤中に薬物を均一に分散させたマトリックス型，粘着層に直接薬物を封入したテープ型などがある（第 5 章 p. 370 参照）．

　経口投与に対する TTS 製剤の利点として，以下が挙げられる．

① 消化管や肝での初回通過効果を回避できる．
② 製剤的工夫により吸収速度を調節することが可能であり，有効血中濃度を長時間維持できる．
③ 副作用発現時には，製剤を皮膚から除去することで投与を中断できる．
④ 消化管に対する副作用を回避できる．
⑤ 患者のコンプライアンスが得やすい．

　一方，TTS 製剤の欠点としては，

① 空隙が生じないように皮膚に貼付されなければ，期待する効果が得られない．
② 皮膚刺激性があるため，貼付場所を毎回変える必要がある．
③ 製剤を剥がす際に，皮膚表層が一緒に剥がれ落ちる．
④ 製剤の適用によって，水の蒸散などの正常な皮膚生理が損なわれる．

などがあげられる．

a) 皮膚の構造

　皮膚は体表面から順に表皮 epidermis，真皮 dermis，皮下組織 hypodermis（subcutaneous tissue）に分けられ，これらの層を通して，汗腺や毛穴などの付属器官が存在している（**図 1-43**）．

　表皮のもっとも外側は，角質層と呼ばれる薄い層で覆われている．この層を形成するのは，ケラチンや線維状タンパクを多量に含み，かつ核のない扁平な死細胞である．これらの細胞は直下の基底細胞から分化し上層に移行したもので，成人では 2〜4 週間でターンオーバーする．角質層は物質の透過性がきわめて低く，体内水分の蒸発や外部からの異物の侵入を防ぐという重要な機能を担っている．

　角質層の下には生細胞で構成される表皮がある．角質層は水分に乏しく pH は弱酸性（4.2〜5.6）であり，一方，表皮は水分に富み pH も 7.1〜7.3 とほぼ中性に近い．

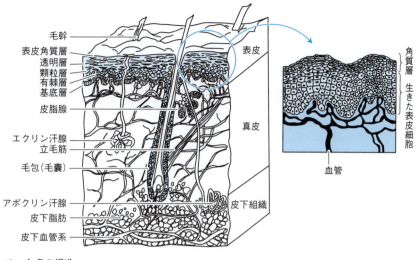

◆図 1-43　皮膚の構造

真皮には血管やリンパ管が密に分布しており，角質層や表皮を透過した薬物がここで脈管系に移行する．

b）経皮吸収の機構と特徴

経皮吸収とは，皮膚に適用された製剤から薬物が皮膚中に浸潤，拡散し，真皮内で血流中に移行するまでの過程をいう．この過程は，角質層の細胞実質部分を通る経路（細胞内経路）と，角質層の細胞間隙を通る経路（細胞間経路）に分けられる．

角質層の細胞間隙は表皮の細胞間隙よりも広く，親油性成分（スフィンゴ脂質，中性脂肪，コレステロールなど）に富む．一方，細胞実質部分はケラチンやタンパクを多く含むために細胞間隙よりも親水性である．角質層は薬物の経皮吸収にとって最大のバリアであるが，相対的に脂溶性薬物は角質層の細胞間隙を透過しやすく，水溶性薬物は細胞実質部分を透過しやすいと考えられる．角質層を透過した薬物は，いずれも表皮を経て真皮に達する．

ほかの経皮吸収の経路として，角質層を経ずに毛囊，皮脂腺，汗腺などの付属器官から直接表皮や真皮に達する経路がある．これら付属器官を介した経皮吸収は速やかであるが，皮膚の全表面積に占める付属器官の有効表面積は 0.1％ 程度であり，非常に極性の高い薬物の吸収を除いては，経皮吸収における寄与率はきわめて小さい．

薬物の経皮吸収は，基剤中での拡散，基剤から角質層への分配，角質層中の拡散，角質層から表皮・真皮への移行，表皮・真皮中の拡散，真皮層中の毛細血管への移行など，多くの過程を経ながら進行する．

皮膚透過係数（P）と定常状態における薬物吸収速度（J）は，一般に次の式で表される．

$$P = \frac{D \cdot K}{L} \tag{1-24}$$

D：皮膚内での薬物拡散係数，K：皮膚と基剤間での分配係数，
L：角質層の厚さ

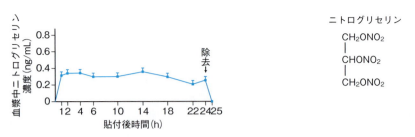

◆図1-44　ニトログリセリンTTS製剤(ニトロダーム® TTS®)貼付後の血中濃度推移
［サンファーマ株式会社：ニトロダーム® TTS® 25 mg 添付文書］

$$J = \frac{K \cdot C \cdot D \cdot SA}{L} \tag{1-25}$$

C：基剤中に溶解した薬物濃度，SA：適用部位の表面積

JはCに依存して変化するが，基剤中の薬物が懸濁状態で存在すれば，Cは薬物が基剤中で完全に溶け終わるまでは一定に保たれる．この場合，吸収速度はほぼ一定(0次吸収)となり，持続した血中薬物濃度が得られる(**図1-44**)．しかし実際には，この定常状態が得られるまでには一定の時間が必要であり，TTS製剤を適用した直後から0次吸収が起こるわけではない．

c) 経皮吸収に影響する要因と吸収促進

経皮吸収は，薬物の物理化学的特性に加え，基剤の性質や皮膚組織の状態によって大きく変化する．ニトログリセリンのようにきわめて良好な角質透過性を示す薬物もまれに存在するが，多くの場合，角質層の透過が律速となる．角質層の厚さや角質層に分布する付属器官の密度は部位により異なるため，適用部位により吸収性も変化する．また皮膚に炎症や物理的損傷があると，その部位からの薬物の吸収が増大する．

角質表面の水分量は10～25％と少ないが，深部に移るにつれて次第に増加し，表皮下部では約70％にも達する．角質層の水分量が増えると膨潤し，それにより細胞間隙が大きくなるため，薬物の透過性が増大する．製剤の塗布面を薄いプラスチックフィルムなどで密封する密封療法 occlusive dressing therapy (ODT) が，その例である．

3) 注射部位からの吸収

注射剤の一般的な投与経路は，静脈内，筋肉内，皮下，皮内である(**図1-45**)．特殊な例として，動脈内，腹腔内，関節腔内および髄腔内への投与も行われる．皮内投与は，ツベルクリン反応あるいはアレルゲンテストのように，検査を目的とする場合が多い．動脈内投与と静脈内投与では，血管内に直接薬物が送り込まれることから，吸収過程は存在しない．これに対し，筋肉内投与，皮下投与，腹腔内投与の場合には，投与部位から血管内への移行，すなわち吸収過程が存在する．

a) 投与部位と吸収の経路

筋肉内に投与された薬物は一時的に投与部位に滞留し，そこから結合組織内を拡散して脈管系に入る．筋肉には毛細血管やリンパ管が密に分布しているため，通常，この過程は速やかに進行し，投与された薬物はほぼ完全に血液中へ移行する．したがって，筋肉内注射後の薬効発現は速やかである．また筋肉の毛細血管壁は多孔性であり，比較的大きな分

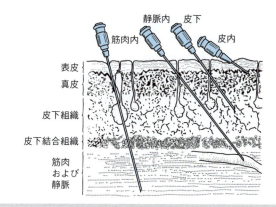

◆図 1-45　注射剤の投与経路
　筋肉内：intramuscular (i. m.).
　静脈内：intravenous (i. v.).
　皮下　：subcutaneous (s. c.).
　皮内　：intracutaneous (i. c.).

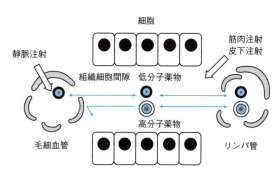

◆図 1-46　筋肉内（皮下）投与された薬物の血液およびリンパへの移行

子でも通過できるが，分子量が 5,000 を超えると毛細血管壁を通過できない．この場合には，より大きな孔を有するリンパ管中に移行し，リンパ液を介して最終的に血流に達する．しかしこの場合，リンパ液の流速が遅いために，投与部位からの吸収は緩慢に，かつ持続的に進行する（図 1-46）．筋肉内注射には，水溶液，油溶液，水性懸濁液などが用いられるが，投与容量は通例 4 mL 以下である．

　水性懸濁液のように水相が薬物の飽和溶液でかつ固体状薬物が共存している状態では，固体状薬物が完全に溶け終わるまで吸収は一定の速度で進行し，投与部位からの消失は見かけ上，0 次速度式に従う．

　皮下も毛細血管やリンパ管に富み，投与された薬物の吸収も，筋肉内投与と同様の経路を辿る．吸収速度も，筋肉内投与に劣らず大きい．

b）吸収に影響する要因

　筋肉内注射後の吸収速度は，血流速度に大きく影響される．血流速度が薬物の血管内への移行速度よりも十分に大きい場合は，血流速度は吸収速度に影響しない．しかし，血流速度が血管内への移行速度に比べて小さい場合には，吸収速度は血流速度によって変化する（血流律速）．注射部位をマッサージすると一時的に血流速度が増大することから，血流律速となる薬物ではこれに伴って吸収速度が大きくなる．逆に，血管収縮作用のある薬物（副腎皮質ステロイド，アドレナリンなど）を併用すると血流が抑制され，吸収速度が低下

する.

　血流速度のほかに，注射液の pH，浸透圧，粘度も吸収速度を変動させる.

c）吸収の制御

　注射部位からの吸収が非常に速いことから，投与部位での溶解や拡散速度を制御して吸収を遅延させ，効果の持続を図った製剤が臨床に供されている．インスリンには，溶解や拡散速度の違いを利用して作用発現時間や効果持続時間を調整した，種々の製剤がある（第 5 章 p. 384 参照）．また，リュープロレリン酢酸エステルでは，前立腺がんの治療を目的としてマイクロスフェア型皮下投与剤が，プロスタグランジンでは，炎症疾患の治療を目的としたリピッドマイクロスフェアが開発されている（第 5 章 p. 371，374 参照）.

4）口腔粘膜吸収

　口腔 oral cavity は飲食物の摂取口であり，また食物を咀嚼する場でもある．口腔への薬物投与は，口内炎など局所的な疾患の治療を目的として行われる場合が多い．しかし，口腔は全身作用を目的とした投与部位としても有用である.

a）口腔粘膜の構造

　口腔粘膜は重層扁平上皮で構成され，皮膚に近い構造をしている．角質化部分と非角質化部分があり，部位によって角質化の程度や粘膜の厚さが異なる．頬粘膜は 40〜50 の細胞層からなり，その厚さは 500〜800 μm とされる．これに対し舌下粘膜は細胞層が薄く，厚さも 100〜200 μm 程度である．口腔粘膜には多数の血管が分布し，粘膜下組織に大きな血管網を形成している．口腔には 1 日 1〜2 L の唾液が分泌され，その平均 pH は 6 前後である.

b）口腔粘膜吸収の機構と特徴

　口腔粘膜もリン脂質で構成されており，一般に脂溶性薬物が透過しやすいが，その透過性は皮膚に比べ，4〜4,000 倍大きいとされる．また口腔粘膜の透過性は，口蓋粘膜 < 頬粘膜 < 舌下粘膜，というように部位によって大きく異なる.

　グルコース，チアミン，アスコルビン酸など一部の栄養物質については口腔粘膜に担体輸送系が存在するが，薬物の吸収はほとんどが pH 分配仮説に従う．口腔から吸収された薬物は内頸静脈を経て直接心臓に達することから，肝での初回通過効果を受けない．薬物投与部位として，舌下および頬と歯茎のあいだ（バッカル投与）が利用される．舌下投与は吸収が速く，投与後速やかに高い血中濃度が得られる．これに対しバッカル投与は吸収が緩慢で，また舌下投与に比べて吸収効率も劣る.

c）口腔粘膜適用製剤

　全身作用を目的として口腔内に投与される剤形として，舌下錠 sublingual tablet，スプレー剤，バッカル錠 buccal tablet，口腔付着錠がある．ニトログリセリン（狭心症発作の寛解），硝酸イソソルビド（狭心症発作の寛解），フェンタニルクエン酸塩（がん突出痛）などの口腔粘膜適用製剤がある．また禁煙補助剤として開発されたニコチンガムも，口腔粘膜からニコチンを吸収させるための製剤である.

　舌下錠の場合は速やかな薬理効果の発現が期待されるが，その前段階として投与後に舌下で速やかに崩壊し，薬物を放出することが重要である．ニトログリセリン舌下錠は 20℃ 以下に保存しなければならず，患者が携行するのに不便であったが，最近は取り扱いに優れたスプレー剤が開発され広く用いられている．スプレー剤では舌下錠よりも急激な

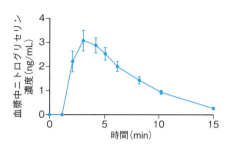

◆図 1-47　ニトログリセリンスプレー剤
　　　　　舌下投与後の血中濃度推移
［トーアエイヨー株式会社：ミオコール®スプレー0.3 mg 添付文書］

血中濃度の上昇がみられることがあり，過度の血圧低下によるめまいや立ちくらみなどが起こりやすくなる場合がある（図 1-47）．

5）鼻粘膜吸収

鼻腔内への薬物投与は，鼻疾患（アレルギー性鼻炎や鼻うっ血など）の治療を目的に，局所的に行われてきた．しかし近年，鼻腔内投与は経口投与に不向きな薬物の効果的な投与経路として着目され，全身作用を目的としたペプチド性薬物の点鼻剤が臨床に供されている．

a）鼻粘膜の構造

鼻腔の主たる機能は，嗅覚である．また鼻腔は吸気を加温・加湿し，また吸気中の浮遊粒子を除去する働きをする．ヒトの鼻腔容積は約 15 mL で，鼻中隔により左右に分かれ，外見から想像するよりも広い表面積（約 150 cm^2）を有する．

鼻腔には機能的に異なる三つの領域（前庭部，嗅覚部，呼吸部）があり，このうち前庭部領域は気流調節装置として機能する．呼吸部の鼻粘膜は多列線毛 cilia を有する円柱上皮細胞で覆われ，また粘膜下には血管系が密に分布している．鼻粘膜の静脈血は，直接に全身循環血に達する．

b）鼻粘膜吸収の機構と特徴

鼻粘膜吸収は主に呼吸部で起こり pH 分配仮説に従うことから，薬物の脂溶性，pK_a，分子量などが吸収速度および吸収率の決定要因になる．しかし，サリチル酸のような低分子薬物では，ほぼ 100％がイオン形として存在する pH 領域においても鼻粘膜吸収がみられ，水溶性薬物でも消化管より良好な吸収が起こる．吸収率と分子量のあいだには相関性があるが，鼻粘膜上皮のバリア機能は低いため，分子量が 1,000 を超える薬物でも比較的良好に吸収される．鼻粘膜から吸収された薬物は，肝を経ずに全身循環に入る．

一方，鼻粘膜表面には粘液層が存在し，この粘液層は線毛と協同して異物を鼻腔内から除去する働きをする．これは呼吸器を有害物質から保護する生理的防御機能であり，粘液線毛輸送 mucociliary transport と呼ばれる．線毛はヒトでは毎分 800〜1,600 回の運動を行い，粘液や異物を咽頭に向かって排泄する．薬物の鼻粘膜吸収にとって，粘液線毛輸送は大きな障壁となり，in vitro 実験で鼻粘膜上皮の透過性が良好な薬物でも，in vivo では容易には有効血中濃度に達しないことがある．また粘液層の分泌には個体間で差があり，このことがしばしば鼻粘膜吸収の変動要因となる．粘液線毛輸送を回避し，鼻腔に薬物を長時間とどめるために，鼻粘膜接着性高分子を添加した製剤が検討されている．

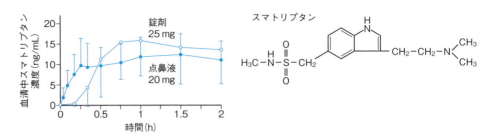

◆図1-48 スマトリプタン点鼻液投与後の血清中濃度推移（経口投与との比較）
[Duquesnoy C et al：Eur J Phram Sci 6：99, 1998]

鼻粘膜下には血液やリンパ液のほかに，脳脊髄液が存在している．このため，薬物を鼻腔内に投与すると鼻粘膜を介して比較的良好な脳内移行がみられる．この経路には血液脳関門のような透過バリアが存在しないことから，鼻粘膜投与は脳への新たな薬物送達経路としても注目されている．

c）鼻粘膜適用製剤

鼻粘膜投与は，肝における初回通過効果を受けやすい薬物や，ペプチド性薬物のように消化管で酵素分解を受けやすい，あるいは消化管から吸収されにくい薬物の投与部位として有用性は高い．

すでに臨床に用いられているペプチド性薬物として，中枢性尿崩症治療薬であるデスモプレシン酢酸塩（バソプレシン誘導体），子宮内膜症および子宮筋腫の治療に用いられるブセレリン酢酸塩やナファレリン酢酸塩（いずれも性腺刺激ホルモン放出ホルモン（Gn-RH）誘導体）がある．これらの分子量は1,100〜1,300である．また最近，スマトリプタン点鼻液が片頭痛治療薬として開発され，経口投与よりも速やかな血中濃度の上昇が得られている（図1-48）．

6）経肺吸収

肺は呼吸を司る重要な器官であるが，薬物吸収が良好に起こる部位でもある．麻酔薬のように脂溶性が高い気体状薬物は，吸入後きわめて速やかに血中に移行する．また，気管支喘息治療薬の投与部位としても有用である．

肺はまた同時に，消化管や皮膚とともに，異物や有害物質の侵入経路になりやすい．これに対し，線毛運動や気道粘液などさまざまな防御機能（異物処理機構）が構築されている．粒子の状態で投与された薬物は，その大きさによってはこれらに捕捉され，主な吸収部位である肺胞まで達するとは限らない．

a）肺の構造

口や鼻から入る空気の通路である気道は，咽頭で一つになり，喉頭で食道から前方に枝分かれして気管になる．気管は，縦隔で左右に枝分かれして気管支になる．気管支は，大葉，肺小葉へ向けて分枝し，無数の細気管支になる．この細気管支の先端に，肺胞がブドウ状に密集している．肺胞の数は3〜4億個といわれ，その総表面積は約200 m²になる．

肺胞には，Ⅰ型肺胞上皮細胞とⅡ型肺胞上皮細胞が存在する．前者は肺胞表面の約95％を占める扁平上皮細胞で，厚さは0.1〜0.5μmと薄く，ガス交換の場となる．後者は分厚い細胞で，リン脂質（ジパルミトイルホスファチジルコリン）である肺表面活性物質

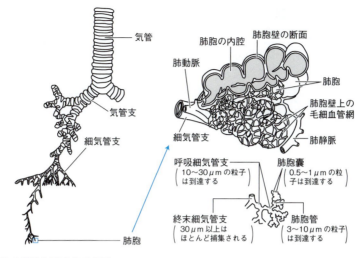

◆図 1-49　肺の構造と肺吸収の経路

pulmonary surfactant を分泌する．肺胞はきわめて小さいので，そのままでは水の表面張力によって容易に破壊される．それを防ぐために，この表面活性物質を分泌して表面張力を下げ，肺胞を保護している．

b）肺吸収の機構と特徴

薬物の肺吸収は，主にⅠ型肺胞上皮細胞において行われる．粒子状の薬物を肺胞まで到達させるには，0.5〜1 μm 程度の粒子径が望ましいとされる（**図 1-49**）．粒子径が 1〜10 μm の場合には，肺胞に到達するまえに，気管や気管支に捕捉される．一方，0.5 μm よりも小さい粒子は，肺胞に達しても呼気とともに体外に排出される．

肺吸収は薬物の脂溶性に依存して受動的に起こるが，水溶性薬物においても良好な吸収がみられる．またインスリンなどの高分子薬物も，ほかの投与経路に比べて吸収されやすい．脂溶性薬物の肺吸収は細胞内経路を経てきわめて速やかに起こり，log P>0（P：分配係数）の脂溶性を有する薬物では，吸収半減期は 1 分以内である．一方，log P<0 の水溶性薬物の場合には，吸収半減期は約 60 分まで遅延する．

c）肺吸収型製剤（第 4 章 p. 300 参照）

現在臨床では，β_2 作用薬（フェノテロール臭化水素酸塩やサルメテロールキシナホ酸塩など）の肺吸収型製剤が用いられている．肺に効率的に薬物を投与するために，特殊な器具（エアゾール，ディスカス，スイングヘラーなど）が用いられる．

これまでは加圧式ガスによる定量噴霧吸入器（MDI）を用いるエアゾール剤が主流であったが，最近はフロンガスを使用せず自己吸入によるドライパウダー吸入器（DPI）の使用が増加している．副腎皮質ステロイドのフルチカゾンプロピオン酸エステルの経口投与での吸収率は 1％以下であるが，DPI で吸入した場合，約 15％が肺から吸収され，投与後 30 分で最高血中濃度に達することが知られている．

7）その他の部位からの吸収
a）眼からの吸収
眼からの薬物吸収は角膜または結膜から行われるが，薬物の眼粘膜透過性は一般に低い．角膜は上皮，実質および内皮からなる．局所作用（緑内障・白内障治療，角膜保護，抗アレルギー作用，抗炎症作用など）を目的として投与される薬物はpH分配仮説に従って角膜上皮を透過するが，脂溶性薬物の場合はコラーゲン線維と水で構成される実質部分が透過のバリアになる．

一方，結膜から吸収された薬物は，全身循環に移行することが知られている．また，点眼された薬物が涙とともに鼻涙管を流れ落ち，鼻粘膜から吸収されて全身循環に達する．

b）膣からの吸収
膣からの薬物吸収は，重層鱗状上皮細胞を介した単純拡散によると考えられている．膣粘膜上皮の状態は年齢や性周期によって大きく変化するため，薬物透過性が影響を受ける．

E　吸収過程における薬物相互作用

吸収過程で起こる薬物相互作用は，以下の三つの機序で考えることができる．
① 薬物-薬物間での直接的な反応（キレート形成，吸着）による相互作用．
② 併用薬により生じる生理的環境変化（胃内pH変化，消化管運動変化）を介する相互作用．
③ 固有の機能を有するタンパク質（代謝酵素，トランスポーター）が介在する相互作用．

これらは主に薬物動態学的相互作用 pharmacokinetic drug interaction に分類され，影響を受ける薬物の血中濃度の上昇（作用増強）あるいは低下（作用減弱）が起こる．吸収過程では，多岐にわたる薬物相互作用が報告されている．

1）薬物-薬物間での直接的な反応による相互作用
a）キレート形成による吸収低下
ニューキノロン系抗菌薬と金属カチオン（Al^{3+}，Mg^{2+}，Ca^{2+}，Fe^{2+}）含有製剤を同時に服用すると，消化管内で非吸収性のキレートを形成し，ニューキノロン系抗菌薬の吸収量

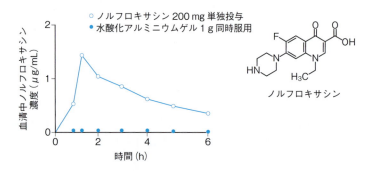

◆図1-50　水酸化アルミニウムゲル同時服用時のノルフロキサシンの血中濃度推移
〔柴　孝也ほか：薬物動態 3：717, 1988〕

が低下する．ノルフロキサシンと水酸化アルミニウムゲルを同時に服用すると，ノルフロキサシンの血中濃度がほぼゼロになる（**図 1-50**）．このキレート形成による血中濃度低下の程度はニューキノロン系抗菌薬間で大きく異なり，ノルフロキサシンに加えてシプロフロキサシンやプルリフロキサシンではその程度が著しいのに対し，ロメフロキサシンではキレート形成の影響は比較的小さい（**表 1-14**）．この相互作用は，吸収が速いニューキノロン系抗菌薬をまず服用し，2 時間後に金属カチオン含有製剤を服用することで回避できる．ただし，炭酸カルシウムのように高リン血症治療を目的として食直後に服用する場合は，ニューキノロン系抗菌薬を 3 時間以降に服用する．テトラサイクリン系抗菌薬（ミノサイクリン，ドキシサイクリン）やビスホスホネート製剤（アレンドロン酸，エチドロン酸など）を金属カチオン含有製剤と併用した場合にも，同様の吸収低下が引き起こされる．

　セフェム系抗生物質のセフジニルと鉄剤（鉄欠乏性貧血治療薬）を同時に服用すると，キレートを形成してセフジニルの吸収が 1/10 に低下し，鉄の吸収量も同時に低下する．この場合は，両薬物の投与間隔を 3 時間以上空けることが推奨されている．

b）吸着による吸収低下

　脂質異常症治療薬のコレスチラミンは，陰イオン交換樹脂として消化管内で胆汁酸を吸着し，これにより回腸終末部での能動輸送による胆汁酸の再吸収を防ぎ，胆汁酸をそのまま糞中に排泄することでコレステロール低下作用を発揮する．薬物のなかには胆汁酸と同様にコレスチラミンに吸着され，吸収量が低下するものが数多く知られている（**表 1-15**）．コレスチミドでも同様の相互作用が起こる．この相互作用を回避するためには，服用間隔を空けるなどの対応が必要となる．

◆**表 1-14　水酸化アルミニウムゲル同時服用時の AUC 減少率**

ニューキノロン系抗菌薬	AUC 減少率
ノルフロキサシン	97.3%
シプロフロキサシン	88.0%
プルリフロキサシン	84.6%
トスフロキサシン	75.0%
シタフロキサシン	73.0%
レボフロキサシン	53.3%
オフロキサシン	47.9%
スパルフロキサシン（販売中止）	35.1%
ロメフロキサシン	34.7%
フレロキサシン（販売中止）	17.2%

◆**表 1-15　コレスチラミンに吸着されやすい薬物**

メトトレキサート
スタチン類（プラバスタチン，フルバスタチンなど）
ワルファリン
NSAIDs（イブプロフェン，ジクロフェナクなど）
フェノバルビタール
ベザフィブラート
ジゴキシン
エゼチミブ
ミコフェノール酸モフェチル
甲状腺ホルモン製剤

コレスチラミン

吸着炭製剤であるクレメジン®は，消化管内で有害物質を吸着して糞中排泄を促進することにより，進行性慢性腎不全における尿毒症症状を改善し，透析導入を遅延させる効果を有する．その一方でクレメジン®はさまざまな薬物に対して吸着作用を発揮し，吸収率を著しく低下させる．ジゴキシンやフェニトインをクレメジン®と同時に服用すると，吸収は約98％減少する．

2) 併用薬により生じる生理的環境変化を介する相互作用
a) 胃内pH上昇による薬物溶解性の変化

通常，経口投与された薬物は，腸溶性製剤などを除き胃内で溶解し，溶液状態として小腸に送り出される．したがって，胃内pHを上昇させるH_2受容体拮抗薬（ファモチジン，シメチジン，ラニチジンなど），プロトンポンプ阻害薬（オメプラゾール，ランソプラゾール，ラベプラゾールなど），制酸薬（酸化マグネシウム，炭酸水素ナトリウムなど）を併用すると，溶解性が著しく低下して吸収量が減少する場合がある．例として，ファモチジンを服用している患者にイトラコナゾールをカプセル剤として投与したときのイトラコナゾールの血中濃度低下が挙げられる．（図 1-51）．これはイトラコナゾールの溶解度がpH 4以上で著しく低下することによる．イトラコナゾールカプセル剤を内用液に変更することでこの相互作用が起こりにくくなる．

分子標的治療薬のゲフィチニブやニロチニブ，エルロチニブ，抗HIV薬のアタザナビルなども胃内pHの上昇により溶解度が低下し吸収率が減少する．

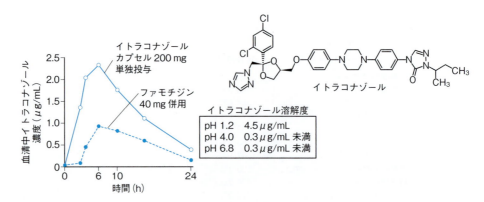

◆図 1-51　イトラコナゾールカプセル服用時の血中濃度推移に対するファモチジンの影響
［Lim SG et al：Aliment Pharmacol Ther 7：317, 1993 を参考に作成］

◆表 1-16　抗コリン作用を有する薬物の例

アトロピン
プロパンテリン
ブチルスコポラミン
トリヘキシフェニジル
ジフェンヒドラミン
イミプラミン
クロルプロマジン

b）胃内容排出速度の変化による血中動態の変動

薬物のなかには，消化管運動に影響を与え，その結果，併用薬の吸収挙動に影響を及ぼすものがある．ドパミン受容体拮抗薬のメトクロプラミドやドンペリドンは，消化管運動を亢進させる．このため胃内容排出速度が増大し，それに伴い併用薬の吸収速度も増大する．その結果，併用薬の最高血中濃度到達時間が短縮され，最高血中濃度が上昇する．一方，抗コリン作用を有する薬物（表1-16）は消化管運動を抑制するため，胃内容排出速度が低下し併用薬の吸収速度が遅くなる．これにより併用薬の最高血中濃度到達時間が延長され，最高血中濃度が低下する．

モルヒネやコデインも，消化管のオピオイド受容体に作用することで胃内容排出速度の低下を引き起こす．しかしながら，アセトアミノフェンのように小腸各部位で良好に吸収される薬物の場合には，胃内容排出速度が変化しても総吸収量にはほとんど影響しない．一方，リボフラビンのように小腸上部でトランスポーターによって吸収される薬物の場合は，メトクロプラミド併用時には高濃度のリボフラビンが吸収部位を速やかに通過するために吸収効率がわるくなる．これに対しプロパンテリンを併用した場合は，低濃度のリボフラビンが吸収部位を緩徐に通過するためにトランスポーターによる輸送が効率的に進み，総吸収量が増加する（第1章 p. 45 参照）．

3）固有の機能を有するタンパク質が介在する相互作用

a）小腸上皮細胞に存在する代謝酵素の阻害

小腸上皮細胞にはさまざまな代謝酵素が存在するが，発現量がもっとも多いのは肝と同様にCYP3A4である（第1章 p. 95，図1-74 参照）．したがって，CYP3A4の基質薬物を経口投与すると，吸収過程でその基質薬物は小腸と肝で連続的にCYP3A4による代謝を受けるため，全身循環へ達する基質薬物の割合が著しく低くなる（すなわち，初回通過効果を大きく受ける）．このことは，小腸と肝におけるCYP3A4を同時に強く阻害する薬物を併用すると，基質薬物の血中濃度が著しく上昇することを意味する．例として，フェロジピン（CYP3A4基質）の血中濃度推移に対するイトラコナゾール（CYP3A4阻害薬）の影響を示す（図1-52）．同様の相互作用は，ニフェジピン，ミダゾラム，シクロスポリン，タクロリムスなどでも起こるおそれがある．また，アゾール系抗真菌薬（ミコナゾール，

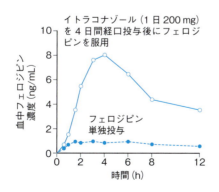

◆図1-52　フェロジピン5 mg経口投与後の血中濃度に対するイトラコナゾールの影響
［Jalava KM et al：Clin Pharmacol Ther 61：410, 1997 を参考に作成］

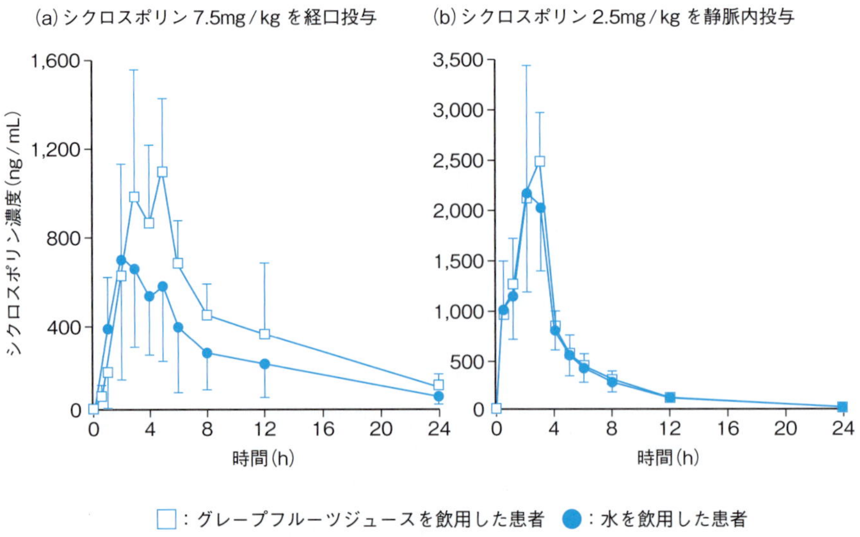

(a) シクロスポリン 7.5mg/kg を経口投与 （b）シクロスポリン 2.5mg/kg を静脈内投与

□：グレープフルーツジュースを飲用した患者　●：水を飲用した患者

◆図 1-53　シクロスポリンの血中濃度推移に対するグレープフルーツジュースの影響
[Ducharme MP et al：Clin Pharmacol Ther 57：485, 1995]

フルコナゾールなど），マクロライド系抗菌薬（エリスロマイシン，クラリスロマイシン），抗 HIV 薬（リトナビルなど）は強い CYP3A4 阻害作用を有するので，併用時は相互作用に十分留意する必要がある（第 1 章 p. 108 参照）．

　グレープフルーツジュースには，CYP3A4 を強く阻害するフラノクマリン誘導体が含有されている．しかしながら，フラノクマリン誘導体は吸収されにくいため CYP3A4 阻害効果は主に小腸で発揮される（肝の CYP3A4 を阻害しない）．このため，グレープフルーツジュースを摂取しているヒトに CYP3A4 基質であるシクロスポリンを経口投与すると血中濃度の上昇がみられるが，シクロスポリンを静脈内投与した場合は血中濃度がほとんど変化しない（**図 1-53**）．

b）小腸上皮細胞に存在する P-糖タンパク質の阻害と誘導

　前述のように，小腸上皮細胞刷子縁膜上には P-糖タンパク質が発現し，基質薬物の吸収抑制に寄与している．この小腸 P-糖タンパク質が阻害されると，基質薬物の吸収量が増加してその血中濃度が上昇する．

　図 1-54 に示すように，フェキソフェナジンとイトラコナゾールを併用すると，フェキソフェナジンの血中濃度が上昇する．フェキソフェナジンは P-糖タンパク質の基質として輸送されるが，CYP3A4 によっては代謝されない．したがって，**図 1-54** の知見はイトラコナゾールが小腸上皮細胞の CYP3A4 ばかりでなく P-糖タンパク質を阻害する作用を併せもつことを示している．このことは，ある薬物が CYP3A4 と P-糖タンパク質の両方の基質となって小腸上皮細胞で高率に初回通過効果を受けている場合（**図 1-40**（前出）），イトラコナゾールの併用は CYP3A4 と P-糖タンパク質の同時阻害を介して，著しい血中濃度の上昇をもたらす危険性のあることを示唆している．エリスロマイシンやクラリスロマイシン，リトナビルなども CYP3A4 阻害作用と P-糖タンパク質阻害作用を併せもつ．

　抗結核薬のリファンピシンは CYP3A4 を誘導するが，同時に小腸の P-糖タンパク質を

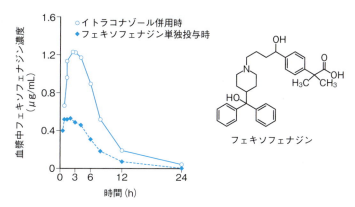

◆図 1-54　フェキソフェナジンの血中濃度推移に対するイトラコナゾールの影響
[Shimizu M et al：Br J Clin Pharmacol 61：538, 2006 を参考に作成]

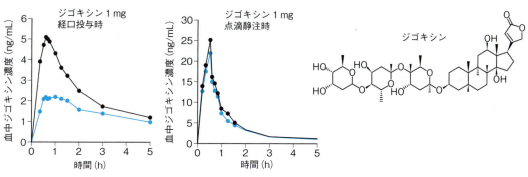

◆図 1-55　リファンピシン連続投与後の血中ジゴキシン濃度の変化
[Greiner B et al：J Clin Invest 104：147, 1999 を参考に作成]

誘導することが知られている．リファンピシンを服用している患者に P-糖タンパク質の基質であるジゴキシンを経口投与すると，ジゴキシンの血中濃度が低下する(図 1-55)．一方，ジゴキシンを静脈内投与した場合にはそのような変化はみられない．これらの結果は，リファンピシンによって誘導された小腸 P-糖タンパク質がジゴキシンの消化管腔への排出を促進していることを示している．うつ症状を緩和する作用があるとされるセント・ジョーンズ・ワート(セイヨウオトギリソウ)も，リファンピシンと同様に小腸の P-糖タンパク質と CYP3A4 を誘導する．

演習問題

問1 薬物の生体膜透過における pH 分配仮説に関する記述のうち，正しいのはどれか．2つ選べ．

1. 消化管の粘膜を介する吸収に関する仮説であり，他の粘膜透過には適用されない．
2. 単純拡散による生体膜透過に関する仮説であり，能動輸送には適用されない．
3. 薬物の生体膜透過は非イオン形分子によるものと仮定し，非イオン形分率はノイエス・ホイットニーの式で求められる．
4. 小腸における吸収性がこの仮説に基づく予測からずれることがあるが，これは上皮細胞表面が弱アルカリ性の pH に保たれていることが一因である．
5. 弱酸性薬物の場合，pK_a よりも低い pH 領域では生体膜透過が起こりやすくなる．

問2 薬物の消化管吸収に関する記述のうち，正しいのはどれか．2つ選べ．

1. 細胞内経路により小腸上皮細胞を通過した薬物は，粘膜固有層から毛細血管に入る．
2. 胃から吸収された薬物は，肝での初回通過効果を受けることなく全身循環系に移行する．
3. セファレキシンは，ナトリウム勾配を利用した担体介在輸送により小腸粘膜を透過する．
4. P-糖タンパク質により吸収が抑制される薬物の例として，カプトプリルやベスタチンが挙げられる．
5. メチルプレドニゾロンの回腸部における吸収は，ベラパミルの共存により増大する．

問3 薬物の消化管吸収に影響を及ぼす要因に関する記述のうち，正しいのはどれか．2つ選べ．

1. 高脂肪食の摂取により，インドメタシンファルネシルの消化管吸収は低下する．
2. プロパンテリンは胃内容排出速度を増加させるので，アセトアミノフェンの最高血中濃度到達時間は速くなる．
3. 小腸上皮細胞内には CYP3A4 が存在し，種々の薬物の初回通過効果に関与している．
4. 食物摂取により胃内容排出速度が減少し，リボフラビンの吸収量は増加する．
5. 水素結合能の高い薬物は，消化管から効率よく吸収される．

問4 薬物の非経口吸収に関する記述のうち，正しいのはどれか．2つ選べ．

1. 口腔粘膜を介した薬物吸収は，主に能動輸送により起こる．
2. 直腸下部の粘膜から吸収された薬物は，肝での初回通過効果を受けない．
3. ペプチド性薬物のデスモプレシン酢酸塩は，中枢性尿崩症の治療を目的として，経皮吸収型製剤として用いられる．
4. 抗生物質の坐剤に配合されているカプリン酸ナトリウムは，主薬の吸収促進を目的としている．
5. 筋肉内に投与された低分子薬物は，大部分がリンパ系に移行する．

問5 薬物の経肺吸収に関する記述のうち，正しいのはどれか．2つ選べ．

1. 肺胞の上皮細胞層は薄く，薬物吸収が起こりやすい．
2. 肺からの低分子薬物の吸収は基本的には pH 分配仮説に従い，単純拡散で吸収される．
3. 全身作用を目的とした投与剤形は，エアゾール剤に限られる．
4. 薬物粒子を肺胞に効率よく沈着させて吸収させるためには，粒子径を $0.5\,\mu m$ 以下にする必要がある．
5. 経肺吸収により全身作用を発揮する薬物の例として，オセルタミビルが挙げられる．

問6 薬物の消化管吸収に関する記述のうち，正しいのはどれか．1つ選べ．
1 カルバペネム系抗菌薬であるメロペネムは，小腸粘膜での透過性が高いため，経口製剤として用いられる．
2 陰イオン交換樹脂であるコレスチラミンは，酸性物質であるプラバスタチンを吸着し，その吸収を阻害する．
3 小腸において，親水性薬物の見かけの吸収速度は，非撹拌水層の拡散速度に依存する．
4 小腸下部から吸収された薬物は，門脈を経ずに下大静脈に入るため，肝初回通過効果を受けない．
5 抗コリン薬は，胃内容排出速度を増大させ，経口投与された併用薬の最高血中濃度到達時間の短縮や最高血中濃度の上昇を引き起こす．

3. 分　　布

A　分布とは

　体内において薬物がある部位から他の部位へ可逆的に移行することを，**分布 distribution** という．投与部位から吸収されて循環血液中に到達した薬物は，血流に乗って作用部位を含む各組織へ運ばれる．標的組織においては，作用部位での薬物濃度は薬効を規定する重要な要因となり，その他の組織においては副作用を発現する要因となるので，薬物の体内分布は薬効・毒性を支配する大変重要な過程である．将来，薬物の体内での分布を作用部位に局在させることが可能となれば，副作用のない安全な薬が開発されるであろう．

　しかしながら，一般に体内に吸収された薬物の分布は，薬物の物理化学的な特性，生体の生理学的・生化学的要因に従って分布し，必ずしもわれわれの期待するような挙動をとるとは限らない．したがって，薬物の分布過程に関する原理原則を理解することは，薬物の薬効・毒性の発現を理解するうえで大変重要である．

B　組織移行性

1）血流量

　薬物が静脈内に投与された場合を考えよう．薬物は，心臓から血流に乗って全身へ分布する．このとき，薬物の組織移行性を決める重要な要因の一つが**血流量（速度）**である．

　表1-17 に，ヒトにおける臓器（組織）の容積と血流速度を示す．哺乳動物のあいだでは，組織質量，組織血流量の大きさによい相関性があることが知られている．**表1-17** からわかるように，組織血流量の大きさは組織間で大きく異なるが，薬物の組織移行性を決める要因として大切なのは**単位臓器（組織）容積あたりの血流量（灌流速度）**である．たとえば，心臓と筋肉を比較すると，組織全体の血流量は筋肉のほうが大きいが，灌流速度は心臓のほうがはるかに速い．

　一般に肺，腎臓，心臓，脳，肝臓などのように灌流速度の速い組織において，薬物は血液と早く平衡状態に到達し，筋肉，皮膚，脂肪などのように灌流速度の遅い組織においては，ゆっくりと血液と平衡状態に到達する．

◆表 1-17　体重 70 kg のヒトにおける臓器(組織)の容積，血流量，灌流速度

臓器(組織)	体容積(%)	血流量(mL/min)	心拍出量(%)	灌流速度 (mL/min/mL 組織)
副　腎	0.03	25	0.2	1.2
血　液	7	(5,000)	(100)	—
骨	16	250	5	0.02
脳	2.0	700	14	0.5
脂　肪	20	200	4	0.03
心　臓	0.4	200	4	0.6
腎　臓	0.5	1,100	22	4
肝　臓	2.3	1,350	27	0.8
門脈	1.7(腸)	(1,050)	(21)	—
動脈	—	(300)	(6)	—
肺	1.6	(5,000)	(100)	10
筋肉(休息時)	43	750	15	0.025
皮膚(冷時)	11	300	6	0.04
脾　臓	0.3	77	1.5	0.4
甲状腺	0.03	50	1	2.4
全　身	100	5,000	100	0.071

2)　組織-血液間分配率

　血流量と同様に，薬物の組織移行性を決める大切な要因として，**組織-血液間分配係数**(K_p)がある．K_p は薬物の組織移行性を組織ごとに血中薬物濃度を基準として定量的に表したものであり，定常状態において，

$$K_\mathrm{p} = \frac{C_\mathrm{t}}{C_\mathrm{v}} \tag{1-26}$$

で定義され，薬物の組織移行性の量的指標である．ここで，C_t は組織中薬物濃度，C_v は静脈の血中薬物濃度を表す．定常状態において，非消失組織では動脈血中薬物濃度と静脈血中薬物濃度は等しいので動脈血中薬物濃度(C_a)を用いることができるが，消失組織では静脈血中薬物濃度を用いなければならない(第 2 章 1．「**G**生理学的薬物速度論モデル」の項参照)．

　また，血液と組織とのあいだで遊離形薬物濃度が平衡になると仮定すると，K_p 値は次式で表すことができる．

$$K_\mathrm{p} = \frac{f_\mathrm{b}}{f_\mathrm{t}} \tag{1-27}$$

ただし f_b, f_t は，それぞれ血液中および組織中の遊離形分率を表す．

　K_p の実体は一般的には組織中の結合であり，透過速度ではない．血液から組織への透過速度に関しては次節で述べる．薬物の組織結合を支配する主要な結合体が明らかになっているものを，**表 1-18** に挙げた．

3)　灌流律速

　図 1-56 は，薬物の組織分布が**灌流律速 perfusion-rate limited**(細胞膜透過性が非常によい薬物の場合)で，消失が起こらない場合の組織分布を模式的に表したものである．組織からの薬物流出速度(dX_t/dt)は，

◆表 1-18　薬物の組織結合成分

薬　物	組織結合成分
ブロモスルホフタレイン(BSP)	リガンジン
アドリアマイシン	DNA
ビンカアルカロイド(ビンクリスチン, ビンブラスチン)	チューブリン
弱塩基性薬物(キニジン, プロプラノロール, イミプラミン)	酸性リン脂質
強心配糖体(ウアバイン)	Na^+/K^+-ATPase

◆図 1-56　灌流律速モデル

薬物が組織中に動脈血中薬物濃度 C_a で流入し，その流入速度は血流量 Q_t との積 C_aQ_t となり，静脈血中薬物濃度 C_v で流出すれば，その流出速度は C_vQ_t となる．
流入速度が流出速度を上回れば組織中薬物濃度 C_t は上昇し，逆の場合は低下する．
組織中薬物量は，組織容積 V_t と C_t の積 V_tC_t となる．

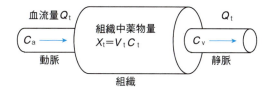

$$\frac{dX_t}{dt} = k_t \cdot X_t \tag{1-28}$$

と表すことができる．$dX_t/dt = Q_tC_v$，$X_t = V_tC_t$ であり，$K_p = C_t/C_v$ であるから，

$$k_t = \frac{Q_t \cdot C_v}{V_t \cdot K_p \cdot C_v} = \frac{Q_t}{V_t \cdot K_p} \tag{1-29}$$

となる．k_t は**分布速度定数**で，薬物の組織移行性の速度の指標である．

組織分布の半減期は，

$$半減期 = \frac{0.693}{k_t} = \frac{0.693 \cdot K_p \cdot V_t}{Q_t} \tag{1-30}$$

と表すことができる．この式からも明らかなように，灌流律速の場合には薬物の組織分布速度は血流量，組織容積，組織-血液間分配係数によって決まる．

4）透過律速

脂溶性の高い薬物の組織分布においては灌流律速となる場合が多いが，薬物のなかには脂溶性が低く，血流速度と比較して細胞膜透過速度が遅い場合には，細胞膜透過性が律速となる．このような場合には，**透過律速 permeability-rate limited** と呼ばれる．

図 1-57 に，脳脊髄液 cerebrospinal fluid への薬物の透過過程を示した．チオペンタール，ペントバルビタールは非常に速やかに血中濃度と分布平衡に到達し，灌流律速となっているが，サリチル酸やスルファグアニジンは 1 時間たってもまだ分布平衡には到達せず，透過律速となっている．チオペンタール，ペントバルビタールは油水分配係数が高く，また pH 7.4 においてその多くが非イオン形として存在するため，細胞膜透過性は高く，灌流律速となっていると考えられる．一方，サリチル酸，スルファグアニジンは分配係数が低い，あるいは，pH 7.4 において多くがイオン形として存在するため，血液脳関門を透過しにくい．

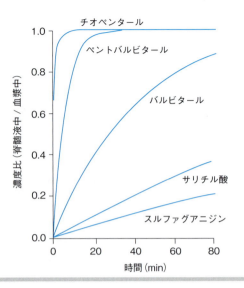

◆図1-57 脳脊髄液への薬物の透過過程
脊髄液中薬物濃度と血漿中薬物濃度の平衡は多くの場合，透過律速である．
イヌでの各種薬物の濃度比(脊髄液中/血漿中遊離形)を示す．血漿中薬物濃度は，実験期間中ほぼ一定に維持された．
[Brodie BB et al：J Pharmacol Exp Ther 130：20, 1960]

C 分布容積

1) 定　義

　薬物の性質により，薬物が生体内に分布するスペースは異なる．薬物が全身にどの程度分布するかについて，血液中薬物濃度を基準として表すパラメータを**分布容積**（V_d）という．分布容積の値から，その薬物がどこに分布するかを予想することも可能である．**表1-19**には，薬物が分布するスペースとして想定される容積をまとめた．現実の分布スペースより大きくなる例も，たくさん知られている．薬物が組織中で生体成分と結合している，あるいは血液側から組織側へ濃縮されているような場合には，実際の容積よりも大きな分布容積を示す．

　定常状態 steady state にあるとき，

$$X_{ss} = V_{dss} \cdot C_{bss} \tag{1-31}$$

が成立し，V_{dss} を**定常状態の分布容積**，C_{bss} を**定常状態の血中薬物濃度**と定義する．

　分布容積と全身クリアランスの関係は重要なので以下に記載した（第2章薬物速度論を勉強した後に読むとわかりやすい）．全身クリアランスが体内からの薬物消失速度と血中濃度を結ぶパラメータであるのに対し，分布容積は体内にある薬物量と血中薬物濃度を結ぶパラメータである．血中薬物濃度推移からコンパートメント解析によって V_{dss} を求める方法は，第2章「1. 薬物速度論」の項を参照されたい．

　モーメント解析の場合には，

$$V_{dss} = MRT \cdot CL_{tot} \tag{1-32}$$

$$= \frac{D \cdot AUMC}{AUC^2} \tag{1-33}$$

となる．ここで，MRT，CL_{tot} は平均滞留時間と全身クリアランスを，$AUMC$ は1次モーメント曲線下面積，AUC は血中薬物濃度-時間曲線下面積を表す．

◆表 1-19 薬物の分布スペース

分布スペース	容　積(L)
血漿スペース	3
血液スペース	5
細胞外スペース	15
総体液スペース	42

体重 70 kg のヒトを想定.

2) 定常状態と偽定常状態（第 2 章 p. 176 参照）

定常状態の分布容積は，K_p，V_t を用いて次のように表すことができる.

$$V_{dss} = V_b + \sum K_p \cdot V_t = V_b + f_b \sum \frac{V_t}{f_t} \tag{1-34}$$

ここで，V_b は血液容積，V_t は組織容積を表す．各組織を表す i は，省略している．この式から，分布容積は血液容積と f_b に比例する分布容積からなることがわかる.

薬物の体内動態が定常状態にない場合，たとえば，静脈内投与後の偽定常状態である β相における分布容積（$V_{d\beta}$）も次のように定義することができる.

$$X_\beta = V_{d\beta} \cdot C_b \tag{1-35}$$

ここで，X_β は β 相にある体内薬物量，C_b はそのときの血中濃度を表す．一般に，$V_{d\beta} > V_{d,ss}$ の関係が成立する．なお，$V_{d\beta}$ と CL_{tot} には，次の関係が成立している.

$$CL_{tot} = \beta \cdot V_{d\beta} \tag{1-36}$$

D　薬物のタンパク結合

1) 薬物の体内動態におけるタンパク結合の重要性

多くの薬物は脂溶性が高く，アルブミンなどの血漿中タンパク質と可逆的に結合することが知られている．アルブミンなどの高分子と結合した薬物は，結合していない薬物（遊離形薬物）と挙動が異なるので，区別して考えなければならない.

たとえば，血液中に投与された薬物は血漿中タンパク質との結合解離平衡にあるが，遊離形薬物のみ毛細血管から抜け出し，細胞間隙あるいは細胞内へと侵入が可能である．アルブミンは肝臓などの一部の組織を除き，毛細血管壁を透過するのに時間がかかるので，アルブミンと結合している薬物は循環血液スペースに局在することになり，遊離形薬物のみが毛細血管から抜け出すことができる．アルブミンはゆっくりではあるが，多くの組織において細胞間隙にまで分布しているが，細胞内へは入ることはできない．したがって，アルブミンと結合している薬物は細胞内へ侵入することはできない．また，細胞表面に存在する受容体などと結合し，薬効を発現することができるのも遊離形薬物であり，アルブミンなどと結合している薬物は受容体と結合することはできない.

したがって，薬効は全薬物濃度よりも遊離形薬物濃度に依存して発現すると考えるべきであり，われわれが薬物治療において制御しなければならないのは，全薬物濃度よりも遊離形薬物濃度である．遊離形分率（f_b）は薬物と結合するタンパク質上に存在する結合部位の数と親和性によって決まり，薬物によっては個人差の変動要因として大変重要である．遊離形分率は薬物によって，あるいは種によって大きく異なることが知られている.

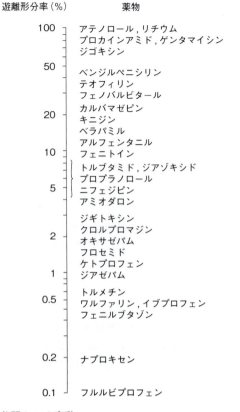

◆図1-58 ヒトにおける薬物間の f_b の変動

図1-58に，ヒトにおける遊離形分率の薬物間変動の大きさを示した．

2) タンパク結合率の測定

一般に測定するのは血液中非結合率（f_b，血中遊離形分率）ではなく，血漿中非結合率（f_p）である．f_b と f_p のあいだには，次のような関係がある．

$$f_b = \frac{C_f}{C_b} = \frac{C_f}{C_p} \cdot \frac{C_p}{C_b} = \frac{f_p}{R_b} \tag{1-37}$$

ここで，C_f は遊離形薬物濃度，C_p は血漿中薬物濃度，R_b は**血液/血漿濃度比**を表す．

血漿中でのタンパク結合率の測定は，① 平衡透析法，② 限外ろ過法，③ ゲルろ過法，④ スペクトル法，など薬物の性質に応じて種々の方法が用いられる．平衡透析法は，もっとも一般的に用いられる方法の一つである．原理は，透析膜（半透膜）に対して低分子（薬物）は透過できるのに対して，高分子（血清タンパク質）は透過できないことに基づいている（図1-59）．平衡に到達するまでに数時間を要し，pHや容積などの変動に注意する必要がある．限外ろ過法は，タンパク質溶液中に薬物の溶解した溶液を半透膜を用いてろ過する方法であり，限外ろ過して得られる薬物溶液の濃度は，タンパク質に結合していない非結合形（遊離形）薬物濃度に等しい．一般的には，簡便性，迅速性などの面から限外ろ過法が用いられることが多い．

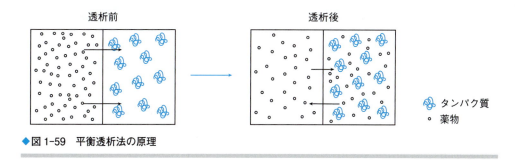

◆図1-59　平衡透析法の原理

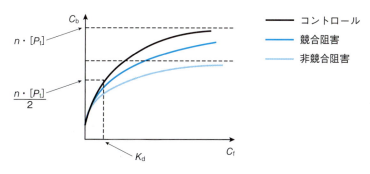

◆図1-60　Langmuir型のプロット

3) タンパク結合の解析

　タンパク1分子上に薬物の結合部位が n 個あり，どの部位も薬物に対して同一の親和性をもち，かつ，結合部位は互いに独立で相互に干渉しない，と仮定すると，質量作用の法則から，下記の関係が導かれる．

$$C_b = \frac{n \cdot [P_t] \cdot C_f}{K_d + C_f} \tag{1-38}$$

ただし，C_b は結合形薬物濃度，C_f は非結合形薬物濃度，$[P_t]$ はタンパク質濃度，K_d は解離定数とする．C_f に対して C_b をプロットしたのが，Langmuir型プロットである（**図1-60**）．

　Langmuir型の結合を仮定し，（1-38）を変形すると，

$$\frac{C_b}{C_f} = \frac{n \cdot [P_t]}{K_d} - \frac{C_b}{K_d} \tag{1-39}$$

が得られる．C_b を x 軸に，C_b/C_f を y 軸にプロットしたのがScatchardプロットで，y 切片は $n[P_t]/K_d$ を，傾きは $1/K_d$ を表している（**図1-61(a)**）．このように C_b は C_f の増加とともに飽和するので，f_b も C_f が増加するにつれて増大する（非線形性となる）（第2章p.196参照）．

　また，Klotz（両逆数）プロットも直線化により K_d と $n[P_t]$ を求める方法として知られている．

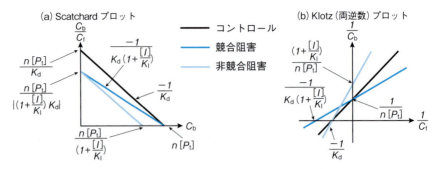

◆図 1-61　Scatchard プロットと Klotz（両逆数）プロット

$$\frac{1}{C_b} = \frac{K_d}{n \cdot [P_t]} \cdot \frac{1}{C_f} + \frac{1}{n \cdot [P_t]} \tag{1-40}$$

$1/C_f$ を x 軸に，$1/C_b$ を y 軸にプロットしたのが Klotz（両逆数）プロットで，y 切片は $1/n[P_t]$ を，x 切片は $-1/K_d$ を，傾きは $K_d/n[P_t]$ を表している（**図 1-61 (b)**）．

薬物を併用すると，結合部位の競合が生じる場合があり，薬物間相互作用の一因となる．競合の様式として，競合阻害と非競合阻害が知られている．

①競合阻害：タンパク上の結合部位で競合する阻害薬が存在するとき，式(1-38)は，

$$C_b = \frac{n \cdot [P_t] \cdot C_f}{K_d\left(1 + \frac{[I]}{K_I}\right) + C_f} \tag{1-41}$$

となる．ただし，$[I]$ は阻害薬の非結合形濃度，K_I は阻害定数とする．式(1-39)，(1-40)は，

$$\frac{C_b}{C_f} = \frac{n \cdot [P_t]}{K_d\left(1 + \frac{[I]}{K_I}\right)} - \frac{C_b}{K_d\left(1 + \frac{[I]}{K_I}\right)} \tag{1-42}$$

$$\frac{1}{C_b} = \frac{K_d\left(1 + \frac{[I]}{K_I}\right)}{n[P_t]} \cdot \frac{1}{C_f} + \frac{1}{n[P_t]} \tag{1-43}$$

となる．

②非競合阻害：競合阻害が結合定数を増加させるのに対して，非競合阻害は最大結合濃度を減少させる．

式(1-38)，(1-39)，(1-40)は，

$$C_b = \frac{n[P_t]}{1 + \frac{[I]}{K_I}} \cdot \frac{C_f}{K_d + C_f} \tag{1-44}$$

$$\frac{C_b}{C_f} = \frac{n[P_t]}{K_d\left(1 + \frac{[I]}{K_I}\right)} - \frac{C_b}{K_d} \tag{1-45}$$

$$\frac{1}{C_b} = \frac{K_d\left(1+\dfrac{[I]}{K_I}\right)}{n[P_t]} \cdot \frac{1}{C_f} + \frac{1+\dfrac{[I]}{K_I}}{n[P_t]} \tag{1-46}$$

となる.

結合するタンパク質が血漿タンパクではなくて受容体のような場合でも，式(1-38)は同様に適用可能である．受容体の場合には占有率(ϕ)が重要となるが，

$$\phi = \frac{C_b}{B_{max}} = \frac{C_f}{K_d + C_f} \tag{1-47}$$

と表される．したがって受容体の占有率は，受容体に対する薬物の親和性を表す解離定数と非結合形薬物濃度のみによって決定される.

E 正常時・病態時における薬物のタンパク結合

1）血漿中でのタンパク結合と体内動態

薬物のタンパク非結合率が薬物の体内動態，なかでも分布過程と消失過程に重要な役割を果たしている．消失過程に血液中非結合率(f_b，血中遊離形分率)がどのような影響を及ぼすか，に関しては第2章で詳細に説明されている(第2章 p.192 参照)ので，ここでは f_b が分布容積および消失半減期に及ぼす影響に関して考える．話を単純にするために，薬物の体内動態は1-コンパートメントモデルに従い，薬物の消失は肝臓からのみと仮定する．血中の消失半減期を $t_{1/2}$，全身クリアランスを CL_{tot}，分布容積を V_d とすると，

$$t_{1/2} = \frac{0.693 \cdot V_d}{CL_{tot}} \tag{1-48}$$

分布容積に関しては，

$$V_d = V_b + f_b \Sigma \frac{V_t}{f_t} \tag{1-34}$$

と近似する．全身クリアランスは，肝クリアランスと等しいとして，

$$CL_{tot} = \frac{Q_h \cdot f_b \cdot CL_{int}}{Q_h + f_b \cdot CL_{int}} \tag{1-49}$$

Q_h：肝血流速度，CL_{int}：肝固有クリアランス

したがって，消失半減期は，

$$t_{1/2} = \frac{0.693\left[V_b + f_b \Sigma \dfrac{V_t}{f_t}\right]}{\dfrac{Q_h \cdot f_b \cdot CL_{int}}{Q_h + f_b \cdot CL_{int}}} \tag{1-50}$$

と表すことができる.

直感的な理解を助けるために，次の四つ(①〜④)の場合に分けて考えてみよう.

① 分布容積が小さく，クリアランスも小さい場合：このときは，$V_d \fallingdotseq V_b$，$CL_{tot} \fallingdotseq f_b \, CL_{int}$ と近似できるので，

$$t_{1/2} = \frac{0.693 \cdot V_b}{f_b \cdot CL_{int}} \tag{1-51}$$

となり，タンパク結合が強くなると消失が抑制されて半減期は長くなる.

② 分布容積が小さく，クリアランスが大きい場合：このときは，$V_d \fallingdotseq V_b$，$CL_{tot} \fallingdotseq Q_h$ と近似できるので，

$$t_{1/2} = \frac{0.693 \cdot V_b}{Q_h} \tag{1-52}$$

となり，半減期は f_b の影響を受けない.

③ 分布容積が大きく，クリアランスが小さい場合：このときは，$V_d \fallingdotseq f_b \sum V_t / f_t$，$CL_{tot} \fallingdotseq f_b \cdot CL_{int}$ と近似できるので，

$$t_{1/2} = \frac{0.693 \sum \dfrac{V_t}{f_t}}{CL_{int}} \tag{1-53}$$

となり，組織結合・固有クリアランスに変化がなければ，半減期は f_b の影響を受けない.

④ 分布容積が大きく，クリアランスも大きい場合：このときは，$V_d \fallingdotseq f_b \sum V_t / f_t$，$CL_{tot} \fallingdotseq Q_h$ と近似できるので，

$$t_{1/2} = \frac{0.693 f_b \sum \dfrac{V_t}{f_t}}{Q_h} \tag{1-54}$$

となり，組織結合に変化がなければ，半減期は f_b に比例する．すなわち，血中でのタンパク結合が弱くなると分布容積が大きくなり，半減期は長くなる.

　以上，血中消失半減期に及ぼすタンパク結合の影響について考察した．現実はこのような極端な場合以外に，中間的な場合も多いと思われる．**表 1-20** に，ヒトにおける主要薬物の分布容積，クリアランス，半減期などをまとめた.

2) 病態時におけるタンパク結合の変動と体内動態

　薬物の血漿中でのタンパク結合は体内動態へ大きな影響を及ぼすことがわかった．では，具体的な変動要因として何が重要であろうか．酸性薬物の場合は血漿中のアルブミンが結合の本体である場合が多いので，病態により血漿中アルブミン濃度が減少すると f_b は上昇する．肝臓，腎臓などの病態時に血漿アルブミン濃度は減少し，手術や心筋梗塞などでは **α_1 酸性糖タンパク** が一過性に上昇することが知られている（**表 1-21**）.

a) 肝疾患の場合

　たとえば，急性ウイルス肝炎患者においてはトルブタミドの f_b が上昇し，CL_{int} はあまり変化しないので，肝クリアランスは増加する．一方，ジアゼパムの場合は，慢性肝疾患時には血清中アルブミン濃度が減少して f_b は増大するものの，CL_{int} の減少のほうが大きく，肝クリアランス（$CL_h = f_b CL_{int}$）は減少することが知られている.

　一般に，弱塩基性薬物はアルブミンよりも α_1 酸性糖タンパクに対する親和性が高い．プロプラノロールは弱塩基性薬物で，肝硬変患者では血漿中の α_1 酸性糖タンパクの低下により f_b が増加し，その結果，分布容積が増大することが知られている．テオフィリンのように血漿タンパク結合が弱い（$f_b = 40\%$）薬物の場合には，タンパク結合に多少の変化が起こってもクリアランスに及ぼす影響は比較的少ない.

◆表 1-20　主要薬物の体内動態に関するパラメーター一覧

薬物	F	X_u	$f_{r,b}$	CL_{tot} (mL/min/kg)	V_d (L/kg)	$t_{1/2}$ (h)	$C_{p,eff}$	$C_{p,tox}$
1. 分布容積が小さく、クリアランスも小さい								
ゲンタマイシン	—	>90	<10	0.82 CL_{cr}+0.11	0.31	2~3.53		>200 μg/mL
サリチル酸	100	2~30	nonlin	0.88~0.18	0.17	dose-dep	150~300 μg/mL	
テオフィリン	96	18	56	0.65	0.5	9	10 μg/mL	20 μg/mL
トブラマイシン	—	90	<10	0.98 CL_{cr}	0.33	2.2,100		
バルプロ酸	100	1.8	93	0.11	0.22	14	30~100 μg/mL	
フェノバルビタール	80~100	1	96.1	0.023	0.097	56	50~150 μg/mL	
ヘパリン	—	negligible		0.38~0.93	0.037~0.070	0.7~1.8		
リチウム	100	95	0	0.35	0.79	22	0.5~1.25 mEq/L	>2.0 mEq/L
ワルファリン	93	<2	99	0.045	0.14	37	2.2 μg/mL	
2. 分布容積が小さく、クリアランスは大きい								
アミカシン		98	4	1.3(0.6 CL_{cr}+0.14)	0.27	2.3		
カルバマゼピン	>70	<1	74	1.3	1.4	15	4~10 μg/mL	>9 μg/mL
クロラムフェニコール	69	25	53	2.4	0.94	4.0		
シクロスポリン	23	<1	93	5.9	1.2	5.6		
ジドブジン	63	18	<25	26	1.4	1.1		
バンコマイシン	—	79	30	1.4(0.79 CL_{cr}+0.22)	0.39	5.6		
フェニトイン	90	2	89	V_m 5.9 mg/kg/day, K_m 5.7 μg/mL	0.64	6~24	>10 μg/mL	>20 μg/mL
プレドニゾロン	82	26	90~95	8.7	1.5	2.2		
プレドニゾン	80	3	75	3.6	0.97	3.6		
メトトレキサート	70	48	34	2.1	0.55	7.2		
リドカイン	35	2	70	9.2	1.1	1.8	1.5~6 μg/mL	>10 μg/mL
3. 分布容積が大きく、クリアランスは小さい								
ジゴキシン	70	60	25	0.88 CL_{cr}+0.33	3.12 CL_{cr}+3.84	39	0.8~2.0 ng/mL	1.6~3 ng/mL
4. 分布容積が大きく、クリアランスも大きい								
イミプラミン	40	<2	90	15	23	18	100~300 ng/mL	>1,000 ng/mL
キニジン	80	18	87	4.7	2.7	6.2	2~6 μg/mL	6~14 μg/mL
デシプラミン	38	2	82	10	20	22	40~160 ng/mL	>1,000 ng/mL
プロカインアミド	83	67	16	2.7 CL_{cr}+1.7	1.9	3.0	3~14 μg/mL	>14 μg/mL
プロプラノロール	26	<0.5	87	16	4.3	3.9	20 ng/mL	

F：バイオアベイラビリティ．X_u：尿中未変化体排泄率．$f_{r,b}$：血漿中タンパク結合率 $(1-f_p)\times100$．CL_{tot}：全身クリアランス．CL_{cr}：クレアチニンクリアランス．V_d：分布容積．$t_{1/2}$：血中消失半減期．$C_{p,eff}$：有効発現血漿中濃度．$C_{p,tox}$：毒性発現血漿中濃度．dose-dep：投与量に依存．negligible：（無視できるほどに）微量．nonlin：非線形．

◆表 1-21　二つの主要な薬物結合タンパクの血中濃度が変動する要因

血漿タンパク	要　因	血中濃度の変動
アルブミン	肝硬変	減少
	熱傷	減少
	ネフローゼ症候群	減少
	腎不全末期	減少
	妊娠	減少
α_1 酸性糖タンパク	心筋梗塞	増大
	手術	増大
	クローン病	増大
	外傷	増大
	関節リウマチ	増大

b）腎疾患の場合

　腎疾患では，血漿アルブミン濃度は減少する．ネフローゼ症候群におけるフロセミドの体内動態では，血漿アルブミン濃度の減少に伴い分布容積が増加する．クリアランスに関しては，腎固有クリアランスの低下と f_b の増加が相殺して見かけ上あまり変化はないが，腎外クリアランスは増加するので，全身クリアランスは増加している．ネフローゼ症候群では，フェニトインの f_b が約 2 倍に増加しクリアランスと分布容積を増加させる．両者の変化が相殺して，半減期には顕著な差はみられない．

　腎疾患に伴い，血漿中 α_1 酸性糖タンパクが増加し，プロプラノロールの f_b が減少することも知られている．ジゴキシンの場合は，腎疾患によりクレアチニンクリアランスの低下に伴って分布容積も低下することが知られている．

F　脳移行と血液脳関門・血液脳脊髄液関門

1）血液脳関門

　中枢神経系と関連した体液は，血液，脳脊髄液，脳組織の 3 種類に大別される（**図 1-62**）．脳の毛細血管は脳内を網の目状に循環しており，**密着結合** tight junction で連結しているので，血液中の栄養物質や薬物が脳内の神経細胞に到達するためには，まず，血管内皮細胞を経細胞的に透過しなければならない．末梢血管内皮細胞に比べて細胞飲食作用はほとんどなく，非特異的な透過は起こりにくい．また，血管内皮細胞膜表面には γ-グルタミルトランスペプチダーゼやアミノペプチダーゼなどの酵素が存在し，酵素的バリアとしても機能している．

　「薬物の脳移行性は薬物の脂溶性と分子量により決まる」と信じられてきた．血液脳関門は脳の血管内皮細胞が密着結合を形成しているため，薬物は細胞膜を透過しなければ脳組織へ到達できない．したがって，薬物の脳移行性は脂溶性に依存する，という説明は非常に理にかなっている．実際，薬物の脂溶性と脳移行性には非常によい相関関係があることも，実験データとして示されている（**図 1-63**）．

　辻らはこの相関からずれているいくつかの薬物に着目して研究を行い，世界に先駆けて「P-糖タンパク質がこれらの薬物を血液側へ汲み出すことにより**機能的バリア** functional barrier として働いている」という仮説を提唱した．その後のノックアウトマウスを用いた研究により，辻らの仮説は正しかったことが証明され，血液脳関門の機能的バリアが広

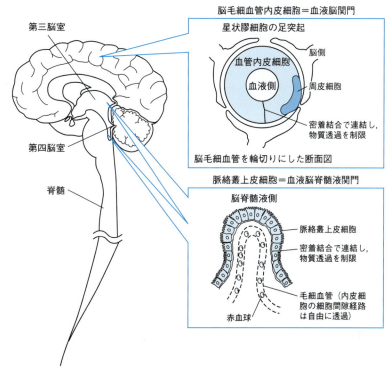

◆図1-62 血液脳関門および血液脳脊髄液関門

く認識されるようになっている．

最近の研究から，脳毛細血管や脳脊髄上皮細胞に種々のトランスポーターが存在し，薬物の脳移行を支配していることが明らかとなってきた（図1-64）．以下にトランスポーター別に解説する．

a）P-糖タンパク質

P-糖タンパク質（*ABCB1/MDR1*）は，排出ポンプが血液脳関門として機能していることがはじめて明らかにされたトランスポーターであり，脳毛細血管内皮細胞の血管側に局在し，シクロスポリン，ビンクリスチン，ドキソルビシン，キニジンなど脂溶性の高い薬物を血液側へ排出している．抗がん薬の排出ポンプとしても有名である．

b）モノカルボン酸輸送系

モノカルボン酸輸送担体（*Mct1/Slc16a1*）は脳毛細血管内皮細胞中に存在し，乳酸，短鎖脂肪酸などの弱酸性化合物を脳内へ輸送している．HMG-CoA還元酵素阻害薬，サリチル酸，バルプロ酸なども同様にして，脳内に取り込まれている．

c）MRP（multidrug resistance associated protein）

パラアミノ馬尿酸や1-ナフトールのグルクロン酸抱合体などは，MRPファミリーの基質となることが知られており，血液脳関門においても排出を受けていることが示唆されている．また，MRP4（*ABCC4*）は脳毛細血管の血液側に存在し，有機アニオン化合物を血液側へ排出している．

d）BCRP（breast cancer resistance protein）

一次性能動輸送に分類されるABCトランスポーターである．抗がん薬に対して耐性化

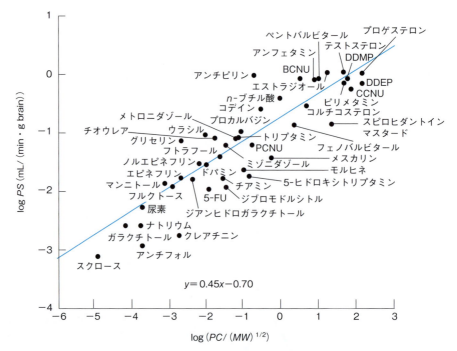

◆図1-63　血液脳関門透過速度(*PS*)とオクタノール-水分配係数(*PC*)/分子量(*MW*)$^{1/2}$ の関係
[寺崎哲也ほか：カレントテラピー 12：146, 1994]

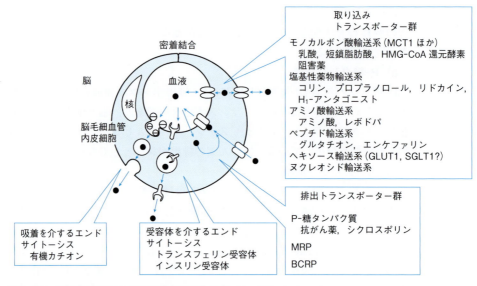

◆図1-64　血液脳関門における薬物のトランスポーター群

したがん細胞に高発現する分子として見いだされた．脳毛細血管内皮細胞の血液側に発現し，血液中から中枢への薬物の移行を抑制している．

e) GLUT1

血中のグルコースを脳内に取り込むトランスポーターで，インスリンの有無にかかわらず GLUT1 は細胞膜両側に存在してグルコースを輸送する．血中グルコース濃度が下がると細胞膜密度が上昇する．GLUT4 は主に脂肪細胞，骨格筋，心筋に認められ，インスリンがないと細胞内に存在している．

2) 血液脳脊髄液関門

脳脊髄液は脈絡叢から分泌され，これが脳室-大槽系を通過して脳の周りや脊髄の表面を回ってクモ膜の絨毛にある比較的大きな孔や弁を通り抜け，静脈洞に流入している．この血液への流出経路は，デキストランやアルブミン（分子量7万程度）のような高分子も容易に透過させるろ過機構によっている．ヒトの場合，脳脊髄液は約3〜4時間で完全に交換されてしまう．血液脳脊髄液関門も，上皮細胞が密着結合を形成することにより，血液側からの物質の流入に対して関門を形成している．一方，毛細血管は血液脳関門のものとは異なり，透過性は比較的良好である．脳脊髄液中の Na^+ 濃度は血漿中とほぼ同程度であるが，タンパクは血漿に比べほとんど無視できる濃度となっている．脳組織と脳脊髄液のあいだに関門はなく，フェリチン（分子量46万）のような比較的大きな分子を自由に透過させることができる．また，脈絡叢には脳脊髄液から血液側へ移行する受動的あるいは能動的輸送システムが存在することも知られている．

しかしながら，血液脳脊髄液関門の表面積は血液脳関門の約5,000分の1程度しかなく，血管系に投与された薬物の脳移行の主要な部分は血液脳関門により支配されていると考えてよいであろう．

血液脳脊髄液関門には，ビタミンC，デオキシリボヌクレオシド，葉酸，ビタミン B_6 などを運ぶ輸送系が存在している．また，ヒスタミン H_2 遮断薬であるシメチジン，N-メチルニコチン酸（NMN），テトラエチルアンモニウム（TEA），キニジン，キニーネなどは有機カチオン輸送系で排出され，ベンジルペニシリン，キノロン系合成抗菌薬などは有機アニオン輸送系で排出されることが示唆されている．脈絡叢に存在するトランスポーターと薬物輸送における役割が，分子レベルで明らかにされつつある．

G 分布過程における薬物相互作用

薬物の組織分布における相互作用は，1)血中タンパク結合，2)組織中結合，3)トランスポーターによる輸送，などにおける薬物間の競合により生じると考えられる．

1) 血中タンパク結合の競合

薬物間相互作用によってアルブミンなどとのタンパク結合に競合が生じて f_b が変化したとき，薬効を支配する非結合形薬物濃度 C_f はどのように変化するだろうか．投与速度 k_0 で投与し，定常状態を仮定する．消失経路は肝臓のみとする．

a) 静脈内投与の場合

薬物速度論の項における式(2-64)より，

$$CL_{tot} = CL_H = \frac{Q_h \cdot f_b \cdot CL_{int}}{Q_h + f_b \cdot CL_{int}}$$

となるので，以下の二つの極端な場合について考察する．

i) $f_b \cdot CL_{int} \gg Q_h$ のとき，

$$CL_{tot} = Q_h \cdot C \tag{1-55}$$

と近似でき，定常状態の血中濃度 C_{ss} は，

$$C_{ss} = \frac{k_0}{CL_{tot}} = \frac{k_0}{Q_h} \tag{1-56}$$

非結合形薬物濃度 C_f は，

$$C_f = C_{ss} \cdot f_b = \frac{f_b \cdot k_0}{Q_h} \tag{1-57}$$

となり，C_f は f_b に比例して変化することがわかる．

ii) $f_b \cdot CL_{int} \ll Q_h$ のとき，

$$CL_{tot} = f_b \cdot CL_{int} \tag{1-58}$$

と近似でき，

$$C_{ss} = \frac{k_0}{f_b \cdot CL_{int}} \tag{1-59}$$

$$C_f = f_b \cdot C_{ss} = \frac{k_0}{CL_{int}} \tag{1-60}$$

となり，C_f は f_b に依存しないことがわかる．

b) 経口投与の場合

$k_0 = F \cdot D / \tau$ として，F はバイオアベイラビリティ，D は投与量，τ は投与間隔．

$$C_{ss} = \frac{k_0}{f_b \cdot CL_{int}} \tag{1-61}$$

$$C_f = f_b \cdot C_{ss} = \frac{k_0}{CL_{int}} \tag{1-62}$$

となり，静脈内投与の場合とは異なり固有クリアランスの大小にかかわらず C_f は f_b に依存しないことがわかる．

このように，血液中タンパク結合に競合が起きても，高クリアランスの薬物を静脈内投与したとき以外は，薬効を支配する血中非結合形薬物濃度は変化しないことがわかる．

2) 組織結合の競合

定常状態における薬物の組織移行性は分布容積 V_{dss} によって，

$$V_{dss} = V_b + f_b \Sigma \left(\frac{V_t}{f_t} \right) \tag{1-63}$$

と表すことができる．薬物間で組織結合に競合が生じると f_t が大きくなり，V_{dss} は小さくなるが，血中タンパク結合においても競合が生じると f_b が大きくなり，両者は互いに打ち消し合う．したがって，薬物の組織移行性は，血中と組織中における競合の兼ね合いにより決まることがわかる．

3）トランスポーターの競合

　薬物の組織移行が単純拡散の場合には薬物間相互作用は起きないが，トランスポーターによって移行する，あるいは排出される場合には，薬物間の競合により組織移行性が変化する．とくに，脳移行においては P-糖タンパク質，MRP4，BCRP などが排出ポンプとして機能していて，種々の薬物を排出することにより機能的な BBB（blood-brain barrier）を形成している．排出ポンプにおいて競合が生じると薬物の脳移行性は上昇し，薬効・毒性に大きな影響を及ぼすことになるが，脳のように分布容積の小さい組織で競合が生じても血中濃度には反映されないので検出することはむずかしく注意が必要である．一方で，肝臓や腎臓などの消失組織で競合が生じる場合には，その影響は血中濃度に反映される．

H　リンパへの移行

1）リンパ管系の構造と循環

　リンパ液は末梢組織の毛細リンパ管から発し，リンパ節で集合してリンパ管を形成し，胸管に集合し，左静脈角より血管系へ流入する（図 1-65）．毛細リンパ管の形は不規則で，毛細血管の 2〜5 倍も太い．毛細リンパ管は 1 層の内皮細胞に囲まれた細管であり，50 nm 程度の分子が通過できる小孔があり，内皮細胞間の結合部も一般に空いていて，大きい物質も通過させることができる．

　ヒトにおいて 1 日に循環するリンパ流の総量は 1〜2 L であり，血液循環（7,000 L/day）と比較するとはるかに小さい値である．したがって，薬物輸送を考える場合には，一般には血液循環のほうが重要である．しかしながら，リンパへの移行過程が重要となる場合も

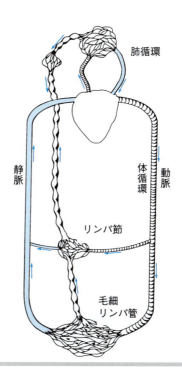

◆図 1-65　哺乳動物における血液およびリンパ液循環
［Yoffey JM et al：Lymphatics, Lymph and Lymphoid Tissue, Academic Press, p5, 1970 を参考に作成］

あるので，正しい概念を理解しておくことが必要である．

2）血液からリンパ液への移行

　物質が毛細血管を抜け出してリンパ管内へ進入するためには毛細血管と毛細リンパ管を透過しなければならない．毛細血管の透過性のほうがバリアとしては重要である．血管系に投与された物質がリンパ系へ移行する速度は臓器の種類に依存し，肝臓＞腸管＞筋肉のような序列がみられる．この理由として脈管系の構造，分布密度，孔径などの相違によると考えられる．いずれの組織でも毛細血管には直径約8 nmの小孔が存在し，さらに大きな孔も組織により分布していると考えられる．このように，血液からリンパ液への物質移行は小孔を介する単純拡散と考えられるので，濃度比は一般に1を超えることはない．低分子のリンパ移行に関してはタンパク結合が大きな影響を及ぼすが，リンパ液中の全タンパク濃度は血漿中の25～50％程度なので，リンパ液中薬物濃度は血漿中薬物濃度より小さい．

3）組織液からリンパ液への移行

　筋注や皮下注あるいは腫瘍内注射のように組織間隙に投与した場合，薬物は毛細血管と毛細リンパ管の両者あるいはいずれかを選択することになる．**表1-22**に示すように，分子量が5,000付近で分子量の小さいものは血管系へ，それ以上大きいものはリンパ系へと振り分けが行われていることがわかる（**図1-46**（前出））．もちろん低分子物質はリンパ系へも移行しているが，流速の違いで血管系へ移行しているようにみえると考えられる．リンパ管を経由しても，最終的には血流中に出現することになる．

　このような性質を利用して，薬物にリンパ指向性を与えることが可能である．一例として，薬物を高分子修飾することにより，リンパ移行性を著しく向上させることが可能である．抗がん薬のマイトマイシンCを高分子デキストランと結合させてリンパ節指向性をもたせ，がん転移を抑制することも可能である．

4）消化管からリンパ液への移行

　経口的に，あるいは直腸に投与された薬物が消化管の上皮細胞を通過して吸収されると

◆表1-22　筋注，皮下注による吸収経路と分子量

物　質	分子量	投与法	吸収経路
^{24}NaCl	58	筋肉	血管
^{59}FeCl$_3$	270	皮下	血管
ストリキニーネ	＞334	皮下	血管
ヘビ毒 Indian cobra	2,500 4,000	皮下	血管
鉄・ソルビトール・クエン酸複合体	＜5,000	筋肉	リンパ管：16% 血管：50～60%
ヘビ毒 Black tiger	＞20,000	皮下	リンパ管
ヘビ毒 Russel viper	～30,000	皮下	リンパ管
ジフテリア毒素	～70,000	皮下	リンパ管
鉄・多糖類複合体	10,000 20,000	筋肉	リンパ管
neomycin-lymphin	高分子	筋肉	リンパ管

[Ballard BE：J Pharm Sci 57：357, 1968]

き，血管系とリンパ系との振り分けはどのようになっているであろうか．一般には，流速の差から98％以上が血管系へ移行する．

リンパ移行性を有するものとして，長鎖（C_{10}以上）のトリグリセリド，ビタミンA，コレステロールなどが知られている．これらの物質は，門脈系よりも腸間膜リンパ液へ移行する．消化管内で加水分解された脂肪酸は胆汁酸とともにミセルを形成して上皮細胞内へ取り込まれると，細胞内でトリグリセリドに再合成され，タンパクに覆われてキロミクロンとなり，細胞外に放出されリンパ管へ移行する．一方，短い脂肪酸は血管系へ移行する．

大きな分子ではなくても，移行過程においてタンパクと結合することによりリンパ系へ移行する例も知られている．ビタミンB_{12}は小腸上皮細胞に移行するときには固有因子と結合しているが，細胞内では分子量約10万のタンパクと結合することにより，細胞外へ放出されると一部リンパへ移行することが知られている．

Ⅰ　妊娠時における薬物のタンパク結合

薬物の組織分布過程や消失過程に影響する血漿タンパク結合は，妊娠時に変化することが知られている．

妊婦の血漿アルブミン濃度は，妊娠末期で約50％まで減少する．サリチル酸やフェニトインなど，アルブミンに結合する酸性薬物の血漿中非結合率は上昇する．これら薬物の全身クリアランスは増加し血中薬物濃度は低下するが，薬効に直接関連する非結合形濃度は大きく変動しないことが多い（p.80，式(1-62)参照）．一方，塩基性薬物の結合タンパクであるα_1酸性糖タンパクの濃度は，妊娠時にほとんど変化しない．

妊娠時の血漿タンパク結合の変化は，薬物の胎児移行に影響することがあり，注意が必要である．

Ｊ　胎児移行と血液胎盤関門

妊娠中に母体から胎児に移行した薬物は，催奇形性など胎児の発育に影響を及ぼすおそれがある．とくに，胎芽期（受精後2〜6週）から初期胎児期（受精後6週〜3ヵ月）にかけての妊娠初期は，器官発生，器官形成の期間であり，細胞分裂が活発であるため胎児に毒性が発現しやすい．サリドマイドによる胎児奇形が起こったのも，この期間である．

妊娠中期から満期においては薬剤による奇形発生はないが，胎児の生理機能に影響する薬剤がある．抗甲状腺薬を過量に服用した場合，胎児が甲状腺機能低下症となる危険性がある．非ステロイド性抗炎症薬は，胎児の動脈管収縮異常を引き起こす．妊婦への投与が禁忌である薬剤のうち，危険度が高いものを，**表1-23**に示した．

薬物の胎児移行は，妊婦の体内薬物動態および胎盤膜透過性に影響される．これらの因子を理解することは，妊婦に対する有効で安全な薬物治療を行うために重要である．

1）妊娠時における母体の薬物動態変動（第1章 p.166参照）

妊娠時には，母体内でさまざまな生理変化が起こる．それに伴い，妊娠時の薬物動態は非妊娠時と異なる可能性がある．妊娠中は消化管の運動性が低下しており，胃内容排泄時

◆表 1-23　妊娠時における代表的な禁忌薬剤

薬効群	薬剤
降圧薬	
アンジオテンシン変換酵素阻害薬	カプトプリル，エナラプリル
アンジオテンシンⅡ受容体拮抗薬	バルサルタン　ロサルタン
経口抗凝固薬	ワルファリン
脂質異常症（高脂血症）治療薬	プラバスタチン，シンバスタチン
	アトルバスタチン
抗リウマチ薬	ペニシラミン，レフルノミド
	メトトレキサート
抗てんかん薬	トリメタジオン，プリミドン，フェニトイン
	バルプロ酸，クロナゼパム，ジアゼパム
バルビツール酸系抗てんかん薬	フェノバルビタール
躁うつ病治療薬	リチウム
消化性潰瘍治療薬	ミソプロストール
ワクチン	乾燥弱毒性風疹ワクチン

間は 30～50％延長する．また，胃酸分泌が低下，粘液分泌が亢進し胃内 pH は上昇する．これらの変化は，薬物の吸収に影響を与える可能性がある．

　組織分布に影響する因子として，血漿容積の増大とタンパク結合率の変化がある．妊娠期間中の血漿容積は非妊娠時に比べ 50％程度増大しており，全身の水分含量が増大する．主に細胞間液中に分布する薬物は，分布容積が増加する可能性がある．

　妊娠時における代謝能の変化は薬物によって異なり，代謝クリアランスが促進されるものと抑制されるものがある．妊娠時の腎血漿流量は，非妊娠時に比べ 25～50％増加する．それに伴い，腎糸球体ろ過量も 50％程度増加する．リチウムなどの腎排泄型薬物の体内からの消失が，促進される可能性がある．

2) 胎盤の構造と血液胎盤関門

　胎盤は，胎児へのガス交換，栄養の供給と老廃物の排出，外来異物あるいは母体の免疫系からの防御，さらに性腺刺激ホルモン，エストロゲン，プロゲステロンの合成や代謝を行う重要な臓器である．ヒト胎盤内には胎児側からの絨毛が突出しており，その外側は母体血で満たされている．母体血と胎児血は胎盤膜によって完全に隔てられており，母体血が直接胎児に混入することはない．

　胎盤膜は，**シンシチオトロホブラスト細胞（合胞体性栄養膜細胞）**と，それに接するサイトトロホブラスト細胞（細胞性栄養膜細胞），基底膜，胎児絨毛血管の内皮細胞からなる（**図 1-66**）．この層状構造が血液胎盤関門であり，母体-胎児間の物質輸送を制限している．サイトトロホブラスト細胞は細胞融合によってシンシチオトロホブラスト細胞に分化し，その供給源となる．

3) 胎盤における内因性物質および薬物の輸送

　巨大な多核細胞であるシンシチオトロホブラスト細胞には，単純拡散，促進拡散，能動輸送，膜動輸送（飲細胞作用）などの物質輸送システムが存在する．シンシチオトロホブラスト細胞は，母体血側に面した刷子縁膜と胎児側に面する基底膜に機能分化した分極細胞であり，**表 1-24** に示すように，さまざまなトランスポーターが発現している．これらのトランスポーターが母体から胎児への栄養物質の供給，胎児から母体への老廃物の排出を

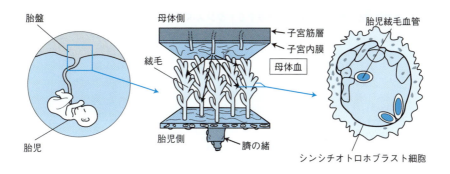
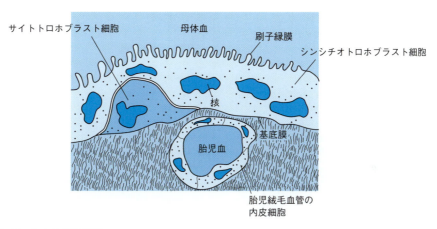

◆図1-66　ヒト胎盤の構造
　［上：大谷壽一：薬剤学 66：338, 2006 を参考に作成］
　［下：Ganapathy V et al：J Pharmacol Exp Ther 294：413, 2000 を参考に作成］

促進している．
　多くの薬物は，pH分配仮説に従う単純拡散によって血液胎盤関門を透過する．分子形で脂溶性の高い化合物ほど，透過性が高い．たとえば，脂溶性吸入麻酔薬，副腎皮質ステロイド，チオペンタール，リドカイン，プロカインなどは速やかに血液胎盤関門を透過する．一方，血漿タンパクに結合した薬物は，血液胎盤関門を透過しない．水溶性物質の透過では，分子量1,000以上のものは透過しにくい．また，薬物の荷電も透過性に影響し，ツボクラリンやスキサメトニウムなどの第四級アンモニウム塩は，胎盤膜をほとんど透過しない．薬物のなかには，胎盤膜のトランスポーターを介して輸送されるものもある．

a）栄養物質・内因性物質の輸送　**Advanced**

　胎児の発育には大量のグルコースが必要であるが，胎児内のグルコース生成能は低く，ほとんどが母体から供給される．胎盤膜には促進拡散系のグルコーストランスポーターGLUT1（*SLC2A1*）が発現しており，母体から胎児へのグルコース輸送を担っている．
　ロイシン，バリン，イソロイシンなど分岐側鎖をもつアミノ酸，フェニルアラニン，チロシン，トリプトファンなど大きな側鎖をもつアミノ酸は，Na^+非依存性L型アミノ酸トランスポーターLAT1/4F2hc（*SLC7A5/SLC3A2*）によって，血液胎盤関門を透過する．L-グルタミン酸，L-，D-アスパラギン酸は，酸性アミノ酸トランスポーターEAAT1（*SLC1A3*）によって輸送される．そのほかのアミノ酸には，それぞれ特異的なトランス

◆表1-24　血液胎盤関門に発現するトランスポーターと内因性基質

トランスポーター	内因性基質
グルコーストランスポーター	
GLUT1（*SLC2A1*）	D-グルコース，アスコルビン酸
アミノ酸トランスポーター	
LAT1/4F2hc（*SLC7A5/SLC3A2*）	大きな中性アミノ酸
CAT1（*SLC7A1*）	塩基性アミノ酸
TAT1（*SLC16A10*）	芳香族アミノ酸
EAATs（*SLC1A*）	酸性アミノ酸
ATAs（*SLC38A*）	中性アミノ酸
TauT（*SLC6A6*）	タウリン
ヌクレオシドトランスポーター	
ENTs（*SLC29A*）	ヌクレオシド
モノカルボン酸トランスポーター	
MCTs（*SLC16A*）	L-乳酸，ピルビン酸
ビタミントランスポーター	
SMVT（*SLC5A6*）	ビオチン，パントテン酸，リポ酸
還元型葉酸トランスポーター	
RFC（*SLC19A1*）	還元型葉酸
神経伝達物質トランスポーター	
SERT（*SLC6A4*）	セロトニン
NET（*SLC6A2*）	ノルアドレナリン
BGT-1（*SLC6A12*）	GABA，タウリン
DAT（*SLC6A3*）	ドパミン
有機カチオントランスポーター	
OCT3（*SLC22A3*）	カテコールアミン
OCTN2（*SLC22A5*）	カルニチン
有機アニオントランスポーター	
OAT4（*SLC22A11*）	硫酸抱合型デヒドロエピアンドロステロン
OATP2B1（*SLCO2B1*）	硫酸抱合型デヒドロエピアンドロステロン
排出トランスポーター	
MDR1（*ABCB1*）	抗がん薬などの外来性物質
MRPs（*ABCC*）	ロイコトリエン C_4
	その他，抗がん薬などの外来性物質
BCRP（*ABCG2*）	デヒドロエピアンドロステロン硫酸
	その他，抗がん薬などの外来性物質

GABA：γ-アミノ酪酸.
［Kitano T et al：Bio Pharm Bull 27：753, 2004，Unadkat JD et al：Curr Drug Metab 5：125, 2004，Ganapathy V, Prasad PD：Toxicol Appl Pharmacol 207（2 Suppl）：381, 2005 を参考に作成］

ポーターが血液胎盤関門に発現しており，胎児血中のアミノ酸濃度を調節している．

　乳酸，ピルビン酸はモノカルボン酸トランスポーター MCTs（*SLC16A*）によって運ばれる．ノルアドレナリンおよびセロトニンは，それぞれ NET（*SLC6A2*），SERT（*SLC6A4*）と呼ばれるトランスポーターで輸送される．そのほか，ヌクレオシドを輸送する ENT1（*SLC29A1*）および ENT2（*SLC29A2*），葉酸を輸送する RFC（*SLC19A1*），カルニチンを輸送する有機カチオントランスポーター OCTN2（*SLC22A5*），ビオチン，パントテン酸，リポ酸を運ぶナトリウム依存性マルチビタミントランスポーター SMVT（*SLC5A6*）などがヒト胎盤に発現しており，胎児の成長に必要な栄養物質を輸送している．このようなトランスポーターの発現は，胎児の成長に応じてダイナミックに変化していると考えられ，今後の研究課題である．

胎盤では母体から胎児への栄養供給だけでなく，胎児から母体への老廃物の排出や妊娠の維持に必要なホルモンなどの輸送が行われている．胎児副腎で産生され，エストロゲンなどのホルモン前駆体となる硫酸抱合型デヒドロエピアンドロステロンは，有機アニオントランスポーターファミリーの OATP2B1（*SLCO2B1*）によって，胎児から母体へと輸送される．この輸送の方向性は，OATP2B1（*SLCO2B1*）がシンシチオトロホブラストの胎児側細胞膜に発現していることと一致している．また，有機カチオントランスポーターの OCT3（*SLC22A3*）が胎児血側胎盤膜に発現し，カテコールアミンの胎児側からの除去に関わっていることが最近報告されている．

b）トランスポーターを介した薬物輸送　**Advanced**

抗てんかん薬バルプロ酸は，母体血中においてほとんどがイオン形で存在するにもかかわらず，胎児への移行性が高い．そのため，バルプロ酸の胎盤透過は pH 分配仮説に従う単純拡散では説明できず，トランスポーターの関与が示唆されている．覚醒剤のアンフェタミンやその誘導体，キニジン，ベラパミルなどのカチオン性薬物は単純拡散以外にも，一部トランスポーターによって輸送されるとの報告がある．一方，コカインや抗うつ薬パロキセチンは SERT（*SLC6A4*）および NET（*SLC6A2*）を介したモノアミンの胎盤膜輸送を阻害する．このように，母体に投与した薬物が内因性物質の胎児への移行を阻害することがあり，胎児の発育に影響を及ぼすおそれがある．

血液胎盤関門のシンシチオトロホブラスト細胞の母体血側細胞には，抗がん薬などの外来性物質を細胞内から細胞外へ能動的に排出する多剤耐性 P-糖タンパク質 MDR1（*ABCB1*）が発現している．抗がん薬のビンクリスチン，タキソール，モルヒネが P-糖タンパク質で排出され，母体から胎児への移行を阻んでいる．そのほか，多剤耐性関連タンパク質 MRP1（*ABCC1*），MRP2（*ABCC2*），乳がん耐性タンパク質 BCRP（*ABCG2*）などの ABC トランスポーターも，血液胎盤関門に発現していることが報告されている．糖尿病薬ではトルブタミドよりも脂溶性の高いグリベンクラミドの胎盤透過性が低いことなどから，この薬物の輸送に排出トランスポーターが関与している可能性がある．

4）胎盤の代謝酵素

胎盤では代謝活性が高く，薬物代謝酵素の CYP1A1，CYP2E1，CYP3A4〜7 が発現する．さらに，ステロイドホルモンの合成に関わる CYP11A1 や CYP19 も発現する．そのほか，グルタチオン-*S*-転移酵素などの第Ⅱ相抱合反応に関わる酵素が発現し，胎児環境を調節していることが知られている．

K　高分子医薬品の体内分布

近年のめまぐるしいバイオテクノロジー発展により，高い生理活性を有するペプチド，タンパク質，抗体あるいは核酸などが高分子医薬品として期待されはじめ，大量製造技術の確立と相まってすでに現実のものとなっている．これまでに臨床使用され，さらにその体内動態が研究されてきた医薬品のほとんどは合成低分子医薬品であったが，高分子医薬品は従来の低分子医薬品と大きく異なる体内動態を示す．これら高分子医薬品は注射での投与が多く，それゆえ，体内分布の正確な把握が適正使用の観点でも重要である．

1) ペプチド・タンパク質性医薬品

ペプチドやタンパク質などの高分子医薬品を経口投与した際には，胃液中での加水分解や消化管内の消化酵素により高分子医薬品が分解され，一般にその生物学的利用率はきわめて低い．そこで高分子医薬品の多くは持続または点滴静注により投与されるが，一部の高分子医薬品には筋肉内注射あるいは皮下注射が可能なものもある．高分子医薬品の体内分布はその物理化学的特性(分子サイズ，表面電荷，脂溶性)，タンパク結合率，担体介在性輸送，そして投与ルートや剤形に大きく影響される．ペプチドやタンパク質は分子量が比較的大きいため直接に毛細血管に入らず，その多くはリンパ管系を経て血管内に入る．そのために血流への移行はややゆるやかであるが，筋肉内は血管系が比較的よく発達しているため皮下注射に比べて血流移行が早い傾向にある(図1-67)．血流に入ったペプチドやタンパク質の組織内移行は臓器によって大きく異なり，血管内皮の不連続な毛細血管を有する肝臓や脾臓では分子量10万程度までの高分子は組織移行することができるものの，連続内皮をもつ毛細血管が存在する骨格筋，平滑筋，皮膚，肺，粘膜組織など多くの組織では分子量が1,000以上の水溶性薬物はほとんど移行しない．小腸や腎臓のように有窓内皮の毛細血管を有する臓器では分子量が比較的大きなものでもゆるやかではあるが移行することができる．また，エリスロポエチンのように骨髄や脾臓に発現している特異的受容体と結合してエンドサイトーシスによって細胞内への取り込みが起こるものもあるが，その取り込み量は限定的であり，高分子医薬品の多くは細胞外液中に分布する．

分子量が大きいペプチドやタンパク質は一般的に血液脳関門を透過しないが，トランスサイトーシス(膜動輸送機構)により脳内に運ばれるものもある．このトランスサイトーシスには特異的受容体を介したreceptor-mediated transcytosis(RMT)機構と物理化学的相互作用によるadsorptive-mediated transcytosis(AMT)機構がある．RMT機構ではインスリン，レプチン，トランスフェリンなどが受容体を介して輸送され，AMT機構では脳毛細血管内皮細胞膜の負電荷部位に結合できる塩基性のペプチドやタンパク質が輸送される．

2) 抗体医薬品(第5章 p.375 参照)

抗体は，その高い特異性や親和性から分子標的薬として期待され続けてきたが，マウス由来の抗体をヒトに投与すると免疫系に認識されて比較的速やか(半減期：数時間～3日)

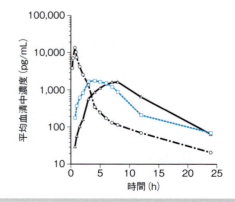

◆図1-67 ヒトにおけるインターフェロンα投与後の血清中濃度
○：静脈内注射．□：筋肉内注射．
△：皮下注射．
いずれも $36×10^6$ U で投与した．
[Wills RJ et al：Clin Pharmacol Ther 35：722, 1984]

に消失してしまい，なおかつマウス由来抗体に対する抗体が体内で作られることで重篤な副作用が懸念されて臨床応用が困難であった．一方，ヒト由来抗体の半減期は約20日であり，マウス抗体に比べて安全性も高い．この背景から，マウス抗体の可変領域あるいは相補性決定領域以外をヒト型に置き換えたキメラ抗体やヒト化抗体が遺伝子工学技術によって作り出され（図1-68），これらはマウス抗体に比べて免疫原性が低く，生体内安定性も優れている．

マウス抗体とヒト抗体あるいはヒト化抗体の生体内安定性は，これら抗体のneonatal Fc receptor（FcRn）への親和性の違いで説明することができる．FcRnは新生児の小腸に多く発現しており，母乳中のIgGと結合することでエンドサイトーシスにより体内に取り込む重要な役割を担っている．FcRnは新生児の小腸だけでなく，小児や成人の多くの組織にも発現していることが明らかとなっており，血中でもFcRnはIgGと結合することで，IgGの血中濃度維持に寄与している（図1-69）．すなわち，血管内皮細胞や血球系細胞においてピノサイトーシスによって取り込まれたIgGは，H^+の流入により酸性化（<pH 6.0）したエンドソーム内でFcRnに結合し，この複合体は細胞表面付近まで輸送されて，中性付近のpHになればIgGを細胞外放出（再循環）する．一方，FcRnと結合していないIgGは細胞内でリソソームに輸送され，その大部分は分解される．FcRnの発現量は多く，それゆえにIgGとの結合は多くの場合において飽和しない．このように，FcRnはIgGの生体内安定性を高めて半減期の延長に貢献しているが，マウス抗体はヒトFcRn

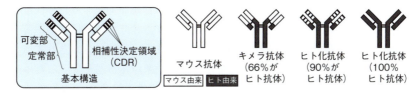

◆図1-68 モノクローナル抗体の基本構造と種類
CDR：complementarity determining region.

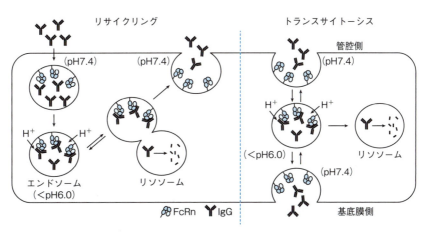

◆図1-69 FcRnを介したIgGのリサイクリングならびにトランスサイトーシス

に結合できず，それゆえにヒトにおけるマウス抗体の半減期が短いと考えられている．

FcRnとの親和性だけでなく，抗体医薬のクリアランスは糸球体のろ過効率にも影響を受ける．一般に，分子量40kDa以下の比較的小さいタンパク質は腎糸球体基底膜を透過しやすく，また正に荷電したタンパク質は負電圧を帯びている基底膜との静電相互作用によって糸球体ろ過を受けやすい．Fcドメインをもたない低分子抗体はFcRnによるリサイクリングを受けず，さらには糸球体ろ過を受けやすい分子サイズであり，それゆえに低分子抗体の半減期は数時間程度にとどまる．その一方，分子サイズが大きいIgG型抗体のクリアランスには糸球体ろ過の寄与が小さく，主に細胞への非特異的取り込みによる分解，標的介在性薬物消失 terget-mediated drug disposition などが関与していると考えられる．

血中から組織へのIgGの移行は主として対流や拡散などの受動的機構によるものと考えられているが，FcRnのIgG体内分布への関与が示唆されている．上皮細胞などにおいてトランスサイトーシスによってIgGが輸送されており，たとえば，胎盤を通じての胎児へのIgG供給，血液脳関門を通じての脳へのIgG供給，そして腎糸球体基底膜からのIgG除去などにも関与していると考えられている．また，肺にもFcRnが発現しており，IgGを非侵襲的に肺から投与する試みが進められている．

3) 核酸医薬品（第5章 p. 378 参照）

高分子医薬品の一つである核酸医薬品（アンチセンス，siRNA，リボザイム，アプタマー，デコイ核酸など）は疾患の原因遺伝子に作用し，その発現を選択的に抑制することで治療効果をもたらす．核酸医薬品がその作用を発現するためには細胞膜を通過して，細胞内での配列特異的な結合が必須であるが，オリゴ核酸は負の電荷を帯びた高分子化合物であり，膜透過性は必ずしも高くない．また，組織に分布されず血流に滞留する核酸医薬品はRNA分解酵素による速やかな分解や糸球体ろ過を受けるため，一般に血中半減期は数十分程度である．そのため，生体内安定性を高める構造改変，生体内での核酸導入技術，あるいは組織選択性の高いドラッグデリバリーシステムの開発が核酸医薬品開発を推進するうえで重要である．最近では，2018年に米国にてオンパットロ®点滴静注（一般名：パチシランナトリウム）が世界初のsiRNA製剤として承認された．パチシランはトランスサイレチンmRNAを特異的標的としており，肝細胞への薬物送達を目的に脂質ナノ粒子として製剤化されている．

4) 高分子医薬品の体内動態を変化させるアプローチ（第5章 p. 385 参照）

適切な化学修飾やドラッグデリバリーシステムを高分子医薬品に適用することで，その体内動態を改善し，生物活性を高めることができる．たとえば，ペプチド・タンパク質性医薬品の体内動態を改善するために，①特定アミノ酸配列の置換，②ジスルフィドやペプチド結合などによる化学的な環状化，③ポリマーや生体高分子との結合，④放出制御やナノ粒子をはじめとする種々の製剤設計などが用いられ，一部の技術は抗体医薬品にも適用されている．このなかでもポリエチレングリコール polyethylene glycol（PEG）による化学修飾は，基礎研究から臨床応用まで広く検討されている．インターフェロンβ-1aに20kDaのPEGを修飾した際には，筋肉内注射ならびに皮下注射時の$t_{1/2}$はそれぞれ20.7時間，19.1時間であった（図1-70）．インターフェロンβ-1aではいずれの投与方法にお

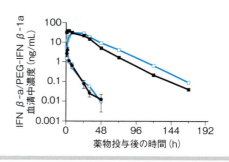

◆図1-70 サルにおけるインターフェロンβ-1a とそのPEG修飾体の血清中濃度
PEG修飾インターフェロンβ-1a(1 MIU/kg)
　■：筋肉内注射．□：皮下注射．
インターフェロンβ-1a(1 MIU/kg)
　●：筋肉内注射．○：皮下注射．
[Hu X et al：J Pharmacol Exp Ther 338：984, 2011]

いても $t_{1/2}$ は6～7時間であり，PEG修飾によって顕著な生体内滞留性の増大に成功している．PEG修飾は対象となる高分子医薬品の肝への取り込みの低下，腎排出・除去の低下，さらには分解酵素からの保護などにより生体内半減期が延長するとともに，抗原性を低下させることが可能となる．これらの効果により高分子医薬品の安全性向上と投与回数の低減に寄与すると期待されている．一般に修飾するPEGの分子量が大きくなるほど生体内滞留性は向上すると考えられるが，その一方で受容体などへの結合活性は逆に低下することがあるので，両者のバランスを慎重に考慮する必要がある．これまでにPEG化インターフェロンα(2003年)，PEG化ヒト成長ホルモンアナログ(2007年)，PEG化エリスロポエチン(2011年)，PEG化ヒト化抗TNFα抗体(2012年)，PEG化血液凝固第Ⅸ因子(2018年)，PEG化ウシアデノシンデアミナーゼ類縁体(2019年)などがわが国で医薬品として承認されており，現在も複数のPEG修飾高分子医薬品が開発段階にある．核酸医薬品についても細胞内取り込みや特定の臓器への分布を増加させるため，PEGなどのポリマー修飾やリポソーム，コラーゲンゲルなどを用いたドラッグデリバリーシステムの開発が行われている．

演習問題

問1 薬物の組織移行に関する記述のうち，正しいのはどれか．2つ選べ．

1. 皮膚，筋肉，脂肪などの組織では，組織単位重量あたりの血流量が小さいために，一般に血液から組織への薬物移行は遅い．
2. 2種類の薬物の組織結合率が同じとき，血漿タンパク結合率が低い薬物と比較して高い薬物の分布容積は大きい．
3. 脳毛細血管内皮細胞に存在するP-糖タンパク質は一部の疎水性薬物の脳内移行を抑制している．
4. 分子量5,000以下の薬物は，筋肉内投与後，リンパ系に選択的に移行する．

問2 薬物Aと薬物Bのアルブミンとの結合はラングミュアー式に従い，図に示す直線が得られた．その結果に関する記述のうち，正しいものを2つ選べ．ただし，C_fは非結合形薬物濃度，C_bは結合形薬物濃度である．

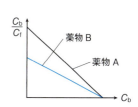

1. 図は逆数プロットと呼ばれる．
2. 薬物Aと薬物Bのアルブミン分子上の結合部位数は等しい．
3. 薬物Aと薬物Bのアルブミンとの結合率は，いずれも薬

物濃度に依存しない.

　4　薬物Aの結合定数は薬物Bの結合定数より大きい.

問3 薬物の体内分布に関する記述のうち，正しいものを2つ選べ.

　1　高齢者では体脂肪率が増加しており，脂溶性の高い薬物の脂肪組織への蓄積が生じやすい.

　2　高齢者では血漿中のα_1-酸性糖タンパク質濃度が低下しており，塩基性薬物の非結合形分率が上昇している.

　3　心不全患者では血流が増大しており，薬物の分布容積の増大が起こりやすい.

　4　慢性腎不全患者では血漿中のアルブミン濃度が低下しており，酸性薬物の非結合形分率が上昇している.

問4 胎盤における栄養物質および薬物の透過に関する記述のうち，正しいのはどれか．2つ選べ.

　1　グルコースなどの栄養物質は胎児の成長に必須であるため，胎盤には血液脳関門のような関門がない.

　2　母体の血漿タンパク質に結合した薬物や，分子量が1,000を超える水溶性の高い薬物は，胎児に移行しにくい.

　3　ツボクラリンやスキサメトニウムなどの第四級アンモニウム塩は，胎盤膜を自由に透過する.

　4　胎盤膜にはトランスポーターが発現しており，栄養物質の胎児への移行および老廃物の胎児から母体への排泄を促進している.

問5 高分子医薬品の体内動態に関する記述のうち，正しいのはどれか．1つ選べ.

　1　タンパク質や抗体などの高分子医薬品に対してポリエチレングリコールによる修飾を行うことによって生体内半減期を短縮することができる.

　2　IgG型抗体よりもFcドメインをもたない低分子抗体のほうが糸球体ろ過を受けにくい.

　3　マウス抗体の一部をヒト型に置き換えたキメラ抗体は，マウス抗体よりもヒトにおいて半減期が長い.

　4　Neonatal Fc receptor（FcRn）は新生児のみに認められる受容体であり，母乳中のIgGを体内に取り込む役割を担っている.

4. 代　　謝

　多くの薬物は，生体に投与されてから排泄されるまでのあいだに，その化学構造が変化する．これを**代謝** metabolism あるいは**生体内変換** biotransformation といい，そのような反応を触媒するタンパク質を**代謝酵素** metabolic enzyme という．また，元の薬物を親薬物（あるいは未変化体），代謝により生成される物質を**代謝物** metabolite という．多くの場合，薬物は代謝されることによって水溶性が増大し，尿中あるいは胆汁中（糞便中）に排泄されやすくなることから，代謝は生体が備える異物解毒機構の一つと考えられている.

A 代謝酵素と代謝反応

薬物代謝酵素は肝臓にもっとも多く存在し，その他，消化管，肺，皮膚，腎臓，胎盤，血液などにも存在する．代謝酵素が含まれる細胞分画の調製に関する模式図を，図 1-71 に示す．組織をホモジナイズし，600×g で 10 分間遠心分離することにより核などを沈殿させ，その上清を 9,000×g で 20 分間遠心分離して得られる沈殿をミトコンドリア分画，上清を S9 分画という．S9 分画をさらに 105,000×g で 60 分間遠心分離して得られる沈殿（小胞体が含まれる）をミクロソーム分画，そのときの上清（サイトゾルが含まれる）を可溶性分画という．代表的な代謝酵素とその局在を表 1-25 に示す．

薬物の代謝反応は，第 I 相反応（酸化 oxidation，還元 reduction，加水分解 hydrolysis）と第 II 相反応（抱合）の二つに大別される．

1) 第 I 相反応

酸化，還元，加水分解あるいはこれらの組み合わせによって，薬物分子に極性の官能基が新しく生成する反応を，第 I 相反応 phase I reaction という．第 I 相反応の主な反応様式を表 1-26 に示す．

a) 酸 化

薬物の酸化反応を担う主な酵素は，ミクロソーム分画（小胞体）に局在するシトクロム

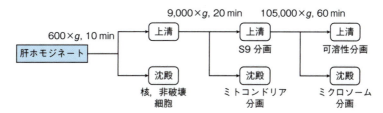

◆図 1-71 肝臓ホモジネートからの細胞分画の調製

◆表 1-25 代表的な薬物代謝酵素とその細胞内局在

	酵 素	細胞内局在
第 I 相反応	シトクロム P450	ミクロソーム分画
	フラビン含有モノオキシゲナーゼ	ミクロソーム分画
	アルコールデヒドロゲナーゼ	可溶性分画
	アルデヒドデヒドロゲナーゼ	可溶性分画
	モノアミンオキシダーゼ	ミトコンドリア分画
	NADPH-シトクロム P450 レダクターゼ	ミクロソーム分画
	エステラーゼ	可溶性分画，ミクロソーム分画
第 II 相反応	UDP-グルクロン酸転移酵素	ミクロソーム分画
	硫酸転移酵素	可溶性分画
	グルタチオン S-転移酵素	可溶性分画
	N-アシル基転移酵素	ミトコンドリア分画
	N-アセチル基転移酵素	可溶性分画

◆表 1-26 第Ⅰ相反応の主な反応様式

反応名		基本的反応式
酸化反応	アルキル側鎖の水酸化	$R-CH_2-CH_3 \longrightarrow R-CH_2-CH_2-OH$ $R-CH_2-CH_3 \longrightarrow R-\underset{OH}{CH}-CH_3$
	芳香環の水酸化	$R-C_6H_5 \longrightarrow R-C_6H_4-OH$
	O-脱アルキル化	$R-OCH_3 \longrightarrow R-\underset{OH}{OCH_2} \longrightarrow R-OH$
	N-脱アルキル化	$R-N(CH_3)_2 \longrightarrow R-N(CH_2OH)(CH_3) \longrightarrow R-NH(CH_3)$
	N-水酸化	$R-NH_2 \longrightarrow R-NHOH$
	エポキシ化	$R-CH=CH-CH_3 \longrightarrow R-CH\overset{O}{-}CH-CH_3$ (アントラセン → エポキシド)
還元反応	ニトロ基の還元	$R-NO_2 \longrightarrow R-NHOH \longrightarrow R-NH_2$
	アゾ基の還元	$R-N=N-R' \longrightarrow R-NH_2 + R'-NH_2$
	ケトンの還元	$R-\underset{O}{C}-R' \longrightarrow R-\underset{OH}{CH}-R'$
	アルデヒドの還元	$R-CHO \longrightarrow R-CH_2OH$
加水分解反応	エステルの加水分解	$R-COOR' \longrightarrow R-COOH + R'-OH$
	アミドの加水分解	$R-CONHR' \longrightarrow R-COOH + R'-NH_2$
	エポキシドの加水分解	$R-CH\overset{O}{-}CH-R' \longrightarrow R-\underset{HO}{CH}-\underset{OH}{CH}-R'$

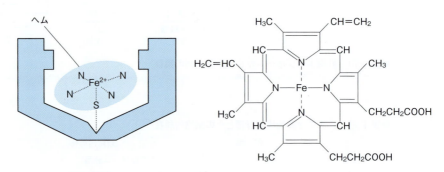

◆図 1-72 CYP の構造模式図とプロトヘムの構造

P450（cytochrome P450：CYP）である．P は pigment（色素）を表し，一酸化炭素と結合して 450 nm に吸収差スペクトルの極大値を示すことから P450 と命名された．CYP は約 500 個のアミノ酸からなり，プロトヘムの構造をもつ分子量約 5 万のタンパク質である（図 1-72）．活性中心であるヘム鉄の酸化・還元サイクルによって，薬物の代謝反応が進行する（図 1-73）．電子供与体（補酵素）として還元型ニコチンアミドアデニンジヌクレオチドリン酸（NADPH）を必要とする一原子酸素添加反応であり，反応式は次のように表される（薬物を RH と表す）．

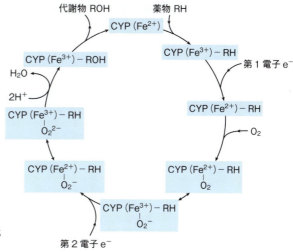

◆図 1-73　CYP による薬物(RH)の酸化反応機構

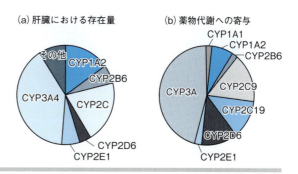

◆図 1-74　ヒト肝臓における CYP 分子種の存在量(a)と各 CYP 分子種により代謝される薬物数(b)の割合
[Wang H, Tompkins LM：Curr Drug Metab 9：598, 2008, Williams JA et al：Drug Metab Dispos 32：1201, 2004]

$$RH + O_2 + NADPH + H^+ \longrightarrow ROH + H_2O + NADP^+$$

　CYP には多くの種類(分子種)があり，アミノ酸配列の相同性が 40% 以上のものをファミリー，55% 以上のものをサブファミリーと呼ぶ．薬物代謝に主に関与するファミリーは 1〜3 であり，各分子種は CYP3A4 などと表記する(3 がファミリー，A がサブファミリー，4 が分子種を表す)．CYP3A4 は，ヒトの肝臓においてもっとも存在量が多く，またもっとも多くの薬物の代謝に関与する分子種である(図 1-74)．ヒトの小腸粘膜にも CYP3A4 が発現し，経口投与された薬物の初回通過代謝(p. 32 参照)を担っている．

　CYP は基質特異性が低く，各分子種が多数の薬物の代謝に関与している．ヒトの肝臓における主要な CYP 分子種により代謝される薬物(基質)およびそれらを阻害・誘導する薬物の例を表 1-27 に示す．

　薬物の酸化反応を担う酵素としては，CYP のほかに，同じくミクロソーム分画に局在するフラビン含有モノオキシゲナーゼ flavin-containing monooxygenase(FMO)，可溶性分画に局在するアルコールデヒドロゲナーゼ alcohol dehydrogenase(ADH)およびアルデヒドデヒドロゲナーゼ aldehyde dehydrogenase(ALDH)，ミトコンドリア分画に局在するモノアミンオキシダーゼ monoamine oxidases(MAO)などがある．薬物の酸化反応の例を図 1-75 に示す．

◆表1-27　代表的なCYP分子種の基質，阻害薬，誘導薬の例

CYP分子種	基質	阻害薬	誘導薬
CYP1A2	筋緊張緩和薬：チザニジン メラトニン受容体アゴニスト：ラメルテオン キサンチン系薬：カフェイン，テオフィリン SNRI：デュロキセチン 抗線維化薬：ピルフェニドン パーキンソン病治療薬：ロピニロール 抗精神病薬：クロザピン，オランザピン 下痢型過敏性腸症候群治療薬・制吐薬：ラモセトロン	SSRI：フルボキサミン ニューキノロン系抗菌薬：シプロフロキサシン 経口避妊薬：黄体ホルモンとエチニルエストラジオールの合剤 抗不整脈薬：メキシレチン 尋常性白斑治療薬：メトキサレン 鉄キレート剤：デフェラシロクス	リファマイシン系抗酸菌症治療薬：リファンピシン 抗HIV薬：リトナビル 抗てんかん薬：フェニトイン その他：喫煙
CYP2B6	抗HIV薬：エファビレンツ		抗HIV薬：エファビレンツ 抗てんかん薬：カルバマゼピン
CYP2C8	プロスタサイクリン受容体作動薬：セレキシパグ 糖尿病治療薬：レパグリニド，ピオグリタゾン 抗悪性腫瘍薬：ベキサロテン ロイコトリエン受容体拮抗薬：モンテルカスト	抗血小板薬：クロピドグレル 鉄キレート剤：デフェラシロクス	リファマイシン系抗酸菌症治療薬：リファンピシン
CYP2C9	抗凝固薬：ワルファリン 糖尿病治療薬：グリメピリド，グリベンクラミド，ナテグリニド 抗てんかん薬：フェニトイン NSAIDs：ジクロフェナク，セレコキシブ，イブプロフェン 脂質異常症治療薬：フルバスタチン	フルオロウラシル系抗悪性腫瘍薬：TS-1，UFT，テガフール，フルオロウラシル，ドキシフルリジン，カペシタビン アゾール系抗真菌薬：ミコナゾール，フルコナゾール 抗不整脈薬：アミオダロン 痛風治療薬：ブコローム	リファマイシン系抗酸菌症治療薬：リファンピシン 抗HIV薬：リトナビル 抗悪性腫瘍薬：エンザルタミド 抗てんかん薬：フェノバルビタール，カルバマゼピン 制吐薬：アプレピタント
CYP2C19	アゾール系抗真菌薬：ボリコナゾール プロトンポンプ阻害薬：オメプラゾール，ランソプラゾール，エソメプラゾール，ラベプラゾール 抗てんかん薬：クロバザム ベンゾジアゼピン系薬：ジアゼパム，エチゾラム 抗血小板薬：クロピドグレル SSRI：セルトラリン，エスシタロプラム	SSRI：フルボキサミン 抗血小板薬：チクロピジン アゾール系抗真菌薬：フルコナゾール	リファマイシン系抗酸菌症治療薬：リファンピシン 抗HIV薬：リトナビル 抗悪性腫瘍薬：エンザルタミド 抗てんかん薬：フェニトイン
CYP2D6	ゴーシェ病治療薬：エリグルスタット 鎮咳去痰薬：デキストロメトルファン 過活動膀胱治療薬：トルテロジン がん性疼痛治療薬：トラマドール 注意欠陥/多動性障害治療薬：アトモキセチン 抗不整脈薬：プロパフェノン 抗悪性腫瘍薬：タモキシフェン 抗精神病薬：ブレクスピプラゾール 抗うつ薬：ノルトリプチリン，	SSRI：パロキセチン，エスシタロプラム アリルアミン系抗真菌薬：テルビナフィン 抗不整脈薬：キニジン 二次性副甲状腺機能亢進症治療薬：シナカルセト SNRI：デュロキセチン NSAIDs：セレコキシブ	

4. 代　謝　97

◆表 1-27　（つづき）

	ベンラファキシン, イミプラミン β遮断薬：メトプロロール, チモロール, プロプラノロール 精神安定薬：ペルフェナジン		
CYP3A	ベンゾジアゼピン系薬：トリアゾラム, ミダゾラム, アルプラゾラム, ブロチゾラム 不眠症治療薬：スボレキサント 免疫抑制薬：エベロリムス, シロリムス, タクロリムス 脂質異常症治療薬：シンバスタチン, ロミタピド, アトルバスタチン カルシウム拮抗薬：ニソルジピン, フェロジピン, アゼルニジピン 注意欠陥/多動性障害治療薬：グアンファシン 抗精神病薬：ブロナンセリン, クエチアピン, ブレクスピプラゾール, ピモジド ホスホジエステラーゼ5阻害薬：バルデナフィル, シルデナフィル, タダラフィル エンドセリン受容体拮抗薬：マシテンタン 抗悪性腫瘍薬：ボスチニブ, ダサチニブ, イブルチニブ, クリゾチニブ, ラパチニブ, セリチニブ 抗HIV薬：マラビロク, ダルナビル, ロピナビル, リルピビリン 抗HCV薬：グラゾプレビル 抗凝固薬：リバーロキサバン 抗血小板薬：チカグレロル バソプレシンV₂受容体拮抗薬：トルバプタン アルドステロン拮抗薬：エプレレノン トリプタン系片頭痛治療薬：エレトリプタン 抗ヒスタミン薬：ルパタジン, エバスチン ステロイド薬：ブデソニド, デキサメタゾン, メチルプレドニゾロン ステロイド薬(吸入)：ブデソニド, フルチカゾン 制吐薬：アプレピタント 痛風治療薬：コルヒチン 末梢性オピオイド受容体拮抗薬：ナルデメジントシル	アゾール系抗真菌薬：イトラコナゾール, ボリコナゾール, ミコナゾール, フルコナゾール, ホスラブコナゾール 抗HIV薬：リトナビル, コビシスタット, ネルフィナビル, アタザナビル, ホスアンプレナビル マクロライド系抗菌薬：クラリスロマイシン, エリスロマイシン カルシウム拮抗薬：ジルチアゼム, ベラパミル 果汁系飲料：グレープフルーツジュース 抗悪性腫瘍薬：イマチニブ, クリゾチニブ 制吐薬：アプレピタント ニューキノロン系抗菌薬：シプロフロキサシン 免疫抑制薬：シクロスポリン 自律神経調整薬：トフィソパム アデノシンA₂ₐ受容体拮抗薬：イストラデフィリン	リファマイシン系抗酸菌症治療薬：リファンピシン, リファブチン 抗悪性腫瘍薬：ミトタン, エンザルタミド 抗てんかん薬：フェノバルビタール, フェニトイン, カルバマゼピン 抗HIV薬：エトラビリン, エファビレンツ その他：セント・ジョーンズ・ワート 精神刺激薬：モダフィニル エンドセリン受容体拮抗薬：ボセンタン

［杉山雄一(監)：薬物動態の変化を伴う薬物相互作用 2019, ファーマトリビューンを参考に作成］

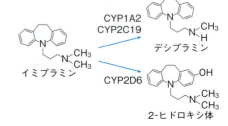
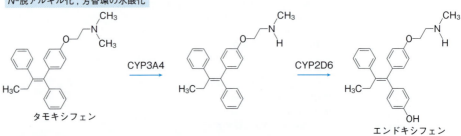

◆図1-75 薬物の酸化反応の例
ADH：アルコールデヒドロゲナーゼ，ALDH：アルデヒドデヒドロゲナーゼ，MAO：モノアミンオキシダーゼ．

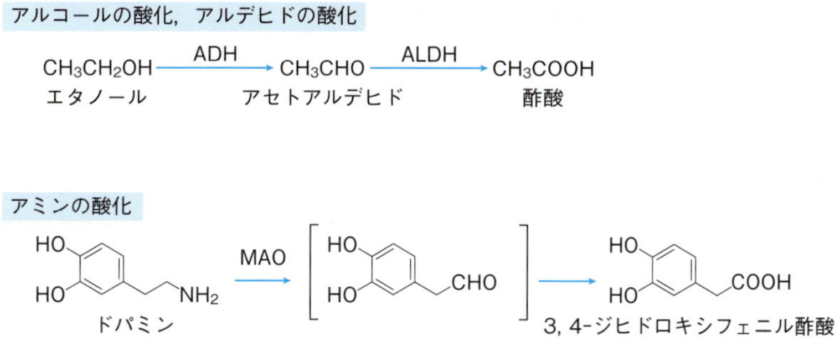

4. 代　　謝　　99

アルコールの酸化，アルデヒドの酸化

$$CH_3CH_2OH \xrightarrow{\text{ADH}} CH_3CHO \xrightarrow{\text{ALDH}} CH_3COOH$$

エタノール　　　　　アセトアルデヒド　　　　酢酸

アミンの酸化

ドパミン　　$\xrightarrow{\text{MAO}}$　　[中間体]　　→　3,4-ジヒドロキシフェニル酢酸

◆図1-75　（つづき）

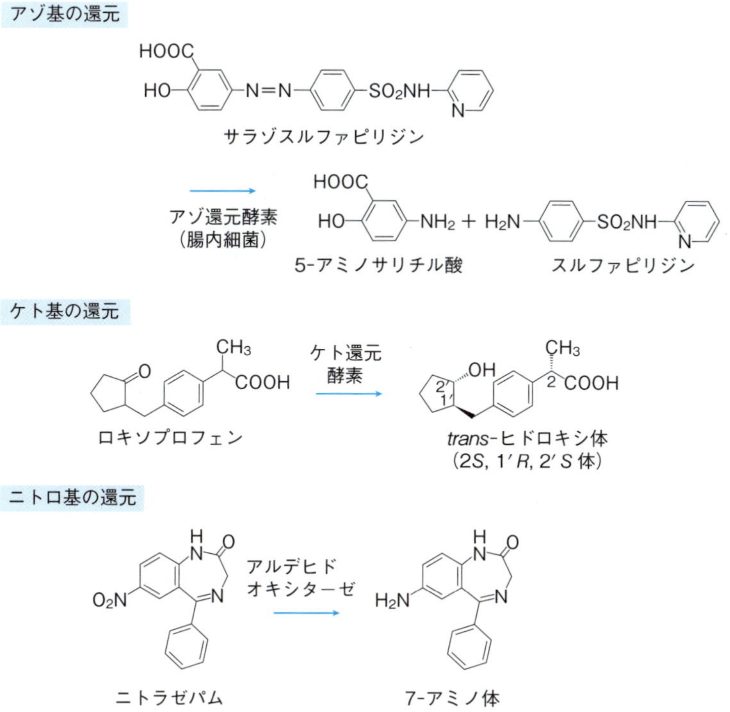

アゾ基の還元

サラゾスルファピリジン

$\xrightarrow[\text{(腸内細菌)}]{\text{アゾ還元酵素}}$

5-アミノサリチル酸　　＋　　スルファピリジン

ケト基の還元

ロキソプロフェン　$\xrightarrow[\text{酵素}]{\text{ケト還元}}$　trans-ヒドロキシ体
（2S, 1′R, 2′S 体）

ニトロ基の還元

ニトラゼパム　$\xrightarrow{\text{アルデヒド オキシターゼ}}$　7-アミノ体

◆図1-76　薬物の還元反応の例

　代謝に複数の CYP 分子種が関与する薬物では，遺伝子変異により特定の酵素活性が低い人［poor metabolizer（PM）；本章「6.**A**2）遺伝子多型と薬物動態」参照］において，代謝物の生成パターンが異なることがある．たとえば，CYP2D6 の PM では，イミプラミンの 2-ヒドロキシ体の生成が低下し，活性代謝物であるデシプラミンの生成が増大する．また，CYP2C19 の PM では，オメプラゾールの水酸化体の生成が低下し，スルホン体の生成が増大する．

b）還　　元

　薬物の還元反応を担う酵素として，NADPH-シトクロム P450 レダクターゼ NADPH-

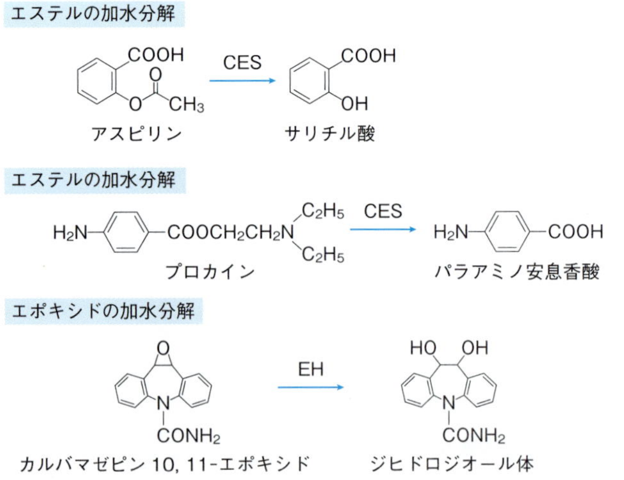

◆図 1-77　薬物の加水分解反応の例
CES：カルボキシルエステラーゼ．EH：エポキシドヒドロラーゼ．

cytochrome P450 reductase がある．この酵素はミクロソーム分画に局在し，ニトロ基の
アミンへの還元やアゾ基の開裂的還元を触媒する．また，CYP もニトロ基やアゾ基の還
元反応に関与するほか，アルデヒドやケトンの還元は ADH や**アルド-ケトレダクターゼ**
aldo-keto reductase によって触媒される．

薬物の還元反応の例を**図 1-76** に示す．

c）加水分解

薬物のエステル結合，アミド結合，エポキシドの加水分解反応を担う酵素として，それ
ぞれ**エステラーゼ** esterase，**アミダーゼ** amidase，**エポキシドヒドロラーゼ** epoxide hyd-
rolase（EH）がある．**カルボキシルエステラーゼ** carboxylesterase（CES）は，肝臓のほかに
小腸粘膜や血漿中にも存在し，多くのエステル型プロドラッグ（後述）の加水分解を触媒す
る．最近，使用頻度が増大しているタンパク質性医薬品は，多くの組織に広く分布する**プ
ロテアーゼ** protease や**ペプチダーゼ** peptidase により加水分解を受ける．また，生体内
で生成した薬物の抱合体は，胆汁排泄されたのち，腸内細菌がもつ **β-グルクロニダーゼ**
β-glucuronidase などにより加水分解（脱抱合）を受け，再吸収されることがある（腸肝循
環，p. 132 参照）．

薬物の加水分解反応の例を**図 1-77** に示す．

2）第Ⅱ相反応

薬物の水酸基，カルボキシ基，アミノ基などの官能基に内因性物質（グルクロン酸，硫
酸，アミノ酸など）が結合する**抱合** conjugation 反応を，**第Ⅱ相反応** phase Ⅱ reaction と
いう．薬物そのものが有する官能基が抱合を受けるケースと，第Ⅰ相反応により生成した
官能基が抱合を受けるケースがある．多くの場合，第Ⅰ相反応により薬物の水溶性が増大
するが，抱合によりさらに増大し，尿中あるいは胆汁中に排泄されやすくなる．

第Ⅱ相反応に関わる主な酵素とその補基質，抱合される官能基および基質の例を**表 1-**

4. 代 謝　101

◆表 1-28　主な第Ⅱ相反応

抱合反応	酵　素	補基質	官能基	基質の例
グルクロン酸抱合	UDP-グルクロン酸転移酵素（UGT）	UDP-グルクロン酸（UDPGA）	-OH, -COOH, -NH₂, -SH	ビリルビン，モルヒネ，アセトアミノフェン，インドメタシン，ジドブジン，バルプロ酸，ラモトリギン，ロラゼパム，ミコフェノール酸
硫酸抱合	硫酸転移酵素（SULT）	3′-ホスホアデノシン-5′-ホスホ硫酸（PAPS）	-OH, -NH₂	ステロイド，アセトアミノフェン
グルタチオン抱合	グルタチオン S-転移酵素（GST）	還元型グルタチオン（GSH） HSCH₂CHCNHCH₂COOH NHCCH₂CH₂CHCOOH NH₂	エポキシド，ハロゲン	アザチオプリン，アセトアミノフェン，カプトプリル，シスプラチン
アミノ酸抱合	N-アシル基転移酵素	アシル CoA	-COOH	コール酸，安息香酸，フェニル酢酸
アセチル抱合	N-アセチル基転移酵素（NAT）	アセチル CoA	-NH₂	イソニアジド，プロカインアミド
メチル抱合	メチル基転移酵素	S-アデノシルメチオニン	-OH, -NH₂, -SH	アンフェタミン，メルカプトプリン

28 に，薬物の抱合反応の例を**図 1-78** に示す.

a) グルクロン酸抱合

　グルクロン酸抱合は，第Ⅱ相反応のなかでもっとも代表的な反応であり，ミクロソーム分画に局在するウリジンニリン酸（UDP）-グルクロン酸転移酵素 UDP-glucuronosyltransferase（UGT）により触媒される．UDP-グルクロン酸 UDP glucuronic acid（UDPGA）を補基質（コファクター）として，薬物の水酸基，カルボキシ基，アミノ基，チオール基などにグルクロン酸が結合し，抱合体（グルクロニド）が生成する．グルクロン酸抱合された薬物は，肝細胞の胆管側膜に存在するトランスポーターである multidrug resistance associated protein 2（MRP2）に認識されやすく，胆汁排泄されるものが多い．UGT は肝臓のほか，小腸粘膜などにも発現し，UGT1A1，UGT1A4，UGT2B7 などの分子種が知られている.

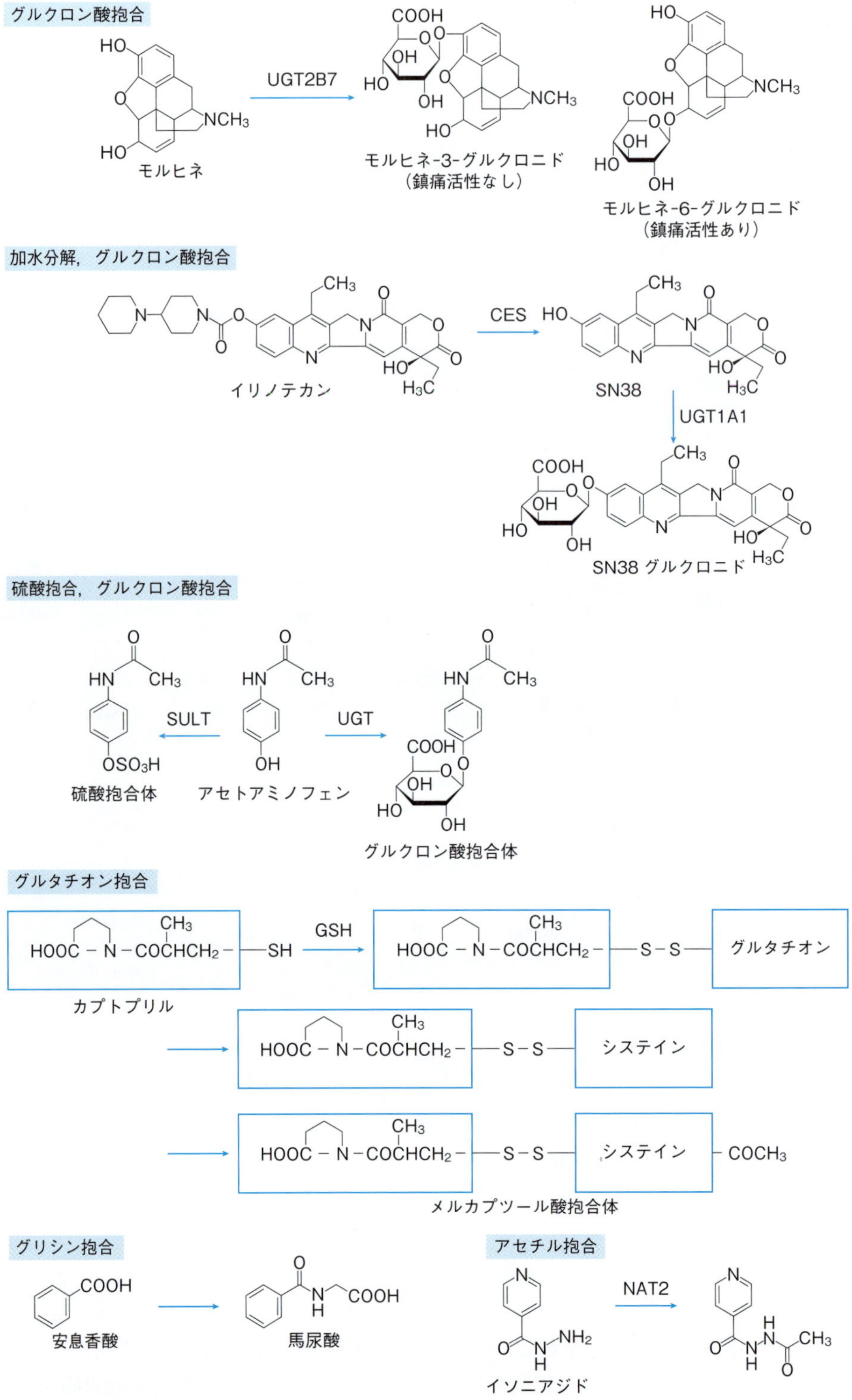

グルクロン酸抱合

UGT2B7

モルヒネ

モルヒネ-3-グルクロニド
（鎮痛活性なし）

モルヒネ-6-グルクロニド
（鎮痛活性あり）

加水分解，グルクロン酸抱合

イリノテカン

CES

SN38

UGT1A1

SN38 グルクロニド

硫酸抱合，グルクロン酸抱合

SULT

UGT

硫酸抱合体

アセトアミノフェン

グルクロン酸抱合体

グルタチオン抱合

$HOOC-N-COCHCH_2-SH$

GSH

$HOOC-N-COCHCH_2-S-S-$ グルタチオン

カプトプリル

$HOOC-N-COCHCH_2-S-S-$ システイン

$HOOC-N-COCHCH_2-S-S-$ システイン $-COCH_3$

メルカプツール酸抱合体

グリシン抱合

COOH

安息香酸

馬尿酸

アセチル抱合

NAT2

イソニアジド

◆図 1-78　薬物の抱合反応の例
CES：カルボキシルエステラーゼ．GSH：グルタチオン *S*-転移酵素．NAT：*N*-アセチル基転移酵素．
SULT：硫酸転移酵素．UGT：UDP-グルクロン酸転移酵素．

b) 硫酸抱合

硫酸抱合は，薬物の水酸基やアミノ基に硫酸が結合する反応であり，可溶性分画に局在する硫酸転移酵素 sulfotransferase（SULT）により触媒される．補基質として，活性硫酸である 3′-ホスホアデノシン-5′-ホスホ硫酸 3′-phosphoadenosine-5′-phosphosulfate（PAPS）を必要とする．一般に，SULT は UGT と比べて薬物との親和性が大きい一方，補基質の量が少ないため，両者の基質となる薬物においては，低用量では硫酸抱合，高用量ではグルクロン酸抱合が主代謝経路となる傾向がある．

c) グルタチオン抱合

グルタチオン抱合は，ニトロ化合物，ハロゲン化合物などが還元型グルタチオン（GSH）と結合する反応であり，グルタチオン S-転移酵素 glutathione S-transferase（GST）により触媒される．グルタチオンは，グルタミン酸，システイン，グリシンからなるトリペプチドであり，細胞内に多く存在する．生成したグルタチオン抱合体は，腎臓でメルカプツール酸（N-アセチルシステイン）抱合体に変換され，尿中に排泄される．

d) アミノ酸抱合

アミノ酸抱合は，芳香環をもつカルボン酸が，CoA チオエステルとして活性化されたのち，グリシン，グルタミン，タウリンなどのアミノ酸とアミド結合を形成する反応であり，ミトコンドリア分画に局在する N-アシル基転移酵素により触媒される．

e) アセチル抱合

アセチル抱合（アセチル化）は，アセチル CoA を補基質とし，N-アセチル基転移酵素 N-acetyltransferase（NAT）により触媒される．NAT には，基質特異性の異なる NAT1 および NAT2 の二つの分子種が知られている．アセチル化された代謝物は，親薬物より水溶性が低下する．

f) メチル抱合

メチル抱合（メチル化）は，S-アデノシルメチオニンを補基質とし，メチル基転移酵素により触媒される．メチル化された代謝物は，親薬物より水溶性が低下する．

B プロドラッグと活性代謝物

薬物の化学構造が変化すると，通常，その薬理活性も変化する．代謝により薬理活性が失われる（あるいは減弱する）場合が多いが，代謝物も薬理活性を有する場合もあり，そのような代謝物を活性代謝物 active metabolite という．また，未変化体には活性がなく，代謝されてはじめて薬効を現す薬物をプロドラッグ prodrug という．一方，反応性の高い代謝物が生成し，副作用や毒性の原因となる場合もある．

1) 活性代謝物

活性代謝物の例を表 1-29 に示す．多くの場合，活性代謝物は親薬物の脱アルキル化，加水分解などによって生じ，抱合体は薬理活性をもたないケースが多いが，グルクロン酸抱合体が活性をもつ例も知られている．たとえば，麻薬性鎮痛薬であるモルヒネは，UGT により 3 位と 6 位がグルクロン酸抱合を受け，それぞれ 3-グルクロニドと 6-グルクロニドが生成する（図 1-78）．前者は活性をもたないが，後者はモルヒネと同程度の鎮痛活性を有する活性代謝物である．

◆表 1-29　活性代謝物の例

薬　物	活性代謝物
アスピリン	サリチル酸
アミトリプチリン	ノルトリプチリン
アロプリノール	オキシプリノール
イミプラミン	デシプラミン
コデイン	モルヒネ
サラゾスルファピリジン	5-アミノサリチル酸（＋スルファピリジン）
ジアゼパム	（デスメチルジアゼパム ──→）オキサゼパム
タモキシフェン	エンドキシフェン
デキストロメトルファン	デキストロルファン
プリミドン	フェノバルビタール
プロカインアミド	N-アセチルプロカインアミド
モルヒネ	モルヒネ 6-グルクロニド

◆表 1-30　プロドラッグの例

プロドラッグ化の目的	プロドラッグ	活性体
消化管吸収の改善	エナラプリル	エナラプリラート
	カンデサルタンシレキセチル	カンデサルタン
	バカンピシリン	アンピシリン
	バラシクロビル	アシクロビル
	フルスルチアミン	チアミン（ビタミン B$_1$）
副作用の軽減	アセメタシン インドメタシンファルネシル	インドメタシン
	ロキソプロフェン	trans-ヒドロキシ体
臓器指向性の向上	ドキシフルリジン カペシタビン	フルオロウラシル
	レボドパ	ドパミン
作用の持続化	アラセプリル	デアセチルアラセプリル カプトプリル
	イリノテカン	SN38
	エノシタビン	シタラビン
	テガフール	フルオロウラシル

2）プロドラッグ（第 5 章 p.372 参照）

　プロドラッグは，活性を有する薬物を化学的に修飾した誘導体であり，生体内で代謝され元の薬物（親薬物ともいう）に変換されることで薬効を発揮するように設計されている．プロドラッグ化の目的としては，消化管吸収の改善，副作用の軽減，臓器指向性の向上，作用の持続化などが挙げられる．それぞれの例を以下に示す（**表 1-30**，**図 1-79**）．

a）消化管吸収の改善

　疎水性の官能基を薬物に結合させることで，単純拡散による生体膜透過性を増大させ，消化管吸収性を向上させた例として，アンピシリンのプロドラッグであるバカンピシリン，カンデサルタンのプロドラッグであるカンデサルタンシレキセチル，テモカプリラートのプロドラッグであるテモカプリルなどがある．また，アシクロビルのプロドラッグで

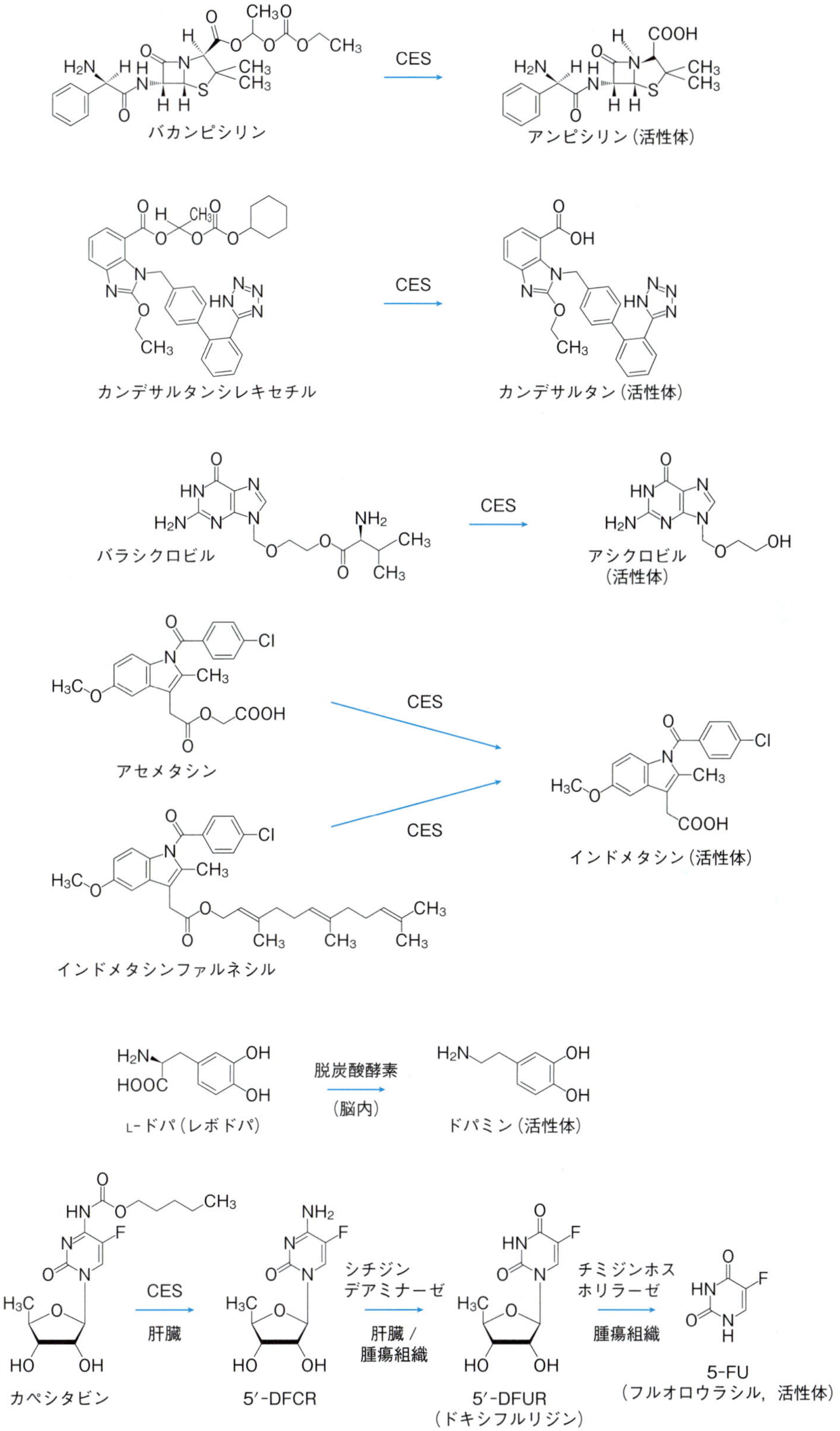

4. 代　　謝　105

◆図 1-79　プロドラッグの例

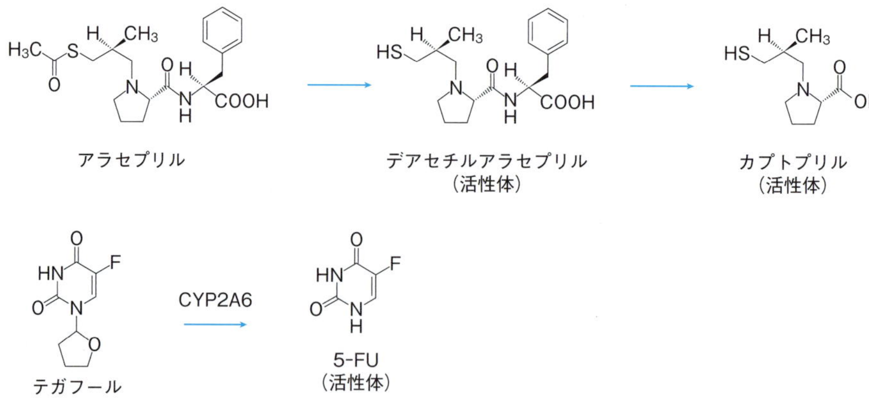

アラセプリル デアセチルアラセプリル（活性体） カプトプリル（活性体）

テガフール CYP2A6 5-FU（活性体）

◆図1-79 （つづき）

あるバラシクロビルは，アシクロビルにバリンを結合させたものであり，小腸でジペプチ
ドやトリペプチドの吸収を担うトランスポーター（peptide transporter 1：PEPT1）に認識
されることで吸収が促進されている．これらのプロドラッグを経口投与すると，消化管か
ら吸収されたのち，肝臓などに発現するエステラーゼにより加水分解され，活性体に変換
される．

　また，エリスロマイシンは酸に不安定であるため，ステアリン酸塩やエチルコハク酸エ
ステルとすることで，胃内での溶解性を低下させ分解が抑えられている．これらは腸管に
達したのち，エステラーゼにより加水分解され，エリスロマイシンとなって吸収される．

b）副作用の軽減

　非ステロイド性消炎鎮痛薬は，プロスタグランジン生合成抑制作用のため胃腸障害の副
作用を生じるが，経口投与後，体内に吸収されてから活性体に変換されるプロドラッグで
は，胃腸障害の副作用が軽減される．たとえばインドメタシンのプロドラッグであるアセ
メタシンおよびインドメタシンファルネシルは，経口投与後，肝臓などにおいてエステ
ラーゼにより加水分解され，インドメタシンとなって抗炎症作用を発揮する．

　同じく非ステロイド性消炎鎮痛薬であるロキソプロフェンは，それ自身がプロドラッグ
であり，体内で還元されて生成する活性体（*trans*-ヒドロキシ体，図1-76）が抗炎症作用
を現すため，胃腸障害の副作用が比較的少ない．

c）臓器指向性の向上

　標的臓器に発現する代謝酵素によって活性体に変換されるプロドラッグでは，標的臓器
において選択的に作用が得られる．たとえば　脳内のドパミンが不足するパーキンソン
Parkinson病の治療薬として，ドパミンのプロドラッグであるレボドパ（L-dopa）が用いら
れる．ドパミンは血液脳関門を透過しないが，レボドパはアミノ酸の消化管吸収および血
液脳関門透過を担うトランスポーター（L-type amino acid transporter 1：LAT1）に認識さ
れるため，消化管から吸収されて脳内に移行し，脳内の脱炭酸酵素により活性体であるド
パミンに変換される．

　また，抗悪性腫瘍薬フルオロウラシル（5-FU）のプロドラッグであるドキシフルリジン
は，腫瘍組織で活性の高いチミジンホスホリラーゼにより5-FUに変換されるため，腫瘍

組織選択的に作用する．ドキシフルリジンをさらに修飾したカペシタビンは，消化管から吸収されたのち，肝臓においてカルボキシルエステラーゼにより 5′-デオキシ-5-フルオロシチジンに代謝され，続いて肝臓および腫瘍組織においてシチジンデアミナーゼによりドキシフルリジンに変換される．5-FU の全身の曝露を最小限に抑えることで骨髄毒性などの副作用を軽減し，高用量の 5-FU を腫瘍選択的に供給することを目的として開発された．

d）作用の持続化

　生体内で代謝により徐々に活性体が生成するプロドラッグでは，活性体を投与する場合と比較して持続した作用が得られる．たとえば，アンジオテンシン変換酵素阻害薬カプトプリルのプロドラッグであるアラセプリルは，生体内で脱アセチル化および加水分解を受けて活性体であるデアセチルアラセプリルおよびカプトプリルが生成する．そのため，カプトプリル投与時と比べて，緩徐で持続的な降圧作用が得られる．

　また，5-FU のプロドラッグであるテガフールは，5-FU と比べて脂溶性が高いため消化管から吸収されやすく，また肝臓において CYP2A6 により徐々に 5-FU が生成するため，抗腫瘍効果が持続する．

🄲 代謝過程における薬物相互作用

　臨床において，複数の薬物を併用した場合に生じる薬物動態学的相互作用のなかで，もっとも頻度が高いのが代謝過程における相互作用であるとされている．薬物代謝における相互作用の主な機序として，代謝酵素の阻害 inhibition と誘導 induction が挙げられる．表 1-27 には，代表的な CYP 分子種の阻害薬と誘導薬を示す．また，代謝過程における相互作用によって体内動態および効果・副作用が影響を受ける事例を，表 1-31 に示す．一般に，代謝酵素の誘導には数日間程度の時間を要するため，オメプラゾールやエファビレンツのように，酵素に対する阻害作用と誘導作用の両方を示す薬物の場合，単回投与では阻害作用のみが認められ，誘導作用は反復投与後に認められる．

1）代謝酵素の阻害

　併用薬によって薬物代謝酵素の活性が阻害されると，当該酵素によって代謝されることで体内から消失する薬物は，その消失が遅れ，血中濃度が上昇する結果，薬効の増強や副作用の発現を引き起こす．代謝酵素阻害のメカニズムとして，競合阻害 competitive inhibition や非競合阻害 non-competitive inhibition などの可逆的阻害 reversible inhibition のほか，mechanism-based inhibition などの時間依存的阻害 time-dependent inhibition（TDI）が知られている．

a）可逆的阻害

　同じ代謝酵素で代謝される複数の基質薬物を併用した場合，基質薬物同士で競合阻害が生じ，酵素との親和性に応じて一方あるいは両方の薬物の代謝が阻害される．たとえば，経口抗凝固薬であるワルファリンと，スルホニル尿素系糖尿病治療薬であるグリベンクラミドやグリメピリドは，いずれも CYP2C9 による代謝が主な消失経路であり，併用すると両者の作用が増強される可能性があるため，併用注意となっている．また，高尿酸血症治療薬アロプリノールと抗悪性腫瘍薬メルカプトプリンは，いずれもプリン骨格を有し，

第1章 薬物の体内動態

◆表1-31 代謝過程における薬物相互作用の事例

代謝酵素	メカニズム	影響を与える薬物	影響を受ける薬物	有害反応	
CYP1A2	阻害	シプロフロキサシン	チザニジン	血圧低下など	併用禁忌
CYP1A2	阻害	シメチジン	テオフィリン	けいれんなど	併用注意
CYP2C19	阻害	フルボキサミン	ジアゼパム	過度の鎮静	併用注意
CYP3A4	阻害	イトラコナゾール	トリアゾラム	中枢神経抑制作用の増強	併用禁忌
CYP3A4	阻害	エリスロマイシン	ミダゾラム	中枢神経抑制作用の増強	併用注意
CYP3A4	阻害	ジルチアゼム	シクロスポリン	脳症など	併用注意
CYP3A4	誘導	リファンピシン	トリアゾラム	薬効減弱	併用注意
CYP3A4	誘導	セント・ジョーンズ・ワート（セイヨウオトギリソウ）	シクロスポリン	移植臓器片の拒否反応	併用注意
キサンチンオキシダーゼ	阻害	アロプリノール	メルカプトプリン	骨髄抑制など	併用注意
ジヒドロピリミジンデヒドロゲナーゼ	阻害	ソリブジン	フルオロウラシル	骨髄抑制	発売中止（ソリブジン）

キサンチンオキシダーゼにより代謝される．両者を併用するとメルカプトプリンの血中濃度が上昇することから，併用注意となっている．

イミダゾール環を有するH_2受容体拮抗薬であるシメチジンや，トリアゾール環を有するイトラコナゾール，ボリコナゾールなどのアゾール系抗真菌薬は，イミダゾール環あるいはトリアゾール環の窒素原子がCYPの活性中心であるヘム鉄に配位することにより，酵素活性を阻害する（**図1-80**）．そのため，これらの薬物は種々のCYP分子種を非選択的に阻害することから，多くの薬物と相互作用を引き起こす．シメチジンと同様にH_2受容体拮抗薬であるファモチジン（チアゾール環を有する）やラニチジン（フラン環を有する）には，CYP阻害作用は認められない．

b）時間依存的阻害

エリスロマイシンやクラリスロマイシンなどのマクロライド系抗生物質は，CYP3A4により脱メチル化され，その代謝物がCYPのヘム鉄と解離しにくい複合体（ニトロソアルカン）を形成することにより，CYPを不可逆的に失活させる（**図1-81**）．このような阻害メカニズムをmechanism-based inhibition（MBI）といい，阻害薬の代謝に伴い酵素活性が低下することから，時間依存性がみられる．この場合，酵素が新しく生合成されるまで代謝活性が回復しないため，可逆的阻害の場合と異なり，阻害薬が体内から消失しても阻害作用が持続することに注意が必要である．マクロライド系抗生物質のなかでも，14員環を有するエリスロマイシンやクラリスロマイシンと比べ，15員環を有するアジスロマイシン，16員環を有するジョサマイシンは，CYP3A4に対する阻害作用が弱いことが知られている．

同様にCYPに対するMBIの例として，リトナビルなどのHIVプロテアーゼ阻害薬によるCYP3A4の阻害，選択的セロトニン再取り込み阻害薬パロキセチンによるCYP2D6の阻害などがある．また，グレープフルーツジュースの成分であるフラノクマリン類は，小腸粘膜においてCYP3A4をMBIにより阻害する．さらに，1993年に十数名の患者が亡くなったソリブジン事件では，抗ウイルス薬ソリブジンの代謝物であるブロモビニルウ

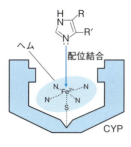

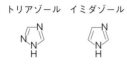

◆図1-80　ヘム鉄への配位によるCYP阻害

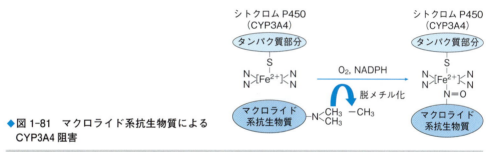

◆図1-81　マクロライド系抗生物質によるCYP3A4阻害

ラシルが，フルオロウラシル（5-FU）の代謝酵素である**ジヒドロピリミジンデヒドロゲナーゼ** dihydropyrimidine dehydrogenase（DPD）をMBIにより阻害した結果，5-FUの血中濃度が上昇し，骨髄抑制などの副作用が生じたことが原因であった（**図1-82**）．

c）代謝阻害による血中薬物濃度への影響

単一の酵素による代謝が体内からの主な消失経路である薬物においては，その酵素が併用薬によって阻害された場合，消失への影響が大きく，血中濃度が大きく上昇する．一方，複数の代謝酵素が消失に関与する薬物では，一つの酵素が阻害されても別の酵素による代謝が進行するため，血中濃度への影響は小さい．たとえば，ほぼCYP1A2による代謝のみによって体内から消失するチザニジンは，CYP1A2の阻害薬であるシプロフロキサシンの併用によって，その血中濃度が著しく上昇することが報告されており（**図1-83**），両者は併用禁忌となっている．

また，上述のように，グレープフルーツジュースを飲用することによって小腸粘膜におけるCYP3A4が阻害されるが，肝臓では阻害作用を示さない．小腸粘膜のCYP3A4は，静脈内投与された薬物の代謝にはほとんど関与しないため，グレープフルーツジュースと

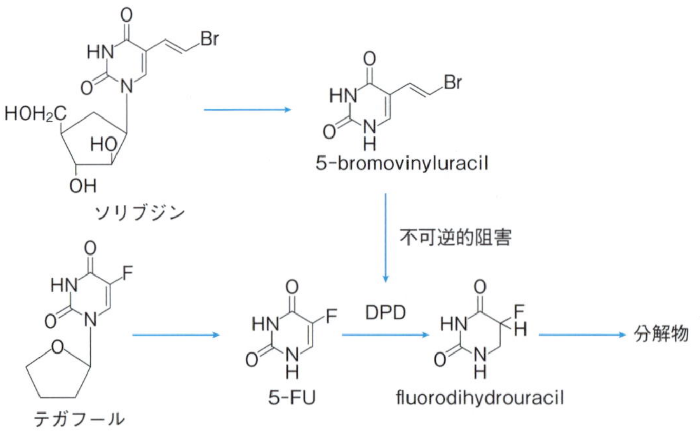

◆図1-82 ソリブジンによる5-FUの代謝阻害
DPD：ジヒドロピリミジンデヒドロゲナーゼ．

◆図1-83 シプロフロキサシンの併用によるチザニジン血中濃度の上昇
シプロフロキサシン500 mg（●）あるいはプラセボ（○）を1日2回，3日間の経口投与後に，チザニジン4 mgを経口投与した．
[Granfors MT et al：Clin Pharmacol Ther 76：598, 2004]

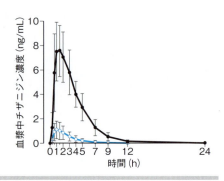

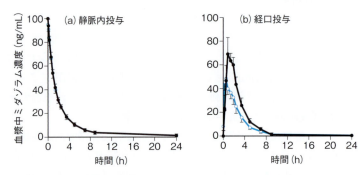

◆図1-84 血漿中ミダゾラム濃度に及ぼすグレープフルーツジュース飲用の影響
グレープフルーツジュース（●）あるいは水（○）を飲用後，ミダゾラム5 mgを静脈内投与（a）あるいは15 mgを経口投与（b）した．
[Kupferschmidt HH et al：Clin Pharmacol Ther 58：20, 1995]

の相互作用は，薬物を経口投与した場合にのみ生じる．一例として，CYP3A4の基質であるミダゾラムを静脈内投与したときの血中濃度にグレープフルーツジュースは影響を与えないが，経口投与後の血中濃度を上昇させる（図1-84）．

2) 代謝酵素の誘導

　代謝酵素遺伝子の転写を促進し，酵素タンパク質の発現量を増大させることによりその活性を増大させることを，酵素誘導という．併用薬によって薬物代謝酵素が誘導されると，当該酵素によって代謝されることで体内から消失する薬物は，その消失が促進され，血中濃度が低下する結果，薬効の減弱を引き起こす．

　代謝酵素誘導には，aryl hydrocarbon receptor（AhR），constitutive androstane receptor（CAR），pregnane X receptor（PXR），retinoid X receptor（RXR）などの核内受容体（転写因子）が関与することが知られている（**図 1-85**）．たとえば，ダイオキシンなどの多環芳香族炭化水素やプロトンポンプ阻害薬オメプラゾールは，細胞質に存在する AhR を活性化して核内に移行させる．核内に移行した AhR は Ah receptor nuclear translocator（Arnt）とヘテロダイマー（二量体）を形成し，CYP1A1 および CYP1A2 遺伝子の 5′ 上流領域にある xenobiotics responsive element（XRE）という配列に結合し，それらの遺伝子の転写を促進する．

　抗てんかん薬フェノバルビタールは，CAR を活性化して核内へ移行させ，核内に移行した CAR は RXR とヘテロダイマーを形成し，CYP2B6，UGT1A1 などの遺伝子の 5′ 上流領域にある phenobarbital-responsive enhancer module（PBREM）という配列に結合し，それらの遺伝子の転写を促進する．

　また，抗結核薬リファンピシンは，細胞質において PXR と結合して核内へ移行させ，核内に移行した PXR は，同じく RXR とヘテロダイマーを形成して CYP3A4 などの遺伝子の 5′ 上流領域に結合し，転写を促進する．リファンピシンを 5 日間の反復投与後に，CYP3A4 の基質であるトリアゾラムを投与すると，リファンピシン非投与群と比較してトリアゾラムの濃度が著しく低く，薬効が減弱する（**図 1-86**）．リファンピシンは，上述のメカニズムにより，CYP3A4 だけでなく，CYP2C9，CYP2C19，UGT1A1 などの代謝酵素や，P-糖タンパク質などの薬物トランスポーターに対しても誘導作用を示すため，

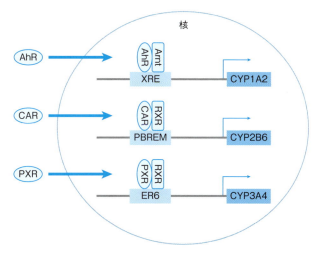

◆**図 1-85　核内受容体による CYP の誘導機構**
　AhR：aryl hydrocarbon receptor. Arnt：Ah receptor nuclear translocator. CAR：constitutive androstane receptor. PXR：pregnane X receptor. RXR：retinoid X receptor.

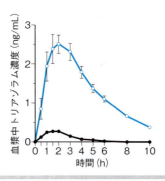

◆図1-86 リファンピシンの併用によるトリアゾラム血中濃度の低下
リファンピシン600 mg（●）あるいはプラセボ（○）を1日1回，5日間の経口投与後，トリアゾラム0.5 mgを経口投与した．
［Villika K et al：Clin Pharmacol Ther 61：8, 1997］

それらの基質となる多くの薬物と併用注意となっているほか，血中濃度の低下が大きく効果の減弱が問題となる薬物（タダラフィル，ボリコナゾールなど）とは併用禁忌となっている．

代謝酵素誘導は，医薬品以外によっても生じることが知られている．たとえば，喫煙によりCYP1A2が誘導されるため，喫煙者では非喫煙者と比べてCYP1A2の基質であるテオフィリンなどの血中濃度が低くなる．また，健康食品などに含まれるセント・ジョーンズ・ワート（セイヨウオトギリソウ）はCYP3A4などを誘導することから，種々の医薬品の添付文書に併用注意として記載されている（**表1-31**）．

代謝酵素誘導と同様に，併用薬により代謝物の生成が増大する例として，グルクロン酸抱合が主代謝経路である抗てんかん薬バルプロ酸は，カルバペネム系抗生物質（イミペネム，パニペネム，メロペネムなど）を併用すると，血中濃度の低下に伴い薬効が減弱する．これは，グルクロン酸抱合の逆反応である脱抱合の阻害によると考えられている．

また，代謝酵素活性の変動メカニズムとして，マイクロRNAなどのノンコーディングRNAが種々の薬物代謝酵素や核内受容体の発現を負に制御しており，薬物相互作用の要因ともなることが示唆されている．

演習問題

問1 一般に，薬物の水溶性が低下する代謝反応はどれか．2つ選べ．

1　O-脱アルキル化
2　芳香環の水酸化
3　エステルの加水分解
4　アセチル抱合
5　グルクロン酸抱合
6　メチル抱合

問2 下図の代謝反応を担う酵素はどれか．1つ選べ．

1　シトクロム P450
2　カルボキシルエステラーゼ
3　UDP-グルクロン酸転移酵素

4 グルタチオン *S*-転移酵素

5 *N*-アセチル基転移酵素

問3 薬物代謝に関する記述のうち，正しいのはどれか．1つ選べ．

1 薬物の代謝反応は，主に細胞の核内で行われる．

2 シトクロム P450(CYP)は，グルクロン酸抱合反応を担う主な酵素である．

3 ヒト肝組織中の存在量がもっとも多い CYP 分子種は CYP2D6 である．

4 グルクロン酸抱合反応は，主に細胞のミクロソーム分画に活性がある．

5 抱合反応は，CYP による酸化的代謝物にのみ起こる．

問4 プロドラッグに関する記述のうち，正しいのはどれか．2つ選べ．

1 イリノテカンは，フルオロウラシルのプロドラッグである．

2 エリスロマイシンエチルコハク酸エステルは，エリスロマイシンの胃内での溶解性の向上を目的としたプロドラッグである．

3 カンデサルタンシレキセチルは，カンデサルタンによる消化管障害の軽減を目的としたプロドラッグである．

4 バラシクロビルは，主に肝臓のエステラーゼで加水分解されてアシクロビルに変換される．

5 標的細胞内で特異的に発現する酵素により親薬物に変換されるプロドラッグを用いることで，薬物の標的細胞への選択的作用が得られる．

問5 薬物 A の血中濃度が薬物(あるいは食品)B の併用によって低下する組合せはどれか．2つ選べ．

	薬物 A	薬物(あるいは食品)B
1	チザニジン	シプロフロキサシン
2	ワルファリン	フェノバルビタール
3	シクロスポリン	イトラコナゾール
4	シンバスタチン	エリスロマイシン
5	タクロリムス	リファンピシン
6	ニフェジピン	グレープフルーツジュース

5. 排　　泄

　体内に投与された薬物は，未変化体あるいは代謝物として最終的には体外に排泄される．主たる排泄は腎臓を経た尿中あるいは肝臓を経た胆汁中であるが，そのほかにも**表1-32** に示すように，直接消化管の管腔内，肺を経た呼気中，唾液中，乳汁中あるいは汗中などにも排泄される．排泄経路にかかわらず，排泄されやすさは代謝過程も含めてクリアランスというパラメータで表される．

　多様な排泄経路のなかでも量的に多く，また多くの薬物が対象となるのは尿中ならびに胆汁中排泄である．併用薬物間でみられる薬物動態的な薬物間相互作用は排泄過程で生じることが多く，また病態や加齢などとともに変動しやすい．

　このような変動によって排泄が低下する場合には，血漿中濃度が上昇し副作用が懸念さ

◆表 1-32　排泄経路の特徴

排泄臓器/経路	メカニズム	対象化合物の例
腎臓/尿	糸球体ろ過	非結合形薬物，イヌリン，クレアチニン
	尿細管分泌	有機アニオン(パラアミノ馬尿酸，セファロスポリン類，ペニシリン類，アセタゾラミド，インドメタシン，ループ利尿薬，キノロン系抗菌薬，メトトレキサート，チアジド系利尿薬など)
		有機カチオン(テトラエチルアンモニウム，シメチジン，プロカインアミド，エフェドリン，モルヒネ，メトホルミンなど)
		ジゴキシン
肝臓/胆汁	促進拡散，能動輸送	テトラサイクリン，ブロモスルホフタレイン，インドシアニングリーン，プラバスタチン，テモカプリル，キニーネなど
		内因性化合物(胆汁酸，ビリルビン，ステロイドホルモン)
口腔/唾液	単純拡散，能動輸送	カルバマゼピン，フェニトイン，プリミドン，エトスクシミド，バルプロ酸，フェノバルビタールなど
肺/呼気	単純拡散	ガス麻酔薬，アルコール，クマリンなど
皮膚/汗	単純拡散	内因性物質(尿素)
		パラアミノ馬尿酸，スルファジアジン，アルコール，アンチピリンなど
乳房/乳汁	単純拡散，能動輸送	内因性物質(コリン，カルニチン，糖，アミノ酸)
		ベンジルペニシリン，ニトロフラントイン，テトラサイクリン，ストレプトマイシンなど
消化管/糞	単純拡散，能動輸送，胆汁経由	ドキシサイクリン，β遮断薬，キノロン系抗菌薬，キニジン，ジゴキシンなど

れることから，安全な薬物治療を行ううえで，薬物排泄過程のファーマコキネティック(薬物速度論的)な理解と，その基盤となるメカニズムの理解が必要である.

A　腎臓の構造と機能

　腎臓は，生体内代謝産物や生体異物を生体外に尿 urine として排泄処理し，また体液量や浸透圧の調節を行うなど，生体の恒常性維持にもっとも重要な臓器である．腎臓は成人で 115～170 g で腹部背中側に 1 対あり，図 1-87 に示すようなソラマメ状の構造を有する．腎臓の外側は皮質 cortex，内側は髄質 medulla と呼ばれ，そこにネフロン nephron と集合管 collecting duct が存在する．ネフロンは尿生成という腎機能を維持する基本単位で，両腎合わせて 200 万個程度ある．ネフロンで生成された尿は，集合管で他のネフロンで生成された尿と合流して腎臓を出て，尿管 ureter，膀胱 urinary bladder を経て排泄される．

　ネフロンの構造は図 1-87 に示すように，ボーマン嚢 Bowman's capsule(糸球体嚢)と糸球体 glomerulus からなる腎小体 renal corpuscle からはじまり，順に近位尿細管 proximal tubule，ヘンレ係蹄 Henle's loop，遠位尿細管 distal tubule からなっており，それが集合管に続く．腎臓での薬物処理は各ネフロン単位で行われ，その処理には三つの機構，すなわち ① 糸球体ろ過 glomerular filtration，② 尿細管分泌 tubular secretion，ならびに ③ 尿細管再吸収 reabsorption がある.

　薬物の糸球体ろ過は，腎小体での血流による加圧ろ過により生じる．すなわち，動脈血は糸球体輸入細動脈により流入し，ボーマン嚢に包まれた形で形成される糸球体毛細血管網を経て，輸出細動脈となって流出するが，そのとき生じる毛細血管内とボーマン嚢内の圧力差によって血液中の成分をろ過している．一方，尿細管分泌と再吸収は，主に近位尿

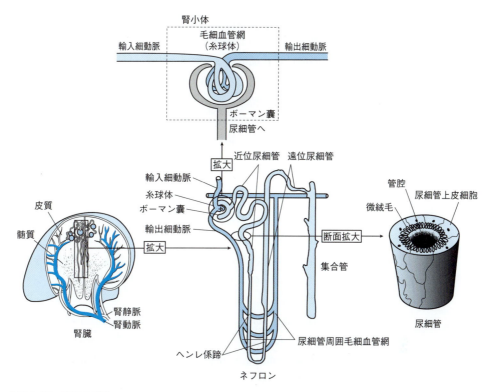

◆図1-87　腎臓の構造
　腎臓は，尿細管上皮細胞からなる尿細管と糸球体がネフロンを構成し，腎臓の組織内に多数のネフロンが存在する．糸球体ならびに尿細管周辺には血管が多く，尿と血液中の物質交換による不要物の排泄と，必要物の体内への再吸収が進行する．

細管で生じるが，尿細管を形成する**尿細管上皮細胞** tubular epithelial cell を経由した血液中と尿細管腔中の物質交換である．血液中から尿細管腔中への移行が分泌であり，尿細管腔中から血液中への移行が再吸収となる．したがって，両過程には上皮細胞膜透過を必要とする．膜透過性は化合物により異なり，単純拡散の程度やトランスポーターの基質になるか否かによって，分泌と再吸収の程度は左右される．近位尿細管は微絨毛に富んだ上皮細胞から形成されるが，ヘンレ係蹄は微絨毛をもたず，また遠位尿細管上皮細胞も微絨毛は乏しい．近位尿細管は薬物の分泌と再吸収が盛んな部位であり，ボーマン嚢側から順にS_1，S_2，S_3セグメントと呼ばれ，部位により上皮細胞の特徴は異なっている．
　すべての化合物がこれら三つの過程（糸球体ろ過，尿細管分泌と再吸収）を経るとは限らず，化合物によっては糸球体ろ過のみの場合もあれば，すべてが関与する場合もある．

B　腎排泄機構 ── 糸球体ろ過，尿細管分泌，再吸収

　腎臓を介する尿中排泄は，上述のように異なる3種類の経路を考える必要がある．第一は糸球体ろ過により，尿中に排泄する経路である．第二は尿細管分泌で，尿細管を形成する上皮細胞層を経て血液中から尿中へ排泄されるものである．第三は再吸収で，糸球体ろ過を受けた化合物を尿中から血液中に尿細管上皮細胞層を経て戻す，排泄とは逆向きの輸

送である.

　糸球体ろ過は，タンパク質のような大きなサイズの物質は制限されるが，非特異的な排泄過程である．再吸収は単純拡散によっても生じるが，尿細管分泌と再吸収は特異的トランスポーターの関与によって生じるため，選択性をもつ．すなわち，多くの栄養物は再吸収によって選択的に体内に維持されるが，生体異物や不要代謝産物は尿細管分泌によって選択的に尿中に排泄される．

　これら3種類の血液中と尿中の物質交換が腎臓において行われており，その寄与は薬物ごとに異なっている．

1）糸球体ろ過

　薬物が共通して腎排泄を受ける経路として，糸球体ろ過がある．糸球体ろ過は糸球体毛細血管内の血圧によって生じるが，ボーマン囊圧や血液の膠質浸透圧によって影響される．基本的には血管内皮細胞，基底膜ならびにボーマン囊上皮細胞層を経た非選択的なろ過であるが，血漿アルブミンのような高分子はろ過されないため，タンパク結合した薬物は糸球体ろ過を受けない．

　健常者における腎血液流量は1,200 mL/min程度であり，糸球体ろ過を受ける割合（ろ過率 filtration fraction：FF）は15〜25％程度であるため，ヘマトクリット値を0.45とすれば，糸球体ろ過速度 glomerular filtration rate（GFR）は120 mL/min程度となる．糸球体ろ過速度は速度と表現するが，クリアランスの単位（容積/時間）をもっている．したがって血液中の遊離形薬物濃度とGFRの積が，糸球体ろ過を受ける単位時間あたりの薬物量となる．すなわち，薬物の腎排泄に尿細管分泌や再吸収が関与しない場合の腎クリアランス renal clearance（CL_r）は，回収した尿中の薬物濃度C_u，単位時間あたりの尿の容積V（mL/min），血漿中薬物濃度C_p（血漿中濃度が変化する場合は尿を採取した時間の中間時点での濃度），および薬物の血漿中タンパク質と結合していない遊離形の割合（非結合形分率f_p）を用いて，以下のように求められる．

$$CL_r = \frac{C_u \times V}{C_p} = GFR \times f_p \text{(mL/min)}$$

　イヌリン inulin は血漿タンパク結合がなく，代謝，尿細管分泌や再吸収も受けず糸球体ろ過のみによって尿中に排泄される．この特徴からイヌリンは腎機能検査薬（糸球体ろ過速度の測定）として用いられる．

　クレアチニン creatinine も，ほぼ糸球体ろ過によって尿中に排泄され，内因性物質であるためイヌリンのように体外から投与する必要がないことから，腎機能検査に用いられる．しかし，クレアチニンの尿中排泄には一部尿細管分泌が関与すること，筋肉中に含まれるクレアチン creatine の代謝物質であるため筋肉量の個人差の影響を受けるなど，その解釈には注意を要する．なお臨床的には，年齢，性別，体形で補正するコッククロフト・ゴールト（p. 159参照）などの式でクレアチニンクリアランスを求めたり，血清クレアチニン濃度から得られる推定糸球体ろ過速度（$eGFR$）が用いられる．

2）尿細管分泌（p. 121参照）

　尿細管分泌は，糸球体ろ過のみでは不十分な体内で生成した老廃物や異物の排泄処理を積極的に行う生理機構である．薬物の尿細管分泌は主に近位尿細管で行われるが，それは

5. 排　　泄　**117**

◆表 1-33　尿細管分泌に働くトランスポーター

存在部位	トランスポーター	基　　質
血管側膜	OAT1〜3	PAH, α-ケトグルタル酸, cAMP, ペニシリン類, セファロスポリン類, インドメタシン, アセチルサリチル酸, オクラトキシン A, エストロン-3-硫酸, シメチジン, メトトレキサート, シプロフロキサシン, ブメタニド, アデホビル, ガンシクロビルなど
	OCT2	TEA, N-メチルニコチンアミド, ドパミン, 4-methylphenylpyridinium, コリン, グアニジン, イプラトロピウム, メトホルミン, アマンタジン, プラミペキシソールなど
管腔側膜	MRP2, 4	PAH, 種々グルクロン酸抱合体, 種々硫酸抱合体, セファロスポリン, ACE 阻害薬, 核酸系薬物など
	NPT1, OAT4	PAH, プロベネシド, ペニシリン, ペネム系抗菌薬など
	P-糖タンパク質	ジゴキシン, シクロスポリン, ビンクリスチン, ドキソルビシン, キノロン系抗菌薬など
	MATE1, MATE2K	TEA, メトホルミン, 白金系抗がん薬など
	OCTN1, 2	TEA, ベラパミル, キニジン

ACE：アンジオテンシン変換酵素. PAH：パラアミノ馬尿酸. TEA：テトラエチルアンモニウム.
NPT1(*SLC1741*), OCTN1(*SLC22A4*), OCTN2(*SLC22A5*)

近位尿細管上皮細胞に備わる多様なトランスポーターによって生じる(**表 1-33**). トランスポーターの例を**図 1-90** に示すが, 血管側細胞膜にはアニオン性薬物に働く OAT1 ならびに OAT3, カチオン性薬物に働く OCT2 がある. 管腔側膜には, カチオン性薬物に働く MATE および OCTN とアニオン性を含む多様な薬物に働く MRP および P-糖タンパク質などがある.

　パラアミノ馬尿酸 para-aminohippuric acid(PAH)は尿中に効率的に排泄され, その腎クリアランスは腎血漿流量が律速になるほど速く, 血流で腎臓を 1 回通過するあいだに 90％以上が尿中に排泄される. この大きな腎クリアランスは糸球体ろ過のみでは説明できず, トランスポーターを介した尿細管分泌も生じており, 血管側細胞膜の OAT1 が主に関与する.

3) 再 吸 収

　糸球体ろ過により処理される血漿 plasma の容積は, *GFR* から計算すれば 1 日あたり 180 L 程度となる. しかし, 実際に生成される尿量は 1.5 L 程度であり, ろ過された水分の 99％以上が尿細管通過中に再び血液中に戻っていることになる. これが再吸収で, 実際には水だけでなくナトリウム, カリウム, カルシウム, 塩素, リン酸などの無機イオンや, 糖, アミノ酸, ペプチド, ビタミンなどの栄養物質も再吸収により維持されている.

　再吸収は選択的なトランスポーターを介して生じることもある. 糖, アミノ酸, ペプチド, ビタミン類など栄養物の再吸収はそれぞれ特異的なトランスポーターを介して生じる. たとえば, D-グルコースは近位尿細管上皮細胞管腔側膜に発現するトランスポーター(主に SGLT2 と呼ばれる分子)を介して再吸収される.

　再吸収に働くトランスポーターは栄養物の保持のために備わっており, 前述の尿細管分泌と異なって, 生体異物である薬物の再吸収に働く例は多くはない. たとえば, β-ラクタム抗生物質のようなペプチド性薬物の再吸収は, 本来栄養物であるペプチドの再吸収に働く H^+/ペプチド共輸送体である PEPT を介して行われるが, このように薬物が栄養物

◆表 1-34　尿 pH によって再吸収が変動する化合物

酸性薬物	アセタゾラミド，バルビツール酸，ナリジクス酸，プロベネシド，サリチル酸
塩基性薬物	アセトアミノフェン，イミプラミン，モルヒネ，ニコチン，プロカインアミド，キニーネ

◆表 1-35　再吸収に働くトランスポーター

尿中の物質	トランスポーター
ヘキソース	SGLT1，SGLT2，GLUT1，GLUT2
アミノ酸	EAAC1，BAT1/rBAT，LAT2/4F2hc，y$^+$LAT1/4F2hc
ペプチド	PEPT2，PEPT1
ジカルボン酸	NaDC-1
尿素	UT1，UT2
尿酸	URAT1，GLUT9
リン酸	NaPi-Ⅱa
カルニチン	OCTN2
ヌクレオシド	CNT1，ENT1
鉄，マグネシウム	DMT-1
硫酸	NaSi-1

と誤認識される場合に限定される．**表 1-35** に，再吸収に働くトランスポーターの例を示す（p. 122 参照）．

　薬物のなかにも再吸収されるものがあり，その場合，見かけの腎クリアランスは *GFR* のみから見積もった場合よりも小さな値となる．薬物の再吸収は，上述の生体内物質と同様に，単純拡散あるいはトランスポーターを介した担体輸送によって生じる．糸球体ろ過された水のほとんどが再吸収されるため，遠位尿細管腔中では原尿中の薬物が約 100 倍に濃縮され，血液中の薬物濃度とのあいだに大きな濃度勾配が生じる．この濃度勾配が駆動力となって，脂溶性の高い薬物は，単純拡散で生体膜を透過して血液中へ戻る．単純拡散の場合は，尿細管管腔内の pH，薬物の pK_a や脂溶性などの因子によって決まる．尿の pH は，食物や薬物によって pH 4.5〜8.0 程度のあいだで変動するが，およそ pH 6.0 と弱酸性である．弱イオン性薬物の場合は，非イオン形のみが単純拡散により再吸収されるため，尿中薬物濃度 C_u と血漿中薬物濃度 C_p の濃度比 C_u/C_p は，以下のように表される．

＜酸性薬物の場合＞

$$\frac{C_u}{C_p}=\frac{1+10^{pH_{urine}-pK_a}}{1+10^{pH_{plasma}-pK_a}}$$

＜塩基性薬物の場合＞

$$\frac{C_u}{C_p}=\frac{1+10^{pK_a-pH_{urine}}}{1+10^{pK_a-pH_{plasma}}}$$

　したがって，弱酸性（pK_a 3〜7.5 程度），あるいは弱塩基性（pK_a 7〜11 程度）の薬物の再吸収は，尿 pH の影響を受けやすい．その例を**表 1-34** に示す．

　尿の pH は，動物性食品を摂取したときは酸性に，植物性食品の場合にはアルカリ性に傾くなど，食物の影響を受ける．またアシドーシスや熱性疾患など病態時には，酸性に傾く．そのほか，制酸薬やアスピリンなどのように，投与した薬物によっても変動する．

4) 腎排泄機構の見分け方

糸球体ろ過の項では，尿細管分泌や再吸収が関与しない場合の腎クリアランスについて述べた．しかし，薬物の場合には分泌が関与することはまれではなく，実際には，尿細管分泌および再吸収も含めた解析が必要である．

薬物の尿中排泄速度 dX_u/dt(mg/min) について，尿細管分泌による薬物の尿中排泄速度を S_r(mg/min)，尿中の薬物濃度を C_u(mg/mL)，単位時間あたりの尿容積を V(mL/min)，血漿中薬物濃度を C_p(mg/mL) とする．また，アルブミンなど血漿中タンパク質と結合していない遊離形薬物の割合(血漿中タンパク非結合形分率)を f_p，および尿細管再吸収される割合(再吸収率)を $FR(0 \leqq FR \leqq 1)$ とすると，

尿中排泄速度＝(糸球体ろ過による排泄速度＋尿細管分泌による排泄速度)
× (1 − 再吸収率)

となり，

$$\frac{dX_u}{dt} = C_u \times V = (GFR \times C_p \times f_p + S_r) \times (1 - FR)$$

として表される．

ここで，再吸収がない場合($FR=0$)の腎クリアランスを考えると，

$$CL_r = \frac{C_u \times V}{C_p} = \frac{(GFR \times C_p \times f_p) + S_r}{C_p} \text{(mL/min)}$$

となり，再吸収がなく尿細管分泌される薬物の腎クリアランス CL_r は GFR によるクリアランスよりも S_r/C_p 大きくなる．

また，尿細管分泌がない場合($S_r=0$)のときの腎クリアランスは，

$$CL_r = (GFR \times f_p) \times (1 - FR) \text{(mL/min)}$$

となり，尿細管分泌がなく再吸収される薬物の腎クリアランス CL_r は，GFR によるクリアランスよりも FR 分だけ小さくなる．

したがって，ある薬物が尿細管での再吸収あるいは尿細管分泌を受けるか否かは，その薬物の腎クリアランスと GFR によるクリアランス の大小関係から推測ができる．すなわち，CL_r と GFR によるクリアランスの比(クリアランス比 clearance ratio：CR)を以下のように定義し，その値が 1 より大きいか小さいかにより，次のように判断できる．

$$CR = \frac{CL_r}{GFR \times f_p}$$

$CR>1$ のときはその薬物は尿細管分泌を受け，$CR<1$ のときはその薬物が再吸収されていることを示す．また，$CR=1$ のときは，尿細管分泌も再吸収もないか，あるいは両者が同程度であり，見かけ上 CL_r が糸球体ろ過によるクリアランスと一致してしまったとも考えられる．なお，$CR>1$ のときには再吸収の有無について判断できず，また同様に $CR<1$ のときには尿細管分泌の有無を判断することはできない．

また，GFR は前述の糸球体ろ過の項にあるイヌリンクリアランスや血清クレアチニン濃度などから求められる値であり，対象薬物によらない．一方，f_p は対象薬物自身の血漿中タンパク質非結合形分率であり，薬物ごとに異なる値となる．これらを模式的に表せば，図 1-88 のようになる．

なお，多くの尿中排泄型薬物は未変化体として尿中に排泄されるが，クロラムフェニコールやモルヒネのように代謝物が尿中に排泄される場合がある．このように代謝物が尿

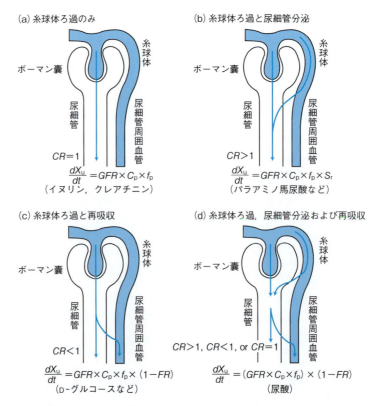

◆図 1-88　腎処理機構とクリアランス比の関係
糸球体ろ過のみ(a)，糸球体ろ過と尿細管分泌(b)，糸球体ろ過と再吸収(c)，ならびに糸球体ろ過，尿細管分泌および再吸収(d)が進行する場合のクリアランス比，および尿中排泄速度(dX_u/dt)の関係を示した．

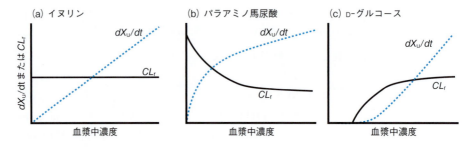

◆図 1-89　血漿中濃度と尿中排泄速度 dX_u/dt および腎クリアランス CL_r の関係

　中に排泄された場合には，尿中代謝物量は上述の計算において尿中薬物濃度 C_u には含めず，未変化体の薬物のみを尿中排泄された薬物とする．代謝物については通常，肝臓で生成したあと尿中に排泄されたと考え，代謝によるクリアランス(肝クリアランス)に含める．
　また，糸球体ろ過，尿細管分泌および再吸収のいずれが関与するかによって，腎クリアランスと血漿中濃度の関係は，図 1-89 のように異なる．イヌリンは糸球体ろ過のみにより進行し，血漿中濃度が変化しても腎クリアランスは一定である(図 1-88a)．パラアミノ

馬尿酸のように尿細管分泌にトランスポーターが関わる場合は，血漿中濃度の上昇に伴い飽和が生じるため，濃度が高くなると腎クリアランスは低下する（**図1-88b**）．一方，再吸収がトランスポーターで進行するD-グルコースは血漿中濃度上昇とともに糸球体ろ過される量が増えて尿細管腔中濃度も上昇し徐々に飽和するため再吸収率が低下し，尿中排泄が増大する．そのためD-グルコースの濃度が高くなると腎クリアランスは大きくなる（**図1-88c**）．このように，トランスポーターを介した尿細管分泌や再吸収活性は，飽和性や併用薬による阻害によって変動する．

C 尿細管分泌・再吸収の分子機構　Advanced

腎臓は，さまざまな生体内物質の濃度を調節するために糸球体ろ過，尿細管分泌ならびに再吸収機能を有しているが，尿細管分泌とトランスポーターを介する再吸収は選択的である．

1）尿細管分泌に働くトランスポーター

尿細管分泌は，生体に不要な代謝産物や，薬物を含む生体異物を積極的に排泄するメカニズムであり，**表1-32**で示したように多くの薬物が尿細管分泌を受ける．また，**図1-90**に示すようなトランスポーターが関わる．

尿細管分泌を受けるアニオン性化合物として，腎クリアランスが血流律速となるほど速いパラアミノ馬尿酸（PAH）がある．PAHの尿細管分泌の第一段階となる血管側細胞膜透過には，有機アニオントランスポーター OAT1（organic anion transporter 1：*SLC22A6*）が働く．OAT1を介するPAH輸送は，細胞内のα-ケトグルタル酸などのジカルボン酸との交換輸送により進行する．ジカルボン酸は，ナトリウムイオン依存的なジカルボン酸トランスポーター SDCT-2（*SLC13A3*）あるいは NaDC-1（*SLC13A2*）によって濃縮的に近位尿細管上皮細胞内に取り込まれるが，取り込まれたジカルボン酸との交換輸送により，

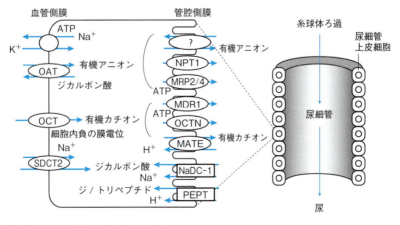

◆図1-90　ヒト腎で働く薬物トランスポーター
腎尿細管上皮細胞に発現し，薬物輸送に働くトランスポーター分子を示す．分泌方向が楕円で，再吸収方向が四角で区別されている．Na^+，ジカルボン酸，H^+，ATP，細胞内負の膜電位などが，トランスポーター活性発現の駆動力となる．主に，ヒトにおいて見出されたトランスポーターを示している．

OAT1 は PAH などの有機アニオンを細胞内に取り込む。細胞内ナトリウムイオンは，血管側膜に存在する Na^+/K^+-ATPase によって細胞外に比べ低く保たれている。OAT1 は，アデホビル，ガンシクロビルなど多岐にわたる薬物の尿細管分泌に働く。また，OAT3($SCL22A8$)も血管側細胞膜に存在して有機アニオンの尿細管分泌に重要であるが，エストロン-3-硫酸，PAH，メトトレキサート，ベンジルペニシリン，シプロフロキサシン，ブメタニドなどの有機アニオン性化合物や有機カチオンのシメチジンなどの輸送に働く。また，カチオン性化合物の排泄の第一段階である血管側細胞膜透過には，**有機カチオントランスポーター OCT**（organic cation transporter）が重要である。中でも OCT2($SLC22A2$)は血管側膜に強く発現しており，**表 1-32** に示す薬物のほかに，コリン，ノルアドレナリン，ヒスタミン，ドパミン，セロトニン，クレアチニンなどの内因性カチオンも輸送する。OCT は，細胞内負の膜電位を利用する膜電位依存的トランスポーターで，血液中から上皮細胞内への取り込みに働くタイプとして位置づけられる。

　一方，上皮細胞内に取り込まれたアニオン性薬物が管腔側膜を透過し尿中に至る経路として，**MRP2，MRP4**(multidrug resistance associated protein 2/4，$ABCC2/4$)，タイプ I リン酸トランスポーターとして分類されている NPT1($SLC17A$)などがある。OCT2 によって細胞内に取り込まれた有機カチオンの管腔側膜透過に関与するトランスポーターは MATE(multidrug and toxin entrusion)ファミリーに属する MATE1($SLC47A1$)および MATE2K($SLC47A2$)である。これらは尿細管腔中が細胞内より酸性 pH であることを利用し，細胞内カチオンと管腔側プロトンとの交換輸送により細胞外に輸送する。また，OCT と相同性の高い OCTN ファミリーに属する OCTN1($SLC22A4$)や OCTN2($SLC22A5$)も管腔側に存在し，テトラエチルアンモニウム，ベラパミル，キニジン，メピラミンなどの有機カチオンを輸送するため，尿細管分泌に関与しているものと考えられる。さらに，基質認識性が広く，アニオン性とカチオン性を含む多様な薬物の上皮細胞中から管腔中への排泄に P-糖タンパク質($ABCB1$，MDR1)や BCRP($ABCG2$)なども働いている。

　尿細管分泌に働くトランスポーターは薬物間相互作用による血中濃度上昇の原因ともなるため，これらのトランスポーターによって輸送されるあるいは阻害作用を有する薬物については随時新たな情報を入手する必要がある。

2）再吸収に働くトランスポーター

　再吸収は生体に必要な栄養物質を維持する機構であり，基本的には生体異物である薬物の輸送に働かない。糸球体ろ過を受けたほぼすべてが近位尿細管で再吸収される典型的な栄養物は，D-グルコースである。

　D-グルコースの再吸収は，二次性能動輸送型と促進拡散型のまったく異なる 2 種のトランスポーター分子の関与により進行する。前者はナトリウムイオンの電気化学的ポテンシャル差を駆動力とする能動輸送型で，SGLT と呼ばれており，尿細管の管腔内から上皮細胞内へと濃縮的に D-グルコースを取り込む。一方，後者は D-グルコース自身の濃度勾配を駆動力とする促進拡散型で，GLUT と名づけられ，上皮細胞内に蓄積した D-グルコースを血液中へと輸送する。管腔側膜では，低親和性（$Km=2\,mM$）の SGLT2($SLC5A2$)と高親和性（$Km=0.4\,mM$）の SGLT1($SLC5A1$)が腎臓で機能している。一方，血管側膜では GLUT2($SLC2A2$)ならびに GLUT1($SLC2A1$)が働いている。これら近位尿細管上皮細胞の管腔側と血液側のトランスポーターの連動によって，効率的な再吸収が生

じる.

タンパク質の代謝産物であるジペプチドならびにトリペプチドの再吸収によって窒素源の保持に働くペプチドトランスポーター PEPT1（*SLC15A1*）および PEPT2（*SLC15A2*）が，近位尿細管上皮細胞管腔側膜に存在する．とくに PEPT2 の発現量は多く，再吸収は主に PEPT2 により進行する．PEPT はペプチド構造を有する薬物の再吸収にも寄与する．側鎖にアミノ基を有する両性イオン型の *β*-ラクタム抗生物質の一部は PEPT2 によって輸送されるため，その再吸収に働くものと推定される．PEPT1，2 ともプロトン勾配を駆動力とする能動輸送を行うが，尿の pH が弱酸性であることを考慮すると，効率的な再吸収に適している．

長鎖脂肪酸のミトコンドリアでの代謝には，補助因子としてビタミンの一種のカルニチンが必要である．カルニチンが欠乏すると筋肉の脆弱化などが生じ，遺伝性疾患である全身性カルニチン欠乏症は小児に重篤な症状を引き起こす．カルニチンは 90％以上が近位尿細管で再吸収されるが，全身性カルニチン欠乏症はナトリウムイオン依存的なカルニチントランスポーター OCTN2（*SLC22A5*）の遺伝子変異による再吸収不全に起因する．再吸収に働くトランスポーターを**表 1-35** に示したが，再吸収は生体内での栄養物の維持に必須であり，再吸収機構が乱されると病態を呈することになる．薬物のなかには，このような再吸収機構を低下させるものがあり，その結果，一時的に生理的状態が乱されることもある．逆に，SGLT2 阻害によって糖の再吸収を抑制することで血糖値を降下させる糖尿病治療薬も使用されている．

D 薬物の腎排泄評価法 *Advanced*

腎排泄の一般的評価法は**腎クリアランス法** renal clearance method であり，持続注入により血中薬物濃度を一定に保つ**定型的クリアランス法**と，1 回静注後の血中濃度変化時に求める**非定型的クリアランス法**がある．前述のように腎クリアランス CL_r は尿中薬物濃度 C_u，単位時間あたりの尿容積 V，および血漿中濃度 C_p を用いて，

$$CL_r = \frac{C_u \times V}{C_p}$$

となる．したがって，時間 t_1 から t_2 までの尿量，尿中濃度ならびに血漿中濃度を求めれば，

$$CL_r = \frac{\sum (C_u \times V)}{AUC_{t_1 - t_2}}$$

として，腎クリアランスを求めることができる．

前述のように腎クリアランスは糸球体ろ過，尿細管分泌，ならびに再吸収の総和であるので，たとえばイヌリンを同時投与して糸球体ろ過を見積もることにより，クリアランス比 CR が求められ，いずれのメカニズムが働いているか推測することが可能である．また，定型的クリアランス法は定常状態下で行うため精度が高い方法であるが，ヒトにおいては非定型的クリアランスを用いる場合がある．

ストップ・フロー法 stop-flow analysis は，尿細管を一時的にクランプで挟んで尿流出を停止させ，順次，尿中排泄を見積もる方法である．イヌリンのようなマーカーの排泄を基準とすることにより，糸球体から遠位尿細管に至るいずれの部位で尿細管分泌や再吸収

が生じるかを見積もることができるが，定量的な解析方法ではない．

　以上の *in vivo* 評価法に対して，腎動脈，腎静脈ならびに尿細管にカニューレを施し，腎臓組織に薬物を灌流させて腎臓における血液中と尿中の物質交換挙動を見積もる腎灌流法 kidney perfusion method，腎組織切片への薬物取り込みを測定する腎スライス法，尿細管を単離して薬液を灌流させる単離尿細管灌流 isolated perfused tubule 法などの *in vitro* 実験によって腎臓における尿細管分泌，再吸収メカニズムを解析できる．さらに，尿細管上皮細胞の血管側ならびに管腔側細胞膜を単離した膜小胞 isolated membrane vesicle への取り込みや排出を測定することによる膜輸送機構の解析もなされる．尿細管上皮細胞由来の培養細胞を用いた，尿細管分泌・再吸収機構の解析も行われる．ヒトあるいは動物腎尿細管上皮細胞の初代培養系や，ブタ腎由来 LLC-PK1 細胞，イヌ腎由来 MDCK 細胞などは，いずれも血管側と尿細管腔側の特徴を維持し極性を有した状態で培養可能な細胞株である．これら細胞を多孔性フィルター上で培養することにより，血管側と管腔側の両細胞膜を介した薬物移行を解析することが可能である．

　しかし，培養細胞では本来存在するはずのトランスポーターの発現量が低下することが多いため，利用には注意を要する．尿細管分泌や再吸収に働くトランスポーターの分子的実体が明らかになったものについては，それらトランスポーター遺伝子を発現させた培養細胞も利用される．

E　胆汁中排泄

　肝臓は，前章で述べられたように薬物代謝が進行する主要臓器であり，また経口投与された薬物の初回通過効果 first pass effect を決定する臓器である．

　胆汁は肝臓で生成し，その役割の一つとして，さまざまな生体内代謝産物の生体外への排泄を行っている．異物・薬物も同様に，血液中から肝臓に取り込まれ代謝を受けたのち，一部は血液中に戻って尿中に排泄される場合もあるが，胆汁中に分泌され最終的に糞中に排泄される．

　肝臓における代謝と胆汁中排泄は，尿中排泄と並んで薬物のクリアランスを決める因子であり，胆汁中排泄の理解は薬物動態を考えるうえで重要である．

1)　肝臓の構造

　肝臓は，生体のなかで臓器としてはもっとも大きく，成人で 1,500 g の重さがある．肝臓は多くの小葉構造 lobule をしており，流入血管と流出血管，胆汁中排泄の経路となる胆管，そして複数の種類の細胞から構成される複雑な構造をしている．血液は肝動脈 hepatic artery と門脈 portal vein として肝臓に流入するが，両者は類洞（シヌソイド sinusoid）と呼ばれる肝臓の毛細血管 capillary で合流して中心静脈に集まり，さらにそれが集合して肝静脈 hepatic vein 血として肝臓より流出する．流入血液量は，門脈（75〜80％）からが肝動脈血液量（20〜25％）よりはるかに多い．

　肝臓は主に，肝細胞と通常呼ばれる肝実質細胞 parenchymal cell とクッパー細胞 Kupffer cell から構成され，前者は全臓器の 60％，後者は 15〜33％を占める．そのほかの構成細胞は内皮細胞，伊東細胞 Ito cell ならびに Pit 細胞である．肝細胞間には肝臓毛細血管が張り巡らされており，また類洞壁と実質細胞のあいだにはディッセ腔 space of Disse と

◆図1-91　肝臓の構造
門脈あるいは肝動脈血が内皮細胞，クッパー細胞，伊東細胞などによって形成される類洞に流入する．内皮細胞は有窓性であり，フェネストラを介して物質はディッセ腔に移動し，肝実質細胞と物質交換が起こる．肝実質細胞は血管側，隣接する細胞と接触する面，ならびに胆管腔を形成する面とそれぞれ異なる特性を有する細胞膜をもつ．胆管腔は隣接する細胞同士で形成され，細胞接触面は密着結合などにより通常物質は透過できず，胆汁中排泄は血管側ならびに胆管腔側細胞膜を経て生じる．
[Arias IM et al（eds）：The Liver：Biology and Pathophysiology, 3rd ed, Raven Press, 1994 を参考に作成]

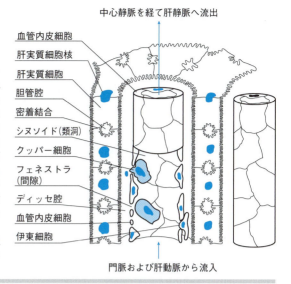

◆図1-92　肝臓の血管構造
肝の血管構造は複雑で，流入血管として門脈と肝動脈がある．シヌソイド（類洞）によって流入血液が異なり，肝動脈あるいは門脈血のみのシヌソイドと，両者が混合して流入するシヌソイドがある．いずれも最終的には中心静脈，各小葉下静脈を経て肝静脈へと流出する．
[Arias IM et al（eds）：The Liver：Biology and Pathophysiology, 3rd ed, Raven Press, 1994 を参考に作成]

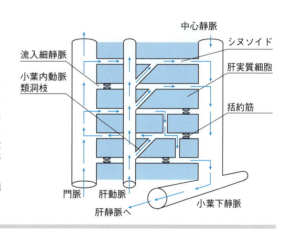

呼ばれる空間がある．類洞壁は有窓性であるため，血球を除き，血液成分はディッセ腔と自由に物質交換される．

また，肝実質細胞は相互に密着し，細胞間に毛細胆管 bile duct を形成する（図1-91，1-92）．肝実質細胞は類洞とつながり血液と接することになる血管側細胞膜 sinusoidal membrane（basolateral membrane とも呼ばれる），隣り合う細胞と密着する面 lateral membrane，そして胆管腔を形成する胆管腔側膜 bile canalicular membrane というまったく異なる細胞膜を有しており，細胞としては極性を有する．毛細胆管面は肝実質細胞表面の15％程度を占める．したがって，胆汁中排泄は毛細血管からディッセ腔を経て肝実質細胞内に移行する血管側細胞膜と，細胞内を移行し最終的に毛細胆管に分泌される胆管腔側細胞膜の両膜透過過程を経ることになり，薬物の各細胞膜透過性が胆汁への排泄性に影響する．

2）胆　汁

胆汁 bile は，肝臓で 1 日 500〜1,000 mL 程度生成される．肝臓から毛細胆管に分泌され，胆嚢 gallbladder を経て，総胆管から十二指腸へと分泌される．胆汁は，肝実質細胞で生成され，毛細胆管に分泌された肝臓胆汁 hepatic bile，胆嚢内に蓄えられた胆嚢胆汁 bladder bile，ならびに総胆管に移行した胆管胆汁 duct bile に分けられる．胆嚢では浸透圧によって肝臓胆汁の水分吸収が生じるため，胆汁は濃縮される．

薬物の胆汁中排泄は胆汁の流れに沿って生じ，血液中から小腸管腔へと排泄されることになる．小腸に排泄されたのちは糞中に排泄されるが，再び小腸で吸収される腸肝循環 enterohepatic circulation を受ける場合もある．また，胆管上皮細胞 cholangiocyte を介した胆汁成分の調節も行われている．

◆表 1-36　ヒト胆汁成分

成　分	濃　度
ナトリウムイオン	132〜165 mM
カリウムイオン	4.2〜5.6 mM
カルシウムイオン	1.2〜4.8 mM
塩素イオン	96〜126 mM
重炭酸イオン	17〜55 mM
胆汁酸	3〜45 mM
コレステロール	1.6〜8.3 mM
リン脂質	0.3〜11.0 mM
胆汁色素	0.8〜3.2 mM
pH	6.2〜8.5

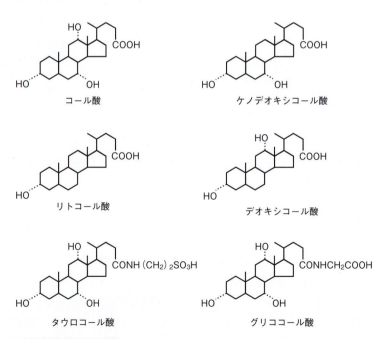

◆図 1-93　代表的胆汁酸の化学構造
　タウロコール酸ならびにグリココール酸は，それぞれタウリンおよびグリシン抱合を受けた胆汁酸である．

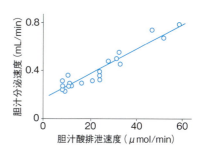

◆図 1-94　胆汁分泌速度と胆汁酸排泄速度の関係
胆汁酸分泌依存的，および非依存的な胆汁分泌が生じる．
[Greger R et al：Comprehensive Human Physiology, Springer, 1966 を参考に作成]

◆表 1-37　種々の動物において胆汁中に排泄される化合物

薬物	アトロピン，イミプラミン，インドメタシン，エリスロマイシン，キニーネ，ジアゼパム，ジゴキシン，スタチン類，スルファメトキサゾール，テトラサイクリン，テモカプリラート，フェニトイン，プラバスタチン，プロカインアミド，プロベネシド，ペンタゾシン，メトトレキサート，モルヒネ，一部のβ-ラクタム系抗生物質（セフォペラゾン，ベンジルペニシリンなど），一部のキノロン系抗菌薬とその代謝物など
その他の化合物	インドシアニングリーン，ステロイドホルモン，スルホブロモフタレインなど

　胆汁は，薬物やコレステロール，ポルフィリン，ビリルビンなど生体内代謝産物の排泄機能を有するが，重炭酸や胆汁酸の分泌によって消化管の消化能力を補助したり，IgA 分泌によって消化管の免疫性を付与する役割も有している．胆汁の主成分を，表 1-36 に示す．**胆汁酸** bile acid は重要な胆汁成分であるが，肝臓においてコレステロールからコール酸やデオキシコール酸などが生成されるのと同時に，そのタウリンおよびグリシン抱合体が生成される（**図 1-93**）．胆汁酸は界面活性作用を有しているため，消化管でミセルを形成し，脂肪酸の吸収を助けている．また，胆汁酸自身は腸肝循環によって再び門脈中に移行し，肝臓で再利用されている（第 1 章 p. 18 参照）．
　胆汁流量は，胆汁中に分泌される主たる成分である胆汁酸量に依存する．**図 1-94** は，胆汁酸の分泌量と胆汁流量の関係を示すが，およそ 1 mmol の胆汁酸分泌によって 5〜15 mL の胆汁流量が得られる（**胆汁酸依存的胆汁分泌** bile acid-dependent bile flow）．また，**図 1-94** の関係から理解されるように，胆汁酸の分泌がない場合でも一定の胆汁分泌がみられる．このような**胆汁酸非依存的胆汁分泌** bile acid-independent bile flow は，胆汁酸以外の物質の分泌によって促進される．胆汁酸以外の化合物としては，グルタチオンやその抱合体，ビリルビン抱合代謝物，重炭酸イオンなどがある．
　このようにさまざまな化合物が胆汁中に排泄される（**表 1-37**）が，胆汁中排泄への影響因子として，化合物の分子量との関係が知られている．**図 1-95** はラット，モルモットおよびウサギにおける投与量に対する胆汁中排泄量の割合と，化合物の分子量との関係を示している．一定の分子量以上で胆汁中移行量が増加する傾向がある．投与量の 10% 以上が胆汁中に排泄されるときを胆汁中排泄があるとして，排泄量が大きく変動する閾値を推測すると，ラット，モルモットおよびウサギでそれぞれ 325, 400, および 475 程度となる．ヒトではこの閾値が 500〜600 程度といわれている．このような**分子量閾値**がみられ

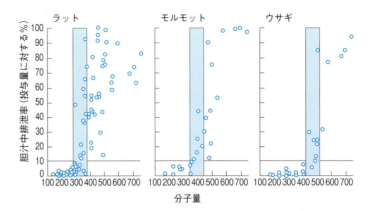

◆図1-95　胆汁中排泄率と分子量との関係
ラット，モルモット，およびウサギにおける種々化合物の，分子量に対する胆汁中排泄量の比率を示す．いずれも分子量が大きくなると胆汁中排泄率が増加するが，四角で囲んである分子量を境として，急激に胆汁中排泄率が増加する（分子量閾値）．
[Hirom PC et al：Biochem J 129：1071, 1972]

る原因は明らかではないが，分子量が大きいほうが胆汁への移行性が高くなるという胆汁中移行性評価の目安となる．また，極性を有する化合物が胆汁中に移行する傾向もある．血漿タンパク結合性も見かけ上，腎臓における糸球体ろ過を低下させるために相対的に胆汁中排泄が増加すると考えられる．さらに，肝臓での薬物代謝が影響し，とくに抱合代謝物は分子量も大きくなることになり，胆汁中排泄を受けやすいという関係と一致する．トランスポーターを介した肝細胞内取り込みや胆管腔内分泌を受ける一群の薬物については，それらトランスポーターを介した輸送効率の程度と相関するという報告もある．このようにさまざまなメカニズムが考えられる．

　薬物の消失は，量的にはほとんどが尿中排泄と胆汁中排泄によるため，両者のバランスで排泄経路が決まる．したがって，尿中に排泄されにくい（腎クリアランスが低い）場合は胆汁中排泄率が高い薬物であっても必ずしも胆汁中排泄クリアランスが高いとは限らないことがある．胆汁中排泄クリアランス CL_{bile} は，全身クリアランス CL_{tot} と投与量 $Dose$ に対する胆汁中排泄量 M_{bile} の比が求まれば，

$$CL_{bile} = CL_{tot} \times \frac{M_{bile}}{Dose}$$

として算出される．薬物の胆汁中排泄のしやすさ（効率）を考えるときには，投与量に対する胆汁中排泄率のみではなく，胆汁中排泄クリアランスで考える必要がある．

F　胆汁中排泄の分子機構　Advanced

　薬物の胆汁中排泄は，肝実質細胞を介して血液中から胆管腔中への移行を意味するが，この過程は肝実質細胞の血管側細胞膜と胆管側細胞膜の両細胞膜透過過程を含んでおり，細胞膜透過性が胆汁中移行性に影響する．また，薬物によっては，肝実質細胞に移行したのち，薬物代謝酵素によって代謝物となり，実質細胞内から胆管腔中へと排泄される場合もある．

肝細胞膜透過には種々のトランスポーターが発現しているが，血管側と胆管側で発現する分子は異なり，血液中から胆管側への一方向性輸送が生じる．

また，トランスポーターは大きくアニオン性化合物を輸送するタイプとカチオン性化合物を輸送するタイプに分類される．

1）血管側細胞膜に存在するトランスポーター

図 1-96 に，肝細胞に発現するトランスポーターの例を示す．アニオン性化合物の輸送に働くのは，OATP（organic anion transporting polypeptide），OAT（organic anion transporter），NTCP（Na$^+$/taurocholate cotransporting polypeptide：*SLC10A1*），MRP（multidrug resistance associated protein）などである．OATP には複数の分子種があり，肝臓には OATP1B1（別名 OATP-C，LST-1，*SLCO1B1*）ならびに OATP1B3（別名 OATP8，LST-2，*SLCO1B3*），および OATP2B1（別名 OATP-B，*SLCO2B1*）が発現し，いずれもアニオン性薬物を血中から肝細胞内に取り込む．OATP1B1 と OATP1B3 は肝特異的に発現し，多様な薬物を輸送するため，薬物間相互作用により血中濃度変動の原因になるなど薬物の肝動態を考えるうえで必須である．OATP1B1 基質を**表 1-41** に示す．ステロイドホルモンの代謝物，ビリルビンならびにビリルビン抱合代謝物，胆汁酸，ロイコトリエン C$_4$，甲状腺ホルモン，プロスタグランジン E$_2$ などの内因性アニオンに加え，スタチン類（プラバスタチン，ピタバスタチン，ロスバスタチンなど），アンジオテンシンⅡ受容体阻害薬（バルサルタン，オルメサルタン），アンジオテンシン変換酵素阻害薬（テモカプリル，エナラプリル），糖尿病治療薬（グリベンクラミド，レパグリニド），β-ラクタム抗

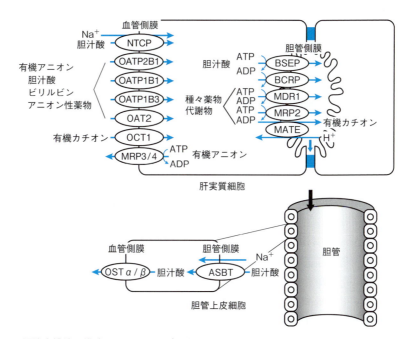

◆図 1-96　胆汁中排泄に働くヒトトランスポーター
　肝実質細胞血管側ならびに胆管側細胞膜，および胆管上皮細胞で働くトランスポーターの，分子的実体を示してある．

生物質，ブロモスルホフタレイン，環状ペプチドの D-Pen^2-D-Pen^5-エンケファリン（DPDPE）や BQ-123，抗がん薬のイリノテカンの活性代謝物の SN38 やパクリタキセルなど，種々のアニオン性化合物の輸送に働く．OATP1B3 も同様に，幅広くアニオン性化合物の輸送に働くとともに，ウアバインやジゴキシンのような中性化合物の輸送活性も有する．これに対して OATP2B1 は，やや基質認識性が狭い．OATP2B1 は，肝臓以外にも脳，胎盤，脾臓，肺，腎臓，小腸など多くの組織に発現するため，基質選択性や組織分布性から OATP1B1 や OATP1B3 とは異なる役割を有する分子種と推測される．また，OATP の輸送駆動力は，グルタチオン（GSH）などとの交換輸送が示唆されている．また，OATP2B1 については酸性 pH で活性が増大することからプロトンが駆動力と考えられるが，pH 依存性を示さない基質もあるなど，OATP の駆動力は明確ではない．

　MRP3（*ABCC3*）および MRP4（*ABCC4*）は，一次性能動輸送体で血管側細胞膜に発現しており，細胞内から血中への汲み出しに働く．胆汁酸，ビリルビン抱合代謝物などに加え，メトトレキサートやテモカプリラートなどの薬物を胆汁中排泄とは反対方向に輸送するトランスポーターであり，胆汁分泌能低下時に，肝細胞内物質を血液中に汲み出すことで肝臓の防御機構として働くと考えられる．また，MRP3 は胆管を形成する上皮細胞（**図1-96**）にも発現しており，胆管胆汁成分の調整に働くと考えられている．NTCP は，ナトリウムイオン濃度勾配を利用した二次性能動輸送によりタウロコール酸などの胆汁酸類を血液中から肝実質細胞内へ取り込むことで，胆汁酸の腸肝循環の一翼を担っている．なお，NTCP がナトリウムイオン依存的な胆汁酸トランスポーターであるのに対して，上述の OATP はナトリウムイオン非依存的な胆汁酸トランスポーターとして働いている．

　OAT2（*SLC22A7*）は，ジカルボン酸類，サリチル酸，プロスタグランジン，有機カチオン性化合物のシメチジン，オクラトキシン A，ステロイドホルモン抱合代謝物などを輸送する．OATP と比べると，分子量が小さめの化合物を輸送する．

　カチオン性化合物には OCT1（*SLC22A1*）が働く．OCT1 はメトホルミン，テトラエチルアンモニウム（TEA），*N*-メチルニコチンアミド（NMN），コリン，ドパミン，*N*-メチルフェニルピリジニウム（MPP）などを輸送する．OCT1 を介した有機カチオン性化合物の輸送は，細胞内負の膜電位を利用している．

2）胆管側膜に存在するトランスポーター

　細胞内から胆管腔内に排出するトランスポーターとしては，MRP2（*ABCC2*），P-糖タンパク質（MDR1，multidrug resistance，*ABCB1*），BCRP（breast cancer resistance protein，*ABCG2*），BSEP（bile salt export pump，*ABCB11*）のような一次性能動輸送型のトランスポーターと，カチオン性化合物の排泄に働く MATE1（multidrug and toxin extrusion：*SLC47A1*）が発現している．MRP2（*ABCC2*）は，主に有機アニオン性化合物や抱合代謝物を輸送する胆管側膜トランスポーターである．肝実質細胞内で抱合反応によって生成したグルタチオン，グルクロン酸あるいは硫酸抱合体の胆管腔中への排泄に働く．ステロイドホルモンの硫酸抱合体やグルクロン酸抱合体をはじめ，ロイコトリエン C$_4$ のようなグルタチオン抱合体を輸送する．また MRP2 機能低下時には黄疸を生じることから，ビリルビンのグルクロン酸抱合代謝物の排泄に必須である．薬物としては，メトトレキサート，プラバスタチン，テモカプリラート，*β*-ラクタム抗生物質，キノロン系抗菌薬の抱合代謝物，スルホブロモフタレイン，SN38 などの胆汁中排泄を行っている．

一方，P-糖タンパク質は，MRP2と共通する基質もあるが，有機カチオン性ならびに中性化合物の輸送にも働く傾向を示す．P-糖タンパク質はビンクリスチン，ビンブラスチン，ダウノルビシン，エトポシドなどの抗がん薬やジゴキシン，キニジン，シクロスポリン，タクロリムス，キノロン系抗菌薬のような塩基性，非イオン性および両性イオン型化合物の輸送に関わる．このような一次性能動輸送系により，効率的な肝実質細胞内から胆汁中への排泄（分泌）が行われている．BSEPは，肝実質細胞内で生成した抱合型胆汁酸のタウロコール酸やグリココール酸などの分泌に働く一次性能動輸送型であり，胆汁酸は濃縮的に胆管腔内に分泌され，その結果，胆汁は高浸透圧となるため，血液中から肝実質細胞あるいは実質細胞間を経由して水が胆管中に流入しやすくなり，胆汁流量が増加する．したがって，図1-94で示す胆汁酸排泄依存性の胆汁流量を決めるのはBSEPである．また，図1-94中の胆汁酸排泄非依存性の胆汁生成は，MRP2やP-糖タンパク質を介して胆汁中に排泄された化合物によって上昇する浸透圧による．

3）トランスポーターと代謝酵素の関連

　肝実質細胞はこのように血管側と胆管側で異なるトランスポーターを有しており，とくに薬物など異物排泄あるいは不要内因性代謝産物の排泄には，基質選択性の広いトランスポーターが関わっている．さらに，細胞内ではシトクロムP450系酵素による酸化的代謝と種々転移酵素による抱合代謝が進行する．酸化的代謝は**第Ⅰ相解毒** phase Ⅰ，抱合代謝は**第Ⅱ相解毒** phase Ⅱと呼ばれるが，これに続く抱合代謝物のABCトランスポーターMRPs，BCRP，P-糖タンパク質を中心とした能動的な胆汁中排泄を，**第Ⅲ相解毒** phase Ⅲと呼んでいる（図1-97）．このような効率的な解毒メカニズムが，生体の防御機構として備わっている．

　胆汁中排泄を司るトランスポーターが解明され，膜透過性が肝クリアランスに影響する場合があることが明確になった．そのため，従来の薬物代謝に基づく肝クリアランスの考え方を拡張した，細胞膜透過が律速となる肝クリアランス解析法として拡張型クリアランスコンセプト extended clearance concept が提唱され，薬物代謝と膜透過を含めて肝クリアランスを考える必要がある（第2章1.▶, p.192参照）．

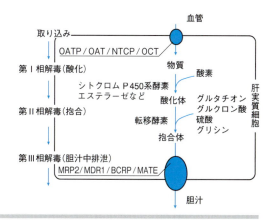

◆図1-97　肝臓における異物解毒機構
肝実質細胞血管側細胞膜に存在するトランスポーターを介した肝細胞内への取り込みにはじまり，第Ⅰ相解毒，第Ⅱ相解毒を経て，最終的に第Ⅲ相解毒として，胆管側細胞膜に発現するトランスポーターを介して，ついには胆汁中に排泄する．
化合物によっては，第Ⅰ相あるいは第Ⅱ相解毒を受けないで排泄されるものがある．

◆表 1-38　腸肝循環を受ける薬物

未変化体として腸肝循環を受ける薬物	セフィキシム，ピタバスタチン，プラバスタチン，フルバスタチン，ロスバスタチン
抱合代謝代謝物が腸肝循環を受ける薬物（活性代謝物）	イリノテカン(SN-38)，インドメタシン，エゼチミブ，ジクロフェナク，テルミサルタン，バルプロ酸，ミコフェノール酸モフェチル(ミコフェノール酸)，モルヒネ

G　腸肝循環

　胆汁中排泄を受けた薬物およびその代謝物のなかには，消化管から再び吸収される場合があり，胆汁中排泄と消化管吸収を繰り返す現象が生じる．これを腸肝循環 enterohepatic circulation と呼ぶ．腸肝循環機構が明確な例は胆汁酸である．胆汁酸は，血中から肝細胞中へ主に NTCP によって移行し，肝細胞内からは BSEP によって胆管腔中へと排泄される．その後，消化管においては，小腸下部（回腸）の上皮細胞管腔側膜に発現する ASBT によって細胞内に移行し，血管側膜上の OSTα/β によって上皮細胞内から血中へと移動する（図 1-96）．表 1-38 には，腸肝循環を受ける医薬品の例を示す．その多くは，肝細胞内で第 II 相解毒を受けてグルクロン酸抱合代謝物が生成し，さらに胆管側細胞膜のトランスポーターによって胆汁中へ排泄される．その後，消化管の管腔内に存在する腸内細菌がもつ脱グルクロン酸活性を有する酵素 β-グルクロニダーゼによって脱抱合を受け，再び吸収される．トポイソメラーゼ I 阻害薬のイリノテカンはエステラーゼによって活性代謝物 SN-38 へと肝細胞内で変換され，その後グルクロン酸抱合を受け，SN-38 グルクロン酸抱合体となる．本抱合体は MRP2，BCRP，MDR1 などの胆管側膜トランスポーターの基質となって消化管管腔内に排泄されるが，腸内細菌によって SN-38 と変換され，再び吸収される．このようにトランスポーターと酵素の作用により腸肝循環が進行する．なお，腸肝循環される薬物においては，血中からの消失の遅延や，血中濃度に二峰性（ダブルピーク）がみられることがあり，その特徴から腸肝循環の有無を推察できる．

H　薬物の胆汁中排泄評価法　Advanced

　実験動物を用いた方法として，*in vivo* では胆管にカニュレーションを施して動物に薬物を投与後，経時的に胆汁を採取する方法が一般的である．本手法によって胆汁中排泄率や排泄速度，あるいは胆汁中排泄クリアランスを求めることができる．また，門脈内に瞬時に薬物を投与し短時間に肝臓組織中に移行した薬物量から肝移行性を評価する組織抽出 tissue uptake index 法，薬物を静脈内投与後一定時間ごとに血液中ならびに肝臓中薬物量から肝移行クリアランスを評価するインテグレーションプロット integration plot 法などがある．以下に述べる *in vitro* での評価法と *in vivo* 実験法の中間的方法として，肝臓血管を薬液で灌流して肝臓組織や胆汁中移行性を評価する肝灌流 *in situ* perfusion 法もある．

　また，*in vitro* 評価法としては，コラゲナーゼ灌流により肝臓の細胞を単離し，遠心操作によって肝実質細胞のみを分画して肝細胞内への移行性を評価する単（遊）離肝細胞 isolated hepatocyte 法，および，その初代培養細胞，肝実質細胞の血管側あるいは胆管側細胞膜のみを密度勾配遠心によって分画して，得られる細胞膜小胞 membrane vesicle を用

いて膜輸送機構を評価する方法もある．単離肝細胞を培養した初代培養細胞，ヒト肝由来培養細胞株として HepG2 細胞や HepaRG 細胞などを用いて，細胞内取り込みや排出メカニズムを解析することも可能である．また，サンドイッチ培養法と呼ばれる，胆管を形成し胆管腔内への薬物移行性から胆汁中への排泄を評価できるような肝細胞の培養法も用いられている．本手法を用いると血液側から肝細胞内，さらに引き続く胆汁中への移行を *in vitro* 培養細胞系で測定することができる．

胆汁中排泄に働くトランスポーターの分子的実体が明確な場合には，そのトランスポーター遺伝子を発現させた培養細胞を用いた解析や，その遺伝子を欠損させた遺伝子ノックアウト動物を用いた解析も可能である．また，凍結ヒト肝細胞 cryopreserved human hepatocyte の利用によって，種差が懸念される肝薬物処理機構の評価も可能である．

■ その他の排泄

1）唾液中排泄

唾液は，耳下腺，舌下腺，ならびに顎下腺の 3 種類からなる唾液腺から分泌される，弱酸性の粘稠な液体である．ヒトでは 1 日 1 L 以上が分泌される．唾液は**表 1-39** に示すような成分を含むが，生理作用は，口腔内での食物の分解，食物の軟化，口腔内の湿潤による滑沢化や清浄作用のみならず，体内不要物の排泄作用も有する．したがって，薬物のなかにも唾液中に排泄されるものがあるが，その量は他の排泄経路に比べて少ない．唾液中排泄は，体内動態に及ぼす影響は少ないが，ヒトにおいても試料採取が容易であることから，治療薬物モニタリング therapeutic drug monitoring（TDM）を行ううえでのメリットが考えられている．すなわち，対象が小児であったり，また長期間にわたる投与が行われる薬物であるような場合には，血液試料の採取が容易でない，あるいは適切でないからである．

また，カルバマゼピン，フェニトイン，プリミドン，エトスクシミドなどについては，血中濃度と唾液中濃度がよく相関することが知られている．しかし，血中濃度との相関性は必ずしもすべての医薬品に共通することではなく，たとえば同じ抗てんかん薬のバルプロ酸やフェノバルビタールでは，両体液中の濃度が一致しない．さらに，現時点では唾液採取法により希釈や薬物の混入なども懸念されるなど，十分に臨床的な有用性が確立していない．

◆表 1-39　ヒト唾液成分

成　分	濃　度
ナトリウムイオン	12～36 mM
カリウムイオン	11～27 mM
カルシウムイオン	1.1～2.7 mM
マグネシウムイオン	0.08～0.5 mM
塩素イオン	15～43 mM
重炭酸イオン	10～60 mM
タンパク質	1.4～6.4 g/L
ムチン	0.8～6.0 g/L
尿素	2.3～12.5 mM
pH	6.4～8.2

2）乳汁中排泄

　乳幼児は，胎児と同様に，排泄や血液脳関門など生体機能が十分に発達しておらず，母体に投与された薬物の乳汁を介した乳幼児への移行は重要である．乳房組織における排泄は，分泌上皮細胞 alveolar cell を介して進行するが，分泌上皮細胞は乳汁 milk が分泌される管腔側と毛細血管が張り巡らされた血管側とに分極している．したがって，母体の血液中から乳汁中への化合物の排泄は，他の組織における上皮細胞層を介した輸送と同様に，細胞膜を透過する場合と細胞間隙 paracellular 経路を介する場合とがあるが，主に前者を介して透過する．

　表 1-40 に示す細胞内外の主たるイオン組成のなかでも，血管側から細胞内を経て乳汁中へと低下するナトリウムイオンおよび塩素イオン勾配，ならびに上皮細胞内が最大となるカリウムイオン濃度を保っている．また，血管側細胞外液に対して細胞内は $-41\,mV$，乳汁が分泌される管腔側は $+3\,mV$ の膜電位を保っている．さらに，乳汁の pH は 6.6 程度と弱酸性である．このような pH，イオン勾配あるいは膜電位差を利用した単純拡散やトランスポーターによって分泌が生じる．血液中と乳汁中の pH 差によって，塩基性物質は酸性物質よりも乳汁/血漿中濃度が高くなるような分泌が生じる．一方，分泌上皮細胞には，ヨード，コリン，カルニチン，D-グルコース，種々のアミノ酸などの輸送に働くトランスポーターが存在しており，いずれも乳汁中に高濃度に分泌されている．ヨード，コリンおよびカルニチン輸送にはナトリウム依存性がみられる．

　D-グルコースおよびアミノ酸の輸送には，ナトリウム依存性ならびに非依存性のトランスポーターが働く．乳汁中アミノ酸供給がアミノ酸トランスポーターのみでは不十分であることから，ペプチドトランスポーターの存在も示されているが，明確ではない．一方，腎尿細管上皮細胞の有機アニオントランスポーターと類似したプロベネシド感受性のベンジルペニシリン，N-アセチル-パラアミノ馬尿酸分泌に働くトランスポーターの関与も示されている．さらに，4-アミノアンチピリン，N-アセチルスルファニルアミド，ニトロフラントインなども能動的に分泌される．そのほかにもテトラサイクリン，ストレプトマイシン，クロラムフェニコールなど，多岐にわたる薬物が乳汁中で検出されている．なお，最近では前述の BCRP が，母乳中への薬物排出に働いていることも示唆されている．

◆表 1-40　ヒト乳汁成分

成　分	初　乳	成熟乳
乳糖	158 mM	197 mM
脂肪	29 g/L	45 g/L
コレステロール	0.28 g/L	0.14 g/L
全タンパク質	23 g/L	10 g/L
ラクトグロブリン	3.5 g/L	1.3 g/L
ビタミン A	1.6 mg/L	0.61 mg/L
ナトリウムイオン	22 mM	7.4 mM
カリウムイオン	19 mM	13 mM
カルシウムイオン	8.5 mM	12 mM
リン酸イオン	5.1 mM	4.5 mM
マグネシウムイオン	1.8 mM	1.5 mM
塩素イオン	16.5 mM	10.4 mM

3) 呼気中排泄

呼気中への排泄は肺を介しており，ガス麻酔薬や揮発性のアルコール，クマリン，樟脳 camphor，グアイアコール guaiacol などが呼気中に排泄される．エリスロマイシンは，その代謝産物の一部が呼気中に排泄されることを利用し，肝臓の代謝酵素活性評価に使われる．^{14}C-N-メチルエリスロマイシンはシトクロム P450 系薬物代謝酵素 CYP3A4 による脱メチル化によって最終的に $^{14}CO_2$ を生成し，それは呼気中に排泄される．代謝酵素活性は個人差や酵素誘導あるいは併用薬物による阻害により活性変動するが，このエリスロマイシン呼気検査 erythromycin breath test は，代謝酵素活性のヒトにおける定量的評価に用いられる．

4) 汗中排泄

発汗は，体温調節の一つとしての生理作用である．汗腺 sweat gland は管腔を形成し，管腔側と血管側に分極した上皮細胞，および，それを囲む筋上皮細胞 myoepithelial cell から構成されている．

汗腺は，汗が分泌される部位はコイル状をしており(sweat gland coil)，汗腺管 sweat gland duct を介して皮膚表面から発汗する．汗の成分はナトリウム(20〜60 mM)，カリウム(4〜14 mM)，カルシウム(0.1〜3 mM)，塩素(20〜60 mM)などのイオンのほかに尿素(4〜20 mM)を含んでおり，pH は 6.5 と弱酸性である．

汗中に排泄される薬物としてはパラアミノ馬尿酸，スルファジアジン，スルファニルアミド，スルファピリジンなどがあるが，いずれも汗/血漿中濃度比は 0.02〜0.8 程度と 1 以下である．これに対して尿素の場合は 1.8 程度の高濃度に分泌を受ける．そのほかにもアルコール，アンチピリン，サリチル酸ならびに安息香酸が分泌される．また，汗腺管では汗中成分の再吸収も生じる．

5) 消化管管腔内排泄

小腸は薬物吸収だけでなく，薬物の血液中からの排泄経路ともなる．従来，消化管管腔内排泄は胆汁中排泄として解釈されたこともあり，その寄与は小さいものと考えられていた．しかし消化管管腔内への排泄に働くトランスポーターが見出されるなど，排泄機構としてのみならず，経口投与した薬物の吸収性にも影響するため，重要である．消化管管腔内への排泄過程は，単純拡散とトランスポーターを介した場合がある．小腸管腔内は酸性 pH であり，塩基性薬物は pH 分配仮説によって分泌されやすい．血漿タンパク結合率，分子量，脂溶性によっても影響を受ける．また，小腸上皮細胞刷子縁膜に存在する P-糖タンパク質，MRP2 や BCRP は上皮細胞内から管腔側へ能動的な薬物排出に働くため，これらトランスポーターによって輸送される薬物は，消化管管腔内に排泄される．

そのほか，実体がいまだ明らかではないトランスポーターを介して消化管管腔内排泄される薬物も知られている．クロルプロマジン，キニジン，キノロン系抗菌薬(シプロフロキサシン)，ジゴキシン，パクリタキセル，フェニトイン，β 遮断薬(アセブトロール，セリプロロール)，ラニチジンなどが分泌を受ける．

J 排泄トランスポーターにおける薬物間相互作用

　肝臓や腎臓は医薬品の消失の主たる臓器であり，両臓器における消失速度の変動は薬物の血漿中濃度に影響する．前項までに記載したように，肝細胞内への取り込み，肝細胞内から胆汁中への排泄，ならびに腎尿細管における尿細管分泌過程などの排泄過程にはトランスポーターが関与する場合が多い．しかも，排泄に関わるトランスポーターは，有機アニオンあるいは有機カチオントランスポーターとおおまかに分類できるように，荷電状態など類似した特徴を有する化合物であれば，構造的に異なる場合でも共通して親和性を有することが多い．すなわち，医薬品に対して幅広く親和性を有するために，複数の医薬品を併用する場合には薬物間相互作用(drug-drug interaction)が生じる．併用薬によって血中濃度が低下するときには薬効の低下が，上昇するときには有害事象の発症を生じる可能性があり，排泄経路とメカニズムに関する情報に注意する必要がある．なお，薬物間相互作用を考える場合には，対象とする医薬品が特定のトランスポーターに対する阻害作用を有する場合(阻害薬，perpetrator と呼ぶ)と基質(substrate，victim と呼ぶ)になる場合で区別する必要がある．前者の場合は，治療投与量で阻害作用を示すほどの濃度に達するか，また後者は対象トランスポーターを介した排泄過程が消失全体に対して寄与が大きいかの判断が必要である．なぜなら，トランスポーターの基質になる医薬品であっても強い阻害作用を有するとは限らず，また逆に強い阻害作用を有する場合であっても基質になるとはいえず，しかもそのトランスポーターが主たる排泄経路とはならない可能性があるためである．したがって，特定のトランスポーターを介した排泄が主たる排泄経路となるような医薬品とともに，そのトランスポーターに対して強い阻害作用を有する(臨床投与量で阻害作用を示す)医薬品を投与する場合のみに薬物間相互作用に注意を要する．

　なお，**表 1-41**(後出)にはとくに薬物動態学的相互作用が問題となる例の多いトランスポーターとその特徴，基質，阻害薬の例を示す．

1) 尿細管分泌過程における相互作用

　抗ウィルス薬のアデホビルやペニシリン類のベンジルペニシリンはそれぞれ主にOAT1 および OAT3 を介して尿細管分泌を受けるが，臨床投与量で両 OAT 阻害作用を有するプロベネシド併用によりいずれの場合も血漿中濃度が上昇する．上昇の程度はプロベネシドの投与量に依存するが，たとえばプロベネシド 1.5 g の投与時にベンジルペニシリンの血漿中濃度の *AUC* は 3 倍以上に上昇する．また，同様にアデホビルの場合は 2 倍程度の上昇がみられる．利尿薬のフロセミドは OAT 基質になるが，1 g のプロベネシドの併用により血漿中濃度の *AUC* は 3 倍程度まで上昇する．このとき，フロセミドの尿中排泄クリアランスが 34% 程度まで低下するが，同時に腎外クリアランスも半分程度まで低下する．フロセミドの体内動態特性として全身クリアランスに占める尿中排泄クリアランスの割合は 80% と高いことから，フロセミドの血漿中濃度上昇の多くは OAT 上でのプロベネシドとの相互作用が主因と考えられる．この例からもわかるように，基質となる医薬品の消失に関わるトランスポーター(この場合は OAT1 と OAT3 と考えられる)の全消失経路に対する寄与率も考慮する必要がある．**表 1-33** にあるように多くの医薬品がOAT 基質になるため，OAT 阻害作用を有する医薬品の併用が尿中排泄クリアランス低下による血漿中濃度上昇を引き起こす可能性を考慮する必要がある．

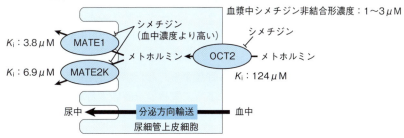

◆図1-98　メトホルミンの尿細管分泌に対するシメチジンの相互作用
　シメチジンは，メトホルミンの尿細管分泌に関わるトランスポーターであるOCT2，MATE1，MATE2Kのいずれに対しても，阻害作用を有する．しかし，OCT2に対する阻害作用に比べ，MATE1およびMATE2Kに対する阻害作用は強い（K_i値が小さい）．血漿中シメチジン濃度を考慮すると，両薬物間相互作用はOCT2ではなく，MATE1およびMATE2K上で生じていると考えられる．

　有機カチオン系の医薬品の尿細管分泌にはOCT2とMATE1およびMATE2Kが働くが，それらの基質—阻害薬の組み合わせによって相互作用が生じる．糖尿病治療薬のメトホルミンの血漿中濃度はH_2受容体拮抗薬のシメチジン併用によって増加する．250 mg/日のメトホルミンを10日間連続投与したヒト試験において，6日目以降400 mg/日のシメチジンを併用したときにメトホルミンの腎クリアランスは30%低下し，血漿中濃度の24時間AUCは50%程度増加する．メトホルミンのクリアランスは95%以上が尿中への未変化体の排泄で説明され，そのクリアランスはクレアチニンクリアランスのほぼ5倍である．したがって，メトホルミンの主たる消失経路は尿細管分泌と判断される．一方，メトホルミンはOCT2ならびにMATEの基質であることから，シメチジン併用による尿中排泄クリアランスの低下はメトホルミンの尿細管分泌に関わるトランスポーターの阻害で説明される．シメチジンのOCT2，MATE1およびMATE2Kに対する阻害定数はそれぞれ124 μM，3.8 μM，および6.9 μMであり，OCT2に対する作用に比べMATEに対して強い阻害作用を有する．臨床的なシメチジンの血漿中濃度は，数μMである（有効濃度として，血漿中タンパク結合率で補正した血漿中非結合形濃度として）ことから，OCT2に対する阻害は弱いため臨床的な相互作用を説明できないと判断される．一方，阻害定数から考えてMATEに対するシメチジンの阻害はOCT2に対するよりもかなり強い．しかも，動物試験においてシメチジンは腎臓組織中に濃縮されることが示されており，血漿中濃度より高く尿細管上皮細胞中に存在すると推定される．したがって，シメチジン併用時のメトホルミンの血漿中濃度の増大は，尿細管上皮細胞内のシメチジンがMATE1あるいはMATE2Kを介するメトホルミンの分泌を阻害することに起因すると判断される．上述の相互作用について**図1-98**に模式的に示す．
　抗寄生虫薬のピリメタミンはOCT2，MATE1およびMATE2Kに対する阻害定数がそれぞれ10 μM，93 nMおよび59 nMであり，OCT2に比較しMATEに対して強い阻害作用を有している．ピリメタミン50 mgの投与でメトホルミンの腎クリアランスは低下するが，この場合も同様にOCT2上ではなくMATE上での相互作用が主因と考えられる．
　このような有機カチオン間での相互作用はOCT2，MATE1およびMATE2K基質になる医薬品とその阻害薬の併用によって生じるが，いずれのトランスポーター上での相互作用

が主たる原因かについては，阻害薬の濃度，各トランスポーターに対する阻害定数，および基質薬物の消失に関わるトランスポーター分子の寄与率によって変わる．

医薬品以外の内因性物質として，腎機能評価に利用されるクレアチニンも OCT2 ならびに MATE トランスポーターの基質になる．すなわち，クレアチニンの尿中排泄は糸球体ろ過に加えて尿細管分泌も寄与する．したがって，クレアチニンクリアランスあるいはクレアチニンの血漿中濃度によって腎機能を評価する場合は，そのとき投与された医薬品のなかで OCT2 や MATE 阻害薬が含まれていないかの注意が必要である．もし，投与薬によるトランスポーター阻害があれば，血清クレアチニン値の上昇は腎機能低下を意味せず，単なる相互作用による一時的なクレアチニン値の変化で説明される．腎機能低下は薬物療法の継続性にも影響するため，的確な判断が求められる．

血漿中濃度を精度高く維持する必要のある医薬品である強心薬ジゴキシンの血漿中濃度は，抗不整脈薬キニジンやカルシウムチャネル拮抗薬ベラパミルとの併用により上昇する．体内動態特性として，ジゴキシンは尿中排泄が主たる消失経路であり，また尿細管分泌を受ける．ジゴキシンは P-糖タンパク質基質であるとともに両化合物とも P-糖タンパク質阻害作用を有することから，P-糖タンパク質上での相互作用によりジゴキシン濃度の上昇が観測されると考えられている．その他にもマクロライド系抗菌薬クラリスロマイシンもジゴキシン中毒を引き起こすが，そのメカニズムとして P-糖タンパク質上での相互作用が考えられている．

2) 尿細管再吸収過程における相互作用

再吸収は，尿細管分泌のようなトランスポーターを介した経路の寄与は明確ではなく，水の再吸収に伴い，尿細管腔中の薬物は濃縮され高濃度になることから，主に単純拡散で進むと考えられる，したがって，弱イオン性薬物で膜透過が pH 分配仮説で説明される薬物の再吸収は，尿 pH の影響を受ける．制酸薬の炭酸水素ナトリウム，水酸化アルミニウム製剤，水酸化マグネシウム製剤や炭酸脱水素酵素阻害薬のアセタゾラミドなどは，尿の pH をアルカリ化する．一方，輸液の塩化アンモニウムやアスピリン，アスコルビン酸，塩酸アルギニンなどは尿を酸性化する．したがって，弱酸性薬物の再吸収は，尿 pH の酸性化により増大，アルカリ性化により低下する．弱塩基性薬物の再吸収に対する尿 pH の影響は，その反対の変動となる．たとえば，サリチル酸の血中濃度は制酸剤併用で低下するが，これは尿 pH のアルカリ化によって pH 分配に従うサリチル酸の再吸収が低下することに起因する．

3) 肝取り込み・胆汁中排泄過程における相互作用

薬物の血中から肝細胞内の取り込みには OATP1B1 および OATP1B3 が広く医薬品を認識することから相互作用の生じる原因となる場合がある．HMG-CoA 還元酵素阻害によってコレステロール生合成抑制作用を有する脂質異常症治療薬スタチン類は肝臓で主たる作用を示すが，肝細胞内移行性が高くその過程に OATP が関わる．プラバスタチン，ピタバスタチン，ロスバスタチンなど多くのスタチンが OATP1B1 基質になり，その肝動態は OATP1B1 の活性変動の影響を受ける．OATP1B1 ならびに OATP1B3 阻害作用を有する薬物は数多くあるが，臨床投与量で阻害作用を有する医薬品としてマクロライド系抗菌薬のクラリスロマイシン，免疫抑制薬のシクロスポリン，抗結核薬リファンピシ

ン，抗ウィルス薬ゲムフィブロジルなどがある．たとえば重篤な筋肉毒性（横紋筋融解症）のために現在使用されていないセリバスタチンについて，腎移植患者にシクロスポリン（約 200 mg/日の投与量）を併用したとき，セリバスタチンの血漿中濃度は 3〜5 倍上昇する．このときシクロスポリンの全血中濃度は $1\,\mu$M 程度であり，また別途求められた OATP1B1 および OATP1B3 に対するシクロスポリンの 50%阻害濃度（IC_{50}）は $1\,\mu$M 程度である．したがって本相互作用は，セリバスタチンの肝細胞内移行に働く OATP1B1 上でのシクロスポリンとの相互作用に起因すると判断される．リファンピシンは OATP に対して $1〜10\,\mu$M 程度の IC_{50} 値をもつが，同様にアトルバスタチンやプラバスタチンの血漿中濃度を増大させる．この場合も同様に OATP 上での相互作用による肝取り込みの低下が主因と考えられる．ただし，リファンピシンは OATP の発現誘導作用も有することから，連続投与した場合には OATP 活性が見かけ上増加することも想定される．このように投与方法によって生じる相互作用の結果は異なるため，判断には注意を要する．

　シクロスポリン併用時に血漿中濃度変動が生じる医薬品は数多くあるが，それは OATP 阻害に限らない．**表 1-41** に示すようにシクロスポリンは OATP 以外にも肝胆管側トランスポーターの P-糖タンパク質，BCRP，MRP2 を阻害し，一部の薬物代謝酵素も阻害する．一方，肝細胞内に取り込まれた医薬品はさらに代謝酵素による構造変換を受けたり胆汁中に排泄されたりすることはまれではない．したがって，シクロスポリンとの相互作用が懸念される場合，その原因を見極めるためには，影響を受けた医薬品の体内動態に関わる因子（肝取り込みトランスポーターが関わるか，薬物代謝を受けるか，胆汁中に排泄されるか，さらに腎動態にトランスポーターは関わるか）を明確にする必要がある．

　免疫抑制薬ミコフェノール酸を同じく免疫抑制薬シクロスポリンと併用したときに，ミコフェノール酸の血漿中濃度は単独投与時に比べて低下する．ミコフェノール酸の体内動態特性として，肝細胞内に移行したあとグルクロン酸抱合体へと代謝され，さらに主に肝胆管側膜に存在する MRP2 を介して胆汁中に排泄されて腸肝循環を受ける．一方，シクロスポリンはミコフェノール酸のグルクロン酸抱合体の腸肝循環に関わるトランスポーターである肝胆管側膜の MRP2 に対する阻害作用を有する．複雑な相互作用が想定されるが，シクロスポリンの推定濃度からから考えて，本シクロスポリンによるミコフェノール酸の血漿中濃度の低下は，ミコフェノール酸の腸肝循環を担うトランスポーターがシクロスポリンによって阻害されることが一因と判断されている．

　薬物間相互作用は，理論的には多様な組み合わせで生じる可能性がある．しかし，実際に臨床的な薬効変動や有害作用を生じる例は限られる．影響を受ける医薬品の消失経路が複数存在する場合は一つの経路がたとえ抑制されてもその全身動態への影響は小さくなる．たとえば肝代謝と胆汁中排泄と尿細管分泌が並行して関与する場合，尿細管分泌トランスポーターが阻害されても残りの消失経路で賄われるためである．また，阻害薬の濃度が臨床投与量で阻害定数相当の濃度まで達しない場合は阻害作用を無視できることになる．このような各医薬品の体内動態を把握したうえで相互作用を考えなければならない．

◆表1-41 薬物間相互作用の原因となるトランスポーター

名称	遺伝子名	機能的名称	発現臓器	細胞内局在性	主たる基質薬物ならびに内因的基質	阻害薬
OATP2B1	SLCO2B1	有機アニオン	小腸	管腔側/血管側	ステロイドホルモン抱合代謝物（エストロン3硫酸、エストラジオールβグルクロン酸抱合体）、甲状腺ホルモン、胆汁酸、スタチン類、アンジオテンシン受容体拮抗薬（ARB）、フェキソフェナジン、βラクタム系抗生物質、アンジオテンシン変換酵素（ACE）阻害薬、β遮断薬、グリベンクラミドなど	シクロスポリン、リファンピシン、ゲムフィブロジル、クラリスロマイシン
OATP1B1 OATP1B3	SLCO1B1 SLCO1B3		肝臓	血管側		
OCT1	SLC22A1	有機カチオン	肝臓	血管側	クレアチニン、N-メチルニコチンアミド、ドパミン、テトラエチルアンモニウム（TEA）、メチルフェニルピリジニウム（MPP⁺）、メトホルミン、グアニジン、アマンタジン、コリン、イプラトロピウム、プラミペキソール、シスプラチン、オキサリプラチン、シメチジンなど	シメチジン、ピリメタミン
OCT2	SLC22A2		腎臓			
OCT3	SLC22A3		腎臓など			
OAT1	SLC22A6	有機アニオン	腎臓	血管側	尿酸、インドキシル硫酸、エストロン3硫酸、プロスタグランジン、パラアミノ馬尿酸（PAH）、メトトレキサート、アシクロビル、アデホビル、βラクタム系抗生物質（ベンジルペニシリン）、サリチル酸、シメチジン、インドメタシン、フロセミド、オクラトキシンAなど	プロベネシド
OAT2	SLC22A7		肝臓			
OAT3	SLC22A8		腎臓			
MATE1	SLC47A1	有機カチオン	腎臓、肝臓	管腔側	クレアチニン、TEA、メトホルミン、MPP⁺、白金系がん薬（オキサリプラチン）など	シメチジン、ピリメタミン
MATE2K	SLC47A2		腎臓			
MDR1（P-糖タンパク質）	ABCB1		腎臓、肝臓、小腸、脳など	管腔側	ステロイドホルモン、ジゴキシン、抗がん薬、分子標的薬（イマチニブ）など	シクロスポリン、ベラパミル、ケトコナゾール、キニジン、クラリスロマイシン
MRP2	ABCC2	多剤耐性因子	肝臓、腎臓、小腸	管腔側	ビリルビン抱合代謝物、cAMP、cGMP、各種薬物抱合代謝物、プロスタグランジン、核酸系薬物、抗がん薬（SN-38など）、分子標的薬（イマチニブ、ソラフェニブ、ボスチニブ）など	シクロスポリン
MRP3	ABCC3		肝臓	血管側		
MRP4	ABCC4		腎臓（管腔側）、肝臓（血管側）	血液側		
BCRP	ABCG2		腎臓、肝臓、小腸	管腔側	尿酸、プロトポルフィリンIX、Hoechst33342、ミトキサントロン、スルファサラジン、キノロン系抗菌薬、スタチン類、抗がん薬、分子標的薬（ゲフィチニブ、イマチニブ）など	シクロスポリン、クルクミン

発現臓器は排泄対象組織であり、ほかの臓器に発現する場合もある。また、基質と阻害薬は例として挙げたものであり、ほかにもある。

演習問題

問1 腎排泄に関する次の記述のうち，正しいのはどれか．1つ選べ．

1 腎機能の指標として用いられるクレアチニンクリアランスは，臨床上では血清中クレアチニン値からコッククロフト・ゴールト Cockcroft-Gault の式より概算される．一般に高齢者では腎機能の低下により，クレアチニンクリアランスは増加する．
2 炭酸水素ナトリウムやアセタゾラミドは尿を酸性化するため，メトトレキサートをはじめとする弱酸性薬物の再吸収を増加させる．
3 セファドロキシルやセファレキシンなどの経口セフェム系抗生物質は，腎臓においてH^+/ペプチド共輸送担体による尿細管分泌を受け，速やかに尿中に排出される．
4 血漿タンパク結合率の高い薬物は，糸球体ろ過率が高い．
5 ジゴキシンとキニジンを併用すると，尿細管分泌を拮抗し合うため，ジゴキシンの血中濃度は単独投与時に比べて増大する．

問2 胆汁や胆汁中排泄に関する次の記述のうち，正しいのはどれか．1つ選べ．

1 胆汁には胆汁酸，リン脂質，コレステロールなどが含まれており，その成分や含有量・含有比率は動物種間でほとんど差がない．
2 肝臓の排泄機能の検査薬として，パラアミノ馬尿酸，フェノールスルホンフタレインが用いられる．
3 プラバスタチンは肝実質細胞内に取り込まれたのちに胆汁中へ排出されるが，この過程には，血管側膜上に存在する排出/汲み出しポンプである MRP2/ABCC2 が関与する．
4 セファクロルをはじめとする多くのセフェム系抗生物質は，代謝を受けず胆汁中に排泄される薬物である．
5 イリノテカンは大部分が体内で活性体である SN38 に変換され，グルクロン酸抱合を受け，胆汁中に排泄される．

問3 トランスポーターに関連する遺伝子疾患の組合せのうち，正しいのはどれか．1つ選べ．

遺伝子疾患	トランスポーター
1 デュビン・ジョンソン Dubin-Johnson 症候群	BCRP
2 先天性カルニチン欠乏症	OCTN2
3 2型進行性家族性肝内胆汁うっ滞症	MDR3

問4 薬物の体内動態に関する以下の記述のうち，正しいのはどれか．1つ選べ．

1 線形体内動態とは，薬物の血漿中濃度が投与量によらず一定の場合のことである．
2 薬物の血漿中濃度が高いほど，消失過程は一次の速度過程で進行しやすい．
3 プロベネシド併用時にベンジルペニシリンの血漿中濃度が高く保たれるのは，腎臓での再吸収が促進されるためである．
4 非線形体内動態を示す例では，縦軸に血漿中濃度推移の対数値を，横軸に時間をプロットした場合，その推移は直線とはならない．
5 全身クリアランスを求めるためには，その薬物の体内動態が1-コンパートメントモデルかマルチコンパートメントで進行するか，明らかにしなければならない．

問5 腎排泄に関する以下の記述のうち，正しいのはどれか．1つ選べ．

1 クレアチニンの尿中排泄は，糸球体ろ過によってのみ生じる．
2 クリアランス比が1より大きい薬物は，再吸収を受けないといえる．

3　D-グルコースは再吸収されるため，クリアランス比は1である．
4　イヌリンは糸球体ろ過によってのみ尿中排泄されるため，クリアランス比は1より大きい．
5　パラアミノ馬尿酸の尿中排泄は非常に速いため，腎血漿流量の測定に利用できる．

6. 個別化医療

　薬物の効果・副作用には個人差があることが経験的に知られ，期待する効果が得られる患者の割合は25～60%ともいわれている．かつては，とりあえず薬を投与し，その後の反応をみながら経験的に用量や薬剤の変更を行う，"さじ加減"の個別化医療が主流であった．やがて血中濃度と薬効・副作用の関係が明らかになると，わが国でも1980年頃から治療薬物モニタリング therapeutic drug monitoring（TDM）業務が個別化医療の先駆けとして医療現場で行われるようになった．2021年9月時点で約60種以上の薬がTDM対象薬（特定薬剤治療管理料算定対象薬）として認められている（第2章「2. TDMと投与設計」参照）．2000年以降はゲノム解析 genome-wide association study（GWAS）を中心とした大規模臨床研究がさかんに行われ，遺伝子多型と効果・副作用の関係も明らかとされてきた．検査方法やコスト的な問題から数は限られているものの，投薬前の遺伝子多型診断，変異検査を推奨する薬も出てきている．このような目的に特化した薬はとくにコンパニオン診断薬と呼ばれている．一般にコンパニオン診断薬は直接ヒトに投与するのではなく，患者から採取した試料に対して試験管内で診断する目的に用いられる．たとえばゲフィチニブ投薬前にがん部を採取して*EGFR*変異を調べるコンパニオン診断薬や，トラスツズマブ投薬前にがん部を採取して*HER2*遺伝子の増幅を調べるためのコンパニオン診断薬が認可されて臨床で用いられている．個別化医療には，目の前の患者に薬をどう使い分けるかという，"個"に対する活用場面のみならず，たとえば，臨床試験でどのような患者集団を集めて試験を行うべきかなど，"集団"に対する活用場面もある（患者の層別化）．

　効果・副作用に影響する要因は多岐にわたる．生涯変わることのない遺伝的（先天的）要因と，その時々で変わりうる環境的（後天的）要因に大別され，後者は，年齢，疾患背景，栄養状態など，さらに細分できる．

A 遺伝的要因

1）薬物の効果・副作用に影響する代表的な遺伝的素因

　薬物の効果・副作用の個人差は，薬物と標的の結合，反応性の個人差によるものと，血中濃度の個人差によるものの二つに大別される．前者は，たとえば標的タンパク質の遺伝子配列を調べれば，ある程度予測できる．がん領域での遺伝子検査活用例を，**表1-42**に示す．*c-kit*や*HER2*は，がん組織での発現や変異を調べるために，がん組織を狙って採取する必要がある．一方，*TPMT*や*UGT1A1*は，正常組織に発現する薬物代謝酵素の遺伝子多型を調べることが目的のため，一般に採取しやすい末梢血が用いられる．

◆表1-42　がん領域で検査・活用が推奨されている変異・遺伝子多型

薬物	疾患	判定目的	変異または遺伝子多型
イマチニブ	侵襲性全身性肥満細胞症	効果	c-kit 変異（D816V）のないこと
ゲフィチニブ	非小細胞肺がん	効果	EGFR 増幅または活性化変異
パニツムマブ	転移性大腸がん	効果	EGFR の発現 KRAS 変異のないこと
トラスツズマブ	乳がん，転移性胃がん	効果	HER2 増幅または高発現
アザチオプリン	白血病，自己免疫疾患，臓器移植	副作用（骨髄抑制）	TPMT 欠損型のホモ接合体 （例：TPMT*2）
イリノテカン	大腸がん	副作用（好中球減少）	UGT1A1*28 のホモ接合体

[Sim SC et al：Trends Pharmacol Sci 32：72, 2011 を参考に作成]

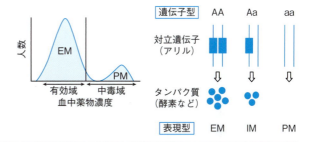

◆図1-99　遺伝子多型を示す薬物の血中濃度の分布
EM：extensive metabolizer.
IM：intermediate metabolizer.
PM：poor metabolizer.
対立遺伝子 A, a それぞれを遺伝子多型と呼ぶこともある．
表現型を遺伝（的）多型と呼ぶこともある．

2) 遺伝子多型と薬物動態

　薬物血中濃度の個人差は，代謝酵素やトランスポーターの遺伝子多型で説明できる場合がある．遺伝子型と表現型は，**図1-99**の関係にある．表現型は，活性の高い順に extensive metabolizer（EM），intermediate metabolizer（IM），poor metabolizer（PM）とされ，EM を標準とすることが多い．IM は理論上 EM と PM の中間に位置すると考えられるが，血中濃度分布では EM に含めて扱われることもある．遺伝的に通常とは異なる形質をもつ個体が人口の 1% 以上存在する場合，遺伝子多型 genetic polymorphism があるという．

　薬物動態に影響する各種代謝酵素，トランスポーターの遺伝子多型について以下に説明する．

a）CYP2C9

　CYP2C9 は非ステロイド性抗炎症薬 nonsteroidal anti-inflammatory drugs（NSAIDs）や経口糖尿病治療薬であるスルホニル尿素 sulphonyl urea（SU）薬，その他ワルファリンやフェニトインの代謝に関わる（第1章 p. 96 参照）．CYP2C9 には遺伝子多型があり，PM では CYP2C9 活性が著しく低下する．日本人で PM はほとんどいないが，白人では 3% 程度存在する．経口糖尿病治療薬グリピジド（日本では承認されていない）はインスリン分泌を促進して血糖値を下げるが，PM の患者に通常量投与すると血中濃度が上昇しすぎる結果，発汗やふるえなどの低血糖症状が出ることがある（**図1-100**）．IM，PM では経口クリアランスが低下するが，その程度は薬物により異なる．理論上は CYP2C9 による代謝の寄与が大きい薬物ほど，クリアランスの低下も著しい（**図1-101**）．

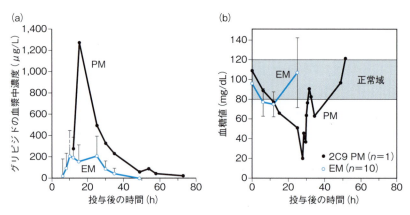

◆図1-100　経口糖尿病治療薬グリピジドの体内動態，薬理効果とCYP2C9遺伝子多型の関係
グリピジド10 mgをEMおよびPMに経口投与した後の血漿中濃度推移(左)と血糖値(右)を示す．PMではグリピジドの血漿中濃度は著しく上昇する．これに伴い，血糖値の低下，発汗，ふるえなどの低血糖症状も発現する．
[Kidd RS et al：Pharmacogenetics 9：71, 1999]

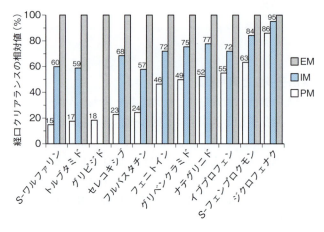

◆図1-101　CYP2C9遺伝子多型による経口クリアランスへの影響
[Kirchheiner J et al：Clin Pharm Ther 77：1, 2005]

b) CYP2C19

　CYP2C19の遺伝子多型は白人より日本人で多く認められ，PMの割合は白人で約3%，日本人で約20%である．プロトンポンプ阻害薬 proton pump inhibitor（PPI）のいくつかは，CYP2C19による代謝寄与が高い薬物として知られる．胃酸分泌を抑制し，抗菌薬の酸による分解を抑えることでピロリ菌 *Helicobacter pylori* の除菌率を高める目的で，併用されることが多い．CYP2C19による代謝寄与率が比較的高いオメプラゾールは，PM患者の血中濃度がEMに比べ高く維持される（図1-102）．実際に，胃酸分泌抑制によって抗菌薬の安定性が増すことで，除菌効果も高まることが知られている．
　抗血小板薬クロピドグレルは，肝臓のCYP2C19によって活性型になるプロドラッグである．IMでは活性型が十分できないため，凝集抑制効果が不十分となる（図1-103）．

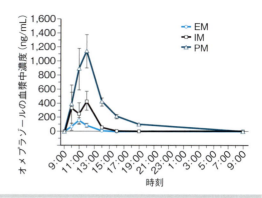

◆図1-102 *CYP2C19* 遺伝子多型によるオメプラゾールの血漿中濃度への影響
各 *CYP2C19* 遺伝子多型を有する日本人患者に，オメプラゾール 20 mg を経口投与したときの血漿中濃度の推移を示す．PM ではオメプラゾールの代謝が遅延し，血漿中濃度が高値になる．
[Furuta T et al：Clin Pharmacol Ther 65：552, 1999]

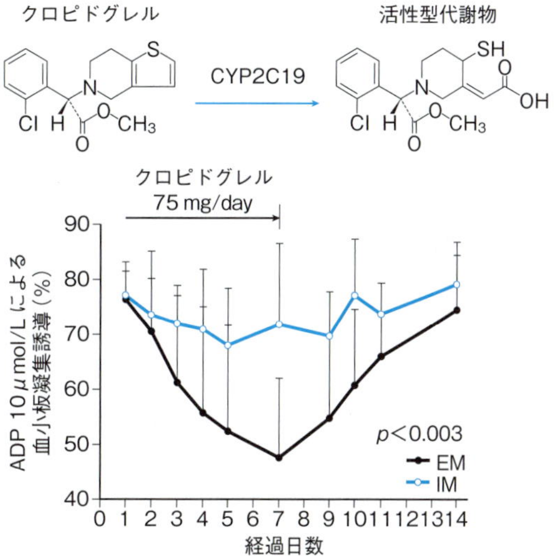

◆図1-103 *CYP2C19* 遺伝子多型によるクロピドグレル服用後の血小板凝集抑制効果への影響
[Hulot JS et al：Blood 108：2244, 2006]

c）CYP2D6

CYP2D6 の PM は，白人では約 5～10％程度存在するのに対し，日本人では 1％以下と低い．一方，日本人では IM が約 30～50％と高いことが特徴的である．

タモキシフェンは乳がん患者の術後再発抑制に用いられる薬物で，CYP2D6 により水酸化され，生じた 4-OH タモキシフェンとエンドキシフェンが実質の薬効本体である（図1-104）．CYP2D6 の PM では，これら薬効本体の生成が EM に比べ低下し，薬効が不十分になる可能性がある．EM に比べ，IM, PM の順に血中の活性体換算濃度の合計値が低下すること（図1-105）や，乳がん再発抑制効果も減弱すること（図1-106）が示されている．

CYP2D6 では遺伝子コピー数が増加し，EM よりもさらに活性の高まる ultra-rapid metabolizer（UM）も知られている（日本人にはほとんどおらず，エチオピアやサウジアラビアでとくに多い）．UM では，薬物によって血中濃度が著しく低下することがある（図1-107）．

d）CYP3A4

CYP3A4 はもっとも多くの医薬品の代謝に関与する酵素である．嗜好品などによる発

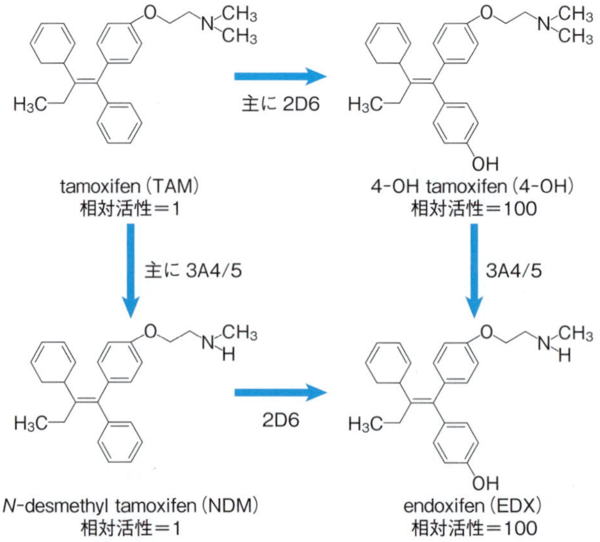

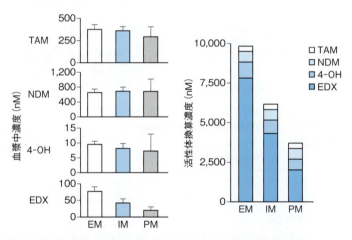

◆図 1-104　タモキシフェンの代謝経路

◆図 1-105　*CYP2D6* 遺伝子多型とタモキシフェンおよびその代謝物血漿中濃度
活性体換算濃度：血漿中濃度×相対活性．
[Jin Y et al：J Natl Cancer Inst 97：30, 2005]

現誘導もみられ，その活性には個人差が大きいことが知られている．CYP3A4 には遺伝子多型は存在するものの，遺伝子型と表現型に明確な対応は認められていない．一方で，遺伝子配列の変化を伴わない発現制御機構としてエピジェネティック制御の関与が最近注目されている．エピジェネティック制御には DNA のメチル化やマイクロ RNA（miRNA）による制御が含まれる．なかでも，CYP3A4 の発現制御に関してはこれまでに複数の miRNA の関与が報告され，直接的，あるいは上流転写因子の発現抑制を介した間接的作用により，CYP3A4 発現を抑制することが実験的に確認されている．遺伝子多型で説明できない CYP3A4 の発現・活性の個人差については，これら miRNA の作用が複合的に

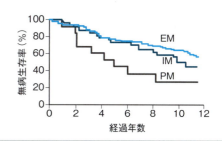

◆図 1-106　CYP2D6 の遺伝子多型とタモキシフェンの治療効果
[Goetz M et al：J Clin Oncol 23：9312, 2005]

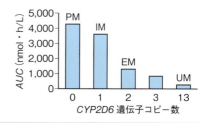

◆図 1-107　*CYP2D6* 遺伝子コピー数とノルトリプチリン 25〜50 mg 経口投与後の *AUC*
UM：ultra-rapid metabolizer.
経口投与後の *AUC* は，*CYP2D6* 遺伝子コピー数が増えるにつれて低下する．コピー数 13 の UM では，EM（コピー数 2）に比べ，*AUC* が約 1/5 に低下している．UM で EM と等しい *AUC* を得るには，理論上は 5 倍の投与量が必要となる．
[Dalén P et al：Clin Pharmacol Ther 63：444, 1998]

影響している可能性がある．

e）CYP2A6

日本人では PM が 4〜5％程度存在する．CYP2A6 は肺にも発現し，タバコに含まれるニコチンの代謝にも関わることから，喫煙ならびに肺がんと CYP2A6 の遺伝子多型との関連が指摘されている．

f）UGT1A1

UGT1A1 は肝臓に主に発現し，内因性ビリルビンや薬物のグルクロン酸抱合に関わる．UGT1A1 の遺伝子変異により高ビリルビン血症を示す疾患として，クリグラー・ナジャール Crigler-Najjar 症候群およびジルベール Gilbert 症候群が知られている．抗悪性腫瘍薬イリノテカンによる重篤な下痢および好中球減少の副作用は，活性代謝物 SN-38 に起因し，SN-38 は UGT1A1 によるグルクロン酸抱合が主な消失経路である（図 1-108）．UGT1A1 の発現を低下させる遺伝子多型のうち，日本人では *UGT1A1**6 と *UGT1A1**28 がとくに重要である．両多型に特化した遺伝子検査は 2008 年より保険適用となり，イリノテカンの投与量などを判断することを目的として，投与方針決定前に検査が行われている．UGT1A1 の発現がとくに低下する遺伝子多型の組み合わせをもつ患者（*6/*6，*28/*28，*6/*28 のいずれかで，図 1-108 の PM に相当）では副作用の発現頻度が高いため，投与に当たっては十分な注意が必要とされている．

g）TPMT

白血病治療薬である 6-メルカプトプリン（6-MP）や免疫抑制薬アザチオプリン（6-MP のプロドラッグ）は，チオプリン-*S*-メチルトランスフェラーゼ（TPMT）により，最終的に不活性化される．TPMT には遺伝子多型が存在し，PM ではこれら薬剤の血中濃度が上昇する結果，骨髄抑制などの副作用リスクが高まる（図 1-109）．日本人における PM の頻度は 1％未満と低い．

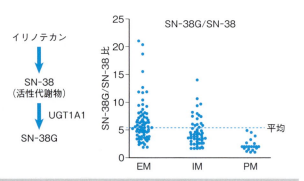

◆図1-108　*UGT1A1* 遺伝子多型とSN-38G/SN-38比

PM, IM では SN-38 の抱合代謝が遅れ，とくに PM で副作用リスクが増す．
[Minami H et al：Pharmacogenet Genomics 17：497, 2007]

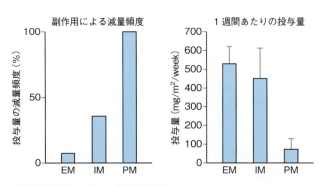

◆図1-109　*TPMT* 遺伝子多型と6-MPによる副作用

メルカプトプリン(6-MP)での治療患者では，PM, IM, EM の順で副作用を理由とする減量頻度が高く，1週間あたりの投与量もこの順に少ない．
[Relling MV et al：J Natl Can Inst 91：2001, 1999]

h) DPD

ジヒドロピリミジンデヒドロゲナーゼ(DPD)は，体内のウラシルおよびチミンの分解酵素で，末梢血単核球と肝臓に多く発現する．フルオロウラシル(5-FU)，そのプロドラッグであるカペシタビンは，いずれもフッ化ピリミジン系抗がん薬に分類され，投与されたうち約80％が DPD により不活性化される．DPD を完全欠損する患者に通常量を投与すると，重篤な副作用(口内炎，下痢，血液障害，神経障害など)が発現する．いずれの人種でもこの変異の頻度は1％以下ときわめて低いが，副作用が致死的であるという点から臨床で重要視されている．

i) NAT2

N-アセチル基転移酵素2(NAT2)は主に肝臓に発現し，抗結核薬イソニアジドや抗不整脈薬プロカインアミド，潰瘍性大腸炎などの治療に用いられるサラゾスルファピリジンなどの代謝に関わる．PM ではイソニアジド投与後の肝障害や神経障害などの副作用リスクが高まる．日本人での PM は10％と少ないが，白人では約50％を占める．

j) その他の代謝酵素

エタノールの代謝に関与するアルコールデヒドロゲナーゼ(ADH)やアルデヒドデヒドロゲナーゼ(ALDH)にも遺伝子多型が知られる．日本人では白人と比べて活性の低い人が多いことが，アルコールに対する感受性の人種差に関連している．

k）薬物トランスポーター（OATP1B1，BCRP）

OATP1B1 は肝細胞に発現し，有機アニオン性薬物を広く認識して血中から肝臓に取り込む（第1章 p. 129 参照）．PM では基質薬物の肝取り込みが低下し，たとえば一部の HMG-CoA 還元酵素阻害薬では血中濃度が顕著に上昇するため，副作用臓器である筋肉組織への曝露が増加し，横紋筋融解症の副作用リスクが高まる（**図 1-110**）．

BCRP は消化管，肝臓，腎臓，血液脳関門に発現し，抗がん薬を含む広範な薬物の排出に関わる．PM ではロスバスタチン経口投与後の最高血中濃度が上昇する（**図 1-111**）．これは主に，消化管管腔側への排出活性の違いを反映していると考えられる．PM の頻度は，とくに日本人を含む東アジア人で高い．

l）薬物相互作用における遺伝子多型の影響　Advanced

遺伝的要因により代謝酵素活性が低い人と通常の活性をもつ人とで，併用薬との相互作用の程度が異なる場合がある（第1章 p. 107 参照）．たとえば，CYP2D6 による代謝が主消失経路である鎮咳薬デキストロメトルファンは，CYP2D6 の EM と比べて PM において顕著に血中濃度が高い．CYP2D6 の阻害薬であるキニジンを併用すると，PM では影響がほとんどみられないのに対し，EM では PM に近いレベルまでデキストロメトルファンの血中濃度が上昇する．このとき，CYP2D6 による代謝物であるデキストロルファンの

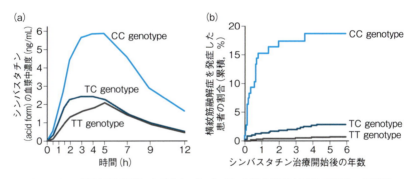

◆**図 1-110　OATP1B1 の遺伝子多型によるシンバスタチン血漿中濃度と副作用発現への影響**
変異型 OATP1B1（C genotype）では，521 番目が T → C に変異することでアミノ酸置換が生じ，発現量が低下する．OATP1B1 は，シンバスタチン（acid form）を基質として肝臓に取り込む．
CC genotype 保有者では，とくに血漿中濃度が上昇し，横紋筋融解症の副作用発症頻度が著しく高まる．
［Niemi M et al：Pharmacol Rev 63：157, 2011］

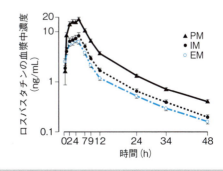

◆**図 1-111　BCRP の遺伝子多型とロスバスタチンの血漿中濃度推移**
PM では消化管での汲み出しが低下し，経口投与後の血漿中濃度が上昇する．
［Keskitalo JE et al：Clin Pharmacol Ther 86：197, 2009］

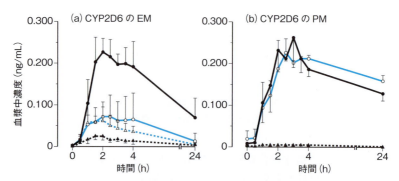

◆図1-112 キニジンの併用によるデキストロメトルファンの血漿中濃度上昇に及ぼす *CYP2D6* 遺伝子多型の影響
●，○：デキストロメトルファン．
▲，△：デキストロルファン（活性代謝物）．
CYP2D6 の EM(a)あるいは PM(b)に，キニジン硫酸塩 50 mg(●，▲)あるいはプラセボ(○，△)を経口投与後，デキストロメトルファン臭化水素酸塩 50 mg を経口投与した．
[Desmeules JA et al：J Pharmacol Exp Ther 288：607, 1999]

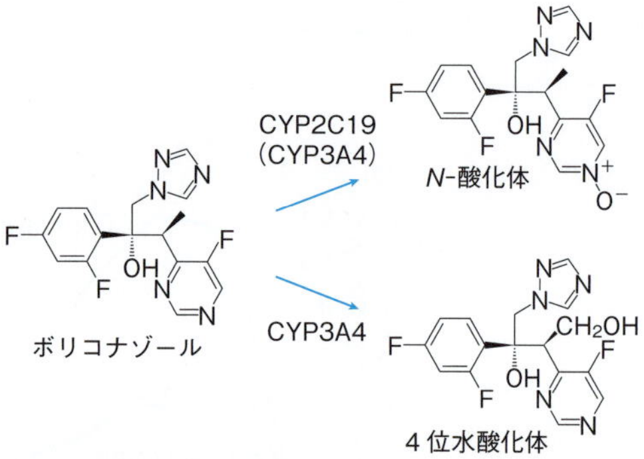

◆図1-113　ボリコナゾールの代謝経路

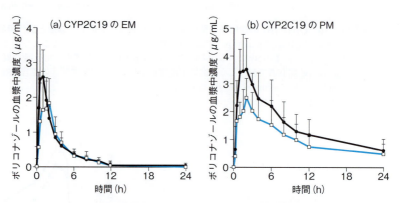

◆図1-114　エリスロマイシンの併用によるボリコナゾールの血漿中濃度上昇に及ぼす遺伝子多型の影響
CYP2C19 の EM(a)あるいは PM(b)に，エリスロマイシン 500 mg(●)あるいはプラセボ(○)を1日3回，3日間の経口投与後，ボリコナゾール 200 mg を経口投与した．
[Shi HY et al：Eur J Clin Pharmacol 66：1131, 2010]

血中濃度は低下する（**図 1-112**）.

　また，抗真菌薬ボリコナゾールの主な消失経路は CYP2C19（一部 CYP3A4）による *N*-酸化であるが（**図 1-113**），CYP2C19 の活性欠損者では，代替経路として CYP3A4 による 4 位水酸化体の生成が増大する．そのため，CYP3A4 の阻害薬であるエリスロマイシンを併用すると，CYP2C19 の EM と比べて PM において，ボリコナゾールの血中濃度が大きく上昇する（**図 1-114**）.

　近年，薬物代謝酵素だけでなく，薬物トランスポーターにも種々の遺伝子多型の存在が明らかとなっており，それらの基質となる薬物を単独で投与したときの体内動態に限らず，薬物相互作用の程度も遺伝子多型の影響を受ける可能性があることに注意を要する.

B 年齢的要因

1）低出生体重児，新生児，乳児，幼児，小児における薬物動態と薬物治療

a）臨床現場における薬用量設定

　添付文書の年齢区分では，「新生児：生後 4 週未満」，「乳児：1 歳未満」，「幼児：6 歳未満」，「小児：15 歳未満」とされ，これに低出生体重児（出生時の体重が 2,400 g 未満）を加えたものが「小児等」としてまとめて扱われる．小児対象の臨床試験はほとんど行われないため，多くの薬物で小児薬用量は添付文書に定められていない．このため，年齢，体重，体表面積などに基づいて成人量から小児量を推定する換算式がいくつか知られ，臨床で用いられる．換算式は簡便で有用だが，万能でないことに注意が必要である．後述するように，吸収 absorption・分布 distribution・代謝 metabolism・排泄 excretion（ADME）を構成する各因子（たとえば肝臓の CYP，腎臓の糸球体ろ過能力など）は，とくに出生直後の新生児期に著しく発達し，その発達速度も一様ではない．薬物ごとに肝代謝型，腎排泄型の消失経路にも違いがあるため，換算式で一律に求められる小児薬用量はおおまかな目安といえる.

　以下に，小児期における吸収，分布，代謝，排泄各過程の発達変化について説明する.

b）吸　収

　出生直後の胃内 pH はアルカリ性（pH 6～8）である．その後 24～48 時間で急激に胃酸分泌が活性化し，一過性に胃内 pH は酸性（pH 1～3）となる．その後，胃酸分泌はいったん落ち着き，1ヵ月程度は成人より高めの pH で維持される（＞pH 5）．胃内 pH は，2 歳ごろまでに成人レベルになる．薬物吸収に影響しうる消化管の生理学的パラメータについて，生後 2 歳ごろまでの変化を**表 1-43** に示す．新生児，乳幼児では胃内 pH が成人に比べて高い傾向がある．そのため，フェノバルビタールやフェニトインなどの酸性薬物は吸収率が低く，ペニシリンなど酸性条件でより分解する薬物は吸収率が高い．新生児では消化管の運動性が十分でなく，一般に成人に比べて胃内容排出時間は遅れ，腸内滞留時間が長い．結果として薬物の吸収は緩徐となり，消化管での吸収量は増大するか，少なくとも低下することはないと考えられている.

c）酸化代謝

　肝の CYP 活性は，分子種により多少の差はあるものの，出生後急激に増加し，半年～2 歳ごろまでに成人と同程度に近づく（**図 1-115**）.

◆表1-43 消化管吸収に影響する各要因の出生後変化

生理学的パラメータ	新生児(出生直後((満期産))	新生児(生後1日〜1ヵ月)	乳幼児(生後1ヵ月〜2歳)
胃内pH	6〜8 → 1〜3	>5	〜成人と同等
胃内容排出速度	減少(個人差大)	減少(個人差大)	増加
消化管表面積	減少	減少	〜成人と同等
消化管通過時間	減少	減少	延長
膵液・胆汁分泌能	著しく未発達	未発達	〜成人と同等
腸内細菌叢	著しく未発達	未発達	未発達
代謝酵素/トランスポーター	著しく未発達	未発達	成人に近づきつつある
薬物動態への影響			
吸収速度	個人差大	個人差大	成人と同等かそれ以上
消化管における初回通過効果	きわめて低い	低い	成人に近づきつつある

[Alcorn J, McNamara PJ：Adv Drug Deliv Rev 55：667, 2003 を参考に作成]

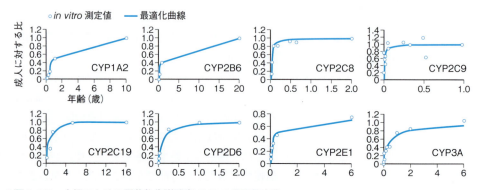

◆図1-115　小児における肝薬物代謝酵素CYPの発現量変化
[Johnson TN et al：Clin Pharmacokinet 45：931, 2006]

d) 抱合代謝

新生児では，肝臓におけるグルクロン酸抱合酵素(UGT)の発現が未熟である(**図1-116**)．出生時点での活性は成人の1/100程度で，生後1週間で急速に発達し，約100日で成人レベルに達する．ビリルビンのグルクロン酸抱合能力が未熟なため，生後直後は一過性の新生児黄疸がみられることがある．また，脂溶性の高い非抱合型ビリルビンが血中に滞留し，脳へ移行することで核黄疸が起こると精神遅延につながる．新生児黄疸の治療には，フェノバルビタール投与によるUGTの誘導が有効である．新生児にクロラムフェニコールを投与した際に起こる急性循環不全は，皮膚の色が灰白色になることからグレイ症候群と呼ばれるが，これもクロラムフェニコールのグルクロン酸抱合による代謝消失が不十分なために起こる．

e) 分 布

薬物分布は，主に体液組成(水分量，脂肪含量)，血漿タンパク結合で決まる．出生直後は，成人に比べ体重あたりの水分量(主に細胞外水分量)が多く，逆に脂肪は少ない(**表1-44**)．出生後1ヵ月までに水分量は急激に減少，脂肪量は増加し，ともに成人に近づく．また，血漿中アルブミンとα_1酸性糖タンパク質も成人に比べ新生児では低い(**表1-45**)．このため血漿タンパク結合率は，成人に比べ一般に新生児では低値である．これらの要因により，多くの薬物で新生児期には体重あたりの分布容積が成人よりも大きい(**表1-46**)．

◆図 1-116　肝臓におけるグルクロン酸抱合代謝活性の発達変化
　○：開腹手術時に得られた肝組織．
　●：検死時に得られた肝組織．
　▲：未熟児の生検で得られた肝組織．
[Onishi S et al：Biochem J 184：705, 1979]

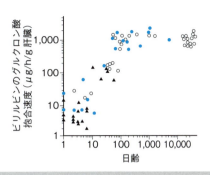

◆表 1-44　体液組成の変化

年齢	体重(kg)	水分(%)	タンパク質(%)	脂肪(%)
新生児（満期産）	3.5	74	11	14
4ヵ月	7	61.5	11.5	27
12ヵ月	10.5	60.5	15	24.5
成人	70	55〜60	—	—

[Alcorn J, McNamara PJ：Adv Drug Deliv Rev 55：667, 2003]

◆表 1-45　血漿タンパク濃度の年齢による変化

	総タンパク(g/L)	アルブミン(g/L)	α_1酸性糖タンパク質(g/L)	ジソピラミドのタンパク結合率(%)
新生児（＜1ヵ月）	55.0±7.1	35.7±3.3	0.63±0.33	36.7±18.9
幼児（1ヵ月〜2歳）	58.3+9.0	40.0±5.0	0.77±0.46	56.3±16.1
小児（2〜16歳）	68.2+6.3	42.0±2.9	0.90±0.55	66.0±13.5
成人（20〜49歳）	72.9+3.5	44.6±1.6	0.69±0.13	65.7±5.9
老人（＞65歳）	69.9±7.2	40.9±3.6	1.40±0.36	76.2±7.2

[Holt DW et al：Br J Clin Pharmacol 16：344, 1983]

◆表 1-46　新生児と成人の血漿タンパク結合率と分布容積の比較

薬物	タンパク結合率(%) 新生児	タンパク結合率(%) 成人	分布容積(L/kg) 新生児	分布容積(L/kg) 成人
アンピシリン	9〜11	15〜29	—	0.40〜0.70
ナフシリン	68〜69	87〜90	—	0.60〜0.70
スルフィソキサゾール	65〜70	〜84	0.35〜0.43	〜0.16
スルファメトキシピラジン	〜57	65〜70	0.36〜0.47	0.18〜0.20
サリチル酸	63〜84	80〜85	0.15〜0.35	0.13〜0.20
フェニルブタゾン	85〜90	96〜98	0.20〜0.25	0.13〜0.15
ジゴキシン	14〜26	23〜40	4.90〜10.16	5.17〜7.35
ジアゼパム	〜84	94〜98	1.40〜1.82	2.20〜2.60
フェニトイン	75〜84	89〜92	1.20〜1.40	0.60〜0.67
フェノバルビタール	28〜36	46〜48	0.59〜1.54	0.50〜0.60
ペントバルビタール	37〜40	39〜45	—	0.90〜0.99
イミプラミン	〜74	85〜92	—	20.0〜40.0
デスメチルイミプラミン	64〜71	80〜94	—	22.0〜59.0

[Morselli PL：Clin Pharmacokinet 1：81, 1976]

f）排 泄

新生児期は，成人に比べ腎の排泄機能が未熟である．**表 1-47** に示すように，体表面積あたりの糸球体ろ過速度 glomerular filtration rate（GFR）は出生直後において $2\sim4$ mL/1.73 m^2 程度と，健常成人（>90 mL/min/1.73 m^2）に比べ著しく小さい．出生後 1 週間で倍加し，3～4ヵ月までにほぼ成人レベルに達する．

以上のように ADME を構成する各要素は，新生児期には基本的に未熟である．新生児期の動態予測を行うには，たとえば，その薬物の分布容積，肝臓と腎臓の寄与率，さらに肝臓であれば関与する CYP 分子種，あるいは腎臓であれば尿細管分泌の寄与率など，成人における動態特性を十分理解しておく必要がある．また，出生直後は発達の個人差も大きい．理論上は適切と思われる投与設計に従って治療を開始した場合でも，患児の状態や血中濃度のモニタリング結果も参照しながら，必要に応じて投与計画の再考も行うべきである．

g）小児時期にみられる一過性のクリアランス上昇　Advanced

たとえば，ある CYP の活性を a（単位肝重量あたり）とすると，これに肝重量を掛けたものが肝固有クリアランス CL_{int} に相当する．肝クリアランス CL_h は，たとえば well-stirred model の場合は**図 1-117** に示す式で表され，CL_{int} のほか，肝血流 Q_h，血中非結

◆表 1-47　腎機能の発達

年　齢	腎重量(g)	GFR (mL/min/1.73 m^2)	尿細管の最大分泌能 (mg/min/1.73 m^2)
出生時	22～24	38.5	16.0
2ヵ月	27～30	70.2	49.6
6ヵ月	37～43	110.7	46.0
8ヵ月	55～61	110.0	60.6
12～19ヵ月	69～74	117.5	61.6
3歳	91～94	127.0	73.7
9歳	139～141	127.0	73.7
12歳	143～178	127.0	73.7
成人	257～323	127.0	79.8

[Melmon KL, Morrelli HF：Clin Pharmacol Ther 10：431, 1969]

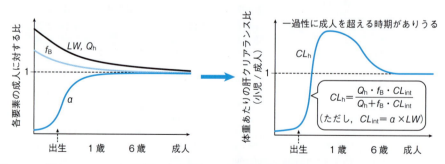

◆図 1-117　肝クリアランスならびにそれを構成する各要素の発達変化
　体重あたりの肝クリアランス CL_h（mL/min/kg 体重）は，肝重量 LW（g liver/kg 体重），肝血流 Q_h（mL/min/kg 体重），血中非結合形分率（f_B），酵素活性 a（mL/min/g liver）で記述される．各要素の年齢に伴う変化を左図に，最終的な CL_h の変化を右図に模式的に示している．a はたとえば，ある CYP 分子種の活性に相当するが，分子種により発現量変化プロファイルは異なる（**図 1-115**「小児における肝薬物代謝酵素 CYP の発現量変化」参照）．

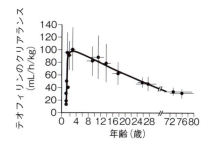

◆図 1-118　テオフィリンのクリアランスと年齢の関係

［千葉　寛：日小児会誌 95：1738, 1991］

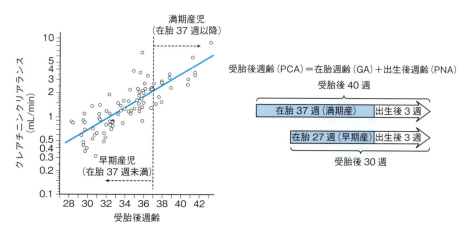

◆図 1-119　腎機能の発達は受胎後週齢に依存する
　クレアチニンクリアランスは受胎後週齢に依存して指数関数的に増加し，出生後の急速な発達は認められない（左）．出生後週齢が同じでも，早期産児は満期産児に比べて腎機能がより未熟と考えられる（右）．

［(左)Al-Dahhan J et al：Arch Dis Child 58：335, 1983］

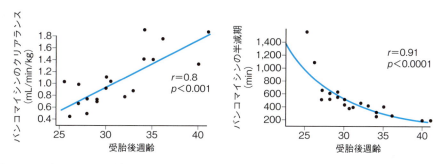

◆図 1-120　バンコマイシン消失と受胎後週齢の関係

［James A et al：Antimicrob Agents Chemother 31：52, 1987］

　合形分率 f_B の変化も影響する．体重あたりの肝クリアランス（mL/min/kg 体重）が出生後急激に増加し，理論上は 1 歳前後で一過性に成人を上回る時期がありうる．この一過性の逆転現象は，出生後しばらく体重あたりの肝重量ならびに肝血流が成人を上回ることと，代謝酵素がこの時期に発現上昇してくることに起因する．CYP1A2 で主に消失する

テオフィリンの例を，**図 1-118** に示す．

h）尿細管分泌能の発達について　**Advanced**

尿細管分泌能の発達は GFR にやや遅れ，生後 8 ヵ月〜1 年ぐらいまでに成人レベルに達する．腎機能指標の一つであるクレアチニンクリアランスは胎児期から安定的に発達し，肝臓における一部の CYP でみられたような出生後の急速な発達は認められない（**図 1-119**）．そのため早期産児では，同じ週齢の満期産児に比べ，生後しばらく腎機能が未熟な点に注意が必要である．たとえばループ利尿薬のフロセミドは，成人ではクリアランスの 90% 以上が尿細管分泌で説明される典型的な腎排泄型薬物で，成人での血中半減期は 0.5 時間ときわめて短い．これに対し，満期産児では 7.7 時間，早期産児ではさらに 19.9 時間と著しく延長している．典型的な腎排泄型薬物である抗 MRSA 薬（MRSA：メチシリン耐性黄色ブドウ球菌 methicillin-resistant *Staphylococcus aureus*）のバンコマイシンも腎排泄の一部に尿細管分泌が寄与し，同様に受胎後週齢 postconceptional age（PCA）が短い早期産児ほどクリアランスが小さく，半減期も著しく延長している（**図 1-120**）．

2）高齢者における薬物動態と薬物治療

一般に，高齢者では老化のため臓器機能が低下している（**表 1-48**）．加えて，併発疾患による肝機能・腎機能の低下も起こっていることが多く，加齢と病態の両方の影響を考慮する必要がある．また，服用薬物数が多く相互作用による血中濃度上昇が副作用リスクにつながる可能性もある．高齢者では，投与量を少なめから開始し，副作用発現に注意しながら徐々に上げていくことが推奨されている．

a）吸　収

胃酸分泌減少による胃内 pH の上昇，消化管運動機能の低下，消化管血流量の低下が起こる．吸収ピークは遅れるが，全体の吸収量としてはあまり変わらないようである．初回通過代謝（消化管と肝臓の代謝能力がともに関わる）は高齢者で低下するが，これは主に肝サイズならびに肝血流量の低下による．吸収には複数要因が関わり，老化により個々の要因は変化するが，最終的な吸収量としては少なくとも臨床的に重大な影響を及ぼすほどの変化はないと考えられる．

b）分　布

薬物の分布は，体液組成と結合タンパク質により影響される．高齢者では水分量は低下し，脂肪割合は上昇する（ただし，80 歳以上では体脂肪率が減少に転じるともいわれている）．そのため，脂溶性薬物では体重あたりの分布容積が年齢とともに増加，水溶性薬物では逆に低下する傾向がある．脂溶性薬物では，投与直後の初期濃度低下や，半減期の延長につながる可能性がある．実際に脂溶性薬物の一つであるジアゼパムでは，20 歳に比べ 80 歳では，分布容積が増大し，半減期は延長する（**図 1-121**）．水溶性薬物では，投与直後の初期血中濃度が増加，半減期は短縮する可能性がある．実際にジゴキシンでは，高齢者での負荷投与量を 10〜20% 程度減量することが提唱されている．

血中アルブミンは，高齢者で約 10〜15% 低下する．これには主に，腎臓での消失亢進が寄与している．血中の α_1 酸性糖タンパク質は，高齢者で上昇傾向にある．これは，炎症を伴う疾患の罹患率が高齢者で高いためとされる．

b）-1．血中タンパク濃度低下が薬効・副作用に及ぼす影響　**Advanced**

薬効・副作用を考える上で非結合形濃度は重要な指標となる．血中タンパク濃度の低下

◆表 1-48 加齢による薬物動態の変化

		高齢者での変化	臨床的な影響	影響される薬物の例
吸収	胃酸分泌	胃粘膜萎縮による胃酸分泌低下，プロトンポンプ阻害薬や H_2 遮断薬使用による胃酸分泌抑制	弱酸性薬物の吸収上昇，弱塩基性薬物の吸収低下（pH上昇による溶解速度への影響を反映）	ケトコナゾールの吸収が高齢者（胃内 pH＞5）で低下
	滞留時間	変化なし〜延長	臨床的影響小さい	
	単純拡散による膜透過	変化なし		
	担体輸送	低下する可能性	一部栄養素の吸収低下	グルコース，カルシウム，ビタミンB_{12}
初回通過代謝		低下（肝血流，肝サイズ低下による）	初回通過の程度により影響する可能性あり	ニフェジピン，ラベタロール，ベラパミルのバイオアベイラビリティ上昇（臨床的意義は不明）
分布	体液組成	体重あたりの水分量低下，筋肉量低下，体脂肪増加	不明	
	結合タンパク	アルブミンやや減少，α_1 酸性糖タンパク質やや増加	可能性低い	
代謝	肝血流	20〜50%低下	肝抽出率の高い薬物のクリアランス低下	アンチピリン，フェンタニル，モルヒネ，ベラパミル
	Phase I	低下（肝血流，肝サイズ，酸素供給の低下による）	全体の消失に占める Phase I 代謝の寄与が大きい薬物で影響する可能性あり	イブプロフェン，ワルファリン，テマゼパム
	Phase II	変化なし		
排泄	腎機能	一般に加齢とともに低下	腎機能の低下の程度に応じて影響する可能性あり	ジゴキシン

[Reeve E et al：Expert Opin Drug Metab Toxicol 11：491, 2015 を参考に作成]

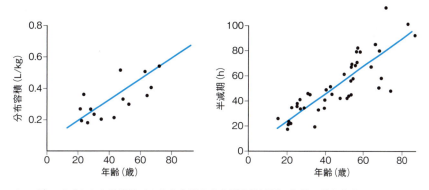

◆図 1-121 ジアゼパムの定常状態での分布容積と血中消失半減期の加齢に伴う変化
[Klotz U et al：J Clin Invest 55：347, 1975]

が薬物の血中非結合形濃度に与える影響については，どのように考えればよいであろうか．たとえば，腎で消失する薬物の場合，糸球体ろ過クリアランス（$f_p \cdot GFR$）も亢進するため，非結合濃度の上昇分は相殺される（f_p は血漿タンパク非結合率）．肝で消失する薬物の場合も，経口投与後の非結合形薬物の全身曝露は $f_B \cdot AUC = f_B \cdot (F \cdot Dose/CL_h)$

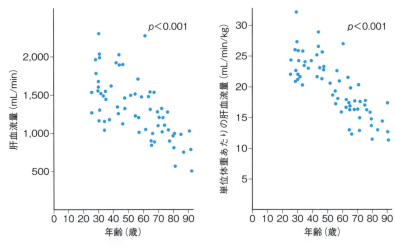

◆図1-122　加齢に伴う肝血流量の変化
［Wynne HA et al：Hepatology 9：297, 1989］

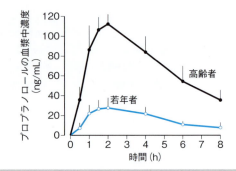

◆図1-123　プロプラノロール 40 mg を投与したときの血漿中濃度推移
［Castleden CM et al：Br J Clin Pharmacol 2：303, 1975］

◆表1-49　肝のP450含量とアンチピリンの薬物動態の年齢変化

パラメータ	年齢（歳）					
	20〜29	30〜39	40〜49	50〜59	60〜69	70〜
P450(nmol・g^{-1})	7.2±2.6	7.6±2.5	6.1±2.2	6.4±2.3	6.3±2.6	4.8±1.1
半減期(h)	9.6±2.0	9.9±3.1	10.3±3.0	10.6±3.5	10.9±3.2	12.1±3.1
CL(mL・min^{-1})	46.4±18.5	46.6±15.4	45.2±14.2	42.0±19.2	33.8±10.7	32.8±12.2
分布容積(L・kg^{-1})	0.46±0.12	0.45±0.07	0.43±0.07	0.42±0.10	0.40±0.07	0.41±0.09

［Sotaniemi EA et al：Clin Pharmacol Ther 61：331, 1997］

$=Dose/CL_{int}$ で表され，理論上は血中タンパク非結合率 f_B の上昇の影響を受けない．これに対し，肝で主に消失し，かつ肝抽出率の高い薬物（高クリアランス薬物，または肝血流律速薬物ともいう）を静脈内投与する場合には，注意を要する．このとき，非結合形薬物の全身曝露は $f_B \cdot AUC = f_B \cdot (Dose/Q_h)$ で表され，血中タンパク非結合率の上昇が非結合形薬物の曝露の上昇につながりうる（「3. 分布」 G 参照）．

c）代　謝

高齢者ではクリアランスの大小によらず，肝クリアランスが30〜50％程度低下する．

これには肝血流の低下（**図1-122**），代謝酵素の発現低下，肝重量そのものの低下などが複合的に影響している．高クリアランス薬物の典型的な例としてプロプラノロールの血中濃度推移を**図1-123**に，低クリアランス薬物の典型的な例として主にCYP1A2で代謝されるアンチピリンのデータを**表1-49**に示した．

　高齢者では血中アルブミンが低下し，血中タンパク結合率の高い薬物はf_Bが増加する傾向がある（血中タンパク結合感受性が高い）．このような薬物では，固有クリアランスCL_{int}の低下がf_Bの増加で相殺され，肝クリアランス$CL_h(\fallingdotseq f_B \cdot CL_{int})$の低下としてみえにくいこともある．例として，バルプロ酸，ナプロキセン，イブプロフェン，フェニトイン，ピロキシカム，ジアゼパム，ワルファリン，ロラゼパム，テマゼパムなどが挙げられる．

d）排　泄

　年齢とともに腎機能は低下する．GFRは30歳以降から低下しはじめ，10年ごとに平均8 mL/min低下するとされている．加齢に伴い罹患する疾患（高血圧，糖尿病，心不全など），使用する治療薬（非ステロイド性抗炎症薬など）によっても腎機能は影響される．そのため，同年齢でも腎機能には個人差があることを念頭に置くべきである．臨床では，血清クレアチニン濃度をもとに，コッククロフト・ゴールト Cockcroft-Gault 式などを用いて，各個人の腎機能を推定する（「5. 排泄」**B**1），第2章「2. TDMと投与設計」**D**3)参照）．

$$クレアチニンクリアランス^*（mL/min）＝\frac{（140－年齢）\times 体重（kg）}{72 \times クレアチニン濃度（mg/dL）}$$

$$*：女性はこの値に0.85を掛けた値とする．$$

高齢者では，クレアチニンクリアランスの推定値が真の値からはずれる可能性に注意する必要がある．たとえば，寝たきりの老人とそうでない老人では，同じ年齢でもクレアチニンを産生する筋肉量が大きく異なる．前者では極端に筋肉量が少なく，腎機能がわるくても一見正常な血清クレアチニン濃度となり，腎機能が過大評価されうる．腎排泄型薬物を高齢者に投与する際は，加齢に伴う腎機能低下を前提に，個別の疾患背景や栄養状態など加味しながら腎機能の推定を行う必要がある．具体的な投与設計については，腎機能低下患者での場合に準じる．

C 臓器機能低下

1）腎疾患・腎機能低下時における薬物動態および薬物治療・投与設計

　腎疾患患者はさまざまな疾患を合併し，複数薬物の併用が多い．とくに腎排泄型薬物では，半減期延長による連投後の蓄積が問題となる．腎排泄率が高く，安全域が狭い薬物では，機能低下の程度に応じた減量が必要である．たとえば典型的な腎排泄型薬物であるメロペネムでは，腎障害の重篤度に応じて消失が遅延する．全身クリアランスはクレアチニンクリアランスとよく相関するため（**図1-124**），臨床ではクレアチニンクリアランスに応じた投与量調節が行われる．

a）尿毒症物質の蓄積による薬物動態への二次的な影響　**Advanced**

　腎疾患時には血清アルブミン濃度の低下に加え，尿毒症物質が血中に蓄積することによる二次的な血中タンパク結合阻害も起こる（第1章 p.72 参照）．とくに酸性薬物の血中タ

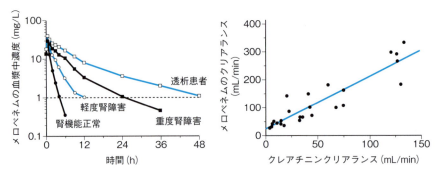

◆図1-124　メロペネムのクリアランスは腎機能（クレアチニンクリアランス）に依存する
[Leroy A et al：Eur J Clin Pharmacol 42：535, 1992]

ンパク結合率が低下することが特徴である．塩基性薬物ではα_1酸性糖タンパク質も結合タンパクとして働き，この濃度が腎疾患時に上昇するため，血漿タンパク結合率はあまり変化しないか，低下しても顕著でない．血漿タンパク結合率が低下すると，薬物によってはV_dが増大する（$V_d = V_p + (f_p/f_t)V_T$，ただしV_pは血漿容積，V_Tは組織容積，f_pは血漿タンパク非結合率，f_tは組織タンパク非結合率を表す）．非結合形濃度が増えることで肝代謝や腎排泄は促進するが，腎疾患により糸球体ろ過能や尿細管分泌能そのものが低下するため，全身クリアランスCL_{tot}は低下する．その結果，半減期（$t_{1/2} = 0.693 \cdot V_d/CL_{tot}$）は延長する．ジゴキシンは，血漿タンパク結合率が25％程度とそれほど高くないが，尿毒症物質により組織結合が阻害されるため，例外的に，腎不全時に分布容積が低下する．このためジゴキシンの負荷投与量は，腎不全時に減量する必要がある．尿毒症物質には，肝における代謝酵素の発現抑制やトランスポーターを介した薬物取り込みに対する阻害作用も知られている．そのため腎疾患時には，腎排泄寄与率の小さい薬物でも肝クリアランスの変化が起こりうる．理論上，肝クリアランス変化の方向はf_Bの上昇とCL_{int}の低下のバランスに左右されるため（たとえば低クリアランス薬物の場合は，$CL_h \fallingdotseq f_B \cdot CL_{int}$で表される），複雑である．

2）肝疾患・肝機能低下時における薬物動態および薬物治療・投与設計

　肝疾患時には肝血流低下，代謝酵素やトランスポーターレベルの低下，肝重量低下の影響で薬物の肝クリアランスが低下し，とくに肝臓で主に消失する薬物では血中濃度が上昇しうる．制吐薬オンダンセトロンの例（**表1-50**）では，肝障害重症度に依存してクリアランスの低下，半減期の延長が認められる．ただし，肝疾患時の投与計画は腎疾患時に比べ容易ではない．CYPなどの代謝酵素分子種が複数あること，肝疾患の種類（肝硬変，急性ウィルス性肝炎，慢性活動性肝炎，閉塞性黄疸など）が多様でCYP発現量への影響も一様でないこと，代謝活性を反映する検査指標（たとえば腎機能に応じて増減する血清クレアチニン値のようなもの）が確立されていないこと，などがその理由である．**表1-51**に示すように，肝硬変時の各薬物のクリアランス変化はさまざまである．

　急性肝疾患では，重症の場合に代謝酵素やトランスポーターの発現・機能低下がみられる．慢性肝疾患では，病状の進行につれて発現・機能低下が起こることに加え，肝硬変が高度になると肝容積や肝血流の低下もみられるようになる．肝硬変時には門脈圧が亢進す

◆表 1-50　オンダンセトロン静注後の動態パラメータ

		C_{max} (ng/mL)	T_{max} (h)	Vd_{ss} (L/kg)	CL (L/h)	$t_{1/2}$ (h)	$AUC_{0-\infty}$ (ng・h/mL)
肝機能低下患者*	(全体)	92.5±37.2	0.31±0.16	3.42±1.02	14.7±7.07	14.32±6.48	685.6±362.9
	(軽度)	97.8±46.4	0.38±0.25	3.05±1.06	16.64±7.6	10.05±573	554.8±220.2
	(中等度)	115±27.1	0.25±0	3.36±0.6	15.85±4.4	13.22±5.72	533.4±138.7
	(重度)	64.5±20.9	0.31±0.13	3.86±1.4	11.61±9.2	19.68±4.95	968.5±504.8
健常者ボランティア		129±46.8	0.22±0.06	2.5±0.97	28.26±9.0	5.65±1.34	307.4±89.4

＊：Child-Pugh の分類に基づく.
[Figg WD et al：J Clin Pharmacol 36：206, 1996]

◆表 1-51　肝硬変症における薬物の血漿クリアランスの変動

薬物カテゴリー	薬　物	肝抽出率	タンパク結合率(%)	肝硬変時の全身クリアランス
1. 肝血流律速型	トリアゾラム	0.5	63	≒～↓
	ニカルジピン	0.8	98	⇓
	ノルトリプチリン	0.5	95	⇓
	フルバスタチン	0.7	99	⇓
	プロプラノロール	0.6～0.8	93	⇓
	ペチジン(メペリジン)	0.6～0.9	60	⇓
	モルヒネ	0.6	35	↓
	ラベタロール	0.8	50	⇓
	リドカイン	0.7	45～80	⇓
2. 代謝律速・血漿タンパク結合感受性	クロルプロマジン	0.22	91～99	≒～↑
	ジアゼパム	0.03	98	⇓
	トルブタミド	0.02	98	≒
	フェニトイン	0.03	90	≒～↑
	フロセミド	0.18	99	≒
	ランソプラゾール	0.17	97	≒～↓
	ワルファリン	0.003	99	≒
3. 代謝律速・血漿タンパク結合非感受性	アモバルビタール	0.03	61	↓
	アンチピリン	0.07	10	⇓
	テオフィリン	0.09	59	↓

[加藤隆一：臨床薬物動態学, 改訂第 5 版, 南江堂, p299, 2017 より許諾を得て転載]

るため，食道静脈などに血液が迂回し，門脈と体循環のあいだに短絡路(シャント)が形成されることがある(図 1-125).通常時，門脈は肝血流量の 70％を占めるため，シャント形成により肝血流量が大きく低下する.肝血流量低下による肝クリアランス低下に加え，吸収された薬物が肝臓を経ず循環血へ直接移行することも影響し，バイオアベイラビリティ bioavailability(BA)は大きく上昇する.

a) 肝疾患時のクリアランス変化に関する理論的考察　**Advanced**

肝機能診断薬インドシアニングリーンのクリアランスがアンチピリンのクリアランスと正に相関するとの報告も一部でなされているが，他の薬物一般に当てはまるとは限らない.ある薬物でクリアランスが減少しても，別の薬物では変化がないか逆に増加することもある.Well-stirred model では，肝クリアランス CL_h は肝血流量 Q_h，血中タンパク非結合率 f_B，肝固有クリアランス CL_{int} を用いて**図 1-126** のように表される(第 2 章「1. 薬物速度論」**D**2)参照).肝疾患時に個々のパラメータがさまざまに変化した場合，CL_h の変化はその方向性も含めて実に多様なことがわかる.まず，薬物はその肝抽出率の大きさで肝血流律速型(高クリアランス薬物)と固有クリアランス律速型(低クリアランス薬物)

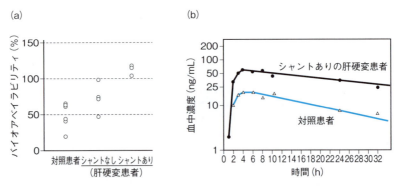

◆図 1-125　肝硬変によるシャント形成がバイオアベイラビリティに及ぼす影響
　a：対照患者，肝硬変患者（シャントなし，シャントあり）の各患者に，ニフェジピンを 20 mg 経口投与した際のバイオアベイラビリティ（BA）を示す．
　b：シャントのある肝硬変患者と対照患者に，ニフェジピン 20 mg 経口投与後の血中濃度推移（各 1 名の比較）．
　腹水を伴う肝硬変患者でニフェジピン経口投与後の BA を調べた試験では，対照患者の BA の平均が 51.1％であったのに対し，シャント形成のない肝硬変患者では 73.4％，シャント形成のある肝硬変患者ではほぼ 100％まで上昇する．
　[Kleinbloesem CH et al：Clin Pharmacol Ther 40：21, 1986]

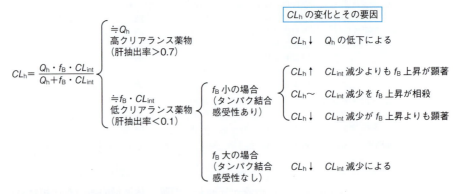

◆図 1-126　薬物の動態特性に応じた肝疾患時の CL_h 変化のパターン

に大別される．肝血流律速型の薬物では $CL_h \fallingdotseq Q_h$ に近似され，代謝酵素の活性低下の影響を受けにくいため CL_h はほとんど低下しない．一方，肝血流低下の影響を直接受け，半減期が延長する結果，定常状態時の血中濃度が上昇する．このような薬物の例として，リドカインやプロプラノロールが挙げられる．固有クリアランス律速の薬物では，$CL_h \fallingdotseq f_B \cdot CL_{int}$ に近似される．とくに血中タンパク結合の大きい（f_B が小さく血中タンパク結合感受性）薬物では，血中タンパク濃度の変動や競合阻害物質の共存により，f_B が増加しやすい．$f_B \cdot CL_{int}$ の変化は，最終的に f_B 増加と CL_{int} 低下のバランスで決まるため，$CL_h(\fallingdotseq f_B \cdot CL_{int})$ が上昇する，変化しない，低下する，のいずれになるかの予測はむずかしい．一方，f_B がある程度大きい，いわゆる血中タンパク結合非感受性の薬物では，f_B の変化割合が小さいため，CL_h は CL_{int} の低下に連動する．

◆表1-52　心不全による薬物動態への影響

バイオアベイラビリティに対する影響	末梢血流速度の低下	消化管や筋肉からの薬物吸収の速度や F の低下
	肝初回通過効果への影響 　肝実質細胞の変性 　血漿アルブミン濃度の低下 　α_1 酸性糖タンパク質濃度の上昇	 $CL_{int,h}$ の低下 f_u の上昇 f_u の低下
クリアランスに対する影響	肝クリアランス 　血流速度の低下 　肝実質細胞の変性 　血漿アルブミン濃度の低下 　α_1 酸性糖タンパク質濃度の上昇	 Q_h の低下 $CL_{int,h}$ の低下 f_u の上昇 f_u の低下
	腎クリアランス 　血流速度の低下 　腎実質細胞の変性 　血漿アルブミン濃度の低下 　α_1 酸性糖タンパク質濃度の上昇	 Q_r の低下 $CL_{int,r}$ の低下 f_u の上昇 f_u の低下
分布に対する影響	投与直後 　心と脳以外の組織への血流速度の低下	 V が大きい薬物の心や脳への相対的な分布の高まり
	平衡状態 　血漿アルブミン濃度の低下 　α_1 酸性糖タンパク質濃度の上昇 　浮腫生成	 f_u の上昇 f_u の低下 V_p の上昇

$CL_{int,h}$：肝固有クリアランス．$CL_{int,r}$：腎固有クリアランス．
F：バイオアベイラビリティ．f_u：非結合形分率．V：分布容積．V_p：血漿体積．
[吉田久博：生物薬剤学，改訂第3版，南江堂，p256，2015より許諾を得て転載]

3）心臓疾患を伴った患者における薬物動態および薬物治療・投与設計

　心不全では，心拍出量低下により各臓器血流が慢性的に低下し，細胞レベルでの機能低下が生じる（肝固有の代謝機能，腎固有の排泄機能の低下）．加えて，クリアランス部位への薬物供給不足により臓器クリアランスが低下する．心不全患者では，糖尿病や腎不全などの合併症も併発しやすい．各薬物の主要な消失経路を踏まえたうえで，肝疾患や腎疾患時の薬物投与設計に準じた対応が必要となる．心不全時には消化管血流も低下し，腸管壁肥厚も観察されている．吸収性の低い薬物では，吸収の遅延や低下が生じる．心筋梗塞では，α_1 酸性糖タンパク質の濃度が急速に高まる．その結果，塩基性薬物の血漿タンパク結合率が上昇し，分布容積が減少する．**表1-52**に，心不全時に注意すべき薬物動態の影響をまとめた．

D　その他の要因

1）薬物の効果に影響する生理的要因（性差，閉経，日内変動など）

a）性　差

　薬物動態を構成する個々の要素について，男女差が報告されている．たとえば消化管通過時間は，女性のほうが長い．女性は体重あたりの脂肪組織が多いため脂溶性薬物の分布容積が男性に比べ大きいが，水溶性薬物ではその逆になる．また，肝臓のCYP2C9，CYP2C19活性については性差がない一方，CYP3A4活性は女性で高く，CYP2D6活性は

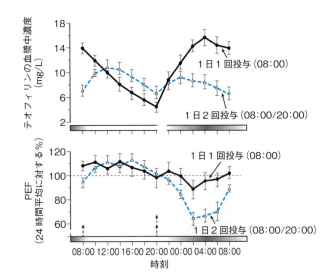

◆図 1-127　テオフィリンの血中濃度と薬効に及ぼす投薬時刻の影響
△：1 日 2 回製剤を朝 8 時と夜 20 時に各 375 mg ずつ投与した群では，夜投与のほうが朝投与に比べ C_{max} がやや低い．
●：1 日 1 回の徐放性製剤を夜 20 時に 800 mg 投与した群では，夜～早朝にかけて血漿中濃度が最高値になる．
1 日 2 回投与のほうが血漿中濃度としては安定しているが，薬効指標の一つであるピークフロー（PEF：最大呼気流量 peak expiratory flow）については深夜～早朝にかけて低下しており，喘息コントロールが不良である．一方，1 日 1 回投与では，血漿中濃度としてはピークとトラフ間の変動が大きいが，PEF は安定しており，夜間の喘息発作も十分抑えられているようにみえる．
[Neuenkirchen H et al：Eur J Respir Dis 66：196, 1985]

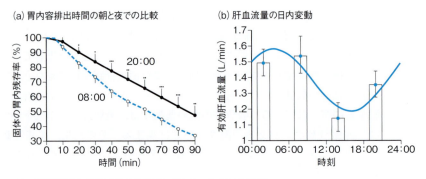

◆図 1-128　薬物動態と関連する生理学的パラメータの日内変動
a：朝 8 時，あるいは夜 20 時に通常食摂取後の固形物の胃内容残存率を測定（32 歳の健常者男性 16 名でのクロスオーバー試験）．
b：臥床状態でインドシアニングリーン法により測定（健常者 10 名（年齢 25.9±2.3 歳））．
[Lemmer B：Expert Opin Drug Deliv 2：667, 2005]

逆に男性で高い．グルクロン酸抱合などの第 II 相反応は，おおむね男性で高い．男性は性ホルモンの血中濃度変化が比較的少ない一方，女性は生殖可能年齢期に月経周期や妊娠に伴って，ホルモン濃度が大きく変動する．閉経後の女性ホルモン低下も著しいため，女性

◆表 1-53　朝投与と夜投与での経口吸収に及ぼす影響

薬　物	$C_{max}(\mu g/L)$		$T_{max}(h)$	
	朝	夜	朝	夜
ジゴキシン	3.6*	1.8	1.2	3.2
エナラプリラート	46.7	53.5	3.5*	5.6
硝酸イソソルビド(通常錠)	1605.0	1588.0	0.9*	2.1
硝酸イソソルビド(徐放錠)	509.0	530.0	5.2	4.9
ニフェジピン(通常錠)	82.0*	45.7	0.4*	0.6
ニフェジピン(徐放錠)	48.5	50.1	2.3	2.8
プロプラノロール	38.6*	26.2	2.5	3.0
ベラパミル(通常錠)	59.4*	25.6	1.3	2.0
ベラパミル(徐放錠)	389.0	386.0	7.2*	10.6
テオフィリン	朝 ≧ 夜		朝 ≦ 夜	
テルブタリン	24*	10	3.5*	6.2
ジアゼパム	250*	170	1*	2
NSAIDs	朝 ≧ 夜		朝 < 夜	

＊：朝投与と夜投与とで有意差あり.
[Lemmer B：J Pharm Pharmacol 51：887, 1999]

は男性に比べて個人内での薬物動態変動が大きい可能性があるが，これについては明確でない．投与量を男女別に設定すべきか判断できるほどの臨床エビデンスが集積していないため，ほとんどの薬物で投与量は男女同一に設定されている．

b）日内変動

　喘息発作が明け方に出やすいこと，慢性疼痛が夜に増悪しやすいこと，胃酸分泌が夜に亢進すること，心臓発作・脳梗塞・心室性不整脈などの心血管系イベントが早朝から正午にかけて起こりやすいことなど，多くの病気で発症・増悪に日内変動があることが経験的に知られる．これら疾患に対しては，たとえば症状の出やすい時間帯を狙って血中濃度がもっとも高くなるような投与設計が有効である．薬物によっては，体内動態も日内変動の影響を受ける．たとえば，気管支拡張薬のテオフィリンでは，夜投与のほうが朝投与に比べ C_{max} が低下，T_{max} は遅延する傾向がある（**図 1-127**）．これは胃内容排出時間が，夜のほうが朝に比べて長いことに起因すると考えられる（**図 1-128（a）**）．喘息発作が明け方に出やすいことも考慮し，1日2回製剤の場合は朝よりも就寝前に多めに服用する，あるいは1日1回製剤を就寝前に服用するなどの指示が行われる．**図 1-127** に示すように，1日1回製剤では就寝前投与することで明け方頃に高い血中濃度が維持され，十分な発作抑制効果が得られる．テオフィリンのほか，**表 1-53** に示した薬物群でも同様の傾向がみられる．ニフェジピン，プロプラノロール，ベラパミルなど脂溶性が高く吸収透過が律速とならない薬物では，とくにその傾向が顕著である．一方，徐放化された製剤では放出が律速のため，朝・夜での差はみえにくい．このほか，肝血流量も日内変動し，深夜〜早朝にかけて高く，正午前後に最低値となる（**図 1-128（b）**）．肝血流 Q_h は肝初回通過（$F_h = Q_h/(Q_h + f_B CL_{int})$），肝クリアランス（$CL_h = (Q_h \cdot f_B \cdot CL_{int}/(Q_h + f_B \cdot CL_{int}))$）に影響する一方，肝血流の大部分は門脈血流（≒消化管血流）が占めるため，消化管吸収にも影響しうる．バイオアベイラビリティ（F）には，両者の変化が複合的に影響する．

2) 妊娠・授乳期における薬物動態および生殖・妊娠・授乳期の薬物治療

a) 妊娠期

　妊娠時は母体の生理学的変化が大きく、体内動態にも変化をきたすことがある（**表1-54**）。その変化は妊娠の進展に伴って徐々に亢進し、妊娠後期に最大となる傾向があり、出産後しばらくして非妊娠時の状態に戻る。血中濃度変化が薬効や毒性に鋭敏に影響するような薬物（たとえばTDM対象薬）では、必要に応じて適切な投与量調整を行う必要がある。妊娠時には、胃酸分泌低下と粘液分泌亢進により胃内pHは上昇する。一方、消化管蠕動運動は低下し、同時に心拍出量が増加することで消化管血流も増大する。複数の要素が影響しあう結果、最終的な経口吸収率はあまり変化しないようである。血漿中のアルブミンとα_1酸性糖タンパク質濃度は、妊娠時に低下する。薬効に関わるのは非結合形濃度であるため、フェニトインやバルプロ酸など、とくに血中タンパク結合率変化に感受性の高い薬物では、非結合形分率の上昇を考慮した血中濃度解釈と投与量設計が必要である。

　肝臓の第Ⅰ相薬物代謝酵素活性は、分子種によって妊娠時に異なる変動を示す（**表1-55**）。第Ⅱ相酵素ではUGTの変動が知られ、たとえばUGT1A4活性は非妊娠時の4倍に上昇する。UGT1A4の基質薬である抗てんかん薬のラモトリギンは、非妊娠時に比べて血中濃度が低下し、てんかん発作コントロールが不良になったとの報告がある。妊娠時には腎血流増加に伴い、GFRが約50%増加する。その結果、腎排泄型薬物のクリアランスは上昇する可能性がある。ただし、尿細管分泌（種々のトランスポーターが関与する）の変化はGFR変化と必ずしも比例しないため、クリアランスの変化率は薬物ごとに異なる。たとえば、リチウムは投与量の約90%が尿中排泄される典型的な腎排泄型薬物で、妊娠後期のクリアランスは妊娠前の約2倍になる。一方で、ジゴキシンも投与量の80%が尿中排泄される典型的な腎排泄薬物であるが、クリアランス上昇は20～30%にとどまる。

b) 授乳期

　乳汁は血漿に比べやや酸性のため、薬物は主にpH分配に従った単純拡散により乳汁に移行する。そのため、弱塩基性薬物や脂溶性薬物は乳汁中に移行しやすい。また、脂溶性薬物については、乳汁へ移行したのち、乳汁中の脂肪滴に大量に取り込まれるため、水溶性薬物に比べて乳汁移行量は一般に高い傾向がある（**表1-56**）。多くの薬物で乳汁への移

◆表1-54　妊娠時の生理学的変化

	パラメータ	非妊娠時	妊娠時
心血管系	心拍出量(L/min)	4	6
	心拍数(回/min)	70	90
	1回拍出量(mL)	65	85
	血漿容積(L)	2.6	3.5
肝臓	門脈血流(L/min)	1.25	1.92
	肝動脈血流(L/min)	0.57	1.06
腎臓	*GFR*(mL/min)	97	144
	血清クレアチニン(mg/dL)	0.7	0.5

[Feghali M et al：Semin Perinatol 39：512, 2015]

◆表1-55　妊娠時の肝代謝酵素発現変化

代謝酵素	妊娠時の変化
CYP3A4	上昇
CYP2A6	上昇
CYP2D6	上昇
CYP2C9	上昇
CYP1A2	低下
CYP2C19	低下
UGT1A4	上昇
UGT1A1/9	上昇
NAT2	低下

[Feghali M et al：Semin Perinatol 39：512, 2015]

◆表 1-56　薬物の母体から乳児への移行（1 日 700 mL の授乳として）

薬　物	濃度（μg/mL）		
	母体血	乳　汁	乳児血
アンピシリン	20〜35	5〜10	0.5〜1.0
ペニシリン G	60〜120	5〜35	0.2〜1.0
フェノバルビタール	20〜50	20〜50	10〜20
カルバマゼピン	6〜12	5〜10	5〜7
バルプロ酸 Na	50〜100	15〜25	30〜80
ジアゼパム	0.5〜1.5	0.2〜1.0	0.2〜0.8

脂溶性薬物（フェノバルビタール，カルバマゼピン，バルプロ酸 Na，ジアゼパム）は，水溶性薬物（アンピシリン，ペニシリン G）に比べて母体血から乳汁への移行量が高い傾向がある．
［柳沼　忞：周産期医学 22：313，1992］

◆表 1-57　相対的乳児摂取量の算出法の例（アモキシシリン）

母体での最高血中濃度	3.68 μg/mL
M/P 比	0.014〜0.043
乳児（5 kg）の 1 日哺乳量	700 mL
乳児における理論的薬剤摂取量	3.68 μg/mL×0.043（M/P 比）×700 mL＝0.111 mg
相対的乳児摂取量（RID）	（0.111 mg/5 kg）÷（1,000 mg/50 kg）×100％＝0.111％

M/P 比：乳汁中/血漿中濃度比．
アモキシシリンの成人用量として 1 日あたり 1,000 mg（添付文書より），母体体重は 50 kg，乳児体重は 5 kg に設定している．
RID が 10％以下のため，母乳を介した乳児への薬物曝露の影響は比較的少ないと判断される．

行は母体投与量の 1％未満のため，母体側の全身クリアランスは乳汁分泌の有無によってはほとんど影響されない．母乳を介した乳児への薬物曝露を最小限にするには，母体の血漿中濃度が最低になるタイミング，すなわち服用直前の授乳が有効とされる．乳児側への影響の大小を判断する一つの目安に，母乳中と血漿中の薬物濃度比（M/P 比）を用いて算出される相対的乳児摂取量 relative infant dose（RID）がある（**表 1-57**）．便宜上，RID が 10％を超えなければ安全とされる．臨床で使われる薬物の多くで RID は 1％程度だが，例外的に乳腺上皮に発現する BCRP の輸送基質となり乳汁中に分泌される薬物もある．たとえば BCRP 基質のシメチジンは単純拡散から予想されるより 3 倍高い移行性を示す（M/P 比＝4.2，算出される RID は約 6％）．また，肝・腎の解毒機能が未発達な早期産児・未熟児では，仮に RID が 10％を下回るような薬物であっても，予想以上に体内に蓄積する可能性があるため十分な注意が必要である．

3）栄養状態の異なる患者（肥満，腹水など）における薬物動態および薬物治療

a）肥　満

　血液容積は平均的な体型，すなわち body mass index（BMI）が 22 付近の成人であれば，70 mL/kg 程度である．BMI が 22 よりも極端に大きい肥満者では 70 mL/kg よりも小さめに，逆に BMI が 22 よりも極端に小さい痩身者では 70 mL/kg よりも大きめになる．肥満により血中の α_1 酸性糖タンパク質濃度はやや上昇するが，アルブミン濃度はほとんど変化しない．極端な肥満は体重あたりの分布容積やクリアランスにも影響するが，一般に

分布容積への影響に比べてクリアランスへの影響は小さいといわれている.

b) 腹　水

腹水は，腹腔内に多量の液体が貯留した状態をいう．肝硬変の合併症として門脈圧亢進症に起因するものがもっとも多い．そのほか，全身性疾患に伴う全身の液体貯留（例：心不全，ネフローゼ症候群，重度の低アルブミン血症など）もある．体液量そのものの増大，さらにアルブミン濃度低下も伴う場合は，血中タンパク非結合形分率の上昇の影響も加わり，アミノグリコシド系抗菌薬や多くのβラクタム系抗菌薬，多くの抗ウイルス薬など，水溶性薬物の分布容積は増大する．背景に肝硬変がある場合は肝クリアランスの低下を，心不全がある場合は腎機能の低下を伴う可能性が高い．分布容積が増大し，全身クリアランスが低下する場合は半減期が延長するため，必要に応じて負荷投与量の増量，維持投与量の減量（投与間隔の延長）を考慮する．

演習問題

問1 重度肝硬変がもたらす薬物動態学的影響として，正しいのはどれか．1つ選べ．

1　肝細胞への酸素供給の増加
2　肝細胞への薬物取り込みの増加
3　酸性薬物の血漿中非結合形分率の増大
4　肝血流量の増加
5　CYP2C19 の活性亢進

（第 101 回国試）

問2 一般に高齢者において増大するのはどれか．1つ選べ．

1　胃内容排出速度
2　血漿中アルブミン濃度
3　脂溶性薬物の体重あたりの分布容積
4　肝臓での薬物代謝活性
5　糸球体濾過速度

（第 102 回国試）

問3 妊娠に伴い低下するのはどれか．1つ選べ．

1　胃内 pH
2　糸球体濾過速度
3　心拍出量
4　肝血流量
5　血清アルブミン濃度

（第 103 回国試）

問4 62 歳男性．進行性下行結腸がん手術後，テガフール・ウラシル配合剤を内服していた．その後，脾転移，腹膜播種が認められたため，FOLFIRI（ロイコボリン，5-FU，イリノテカン併用）＋セツキシマブ療法を行うことになった．化学療法実施に先立ち，以下の検査を行った．

KRAS および NRAS 遺伝子変異の有無	UGT1A1 遺伝子多型の有無
エクソン 2（コドン 12, 13）	UGT1A1*6
エクソン 3（コドン 59, 61）	UGT1A1*28
エクソン 4（コドン 117, 146）	

その結果, ① KRAS のエクソン 2（コドン 12, 13）の変異のホモ接合型および② UGT1A1*28 のホモ接合型であった.

1) この患者の遺伝子検査に関する記述のうち，正しいのはどれか．2つ選べ．
 1 RAS 遺伝子はがん抑制遺伝子である．
 2 RAS 遺伝子に①の変異があると，細胞増殖シグナルの不活性化が抑制される．
 3 RAS 遺伝子産物はアポトーシスを誘導する．
 4 UGT1A1 遺伝子に②の変異があると，UGT1A1 遺伝子産物の量が少なくなる．
 5 UGT1A1 遺伝子に②の変異があると，イリノテカンが加水分解されにくくなる．

2) 遺伝子検査を実施する理由について，患者から質問があり，薬剤師が回答することになった．この遺伝子検査に関する記述のうち，正しいのはどれか．2つ選べ．
 1 RAS 遺伝子に①の変異があると，セツキシマブの有効性が低下する．
 2 RAS 遺伝子に①の変異があると，5-FU の有効性が向上する．
 3 RAS 遺伝子に①の変異があると，イリノテカンによる下痢が起こりやすくなる．
 4 UGT1A1 遺伝子に②の変異があると，5-FU による骨髄抑制が起こりやすくなる．
 5 UGT1A1 遺伝子に②の変異があると，イリノテカンによる骨髄抑制が起こりやすくなる．

（第 105 回国試）

問 5 60 歳男性．骨折治療のため入院中．逆流性食道炎のため，1ヵ月前からオメプラゾール腸溶錠 20 mg を 1 日 1 回 1 錠，朝食後に服用している．患者の服薬アドヒアランスは良好であったが，症状の改善がみられなかった．そのため，医師から他に有効なプロトンポンプ阻害薬（PPI）がないか薬剤師に相談があった．薬剤師が PPI と薬物代謝酵素 CYP2C19 に関する文献などを調べたところ，図のデータを見つけた．当院には，他に PPI としてランソプラゾール腸溶性口腔内崩壊錠 30 mg とエソメプラゾールマグネシウム水和物カプセル 20 mg の採用がある．この患者の肝機能および腎機能は正常

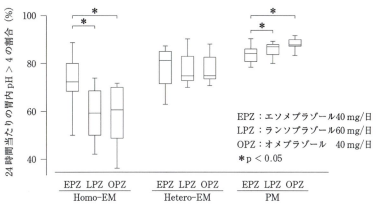

図 CYP2C19 の遺伝子多型による PPI の薬剤別胃内 pH 抑制効果
（出典）Aliment. Pharmacol. Ther. 2013 Nov；38(9)：1129-37 より引用改変
（Homo-EM：homo extensive metabolizer, Hetero-EM：hetero extensive metabolizer, PM：poor metabolizer）

であり，ヘリコバクター・ピロリ抗体検査結果は陰性である．

エソメプラゾールは，オメプラゾールの光学異性体の S 体のみの薬物である．

図から薬剤師が考えた内容として最も適切なのはどれか． 1 つ選べ．

1 PM の可能性があるので，エソメプラゾールに変更する．

2 PM の可能性があるので，ランソプラゾールに変更する．

3 Hetero-EM の可能性があるので，エソメプラゾールに変更する．

4 Hetero-EM の可能性があるので，ランソプラゾールに変更する．

5 Homo-EM の可能性があるので，エソメプラゾールに変更する．

6 Homo-EM の可能性があるので，ランソプラゾールに変更する．

(105 回国試)

第2章
薬物動態の解析

●薬物速度論　●TDM と投与設計

1. 薬物速度論

　生体に投与されたのち，薬物は血流により，全身を巡る．その過程で，薬物が薬効標的分子へと曝露され，その相互作用の結果，薬効発現に至る．そのため，血液中の薬物濃度ならびにその時間推移は，薬効の強度およびその持続性を考えるうえで重要な指標となる．薬物の血中濃度の時間推移は投与量や投与経路に加えて，血流速度など生理学的パラメータやタンパク結合率やクリアランスなど薬物固有のパラメータにより決定され，その理論体系を薬物速度論 pharmacokinetics（PK）と呼ぶ．薬物速度論を理解することで，生体内で薬物がどのように挙動するのか，また薬物間相互作用や疾患などによって，生理学的パラメータ・薬物固有のパラメータに変動が生じた際に，血中濃度の時間推移がどのような影響を受けるのか推定できるようになる．血中濃度の時間推移と薬効とを関連づける理論的体系を薬力学 pharmacodynamics（PD）と呼ぶ．両理論体系を学ぶことで，薬物を投与した後，薬効強度の時間推移を理解することができるようになる．

A　線形コンパートメントモデル

1）コンパートメントモデル
　ある薬物を静脈内に瞬時に全量を投与し，投与後複数の時点で，血液中の薬物濃度を測定すると，**図 2-1（左）**に示したように，$C_B(0)$ を最大濃度として，経時的に減少する結果を得る．この血中濃度の自然対数（ln）を計算して，改めてプロットしたところ，直線の関係を示したとすると（**図 2-1（右）**），血液中の薬物濃度と投与後の時間とのあいだには，定数 k_{el}（消失速度定数）を使って，次の関係があると言える．

$$\ln C_B(t) = \ln C_B(0) - k_{el} \cdot t \tag{2-1}$$

この式は，

$$C_B(t) = C_B(0) \cdot \exp(-k_{el} \cdot t) \tag{2-2}$$

と等価である．

　このような薬物の動態特性を説明するモデル（の一つ）として，1-コンパートメントモデルが利用される（**図 2-2**）．コンパートメントは区画を意味する単語であり，コンパートメント内は均質な薬物分布を想定し，コンパートメントへの薬物の流入やコンパートメント

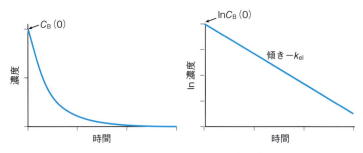

◆図2-1　1-コンパートメントモデルに従う場合の薬物濃度の時間推移

からの消失といった薬物の移動を考慮することで，薬物の体内動態を表現している．1-コンパートメントモデルは，一つのコンパートメントからなるもっとも簡単なモデルである．血液中薬物濃度の時間推移が1-コンパートメントモデルで説明できるということは，①血液以外の組織への薬物の分布が無視できるほど小さいか，②血液と組織とのあいだの薬物交換は速やかに生じ，時間によらず血液と組織濃度比が一定とみなせる場合である．

図2-2の1-コンパートメントモデルにおいて四角形がコンパートメントを，矢印はコンパートメントからの消失を表す．薬物の消失速度は，コンパートメント中の薬物量Xに比例し，係数k_{el}(消失速度定数)を用いて，$k_{el}\cdot X$で表す．このように物質量と速度が比例関係にあるとき，一次速度と呼び，コンパートメントから薬物が減少する速度$(-dX/dt)$とは，以下の等式が成立する(第3章5 **A**参照)．

$$-\frac{dX}{dt}=k_{el}\cdot X \tag{2-3}$$

このような微分方程式を，物質収支式(マスバランス式)と呼ぶ．コンパートメントの容積(分布容積)をV_dとすると，式(2-3)は，薬物濃度Cを用いて式(2-4)で表され，この微分方程式の解が，先に示した式(2-2)である．

$$-V_d\frac{dC}{dt}=k_{el}\cdot V_d\cdot C \tag{2-4}$$

薬物のk_{el}とV_dを決定すると，投与量や投与間隔を変えた際に，血液中の薬物濃度がどのような時間推移を示すか計算することができる．このようにコンパートメントモデルを利用して，薬物動態解析を行うことを，コンパートメントモデル compartment model 解析と呼ぶ．

以下，k_{el}やV_dなど薬物速度論で用いるパラメータの紹介，静脈内瞬時投与以外の投与経路で，薬物を投与した場合のモデルを紹介する．

2) 速度論パラメータ

a) 消失半減期

薬物の血中濃度が半分に減少するのに必要な時間を，消失半減期 elimination half life $(t_{1/2})$と呼び，ある時間(t_1)における血中濃度$(C_B(t_1))$が，t_1から$t_{1/2}$経過後には，$C_B(t_1)/2$となることを意味している．式(2-2)を用いると，この条件は以下の条件を満たす必要がある．

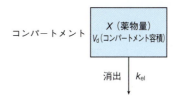

◆図2-2　線形1-コンパートメントモデルの例

$$\frac{1}{2} = \exp(-k_{el} \cdot t_{1/2}) \tag{2-5}$$

式(2-5)から消失速度定数(k_{el})と消失半減期($t_{1/2}$)は，

$$t_{1/2} = \frac{\ln 2}{k_{el}} = \frac{0.693}{k_{el}} \tag{2-6}$$

の関係にあることがわかる（第3章 p.280（式3-68）参照）．そのため消失速度定数が小さくなるほどに，消失半減期は長くなる．グラフから消失速度定数を読み取る必要がある場合には，まず消失半減期を読み取り，式(2-5)から導くことをすすめる．

また，式(2-2)に式(2-5)を代入すると消失半減期($t_{1/2}$)を用いて，以下のように表すことができる．

$$C_B(t) = C_B(0) \cdot \left(\frac{1}{2}\right)^{t/t_{1/2}} \tag{2-7}$$

投与された薬物濃度は消失半減期の3倍の時間が経過すると，初期濃度の$\left(\frac{1}{2}\right)^3$となり12.5%に低下し，さらに半減期の7倍の時間が経過すれば約0.8%に低下する．

b）全身クリアランス

薬物速度論において，薬物の処理能力は「クリアランス（CL）」と呼ばれるパラメータで表される．クリアランスとは，薬物の処理速度を薬物濃度で除して定義されるパラメータである．処理速度とは単位時間あたりの薬物の物質量（重さやモル数）の変化であることから，クリアランスは流速（単位時間あたりの容積の変化）の単位をもち，薬物が溶けている溶液を単位時間あたりに処理できる量を表している．クリアランスが大きいほど，薬物の処理能力が高いことを示している．

薬物速度論では，①全身クリアランス（個体レベル），②臓器クリアランス（臓器レベル）のほか，③固有クリアランス（細胞レベル）の三つのクリアランスが使われている．ここでは，全身クリアランスのみ紹介するが，他のクリアランスについては，それぞれ「D 1）臓器クリアランス」および「D 2）固有クリアランス」を参照いただきたい．

全身クリアランス（CL_{tot}）は全身における医薬品の排泄能力を表し，医薬品の全身からの総消失速度（v_{tot}）を，その時の血中濃度（C_B，動脈血中濃度）で除して定義される．

$$CL_{tot} = \frac{v_{tot}}{C_B} \tag{2-8}$$

この定義に従うと，式(2-4)は全身クリアランスを用いて次の式で表すことができる．

$$V_d \frac{dC_B}{dt} = -CL_{tot} \cdot C_B \tag{2-9}$$

式(2-9)を解くと，式(2-10)が与えられる．

$$C_{\mathrm{B}}(t) = C_{\mathrm{B}}(0) \cdot \exp\left(-\frac{CL_{\mathrm{tot}}}{V_{\mathrm{d}}} \cdot t\right) \tag{2-10}$$

つまり，消失速度定数(k_{el})は，全身クリアランスと分布容積の比($CL_{\mathrm{tot}}/V_{\mathrm{d}}$)で決まるパラメータであることがわかる．式(2-10)の両辺を時間 0 から無限大時間(∞)まで積分すると，式(2-11)となる．

$$\int_0^\infty C_B dt = \frac{Dose}{CL_{\mathrm{tot}}} \tag{2-11}$$

（ただし，$Dose = C_{\mathrm{B}}(0) \cdot V_{\mathrm{d}}$）

ここで $\int_0^\infty C_B dt$ を血中薬物濃度–時間曲線下面積 area under the blood concentration-time curve(AUC)と呼ぶ．式(2-11)は静脈内瞬時投与時の AUC(AUC_{iv})は，投与量($Dose$)と CL_{tot} により決定されることを示しており，この特性を利用して，CL_{tot} は投与量と AUC_{iv} から算出されている．

c) 分布容積

分布容積 volume of distribution は薬物量と血液中薬物濃度とを関係づけるパラメータであり，体内にある薬物量(X_{total})を血中濃度(C_{B})で換算した容積を表す（$C_{\mathrm{B}} \cdot V_{\mathrm{d}} = X_{\mathrm{total}}$）．そのため，薬物の物理化学的特性によっては，分布容積が全身の実容積（$\approx$ 体重）に対してよりも，大きい値を示す場合もある（第 1 章 **表 1-19**，**1-20** 参照）．

薬物は，血液および血液と速やかに分布平衡に達する細胞外液スペースのほか，各組織の実細胞に分布する．そのためもっとも小さい分布容積は血管容積と細胞外液スペースの総和(V_{B})となる．さらに細胞膜透過性が高く，組織（非クリアランス臓器）に分布する場合の分布容積(V_{d})は組織中濃度(C_{t})と組織の実容積(V_{t})を使って，

$$V_{\mathrm{d}} = \frac{V_{\mathrm{B}} \cdot C_{\mathrm{B}}}{C_{\mathrm{B}}} + \frac{V_{\mathrm{t}} \cdot C_{\mathrm{t}}}{C_{\mathrm{B}}} = V_{\mathrm{B}} + V_{\mathrm{t}} \frac{C_{\mathrm{t}}}{C_{\mathrm{B}}} \tag{2-12}$$

式(2-12)で表される．ここで，血液中と組織中の遊離形薬物濃度が等しいとし，血液中の総濃度に占める遊離形薬物濃度($C_{\mathrm{B,u}}$)比を血中遊離形薬物分率(f_{B})，組織中の総濃度に占める遊離形薬物濃度($C_{\mathrm{t,u}}$)比を臓器中遊離形薬物分率(f_{t})とすると，

$$V_{\mathrm{d}} = V_{\mathrm{B}} + V_{\mathrm{t}} \frac{C_{\mathrm{t,u}}}{f_{\mathrm{t}}} \frac{f_{\mathrm{B}}}{C_{\mathrm{B,u}}} = V_{\mathrm{B}} + V_{\mathrm{t}} \frac{f_{\mathrm{B}}}{f_{\mathrm{t}}} \tag{2-13}$$

分布容積の大小は，f_{B} と f_{t} の大小関係によって決まり，f_{t} が f_{B} よりも小さい薬物は大きな分布容積を示す．

3) 多コンパートメントモデル **Advanced**

薬物を静脈内投与後の血中濃度推移の片対数プロットが，**図 2-3** のように 2 相性を示す場合がある．このとき，初期相を分布相(α 相），終末相を消失相(β 相）と呼ぶ．**図 2-3** の薬物濃度推移は，式(2-14)のように 2 個の指数項を含む式で表される．

$$C_{\mathrm{B}} = A \cdot \exp(-\alpha \cdot t) + B \cdot \exp(-\beta \cdot t) \qquad (\alpha > \beta) \tag{2-14}$$

時間の経過に伴い，$A \cdot \exp(-\alpha \cdot t)$ は $B \cdot \exp(-\beta \cdot t)$ よりも速やかに減衰するため，十分時間が経過した後では，血中濃度は $B \cdot \exp(-\beta \cdot t)$ で近似される．これを時間 0 に外挿したとき（**図 2-3**，点線），実測値と点線との差分（黒色の実線）は，$A \cdot \exp(-\alpha \cdot t)$ に相当する．このようにして，A, B, α, β を推定する．

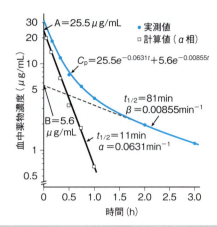

◆図 2-3　静注後の血中薬物濃度の二相性の経時変化のモデル図
A：時間 0 における α 相だけと仮定した場合の濃度．
B：時間 0 における β 相だけと仮定した場合の濃度．
実線（黒色）は $A \cdot \exp(-\alpha t)$ を，点線は $B \cdot \exp(-\beta t)$ を表す．

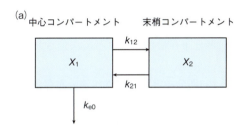
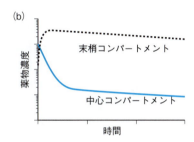

◆図 2-4　2-コンパートメントモデルと薬物濃度の時間推移

このような薬物濃度推移は，2-コンパートメントモデルで表される．中心コンパートメントおよび中心コンパートメントとの物質交換を伴う末梢コンパートメントからなり，その物質収支式は式(2-15)で表される（**図 2-4(a)**）．

$$V_1 \frac{dC_1}{dt} = -k_{e0} \cdot V_1 \cdot C_1 - k_{12} \cdot V_1 \cdot C_1 + k_{21} \cdot X_2$$
$$\frac{dX_2}{dt} = k_{12} \cdot V_1 \cdot C_1 - k_{21} \cdot X_2$$
(2-15)

静脈内瞬時投与で薬物を投与すると，式(2-15)の解は以下の式で与えられ，中心コンパートメント濃度の時間推移は二つの exp 項の和で表されることがわかる．

$$C_1 = \frac{Dose}{V_1}\left[\frac{k_{21}-\alpha}{\beta-\alpha}\exp(-\alpha \cdot t) + \frac{k_{21}-\beta}{\alpha-\beta}\exp(-\beta \cdot t)\right]$$
$$X_2 = Dose\left[\frac{k_{12}}{\beta-\alpha}\exp(-\alpha \cdot t) + \frac{k_{12}}{\alpha-\beta}\exp(-\beta \cdot t)\right]$$
(2-16)

ここで，α，β は以下の条件を満たす数である．

$$\alpha + \beta = k_{12} + k_{21} + k_{e0}$$
$$\alpha \cdot \beta = k_{21} \cdot k_{e0}$$
(2-17)

図 2-4(b) には，中心コンパートメントと末梢コンパートメント中の薬物濃度の時間推

移を示した．消失相では，中心コンパートメントにおける薬物濃度の時間推移の傾きと，末梢コンパートメントの薬物量の時間推移の傾きが平行になっていることがわかる．すなわち，中心コンパートメントと速やかに分布平衡に達せず，一定時間経過後，中心コンパートメントに薬物を戻すコンパートメントが存在する場合には，血中濃度の時間推移は2相性を示すことを意味する．このような末梢コンパートメントの数に応じて，血中濃度は複数の相を示す．

　複数のコンパートメントからなる場合，全身クリアランスは中心コンパートメントからの消失速度定数(k_{e0})と中心コンパートメントにおける分布容積(V_1)を乗じた値に等しい．これは，全身クリアランスの定義に従って計算するとわかる．2-コンパートメントモデルに従った場合の，静脈内瞬時投与後の中心コンパートメントのAUCは，以下の式で表すことができる．

$$AUC_{iv} = \frac{Dose}{k_{e0} \cdot V_1} \tag{2-18}$$

すなわち，コンパートメントの数が増えたとしても，全身クリアランスは中心コンパートメントからの消失速度定数(k_{e0})と分布容積(V_1)によって決定され，末梢コンパートメントのパラメータを含まない．

　1-コンパートメントモデルでは初期分布容積と定常状態分布容積は同一であった．しかし，複数のコンパートメントからなる場合，薬物を静脈内投与したときの濃度を時間0に外挿して得られる初期濃度から計算される分布容積（初期分布容積）と，薬物を持続投与し，定常状態で得られる分布容積$(X_{ss}/C_{ss}$，定常状態分布容積$)$の絶対値は異なる．2-コンパートメントモデルに基づいて，分布容積の大小を比較してみる．ある投与速度(R_{inf})で持続投与したときの定常状態で，中心コンパートメントに存在する薬物量(X_1)，および末梢コンパートメントに存在する薬物量(X_2)は，それぞれ以下の式で表される．

$$X_1 = \frac{R_{inf}}{k_{e0}}$$
$$X_2 = \frac{k_{12}}{k_{21}} \frac{R_{inf}}{k_{e0}} \tag{2-19}$$

一方，定常状態におけるC_{ss}は，$R_{inf}/(k_{e0} \cdot V_1)$であることから，体内にある薬物の総量$(X_1 + X_2)$に対して，分布容積を計算すると，

$$V_d = \frac{X_1 + X_2}{C_{ss}} = V_1 \left(1 + \frac{k_{12}}{k_{21}}\right) \tag{2-20}$$

となる．定常状態分布容積は，$V_1 \cdot k_{12}/k_{21}$の分だけ初期分布容積(V_1)よりも大きい．

4) ラプラス変換　Advanced

　ラプラス変換を用いて，2-コンパートメントモデルを解いてみよう（**表2-1**）．2-コンパートメントモデルは式(2-15)で示した中心コンパートメントと末梢コンパートメントの二つの連立微分方程式を解く必要がある．静脈内瞬時投与で薬物を投与するとき，中心コンパートメントC_1の初期値（時間0での値）は，$Dose/V_1$である．式(2-15)をラプラス変換すると，

◆表 2-1　ラプラス変換表

原関数 $f(t)$	像関数 $F(s)$
A	$\dfrac{A}{s}$
Ae^{-at}	$\dfrac{A}{s+a}$
$f'(t)$	$sF(s)-f(0)$

$$s\tilde{C}_1-\frac{Dose}{V_1}=-(k_{\mathrm{eo}}+k_{12})\tilde{C}_1+\frac{k_{21}}{V_1\tilde{X}_2}$$

$$s\tilde{X}_2=k_{12}V_1\tilde{C}_1-k_{21}\tilde{X}_2$$

この式を行列式で表すと

$$\begin{bmatrix} s+(k_{\mathrm{eo}}+k_{12}) & -k_{21}/V_1 \\ -k_{12}V_1 & s+k_{21} \end{bmatrix}\begin{bmatrix} \tilde{C}_1 \\ \tilde{X}_2 \end{bmatrix}=\begin{bmatrix} \dfrac{Dose}{V_1} \\ 0 \end{bmatrix}$$

逆行列を用いて，

$$\begin{bmatrix} \tilde{C}_1 \\ \tilde{X}_2 \end{bmatrix}=\frac{1}{(s+\alpha)(s+\beta)}\begin{bmatrix} s+k_{21} & k_{21}/V_1 \\ k_{12}V_1 & s+(k_{\mathrm{eo}}+k_{12}) \end{bmatrix}\begin{bmatrix} \dfrac{Dose}{V_1} \\ 0 \end{bmatrix}$$

ここで$(s+\alpha)(s+\beta)$は$[(s+k_{21})(s+k_{\mathrm{eo}}+k_{12})-k_{21}\,k_{12}]$（$s$についての二次方程式の解）を表す．

$$\tilde{C}_1=\frac{Dose}{V_1}\frac{s+k_{21}}{(s+\alpha)(s+\beta)}$$

$$\tilde{X}_2=\frac{Dosek_{12}}{(s+\alpha)(s+\beta)}$$

これを部分分数分解して，逆ラプラス変換すると，式(2-16)となる．

B　線形 1-コンパートメントモデルに基づいた解析

薬物速度論において"線形"とは，CL_{tot}やV_{d}など速度論パラメータが薬物濃度（あるいは投与量）によらず一定であることを意味し，血液中薬物濃度やそのAUCは投与量に比例する場合をさす．線形 1-コンパートメントモデルに従って，① 単回・反復急速静注，② 単回・反復経口投与，③ 持続投与，など薬物の投与経路が異なるときの，血中濃度の時間推移を表すための物質収支式とその解を紹介する．

1）急速静注
a）単回および反復投与

単回急速静注では，瞬時に薬物がすべて投与され，その後，一次速度でコンパートメント内から薬物が消失する．このときの血中濃度の時間推移は，「**A** 1）コンパートメントモデル」ですでに紹介した式(2-2)で説明することができる．

薬物をτ時間の間隔で繰り返し急速静脈内投与する場合，n回目の投与t時間後の血中

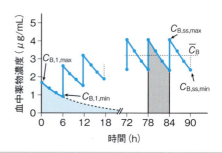

◆図2-5 反復投与（経口）後の血中薬物濃度の推移

$C_{B,1,max}$, $C_{B,1,min}$：1回投与後の薬物濃度の最高値と最低値．

$C_{B,ss,max}$, $C_{B,ss,min}$, $\overline{C}_B$：定常状態における薬物濃度の最高値，最低値と平均値．

濃度は，1回目に投与した薬物の濃度（$C_{B,1}(t)$）から n 回目までに投与した血中濃度（$C_{B,n}(t)$）の合算となる．初回に投与した薬物濃度（$C_{B,1}(t)$）は，

$$C_{B,1}(t) = C(0) \cdot \exp(-k_{el} \cdot t) \tag{2-21}$$

2回目の投与では，1回目に投与した薬物濃度に加えて，2回目の薬物投与に伴う濃度が加算される．

$$\begin{aligned} C_{B,2}(t) &= C(0) \cdot \exp[-k_{el}(\tau+t)] + C(0) \cdot \exp(-k_{el} \cdot t) \\ &= C(0) \cdot \exp(-k_{el} \cdot \tau) \cdot \exp(-k_{el} \cdot t) + C(0) \cdot \exp(-k_{el} \cdot t) \\ &= C(0) \cdot \exp(-k_{el} \cdot t) \cdot \{\exp(-k_{el} \cdot \tau) + 1\} \end{aligned} \tag{2-22}$$

となる．そのため，n 回の投与後は，

$$C_{B,n}(t) = C(0) \cdot \exp(-k_{el} \cdot t) \times \{\exp[-k_{el}(n-1)\tau] + \cdots\cdots + \exp(-k_{el} \cdot \tau) + 1\} \tag{2-23}$$

となる．$\exp(-k_e \cdot \tau)$ の等比級数の和が含まれていることから，式(2-24)が得られる．

$$C_{B,n}(t) = \sum_{i=1}^{n} C_i = C_0 \cdot \exp(-k_{el} \cdot t) \frac{1-\exp(-n \cdot k_{el} \cdot \tau)}{1-\exp(-k_{el} \cdot \tau)} \tag{2-24}$$

$\exp(-n \cdot k_{el} \cdot \tau)$ が1に比べて十分に小さくなるとき，定常状態に達しているとみなすことができる．

そのときの時間推移は，式(2-25)で与えられる．

$$C_{B,ss} = C_0 \frac{\exp(-k_{el} \cdot t)}{1-\exp(-k_{el} \cdot \tau)} \tag{2-25}$$

単回投与と比較すると，定常状態では，$1/(1-\exp(-k_{el} \cdot \tau))$ の分だけ高い濃度となる．静脈内瞬時投与を繰り返すとき，血中の薬物濃度は投与直後に最大値を示し，次の投与の直前に最小値となる．定常状態での最大値と最小値（トラフ値）は，それぞれ以下の式で与えられる．

$$\begin{aligned} C_{B,ss,max} &= \frac{C_0}{1-\exp(-k_{el} \cdot \tau)} \\ C_{B,ss,min} &= \frac{C_0 \cdot \exp(-k_{el} \cdot \tau)}{1-\exp(-k_{el} \cdot \tau)} \end{aligned} \tag{2-26}$$

ここで，$\int_0^\tau C_{B,ss} dt$ （図2-5のグレーの部分（右）の AUC）を計算してみよう．

$$\int_0^\tau C_{B,ss} dt = \frac{C_0}{k_{el}} \tag{2-27}$$

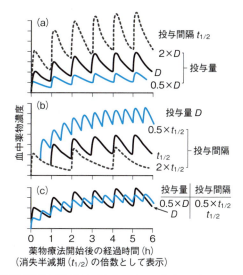

◆図2-6 反復投与時の血中薬物動態に及ぼす投与量および投与間隔の影響
(a)投与間隔(τ)を一定にして投与量(D)を変えた場合．
(b)投与量(D)を一定にして投与間隔(τ)を変えた場合．
(c)投与量(D)と投与間隔(τ)ともに半減させた場合．

となり，単回投与時のAUC(左の青色の部分)と等しいことがわかる．図2-5に示した定常状態の平均血中濃度($\overline{C_\mathrm{B}}$)は，式(2-28)で定義される．

$$\overline{C_\mathrm{B}} = \frac{1}{\tau}\int_0^\tau C_\mathrm{B,ss}\,dt = \frac{C_0}{k_\mathrm{el}\cdot\tau} = \frac{Dose/\tau}{k_\mathrm{el}\cdot V_1} = \frac{Dose/\tau}{CL_\mathrm{tot}} \qquad (2\text{-}28)$$

図2-6に，反復投与時のその投与間隔と投与量の変化により，血中濃度がどのように変化するか例示する．投与間隔(τ)を消失半減期($t_{1/2}$)に等しいとして，投与量を2倍または1/2にすると，(a)に示すような血中濃度となる．一方，投与量を一定として，投与間隔を消失半減期($t_{1/2}$)の2倍または1/2にすると，(b)に示すような血中濃度となる．さらに，投与量を1/2として，投与間隔を消失半減期($t_{1/2}$)の半分にすると，(c)に示すように血中濃度の最小値と最大値の差は小さくなる(ただし，平均血中濃度の値は変わらない)．

長い消失半減期をもつ(小さい消失速度定数をもつ)薬物の反復投与では，定常状態に達するまでに時間がかかる．式(2-24)に含まれる$\exp(-n\cdot k_\mathrm{e}\cdot\tau)$が，1に比べて十分小さくなったときに定常状態に到達したとみなすことができる．

$$\exp(-(n-1)\cdot k_\mathrm{e}\cdot\tau) = \left[\left(\frac{1}{2}\right)^{\tau/t_{1/2}}\right]^{n-1} \qquad (2\text{-}29)$$

消失半減期($t_{1/2}$)に対して，式(2-29)は投与間隔(τ)と投与回数(n)で決定される．消失半減期と同程度の時間間隔で反復投与される場合，式(2-29)は0.5^{n-1}となる．そのため，3回目の投与で定常状態の約75％に，5回目の投与で約94％に到達する．半減期の長い薬物では，定常状態に達するまでに時間がかかることから，定常状態薬物濃度をターゲット濃度とすると，効果の発現までに時間がかかることになる．こうした問題点を克服するため，初回に比較的大量に投与することが行われる．図2-7には，初回投与量 initial dose (D^*)のみを変え，以後の投与量(維持投与量 maintenance dose, D)は同じとしたときの血中薬物濃度の時間推移を示した．初回投与量を2倍とした場合には，初回から維持投与量を投与する場合よりも早く定常状態に近い濃度に導くことが可能である．初回投与量は，

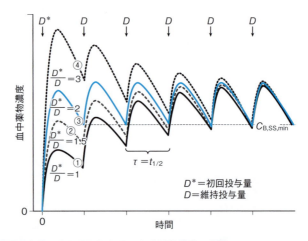

◆図 2-7　初回投与量の変化に伴う反復投与後の血中薬物濃度の推移
①：初回投与量は維持投与量と同一．②：初回投与量は維持投与量の 1.5 倍．
③：初回投与量は維持投与量の 2 倍．④：初回投与量は維持投与量の 3 倍．

負荷投与量 loading dose と呼ばれ，維持投与量とは

$$D^* = \frac{D}{1 - \exp(-k_{el} \cdot \tau)} \tag{2-30}$$

の関係にある．D^*/D 比を，蓄積係数 accumulation index (R) という．
式(2-30)は

$$D^* = \frac{D}{1 - \left(\frac{1}{2}\right)^{\tau/t_{1/2}}} \tag{2-31}$$

と表すことができる．消失半減期と等しい時間間隔で投与すると図 2-7 のように，D^* は D の 2 倍量とすることで初回投与時から定常状態時の血中濃度を達成することができる．

2) 定速静注

点滴などを用いて，一定の速度で薬物投与される場合，投与時間の経過とともに血中濃度は増加し，最終的に一定値に達する（図 2-8）．薬物の点滴を中止すると，時間の経過とともに血中濃度は減少する．このときの推移は静脈内瞬時投与後と同じである．

持続投与の際の物質収支式は，式(2-9)に投与速度(R_{inf})を加えて，

$$V_d \frac{dC_B}{dt} = R_{inf} - CL_{tot} \cdot C_B \tag{2-32}$$

と表すことができる．持続投与開始後，十分な時間が経過すると，投与速度と体内からの消失速度はつりあう（$R_{inf} = CL_{tot} \cdot C_B$）．この状態を，定常状態 steady-state (SS) と呼ぶ．このとき血中濃度($C_{B,ss}$)は，

$$C_{B,ss} = R_{inf} / CL_{tot} \tag{2-33}$$

で表される．式(2-32)の解は，

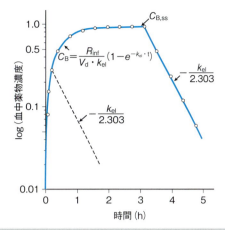

◆図 2-8　持続点滴静注時の血中濃度の経時的変化のモデル図
$C_{B,ss}$：定常状態における血中薬物濃度．持続静注終了後の消失速度は，単回静注後のそれと同じである．
k_{el}：消失速度定数．

$$C_B = \frac{R_{inf}}{CL_{tot}}\left[1-\exp\left(-\frac{CL_{tot}}{V_d}\cdot t\right)\right] = \frac{R_{inf}}{V_d\cdot k_{el}}(1-e^{-k_{el}\cdot t}) \qquad (2\text{-}34)$$

　式(2-34)から定常状態に達するまでの時間は，式(2-7)を参考にして考えると，消失半減期と同じ時間が経過して定常状態濃度の半分に，3倍の時間が経過すると87％に，4倍の時間が経過して94％に達する．すなわち消失速度定数が小さい（＝半減期が長い）薬物を持続投与で与えた場合，定常状態に到達するまでに必要な時間が長くなる．そうした場合に，静脈内瞬時投与と併用することで，速やかに定常状態の血中濃度に到達させることが可能である．その投与量は，式(2-35)で与えられる．

$$Dose = C_{B,ss}\cdot V_d \qquad (2\text{-}35)$$

静脈内瞬時投与と持続投与を組み合わせたときの血中濃度の時間推移は，式(2-36)で与えられ，指数項が消え，定数($C_{B,ss}$)を与える．すなわち，速やかに定常状態に達することになる．

$$C_B = C_{B,ss}\cdot\exp(-k_{el}\cdot t) + C_{B,ss}[1-\exp(-k_{el}\cdot t)] = C_{B,ss} \qquad (2\text{-}36)$$

3）経口投与

a）単回投与

　経口投与で薬物が投与される場合，静脈内に投与する場合と異なり，消化管内における経口剤の崩壊，薬物の溶解・吸収という過程を考慮する必要がある（第4章 p. 355 参照）．ここでは薬物の吸収速度は，吸収部位の薬物量(X_a)に比例する（一次速度に従う）ものとして解説する．剤形によっては0次速度で放出されることもある．吸収速度定数k_aを用いて，血液中の薬物濃度については式(2-37)が成立する．

$$V_d\frac{dC_B}{dt} = k_a\cdot X_a - CL_{tot}\cdot C_B \qquad (2\text{-}37)$$

このときのコンパートメントモデルを図 2-9 に示した．消化管内の薬物量(X_a)と式(2-37)を表すコンパートメントが吸収を表す矢印で連結されている点が，これまでのモデルとは異なる点である．X_aの減少速度とC_Bのコンパートメントへの吸収速度は同じで

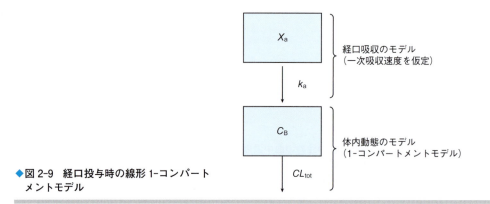

◆図 2-9　経口投与時の線形 1-コンパートメントモデル

あることから，このコンパートメントモデルに従った物質収支式は，式(2-37)で表すことができる．

$$\frac{dX_a}{dt} = -k_a \cdot X_a \tag{2-38}$$

経口で投与された場合，投与された薬物がすべて血中に吸収されるとは限らない．投与量に対して，吸収され薬効に関連する薬物量の割合を生物学的利用能（バイオアベイラビリティ：F）と呼ぶ（B 3)b)を参照）．この F を考慮すると X_a の解析解は以下のとおりとなる．

$$X_a = F \cdot D \exp(-k_a \cdot t) \tag{2-39}$$

これを用いると，経口投与後の血中濃度の時間推移ならびに AUC_{po} は，

$$\begin{aligned}C_B &= \frac{F \cdot D}{V_d} \frac{k_a}{k_a - CL_{tot}/V_d}[\exp(-CL_{tot}/V_d \cdot t) - \exp(-k_a \cdot t)] \\ &= \frac{F \cdot D \cdot k_a}{V_d(k_a - k_{el})}(e^{-k_{el} \cdot t} - e^{-k_a \cdot t}) \\ AUC_{po} &= \frac{F \cdot D}{CL_{tot}}\end{aligned} \tag{2-40}$$

で表される．最高血中濃度(C_{max})ならびに最高血中濃度到達時間(T_{max})は，

$$\frac{dC_B}{dt} = \frac{F \cdot D}{V_d}\frac{k_a}{k_a - CL_{tot}/V_d}[-CL_{tot}/V_d \cdot \exp(-CL_{tot}/V_d \cdot t) + k_a \cdot \exp(-k_a t)] = 0 \tag{2-41}$$

を満たす t が T_{max} であり，T_{max} を式(2-40)に代入して与えられる濃度が最高血中濃度(C_{max})であり，それぞれ次式で表される．

$$\begin{aligned}T_{max} &= \frac{1}{k_a - k_{el}} \ln \frac{k_a}{k_{el}} \\ C_{max} &= \frac{F \cdot D}{V_d}\left(\frac{k_a}{k_{el}}\right)^{k_{el}/(k_{el}-k_a)}\end{aligned} \tag{2-42}$$

ここで，$\left(\frac{k_a}{k_{el}}\right)^{k_{el}/(k_{el}-k_a)}$ は，$k_a \gg k_{el}$ である場合にはほぼ 1 に近い値を与えるため，$C_{max} \approx \frac{FD}{V_d}$ とみなすことができる．

　経口投与された薬物の血中濃度の時間推移を示すと，図 2-10 のような曲線が得られ

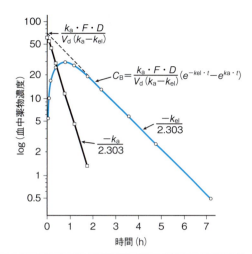

◆図2-10 経口投与後の血中薬物濃度の推移
　□：薬物の消化管残存量．○：薬物の血中濃度．
　時間0における血中濃度は，
　$\dfrac{k_a \cdot F \cdot D}{V_d(k_a - k_{el})}$ で表される．

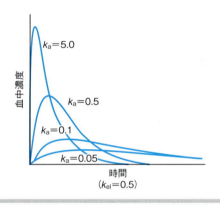

◆図2-11 薬物の消化管吸収速度の変化が薬物の血中濃度に及ぼす影響
　k_a：吸収速度定数．k_{el}：消失速度定数．
　k_{el} を0.5とし，k_a のみが変化した場合の血中濃度を示す．

る．十分な時間が経過したとき，式(2-40)は式(2-43)に近似可能である．

$$C_B = \frac{F \cdot D}{V_d} \frac{k_a}{k_a - CL_{tot}/V_d} \exp(-CL_{tot}/V_d \cdot t) \tag{2-43}$$

これは図2-10中の破線に相当し，この破線の時間0への外挿部と実際の薬物濃度との残差を再プロットすると1本の直線が得られ，この直線の傾きから吸収速度定数(k_a)が求められる(傾きは $k_a/2.303$ である)．吸収速度定数が消失速度定数を下回る($k_a < k_{el}$ となる)薬物では，十分に時間が経過すると，式(2-40)は，式(2-44)に近似可能である．

$$C_B = \frac{F \cdot D}{V_d} \frac{k_a}{k_a - CL_{tot}/V_d} \exp(-k_a \cdot t) \tag{2-44}$$

すなわち吸収速度定数(k_a)を反映していることになる．このような現象を，フリップ・フロップ flip-flop 現象と呼ぶ．図2-11で，k_a が小さくなるに従い，消失半減期が延長されるようにみえるのは，そのためである．フリップ・フロップ現象が生じているかは，静脈内投与時の血中薬物濃度の消失相の傾きと比較することで判別することができる．

b) 生物学的利用能(バイオアベイラビリティ)

血液に直接薬物を投与する静脈内瞬時投与を除き，ほかの投与経路では投与した薬物がすべて血液に吸収され，薬効に関連するとは限らない．投与した薬物量に対して，全身を

巡り，薬効発現に関連する薬物量の比をバイオアベイラビリティ bioavailability（F で表される）と呼ぶ．

経口剤を例として取り上げる．バイオアベイラビリティを実験的に決定するためには，静脈内投与時には投与量の100％が血中に移行することから，そのバイオアベイラビリティが1であることを利用し，静脈内投与後の血液中濃度の AUC（AUC_{iv}）に対して，経口投与時の AUC（AUC_{po}）比をとることで求めることができる．これは絶対的バイオアベイラビリティとも呼ばれる．静注時と経口投与時に投与量が異なることもありうることから，投与量の違いを補正することが必要である（式(2-45)）．

$$F = \frac{AUC_{po}/Dose_{po}}{AUC_{iv}/Dose_{iv}} \tag{2-45}$$

筋注や経肺投与時に対しても，同様に，静注時の AUC_{iv} に対してバイオアベイラビリティを定義することができる．

式(2-11)を式(2-45)に導入すると，

$$\frac{Dose_{po}}{AUC_{po}} = \frac{Dose_{iv}/AUC_{iv}}{F} = \frac{CL_{tot}}{F} \tag{2-46}$$

すなわち，投与量と AUC_{po} から求められるクリアランスは，全身クリアランスを F で除した値であるため，バイオアベイラビリティが小さい薬物ほど本来の値からの乖離が大きい点に留意されたい．

絶対的生物学的利用能に対して，同じ投与経路において，対照となる薬物に対して AUC 比をとることがあり，これを相対的バイオアベイラビリティと呼ぶ．

もっとも頻用される投与経路である経口剤について，生物学的利用能の決定要因を紹介する．経口投与後，薬剤は消化管で崩壊し，薬物が溶解ならびに上皮細胞へと吸収されたのち，上皮細胞内での代謝・分解を免れた薬物が血液中へと移行する．その後，消化管を流れる血液は肝臓を通過し，全身を巡る（**図 2-12**）．肝臓を通過する際には代謝・排泄を受け，これを肝初回通過効果 first-pass effect と呼ぶ．この薬剤の崩壊から全身循環への吸収までの一連の過程において，それぞれ吸収率（F_a），消化管アベイラビリティ（F_g），肝アベイラビリティ（F_H）とすると，バイオアベイラビリティは，この三つのパラメータの積で与えられる．

$$F = F_a \cdot F_g \cdot F_H \tag{2-47}$$

生物学的利用能が低い場合，この三つの過程のいずれか，あるいはすべての値が小さいこ

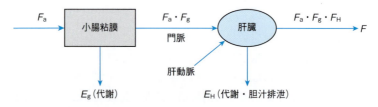

◆図 2-12　小腸および肝臓における初回通過効果の概念図
　　E_g：小腸抽出率．E_H：肝抽出率．F_a：吸収率．F_g：小腸アベイラビリティ．F_H：肝アベイラビリティ．F：バイオアベイラビリティ．

とがありうる．個別の値を推定し，生物学的利用能が低い要因を理解することが重要である．そのためには，「$\boxed{\text{D}}$ 臓器クリアランス（肝，腎）および固有クリアランス」で紹介するとおり，肝クリアランスと F_H との関係を理解しておく必要がある．式(2-47)を利用することで，F_H と F から $F_a \cdot F_g$ を推定することができる．F_a と F_g との分離は容易ではない．

c) 反復投与

τ 時間間隔での反復投与の考え方は，急速静注の場合と同様である．経口投与の場合は exp 項が二つあるため，それぞれについて考えればよい．

$$C_{\mathrm{ss}} = \frac{F \cdot D}{V_{\mathrm{d}}} \frac{k_{\mathrm{a}}}{k_{\mathrm{a}} - CL_{\mathrm{tot}}/V_{\mathrm{d}}} \left[\frac{\exp(-CL_{\mathrm{tot}}/V_{\mathrm{d}} \cdot t)}{1 - \exp(-CL_{\mathrm{tot}}/V_{\mathrm{d}} \cdot \tau)} - \frac{\exp(-k_{\mathrm{a}} \cdot t)}{1 - \exp(-k_{\mathrm{a}} \cdot \tau)} \right] \quad (2\text{-}48)$$

「$\boxed{\text{B}}$ 3)b)生物学的利用能」で紹介したように，定常状態における投与直後から次の投与前までの血中濃度の AUC は，単回経口投与時の時間 0 から無限大時間までの AUC と等しい．定常状態における平均血中濃度は，

$$\overline{C}_{\mathrm{ss}} = \frac{1}{\tau} \int_0^\tau C_{\mathrm{B,ss}} dt = \frac{F \cdot D}{CL_{\mathrm{tot}} \cdot \tau} \quad (2\text{-}49)$$

と表され，吸収速度定数 k_{a} には依存しないことがわかる．

$\boxed{\text{C}}$ モーメント解析

モーメント解析は，コンパートメントモデルなどモデルを導入しないことから，モデル非依存的解析とも呼ばれ，薬物動態をマクロ的視点で捉えることができるという特長がある．モーメントとは確率密度分布曲線を記述する統計量であり，平均は 1 次モーメント（m_1）で表される．

$$m_1 = \frac{\int_0^\infty t \cdot C(t) dt}{\int_0^\infty C(t) dt} = \frac{AUMC}{AUC} \quad (2\text{-}50)$$

$\int_0^\infty t \cdot C(t) dt$ を area under the first moment curve（$AUMC$）と呼ぶ．この式は，以下のように考えるとよい．

$$m_1 = \int_0^\infty t \cdot \frac{C(t)}{\int_0^\infty C(t) dt} dt \quad (2\text{-}51)$$

薬物は血液中に取り込まれたのち，経時的に減少する．血液中には，多数の薬物分子が含まれており，ある時間には，そのなかからある薬物数が血液中から消失するとすると，$C(t)/AUC$ は，ある時間 t において，体内に薬物分子が残っている確率とみなすことができる．そのため，m_1 は平均滞留時間 mean residence time（MRT）とも呼ばれる．1-コンパートメントモデルに従う薬物について，静脈内瞬時投与後の MRT（MRT_{iv}）は k_{el} の逆数で与えられる．経口投与時の MRT（MRT_{po}）は，

$$MRT_{\mathrm{po}} = \frac{1}{k_{\mathrm{a}}} + \frac{1}{k_{\mathrm{el}}} \quad (2\text{-}52)$$

のように，k_{a} の逆数と k_{el} の逆数の和で与えられる．

二次以上のモーメントも存在し，二次モーメント（m_2）は平均滞留時間の分散 variance

of residence time(VRT)を表す．

$$m_2 = \int_0^\infty (t-MRT)^2 \cdot \frac{C(t)}{\int_0^\infty C(t)dt} dt \tag{2-53}$$

である．

D 臓器クリアランス（肝，腎）および固有クリアランス

1）臓器クリアランス

全身からの総排泄速度（v_{tot}）は，個々の臓器（とくに薬物の代謝・排泄に関わる臓器であるクリアランス臓器）における排泄速度の総和である．薬物が肝臓ならびに腎臓からのみ消失するとき，肝臓および腎臓からの消失速度をそれぞれ v_H，v_R とすると，v_{tot} は v_H と v_R の和となる（$v_{tot} = v_H + v_R$）．クリアランスの定義に従い，両辺を血中濃度（C_a）で除すと，新たに v_H/C_a と v_R/C_a が表れる．これらも速度を濃度で除していることから，クリアランスである．v_H/C_a は肝臓における薬物の排泄速度を血中濃度で除していることから肝クリアランスと呼ばれる．同様に v_R/C_a で定義されるパラメータは腎クリアランスと呼ばれる．これら肝クリアランスと腎クリアランスを臓器クリアランス organ clearance（CL_{org}）と呼ぶ．全身クリアランスは臓器クリアランスの総和であることがわかる（式(2-34)）．

$$v_{tot}/C_a (=CL_{tot}) = v_H/C_a (=肝クリアランスCL_H) + v_R/C_a (=腎クリアランスCL_R) \tag{2-54}$$

また，式(2-11)の考え方に従うと，肝クリアランスは循環血中から肝臓によって代謝・排泄された薬物量を，血中薬物濃度の AUC で除することにより，腎クリアランスは尿中に排泄された薬物量を AUC で除することにより，求めることができる．ただし，一般に循環血中から肝臓によって代謝・排泄された薬物量を実験的に求めることは困難であるが，尿は容易に回収することができ，尿中に排泄された薬物量を測定することができる．そのため，全身クリアランスと腎クリアランスの差分を肝クリアランスとしてみなすことが多い．

肝臓を例にとり，臓器への流入速度，代謝・排泄される速度，肝静脈へと流出する速度の関係を，定常状態で考える（**図 2-13**）．このとき肝臓で薬物が解毒される速度は，臓器への流入と臓器からの流出の差分に相当し，式(2-55)で与えられる．

$$v_H = Q_H \cdot C_a - Q_H \cdot C_{H,v} \tag{2-55}$$

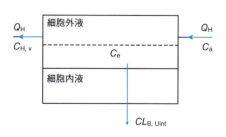

◆図 2-13　1-コンパートメントモデルに従った肝臓内の薬物動態
C_a：組織に流入する動脈血中の薬物濃度．
C_e：細胞外液中の薬物濃度．
$C_{H,v}$：組織から流出する静脈血中の薬物濃度．
Q_H：肝血流速度．
細胞外液＝毛細管中血液＋細胞間液．

臓器クリアランスの定義に従うと，肝クリアランスは式(2-56)で与えられる．

$$CL_{\mathrm{H}}=\frac{Q_{\mathrm{H}}(C_{\mathrm{a}}-C_{\mathrm{H,v}})}{C_{\mathrm{a}}}=Q_{\mathrm{H}}\frac{(C_{\mathrm{a}}-C_{\mathrm{H,v}})}{C_{\mathrm{a}}} \tag{2-56}$$

ここで，肝抽出率(E_{H})および肝アベイラビリティ(F_{H})を下記のとおり，定義する．

$$E_{\mathrm{H}}=\frac{C_{\mathrm{a}}-C_{\mathrm{H,v}}}{C_{\mathrm{a}}}$$
$$F_{\mathrm{H}}=\frac{C_{\mathrm{H,v}}}{C_{\mathrm{a}}} \tag{2-57}$$

すなわち，肝クリアランスと肝血流速度は，

$$CL_{\mathrm{H}}=Q_{\mathrm{H}}\cdot E_{\mathrm{H}} \tag{2-58}$$

の関係にあり，肝抽出率の大きい薬物は臓器クリアランスも大きいことを意味する．ただし，肝抽出率は0～1のあいだの数値であることから，肝クリアランスには上限が存在し，それは肝臓を流れる血流速度である．腎クリアランスであれば，腎血流速度が上限値となる．

「B 3)b)生物学的利用能」で述べたように，生物学的利用能には肝アベイラビリティが含まれていたが，肝クリアランスとは式(2-58)から，次の式で与えられる関係にある．

$$F_{\mathrm{H}}=1-E_{\mathrm{H}}=1-CL_{\mathrm{H}}/Q_{\mathrm{H}} \tag{2-59}$$

すなわち，肝血流速度に比較して，肝クリアランスが十分大きい薬物については，必然的に肝アベイラビリティが低く，生物学的利用能も低いということになる．

薬物の腎クリアランスは，糸球体によるろ過，近位尿細管における分泌，ならびに尿中から血液への再吸収により決定される．分泌メカニズムの詳細は，「第1章5. 排泄」を参考にされたい．ここでは，腎クリアランスを表す式のみを表す．

$$CL_{\mathrm{R}}=(f_{\mathrm{B}}\cdot GFR+CL_{\mathrm{sec}})(1-F_{\mathrm{R}}) \tag{2-60}$$

糸球体ろ過はアルブミンなどの血漿中タンパク質に結合していない遊離形薬物のみが受けることから，生理学的なパラメータである糸球体ろ過速度(GFR)にf_{B}を乗じる必要がある．また，右辺第2項は，尿細管分泌のクリアランス(CL_{sec})を表す．F_{R}は尿中からの再吸収率を表す．このうち推定可能なパラメータは$f_{\mathrm{B}}\cdot GFR$である．腎クリアランスを$f_{\mathrm{B}}\cdot GFR$と比較し，腎クリアランスのほうが大きければ，その薬物は尿細管分泌を受けることを示し，反対に下回れば，再吸収を受けることを示す．

2) 固有クリアランス

反応速度をその反応が生じている場所の薬物濃度で除して得られるパラメータを，固有クリアランス intrinsic clearance と呼び，一般的に"CL_{Uint}"として表す（細胞膜透過の場合には，Permeability×Surface Area の頭文字から PS が用いられる）．通常，薬物は血液中では赤血球への分配や，アルブミンなどのタンパク質と，細胞内ではタンパク質や細胞小器官と，結合した状態（結合形）または結合していない状態（遊離形）で存在しており，これらマクロ分子と結合していない遊離形の分子が代謝や排泄を受けるとの説が広く受け入れられている（フリー薬物 free drug 仮説）．そのため固有クリアランスは，遊離形薬物

濃度に対して定義される．

　肝や腎固有クリアランス（$CL_{B,Uint}$）は，臓器内の毛細血管内からの薬物の消失速度と臓器内毛細血管内の遊離形薬物濃度を用いて定義される．代謝や排泄は細胞内で生じるため，細胞内の遊離形薬物濃度を用いて定義される場合もある（こちらを区別するためCL_{Uint}と表す）．仮に，血液と組織間の物質交換が速やかに生じ，瞬時に平衡状態に達するとすると（瞬時平衡），臓器中の遊離形薬物濃度（$C_{u,t}$）は毛細血管中の遊離形薬物濃度（$C_{u,v}$）と等しい．この場合，いずれの濃度で定義した固有クリアランスも同じ値を与える．

　繰り返しになるが，臓器クリアランスは臓器への薬物インプットを規定する動脈中薬物濃度に対して定義され，固有クリアランスは反応が生じる場所（毛細血管中ないし臓器内）の遊離形濃度に対して定義される．そのため，固有クリアランスと臓器クリアランスを関係づけるためには，動脈血中濃度と毛細血管内濃度（あるいは臓器内濃度）との関係を定義する必要がある．毛細血管は臓器内で複雑に入り組んでいるため，臓器の構造を精密にモデル化することは現実的ではない．そこで仮定を導入し，簡略化することで，臓器クリアランスを固有クリアランスと関連づけることが試みられてきた．現在，次の三つのモデルが利用されている（**図 2-14**）．

① well-stirred モデル．
② tube モデル．
③ dispersion モデル．

　well-stirred モデルは，組織内では瞬時に拡散が生じ，入口から出口まで均一の濃度を想定したモデルである．これに対して，tube モデルや dispersion モデルでは，こうした組織内の瞬時平衡を仮定しておらず，入口側から出口側にかけて濃度勾配が存在する．さらに dispersion モデルでは，血流方向の拡散を考慮したモデルとなっており，組織の静脈中（出口）の薬物濃度の時間推移をも説明できるモデルとなっている．各モデルにより，固

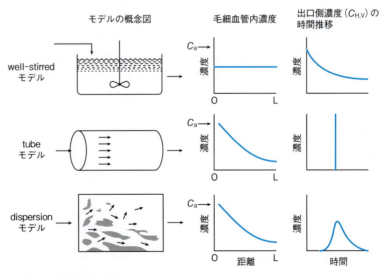

◆図 2-14　臓器内の薬物動態を表すモデル

有クリアランスと臓器クリアランスとの関係式は大きく異なるが，固有クリアランス（$f_B \cdot CL_{B,Uint}$）が臓器の血流速度に比べて十分に小さいところ（低クリアランス薬物）ではモデル間の差は小さいため，簡便なwell-stirredモデルでも十分に実用的である．一方，固有クリアランス（$f_B \cdot CL_{B,Uint}$）が大きくなるにつれてモデル間の乖離は大きくなることから，dispersionモデルのような高次のモデルを必要とする点に留意すべきである．高次のモデルの詳細については，成書を参照されたい．

well-stirredモデルでは，循環血から臓器の毛細血管内に薬物が入った瞬間に，入口側と出口側（$C_{H,v}$）の薬物濃度は等しいと仮定している（図2-14）．固有クリアランスの定義に従うと，以下の関係が成立する．

$$v_H = f_B \cdot CL_{B,Uint} \cdot C_{H,v} = Q_H(C_a - C_{H,v}) \tag{2-61}$$

臓器クリアランスの定義に従い，式(2-61)を血中濃度（C_a）で除すると，

$$CL_H = v_H/C_a = f_B \cdot CL_{B,Uint} \cdot C_{H,v}/C_a = Q_H(1 - C_{H,v}/C_a) \tag{2-62}$$

式(2-62)を整理すると，

$$C_{H,v}/C_a = Q_H/(Q_H + f_B \cdot CL_{B,Uint}) = F_H \tag{2-63}$$

であり，臓器クリアランスと固有クリアランスとの関係は，式(2-64)で与えられる．

$$CL_H = Q_H \times \frac{f_B \cdot CL_{B,Uint}}{Q_H + f_B \cdot CL_{B,Uint}} \tag{2-64}$$

肝臓内では，血流により静脈内に抜けていく経路（Q_Hに従う）と，消失する経路（$f_B \cdot CL_{B,Uint}$）の二つの経路があり，well-stirredモデルに従った場合の肝クリアランスには，その二つの経路のうち，消失する経路の割合 $f_B \cdot CL_{B,Uint}/(Q_H + f_B \cdot CL_{B,Uint})$ が含まれている．式(2-58)との比較から，この比は抽出率（E_H）となる．

臓器クリアランスの最大値が血流速度であることはすでに述べたとおりであるが，実際に式(2-64)で $Q_H \ll f_B \cdot CL_{B,Uint}$（高クリアランス）であるときには，右辺は肝血流速度（Q_H）に近似され，CL_H が肝血流速度にのみ依存していることがわかる．この状態を血流律速と呼ぶ．典型的な高クリアランス薬物であるプロプラノロールの全身クリアランスと肝血流速度との関係を，図2-15に示した．肝血流速度が2倍になると，その全身クリアランスは80%増加しており，肝血流速度に応じて肝クリアランスが変動している．一方で，$Q_H \gg f_B \cdot CL_{B,Uint}$（低クリアランス）であるときには，式(2-64)は

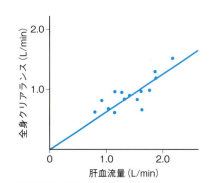

◆図2-15 肝血流量とプロプラノロールの全身クリアランスとの関係
[Hanser DMK et al：Clin Pharmacol Ther 23：165, 1978]

◆表2-2　薬物の肝クリアランスの決定要因

薬　物	肝抽出率	血漿タンパク結合(%)
肝血流律速型薬物		
ブスピロン	～1	95
インジナビル	0.94	74
リドカイン	0.7	45～80
プロプラノロール	0.6～0.80	93
サキナビル	0.75	97
フェロジピン	0.73	99
アトルバスタチン	0.7	＞98
肝固有クリアランス律速かつタンパク結合感受性薬物		
オランザピン	0.16	93
フェニトイン	0.03	90
ジアゼパム	0.03	98
ワルファリン	0.003	90
イマチニブ	0.13	95
アタザナビル	0.14	86
バルサルタン	0.01	95
肝固有クリアランス律速かつタンパク結合非感受性薬物		
アンチピリン	0.07	10
メトロニダゾール	0.05	11
トラマドール	0.25	20
ブスルファン	0.14	8
シクロホスファミド	0.05	13
ピラジナミド	0.03	10
アセトアミノフェン	0.20	20

$$CL_H \approx f_B \cdot CL_{B,Uint} \tag{2-65}$$

と近似され，CL_H は固有クリアランス($CL_{B,Uint}$)と遊離形薬物分率(f_B)のみで表され，血流を含まない．この状態を固有クリアランス律速と呼ぶ．**表2-2** に，肝血流律速および固有クリアランス律速となる薬物の実例を示した．固有クリアランス律速の薬物はさらに遊離形薬物分率(f_B)の大小で分類している．

well-stirred モデルに従った場合，肝アベイラビリティ(F_H)は，

$$F_H = \frac{Q_H}{Q_H + f_B \cdot CL_{B,Uint}} \tag{2-66}$$

で表される．肝臓からのみ消失する薬物の場合，$F_a \cdot F_g$ を1とすると経口投与後の $AUC(AUC_{po})$ は，

$$AUC_{po} = \frac{F_H \cdot Dose}{CL_H} = Dose \frac{Q_H}{Q_H + f_B \cdot CL_{B,Uint}} \frac{Q_H + f_B \cdot CL_{B,Uint}}{Q_H \cdot f_B \cdot CL_{B,Uint}} = \frac{Dose}{f_B \cdot CL_{B,Uint}} \tag{2-67}$$

となり，血流速度(Q_H)は含まれない．そのため，AUC_{po} は肝血流速度には依存しないことがわかる．

図2-16 では，well-stirred モデルに基づき，肝抽出率の異なる薬物について静脈内瞬時投与後，経口投与後それぞれで，血流速度が減少した際の血中濃度時間推移への影響を示した．肝抽出率 E_H の小さい(固有クリアランス律速)薬物では，肝血流速度が減少しても肝クリアランスは変動しないことから，静注・経口投与後いずれの場合でも，血中濃度の時間推移は影響を受けない(第1章「3. 分布」**E** 1))．これに対して，肝抽出率 E_H の大

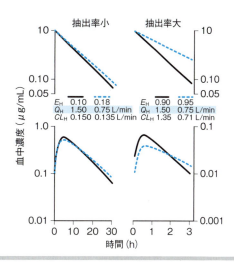

◆図2-16 静注（上）または経口投与（下）における薬物の血中濃度の時間推移に及ぼす肝血流量減少の影響
CL_H：肝クリアランス．E_H：肝抽出率．
Q_H：肝血流速度．
実線：肝血流速度が減少する前．
破線：肝血流速度が半減した後．
[Wilkinson GR：Clin Pharmacol Ther 18：379, 1975]

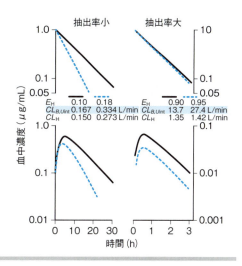

◆図2-17 静注（上）または経口投与（下）における薬物の血中濃度の時間推移に及ぼす肝固有クリアランス増加の影響
CL_H：肝クリアランス．$CL_{B,Uint}$：肝固有クリアランス．E_H：肝抽出率．
実線：肝固有クリアランスが増加する前．
破線：肝固有クリアランスが2倍増加した後．
[Wilkinson GR：Clin Pharmacol Ther 18：379, 1975]

きい（血流律速）薬物では，肝クリアランスが血流速度に依存することから，血流速度の変動に伴い，消失半減期ならびに静注時のAUCが変動する．その一方で，経口投与時には，肝アベイラビリティも血流速度に依存することから，最大血中濃度も影響を受ける．律速段階によって，血流速度の変動が血中濃度の時間推移に与える影響は異なるものの，経口投与後のAUCは血流速度の変動の影響を受けない．

図2-17には，固有クリアランスが増加した際の血中濃度時間推移への影響を示した．肝抽出率E_Hの小さい薬物では，固有クリアランスの変動に伴い，静脈内瞬時投与・経口投与ともに，半減期ならびにAUCが変動する．肝抽出率E_Hが大きい薬物では，その肝クリアランスが固有クリアランスに依存しないことから静注時には影響を受けないものの，肝アベイラビリティは固有クリアランスに依存することから，経口投与時の最大血中濃度は影響を受け，AUCが影響を受ける．なおこのとき，全身クリアランスは固有クリアランスに依存しないことから，半減期は影響を受けない．

3) 複数の反応が関わる固有クリアランス　**Advanced**

薬物が細胞内で，代謝や胆汁排泄を受けるとき，肝固有クリアランスは各反応過程の固有クリアランス($CL_{Uint,i}$)の総和となる．

$$CL_{Uint} = \sum CL_{Uint,i} \tag{2-68}$$

これまで薬物は瞬時に分布平衡に達すると仮定してきたが，水溶性が高く細胞膜透過性が低い場合には，瞬時平衡が仮定できない場合もある．そうした化合物の臓器分布には，トランスポーターと呼ばれる膜タンパクが関わることもあり，肝固有クリアランスは血液から細胞内への取り込み過程，細胞内から血液中への排出，代謝・胆管側への排出輸送の三つの素過程を反映した各固有クリアランスの複合パラメータとなる．各クリアランスをPS_{inf}, PS_{eff}, CL_{Uint}とすると，肝固有クリアランス($CL_{B,Uint}$)は，以下の関係にある．

$$CL_{B,Uint} = PS_{inf} \frac{CL_{Uint}}{PS_{eff} + CL_{Uint}} \tag{2-69}$$

そのため，PS_{eff}とCL_{Uint}との大小関係を考慮する必要がある．$PS_{eff} \ll CL_{U,int}$である場合には，肝固有クリアランスは取り込みクリアランスにほぼ近似することができ，代謝・胆管側での排出輸送能力(CL_{Uint})の変動は，肝固有クリアランスに影響を与えない．反対に$PS_{eff} \gg CL_{Uint}$である場合には，すべてのパラメータを含むことになる．式(2-69)に従うクリアランス理論を，extended clearance concept と呼ぶ．

E　血液中濃度と血漿中濃度との関係

体内や臓器内での物質収支という観点から，物質収支式は血液中濃度基準で考えるべきである．一方で，一般的な試験では，血漿中(あるいは血清中)の薬物濃度が測定されている．ここでは，血液中薬物濃度と血漿中薬物濃度に基づいて測定した動態パラメータの違いについて紹介する．血液中薬物濃度と血漿中薬物濃度を関連づけるパラメータを，R_bとする(第1章3. 分布 **D** 2)参照).

$$R_b = \frac{C_B}{C_p} = \frac{f_p}{f_B} \tag{2-70}$$

血液中および血漿中遊離形薬物濃度が等しいとすると，R_bは血漿中および血液中遊離形薬物分率(それぞれf_pおよびf_B)の比と等しい．

血液中濃度および血漿中濃度を用いて，それぞれ全身クリアランスを定義すると式(2-71)の関係にある．便宜上，血液中濃度基準と血漿中濃度基準でのパラメータを区別するため，添字のB，pをつけた．

$$CL_{tot,B} = \frac{CL_{tot,p}}{R_b} \tag{2-71}$$

臓器クリアランスから固有クリアランスを算出する場合，低クリアランス薬物(血漿流速の10%程度まで)であれば，血漿中濃度基準の臓器クリアランスと血漿流速および血流速度のいずれの値を使っても，得られる固有クリアランスの絶対値に大きな乖離は認められない．一方，$CL_{tot,p}$が血漿流速に近い場合には，R_bが大きいほど絶対値の乖離が顕著となるため注意が必要である．

血液に占める血球細胞(RBC)の割合であるヘマトクリット値(Hct)を用いると，

$$R_b = \frac{C_{RBC} \cdot V_{RBC} + C_p \cdot V_p}{V_{RBC} + V_p} \frac{1}{C_p} = \frac{C_{RBC} \cdot Hct + C_p(1-Hct)}{C_p} = 1 - Hct + \frac{C_{RBC}}{C_p} Hct \quad (2\text{-}72)$$

ここで，C_{RBC}とV_{RBC}はそれぞれ血球中薬物濃度と血球の体積を表す．血球細胞にまったく分配しない薬物（$C_{RBC}=0$）の場合には，R_b は 1-Hct に等しい．C_{RBC}とC_pが等しい場合には，R_b 値は 1 となる．実際の薬物では，アニオン性薬物の R_b 値は 0.55 から 1.12 にわたり，中央値は 0.76 である．中性薬物の R_b 値は 0.55 から 1.36 にわたり，中央値は 0.96 である．塩基性薬物の R_b 値は 0.52 から 2.0 にわたり，中央値は 0.83 であった．タクロリムスは，特段に高い R_b(35) を示す．

F 体内動態の非線形性

　これまで薬物の速度論パラメータ（CL_{tot}, F など）が薬物の投与量や濃度に依存せず，同じ値であるとしてきた．その結果，最大濃度や AUC は投与量の増大に比例して，増加する．このような性質を線形性と呼ぶ．一方で，薬物の投与量や濃度の増加に伴い，速度論パラメータが変動し，投与量（あるいは濃度）依存性を示す性質を，非線形性と呼ぶ．図2-18 には，非線形性を示す薬物の 1 例として，フェニトインの血漿中濃度の投与量依存性を示した．投与量の増大に伴い血漿中フェニトイン濃度が増大するが，高投与量では，静脈内投与時と比較して，傾きがゆるやかになり，ある程度の濃度にまで減少したところで，静注時と傾きが同程度になることがわかるだろうか．このゆるやかになっている領域では，非線形現象が生じている．フェニトインを反復投与時の 1 日あたりの投与量の増加に伴い，定常状態におけるフェニトインの血漿中濃度（最大値）は増加する（図 2-19）．フェニトインの有効濃度は 10～20 μg/mL とされており，血漿中濃度が非線形性を示す投与量で得ることができる．そのため，フェニトインは治療薬物モニタリング therapeutic drug monitoring (TDM) の対象薬物であり，非線形性を考慮した投与設計が行われている．

　経口投与後の AUC と投与量との関係は，式（2-46）に従って，線形であれば直線関係を示す（図 2-20 (a)）．しかし，投与量が増大する以上に，AUC が増大する，あるいは，反対に，投与量が増大するほどには AUC が増加しない場合がある．図 2-20 には，それぞれの事例として，ダルナビル（増大）とリバロキサバン（減少）を示した．このような非線形性は，生体内の種々タンパク質と薬物との相互作用や，消化管内における薬物の溶解性に起因している．薬物動態が非線形性を示す場合に，考えられる速度論パラメータの変動を

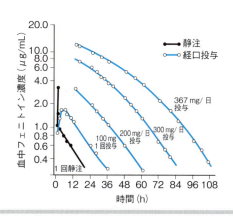

◆図 2-18　肝固有クリアランスに非線形性がある場合の薬物動態に及ぼす投与量の影響
［斉藤ほか：薬の体内動態，講談社，p69, 1981］

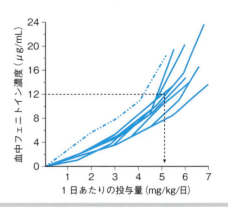

◆図 2-19　フェニトイン反復投与時の定常状態における血中フェニトイン濃度と投与量との関係
点線は，平均有効血中濃度と平均 1 日投与量を示す．
青色の破線は，他の被験者らに比べて，K_m 値が 2 倍程度大きく，そのため V_{max}/K_m が半分程度の値を示した被験者を表す．
[Martin E：J Pharmacokinet Biopharm 5：579, 1977]

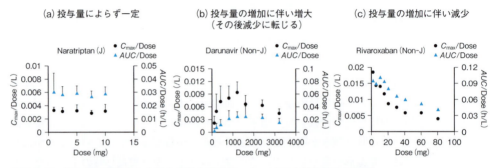

◆図 2-20　投与量で規格化した最大血漿中濃度（C_{max}），AUC と投与量との関係
[Tomaru A et al：J pharm Sci：110：510, 2021]

◆表 2-3　非線形性を生じる要因

AUC_{po} が増大	AUC_{po} が減少
消化管での代謝・排泄の飽和（F_g の増大）	消化管管腔内での溶解の飽和（F_a の低下）
肝臓での代謝・排泄の飽和（F_H の増大，CL_H の低下）	消化管吸収（担体輸送）の飽和（F_a の低下）
	血中タンパク質結合の飽和（f_B の増大）
腎臓での尿細管分泌の飽和（CL_R の低下）	腎尿細管再吸収の飽和（CL_R の増大）

表 2-3 に示した．

AUC_{po} は式（2-46）で決定されることから，F や CL_{tot} を決定するパラメータ（f_B や CL_{int}）に非線形性を示す要因を考える．一般的に，経口剤の場合，消化管管腔内濃度や肝初回通過時の血中濃度は，循環血中の最大濃度よりも高い濃度となりうることから，非線形性を生じやすい．非線形性が複合的に生じることもあり，複雑なプロファイルを示すこともある．ダルナビルの事例では増大した C_{max} と AUC が，高投与量では減少に転じている（図 2-20）．また，組織内結合が飽和した場合には，分布容積の変動が生じることもある．ただし，分布容積の変動は AUC には反映されない点に留意してもらいたい（式 2-67 参照）．表 2-4 には，体内動態が非線形性を示す薬物を例示した．

1）代謝・膜輸送における非線形性

代謝酵素・トランスポーターによる代謝・輸送において，中間過程では酵素-基質複合

1. 薬物速度論　**195**

◆**表 2-4　体内動態が非線形性を示す薬物**

CL_{tot}/F の低下 （AUC_{po} の増加）	フェニトイン，ブロナンセリン，シナカルセト，ダルナビル，エンテカビル，フィナステリド，リザトリプタン，シメプレビル，テリスロマイシン，ボリコナゾール，マラビロク
CL_{tot}/F の増加 （AUC_{po} の低下）	アピキサバン，アトバコン，セレコキシブ，ガバペンチン，イルベサルタン，レボカルニチン，リナグリプチン，ミグリトール，ニロチニブ，パゾパニブ，リバーロキサバン，ソラフェニブ
バイオアベイラビリティの増加	ニカルジピン，ミベフラジル，プロプラノロール
消化管吸収の飽和	リボフラビン，メトホルミン
腎クリアランスの減少	サリチル酸，チラジジン，メトトレキサート
腎クリアランスの増加	チアミン，メトトレキサート
非結合形薬物分率の増加	イブプロフェン，プロベネシド，ナプロキセン

体を形成すると仮定すると，代謝速度や膜透過速度（v）と基質となる薬物濃度（C）との関係は，ミカエリス・メンテン Michaelis-Menten 式に従う（式(2-73)）．

$$v = \frac{V_{max}}{K_m + C} \cdot C \tag{2-73}$$

ここで，V_{max} は最大代謝（あるいは輸送）速度，K_m はミカエリス定数を表す．K_m は，最大速度の 1/2 の速度を与えるときの基質濃度と等しい．この式に従い，基質濃度と速度の関係を**図 2-21** に示した．基質濃度が K_m に比較して十分低い領域では，基質濃度の増加に伴い速度は線形に増加し，基質濃度がミカエリス定数に対して無視できない濃度以上になると，速度の増加はゆるやかとなり，最終的に一定値（V_{max}）に達する．この状態を"飽和"と呼ぶ．クリアランスの定義（「**A** 2)b)全身クリアランス」参照）に従い，速度を薬物濃度で除すると，クリアランスは式(2-74)で与えられる．

$$CL = \frac{v}{C} = \frac{V_{max}}{K_m + C} \tag{2-74}$$

すなわち，K_m に比べて薬物濃度（遊離形濃度）が十分小さい（$C \ll K_m$）ところでは，式(2-74)は V_{max}/K_m と定数を与える（線形）．しかし，K_m 値に比べて薬物濃度が無視できない大きさになると，濃度の増加に伴って，クリアランスは低下し，非線形性を示す．すなわち代謝や膜輸送は本質的に非線形性を生じる要因をはらんでおり，薬効用量で得られる遊離形薬物濃度と K_m 値の大小関係により，非線形性を示すかどうかが決定される．**表 2-3** に全身クリアランスが増大する要因の一つとして，腎尿細管再吸収の飽和を挙げた．腎臓では，尿中から化合物を再吸収するシステムが存在し，腎クリアランスには FR（再吸収率）として組み込まれている．この尿中からの再吸収機構が飽和すると，FR は減少するため，腎クリアランスは増大する（「第 1 章 5. 排泄」参照）．

図 2-21(a) から，V_{max}, K_m 値を精密に読み取ることはむずかしいため，ラインウィーバー・バークプロット Lineweaver-Burk plot（**図 2-21(b)**）やイーディー・ホフステープロット Eadie-Hofstee plot（**図 2-21(c)**）など，線形化して図示することが試みられてきた．Lineweaver-Burk plot では，式(2-73)の両辺の逆数をとり，以下のように整理する．

$$\frac{1}{v} = \frac{K_m}{V_{max}} \frac{1}{C} + \frac{1}{V_{max}} \tag{2-75}$$

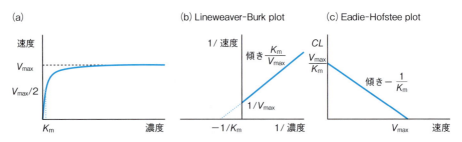

◆図2-21　Michaelis-Menten式に従うときの代謝(輸送)速度と基質濃度の関係

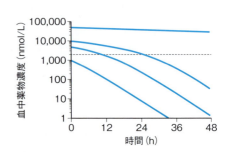

◆図2-22　全身クリアランスに非線形性がある場合の血漿中薬物濃度の時間推移
V_d= 2 L/kg, V_{max}= 900 nmol/h/kg, K_m= 100 nmol/L, f_B=0.05を用いた.
2,10,20,100 μmol/kgの薬物量にて, 静脈内瞬時投与後の血中濃度の時間推移を示す.

濃度の逆数(1/C)に対して, 速度の逆数をプロットすると, 傾きはK_m/V_{max}, x切片が$-1/K_m$, y切片が$1/V_{max}$を与える直線を示す(図2-21(b)).

Eadie-Hofstee plotは, クリアランス(v/C)と速度の関係を示したものであり, 傾きは$-1/K_m$, x切片はV_{max}, y切片はV_{max}/K_mを与える直線を示す(図2-21(c)).

$$\frac{v}{C} = -\frac{v}{K_m} + \frac{V_{max}}{K_m} \tag{2-76}$$

ここで, ある薬物が肝固有クリアランスで消失するとすると, その物質収支式は,

$$V_d \frac{dC_B}{dt} = -\frac{V_{max} \cdot f_B \cdot C_B}{K_m + f_B \cdot C_B}$$

となる. 図2-22に示したように, K_mに対して$f_B \cdot C_B$が十分に高い濃度であるときには, 血中からの消失速度が遅延していることがわかる. 結果としてAUCが増大するため, $Dose/AUC(=CL_{tot})$も投与量依存性を示す.

前述のとおり, 消化管吸収は非線形性を示す要因の一つである. 図2-23には, 経口投与後のリボフラビンの尿中排泄量と投与量の関係を示した. 空腹時(リボフラビン投与2時間後に食事を摂取)における尿中排泄量と投与量との関係は, 原点を通る直線では説明できず, 非線形性があることが読み取れる. その一方で, 食後では, 空腹時よりも尿中排泄量が高く, かつ原点を通る直線で説明されることから, 線形であることがわかる. 空腹時に認められる非線形性は, 消化管吸収の飽和によるものと考えられている. 食後投与では, 胃内で希釈されるため, 消化管吸収の飽和が生じにくいと考えられている.

2) 血漿中タンパク結合における非線形性

薬物と血漿中タンパクとの相互作用において, 結合形薬物濃度(C_b)と遊離形薬物濃度(C_u)との関係はラングミュア Langmuir式(第1章3. 分布 D 3)参照)で表される(式(2-77)).

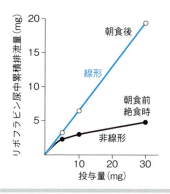

◆図 2-23　リボフラビンの吸収に対する食物摂取の影響
[Levy G, Jusko WJ : J Pharm Sci 55 : 285, 1996]

$$C_b = \frac{B_{max}}{K_d + C_u} \cdot C_u \tag{2-77}$$

ここで，B_{max} は最大結合数であり，相互作用するタンパク質数にタンパク1分子あたりの結合数を乗じたものである（第1章 p.71，式(1-38)，$n \cdot [P_t]$ と同じ）．K_d 値は，結合タンパクに対する薬物の解離定数を表す．K_d 値に比較して，遊離形濃度が十分小さい場合に，結合形濃度と遊離形濃度とは線形の関係にある．すなわち，この条件がタンパク結合について線形性を示す領域となる．遊離形濃度の増加に伴い，結合形濃度の増加はゆるやかになり，いずれ一定濃度（B_{max}）に達する．このとき，系にあるすべてのタンパクは薬物と結合した状態である．より簡便に，薬物の総濃度（C_{total}）と遊離形薬物分率との関係を考えてみたい．遊離形薬物分率の定義に従い，式(2-77)を導入すると，遊離形薬物分率に関して二次方程式が得られる．その解は，式(2-78)で表すことができる．

$$f = \frac{(C_{total} - B_{max} - K_d) + \sqrt{(C_{total} - B_{max} - K_d)^2 + 4K_d \cdot C_{total}}}{2C_{total}} \tag{2-78}$$

総濃度と遊離形薬物分率との関係を示したものが，**図 2-24** である．遊離形薬物分率が非線形性を示しはじめるのは，薬物の総濃度が最大結合数近傍であることがわかる．血漿中で主に結合するタンパクの濃度で，非線形性を生じる薬物濃度が決定される．

G 生理学的薬物速度論モデル **Advanced**

生理学的薬物速度論モデル physiologically-based pharmacokinetic model は，組織に対応するコンパートメント間を血流でつなぎ，体内における組織の解剖学的・生理学的特徴を反映したモデルである．すなわち，コンパートメントモデルに比較して，体内動態を決定する分子実体に即した速度論モデルである点を特徴とする（**図 2-25**）．生理学的モデルに含める組織は，主要な分布組織（K_p 値や組織容積の大きな臓器），クリアランス臓器のほか，薬効や有害事象に関連した臓器である．本モデルを利用することで，血液中の薬物濃度に加えて，薬効や有害事象に関連した臓器における薬物曝露に関する情報も得ることができる．非クリアランス臓器とクリアランス臓器におけるモデルを以下に示す．

非クリアランス臓器では，動脈血により組織に薬物が輸送され，静脈血によって組織から流出する．組織の総濃度を C_t，動脈血，組織の出口側にあたる静脈血中濃度をそれぞれ

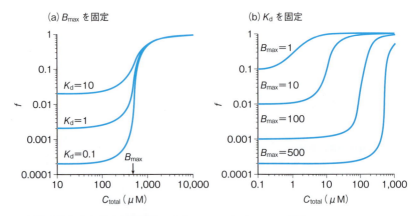

◆図2-24 遊離形薬物分率(f)の非線形性に与える K_d および B_{max} の影響
(a) $B_{max}=500\,\mu M$ とし，$K_d(\mu M)$ は図に示した数字で計算した．
(b) $K_d=1\,\mu M$ とし，$B_{max}(\mu M)$ は図に示した数字で計算した．

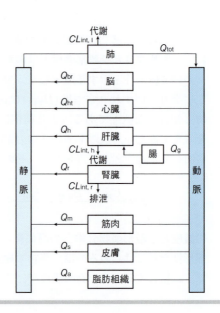

◆図2-25 生理学的モデルの例

C_B, C_v とすると，

$$V\frac{dC_t}{dt}=Q(C_B-C_v) \tag{2-79}$$

ここで，C_t と C_v との比である $K_p(=C_t/C_v)$ を導入すると，この物質収支式は，

$$V\frac{dC_t}{dt}=Q\left(C_B-\frac{C_t}{K_p}\right) \tag{2-80}$$

と表される．この組織と血液とのコンパートメント間の物質交換が定常状態に達するまでの時間は，速度定数 $Q/(K_p\cdot V)$ で決まる．分布容積が大きく（K_p 値が大きい，実容積が大きいなど），血流速度が小さい臓器では，血液との物質交換が定常状態に達するまでに時間がかかる．なお K_p 値であるが，組織内と毛細血管内の血液中遊離形濃度が等しいと

すると，$K_p = f_B/f_t$ となる．

クリアランス臓器では，右辺にクリアランスに関係するパラメータ（v_{elim}）を追加する．固有クリアランスの定義に従うと，$v_{elim} = CL_{Uint} \cdot f_t \cdot C_t$ である．組織と血液間の物質交換が瞬時に生じ，かつ，組織内と毛細血管内の遊離形濃度は等しい（$f_t \cdot C_t = f_B \cdot C_v$）ことから，

$$V\frac{dC_t}{dt} = Q\left(C_B - \frac{C_t}{K_p}\right) - \frac{f_B \cdot C_t}{K_p}CL_{Uint} \tag{2-81}$$

となる．血液コンパートメントを表す式は，

$$V_B\frac{dC_B}{dt} = -Q_{tot} \cdot C_B + \sum_i Q_i \frac{C_{t,i}}{K_{p,i}} \tag{2-82}$$

ここで，Q_{tot} は各組織における血流速度の総和である．

H 薬物動態学-薬力学解析（PK-PD 解析）

生体における薬効発現は，薬物動態学的要因と薬力学的要因に分けて理解することが重要である．薬物動態と薬効発現とを統合的に解析することをとくに，pharmacokinetic-pharmacodynamic（PK-PD）解析と呼ぶ（図 2-26）．PK-PD 解析では血漿中濃度の時間推移に対する薬効の時間推移の遅れ，薬効の薬物濃度依存性により異なったモデルが利用されている．図 2-27（左）のように，血漿中濃度と薬効の時間推移が一致する場合には，血漿中濃度と薬効との関係をプロットすると直線関係を示す．この場合，薬物濃度に応じて速やかに薬物応答性が得られることを示している．これに対して，薬効の時間推移が血漿中濃度の時間推移に対して遅れが認められる場合（図 2-27（右））には，血漿中薬物濃度と薬効をプロットすると，左回り anti-clockwise のヒステレシスを示す．血漿中濃度に対して，薬効発現に遅れが生じる要因として，以下が挙げられる．

① 受容体からの乖離が遅く，薬効が減弱するのに時間がかかる．
② 血漿と薬効標的が存在する組織とのあいだの物質交換が，瞬時に平衡状態に達しない．
③ 薬理活性のある代謝物の生成を介して，薬効が発現する．
④ 受容体結合により引き起こされたシグナル伝達の結果として起こった多くの生体成分の変化が，元に戻るのに時間がかかる．

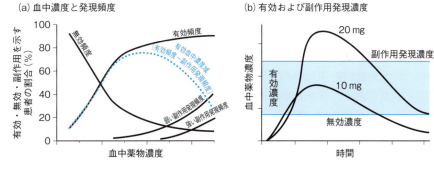

◆図 2-26　血中薬物濃度-効果-副作用発現の関係

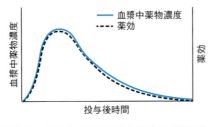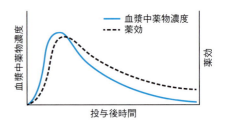

◆図 2-27　薬物の血漿中濃度と薬効の時間経過

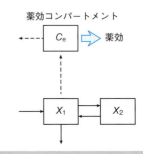

◆図 2-28　血漿中薬物濃度に対して、薬効発現の遅れを説明するモデルの一例

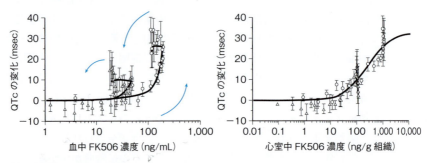

◆図 2-29　FK506 による QT 延長
△：0.01(mg/h/kg)．○：0.1(mg/h/kg)．
[Minematsu T et al：J Pharmacokinet Pharmacodyn 28：533, 2001]

　この薬効発現の遅れを再現するため，中心コンパートメントと仮想的な物質交換(図中の点線)を伴うコンパートメント(薬効コンパートメント)を置き，その薬効コンパートメント中の薬物濃度を薬効と関連させることで，薬効の遅れを説明することができる(**図 2-28**)．

　図 2-29 には，モルモットに免疫抑制薬 FK506 を二つの投与速度(0.01，0.1 mg/h/kg)で静脈内投与したときの，血中濃度およびその副作用である QT 延長についての解析事例を示す．血中濃度に対して QT 間隔の延長をプロットすると，二つの投与速度でともに左回りのヒステレシスを描いている(**図 2-29(左)**)が，心室中の薬物濃度に対してプロットすると，シグモイド sigmoid(S 字形)カーブ上に重なる(**図 2-29(右)**)．血中濃度に対して効果(QT 延長)が遅れる理由として，心室中への移行の遅れで説明される．

　図 2-29 の事例のように，血中濃度(C)と薬効の関係が非線形性を示す場合には，E_{max} モデルが用いられている．

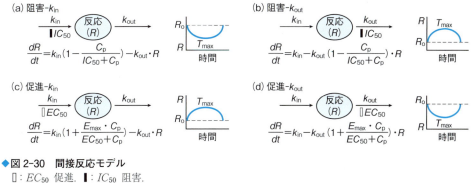

◆図2-30 間接反応モデル
▯：EC_{50} 促進．▮：IC_{50} 阻害．

$$E = \frac{E_{max} \cdot C}{EC_{50} + C} \tag{2-83}$$

ここで E_{max} は効果の最大値，EC_{50} は最大効果の半分の効果を与える薬物濃度を表す．このとき薬物の遊離形濃度が EC_{50} 値に比べて十分小さければ（$EC_{50} \gg C$），式（2-83）は，

$$E = \frac{E_{max}}{EC_{50}} \cdot C \tag{2-84}$$

となり，薬効強度と血中濃度とは線形の関係を示す．遊離形濃度が増加し，EC_{50} 値に対して無視できない大きさになると，薬効の増加は次第にゆるやかになり，最終的に最大値（E_{max}）に達することになる．

　Jusko らは薬効発現の機序として，反応 R のインプット・アウトプットに対する作用機序に基づいて，間接反応モデルと呼ばれる四つのモデルを提唱している（**図2-30**）．各モデルに従って実例を紹介する．**図2-30(a)** はワルファリンの抗凝固作用（凝固因子のカルボキシル化抑制による血液凝固の阻害），**図2-30(b)** はフロセミドによる利尿効果（水の再吸収抑制），**図2-30(c)** はシメチジンによる乳汁分泌促進作用，**図2-30(d)** はテルブタリンにより誘発される低カリウム血症である．図中のパラメータを利用することで，血漿中濃度（フロセミドのみ尿中排泄速度）と薬効との関連を説明することができる．

▋ 薬物動態学的相互作用と薬力学的相互作用

　薬物治療を行ううえで，投与量と効果の関係を明確に理解しておくことは重要である．投与量を体内での時間的曝露量として効果の時間推移に結びつけ，モデル化することにより治療効果を明確に評価することができる．モデルについては，前項の薬物動態学-薬力学解析の基本を応用する．投与量が薬物血中濃度を規定し，薬物血中濃度は作用部位濃度へとつながり，作用部位では薬物固有の用量-反応（濃度-効果）関係に基づき効果の時間推移が決定し，効果推移が明確になる．効果推移を変動させる相互作用には，薬物動態学的相互作用と薬力学的相互作用がある．薬物動態学的相互作用として，併用により薬物血中濃度に変動が起こり効果が変化する場合，また薬力学的相互作用として，薬物が作用部位で効果の相乗，相加，阻害を起こす場合について概説する．

　薬物動態学的相互作用は，併用した薬物により ADME の変動が起き，薬物血中濃度が変化し効果の変化，副作用を起こす．またサプリメント，食事などでも相互作用は起こ

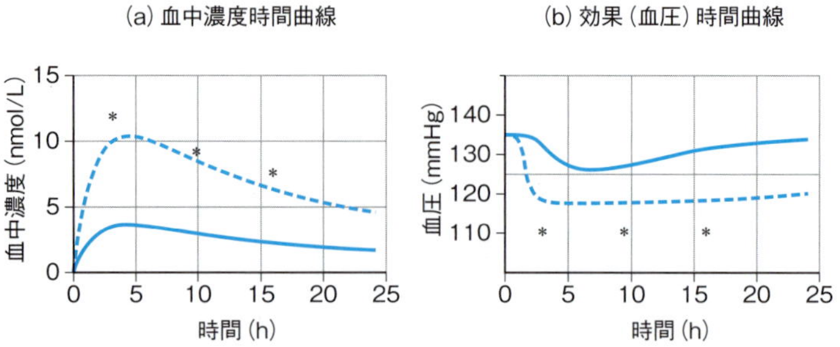

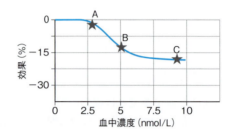

◆図 2-31　フェロジピン単回投与時の血中濃度と効果（血圧）の時間曲線
　――フェロジピン
　---フェロジピン＋グレープフルーツジュース
[Dresser GK et al：Clin Pharmacol Ther 68：28, 2000]

◆図 2-32　血中濃度効果曲線
　A：フェロジピン単回投与
　B：フェロジピン単回投与 ＋ グレープフルーツジュースまたはフェロジピン連続投与
　C：フェロジピン連続投与 ＋ グレープフルーツジュース
[Dresser GK et al：Clin Pharmacol Ther 68：28, 2000]

る．そのため相互作用により，効果，副作用に影響する組み合わせに注意が必要である．
　薬物-薬物相互作用による薬物血中濃度の変動によって起こる効果の変動，副作用発現は多く，たとえばトリアゾラムとイトラコナゾール併用時の作用増強は，代謝酵素を阻害し血中濃度が上昇することで副作用が発現する．薬物-サプリメントの相互作用の場合として，フェロジピンとグレープフルーツジュース併用について説明する．図 2-31(a)に単回投与におけるフェロジピン単独投与後の血中濃度時間曲線とグレープフルーツジュース併用時の曲線を示す．グレープフルーツジュースを併用すると小腸粘膜面での代謝が阻害され，バイオアベイラビリティが上昇し血中濃度が有意に上昇する．このとき，血圧は図 2-31(b)に示すように有意に低下する．これは図 2-32 に示すシグモイド E_{max} モデルによるフェロジピンの濃度-効果曲線により説明できる．フェロジピン単独投与では A 点までしか血中濃度が上がらないが，グレープフルーツジュースを併用すると B 点まで血中濃度が上がり，効果が大きく発現している．このような場合は急激な血圧低下に注意が必要となる．この説明では，効果コンパートメントモデルを用いて効果推移を示した．さらに連続投与時の定常状態における 1 日の血中濃度時間曲線を図 2-33(a)に示す．グレープフルーツジュース併用時の血中濃度は単回投与と同様に有意に上昇するが，図 2-33(b)に示す血圧低下の推移には両者において有意な低下がみられない．これは図 2-32 に示す

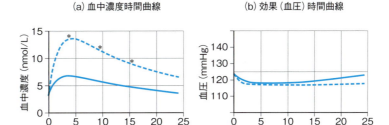

◆図2-33　フェロジピン連続投与時の血中濃度と効果(血圧)の時間曲線
　── フェロジピン
　---- フェロジピン＋グレープフルーツジュース
　[Dresser GK et al：Clin Pharmacol Ther 68：28, 2000]

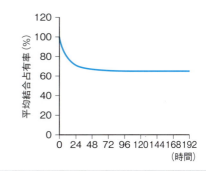

◆図2-34　セビメリンとアミトリプチリン併用時におけるセビメリンのムスカリン受容体結合占有率減少の推移
　[澤田康文：NIKKEI DI 6月号：30, 2002を参考に作成]

ように，連続投与時のフェロジピン単独投与の血中濃度はB点まで上がっていて，最大効果の近くまで効果を発現している．またグレープフルーツジュースを併用するとC点以上の血中濃度になっているが，すでに最大効果に達していることから，両者の効果に有意差は認められない．またたとえばフェロジピン単回単独投与時の投与量を増量すると，血圧はグレープフルーツジュース併用時まで低下することも予測できる．すなわち，薬物治療における相互作用の要因はさまざまで，薬物血中濃度と効果，副作用発現の関係を明確に理解しておく必要がある．

　薬力学的相互作用として，たとえばワルファリンとビタミンKのように，効果の拮抗する薬物投与による効果減弱，ノルフロキサシンによる中枢$GABA_A$受容体の阻害作用がフルルビプロフェン存在下で増強されけいれん誘発などがあり，併用すべきではない事例が多い．同じレセプターに結合する場合の相互作用として，セビメリンとアミトリプチリンの相互作用が報告されている．セビメリンはムスカリンレセプター作動薬であり，アミトリプチリンはムスカリンレセプター遮断薬であることから，併用時の血中濃度からレセプター占有率を求め，併用時の効果減弱の時間推移を明らかにしている．セビメリンとアミトリプチリン併用時のセビメリンのムスカリンレセプターへの平均結合占有率を図2-34に示す．併用するとセビメリンの効果は約40％減少する．このように併用により効果減弱の可能性がある場合は処方変更の必要がある．

　一方で，薬力学的相互作用が治療効果を高める例として，フェンタニルとブプレノルフィンについて報告されている．図2-35に示すように，フェンタニル静脈内投与後，鎮

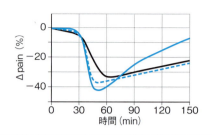

◆図2-35 効果(痛み)時間曲線
― フェンタニル単独
― ブプレノルフィン単独
--- 併用

[Tröster A et al : Clin J pain 28 : 705, 2012]

痛効果は急激に発現するが持続しない．ブプレノルフィン投与後では効果発現はゆるやかであるが持続する．そこで二つの薬剤を併用すると，効果発現が早く，かつ持続する効果推移が得られる．この併用時の解析ではそれぞれの効果のシグモイド E_{max} モデルを相加して説明している．このように薬力学的相互作用は，効果推移を明確に調べ，臨床対応することが重要である．

演習問題

問1 ある薬物を含む散剤(薬物 100 mg/g)を繰り返し経口投与し，定常状態における平均血中濃度を 2.0 µg/mL としたい．投与間隔を 8 時間とするとき，1 回あたりの散剤の投与量(g)を求めなさい．ただし，この薬物の体内動態は線形 1-コンパートメントモデルに従い，全身クリアランスは 120 mL/min，この散剤における薬物のバイオアベイラビリティは 80 % とする．

(第 102 回国試)

問2 ある薬物を患者に点滴静注により持続投与中である．定常状態における血中薬物濃度は 5.0 µg/mL であり，定常状態到達時に一旦完全に排尿し，5 時間後に再度排尿した尿の総量は 300 mL，尿中薬物濃度は 180 µg/mL であった．この患者における糸球体濾過速度を 120 mL/min，薬物の尿細管再吸収率を 20 %，血中非結合形分率を 0.20 としたとき，この薬物の尿細管分泌クリアランスを求めなさい．

(第 105 回国試)

問3 ある薬物 100 mg を被験者に急速静脈内投与した後に血中濃度および尿中排泄量を測定したところ，未変化体の血中濃度時間曲線下面積(AUC)は 1.0 mg·h/L，代謝物の尿中総排泄量は 20 mg(未変化体換算量)であった．一方，この薬物 200 mg を同一患者に経口投与したときの AUC は 0.8 mg·h/L であった．この薬物の①全身クリアランス，②肝抽出率，③静脈内投与時の未変化体尿中排泄量，④バイオアベイラビリティ，⑤経口投与された薬物のうち，門脈に移行する割合について求めなさい．ただし，この薬物は肝代謝及び腎排泄でのみ消失し，代謝物は全て尿中に排泄されるものとする．また，体内動態は線形性を示し，肝血流速度は 80 L/h とする．

(第 103 回国試)

問4 ある薬物のアルブミンに対する結合定数を，平衡透析法を用いて測定した．半透膜で隔てた二つの透析セルの一方に 0.6 mmol/L のアルブミン溶液を加え，他方には 0.6 mmol/L の薬物溶液を同容積加えた．平衡状態に達したとき，アルブミン溶液中の薬物濃度は 0.4 mmol/L，他方の薬物濃度は 0.2 mmol/L であった．薬物の結合定数(L/mmol)を求めなさい．ただし，アルブミン 1 分子当たりの薬物の結合部位数を 1 と

し，薬物およびアルブミンは容器や膜に吸着しないものとする．

（第 104 回国試）

問5 薬物 A は，静脈内投与後，肝臓における代謝と腎排泄によってのみ消失し，正常時は肝クリアランスが全身クリアランスの 80％であること，腎排泄は糸球体濾過のみによって起こることがわかっている．ある肝疾患患者において，血中アルブミン濃度の低下により薬物 A の血中タンパク非結合形分率が 2 倍に上昇し，肝クリアランスは 4 分の 1 に低下していた．この患者に対し，正常時の 2 分の 1 の血中濃度時間曲線下面積(*AUC*)が得られるようにするには，静脈内投与量を正常時の何％にすればよいか，考えなさい．ただし，薬物 A の体内動態には，いずれの場合も線形性が成り立つものとする．

（第 101 回国試）

2. TDM と投与設計

A　TDM とは

概念と意義

　治療薬物モニタリング therapeutic drug monitoring(TDM)とは，薬物治療において薬の副作用を最低限にとどめ，より高い治療効果を発揮させるために，薬物治療に関するさまざまな因子(血中濃度，臨床検査データ，臨床症状，遺伝情報など)をモニタリングしながら，それぞれの患者に個別化した薬物投与計画を立案することをさす．多くの場合，薬物の血中濃度が測定され，患者の臨床所見を鑑みながら実施されるため，TDM を血中薬物モニタリングの意味で解説してある場合も多い．

　1960 年代に薬物動態学の理論を患者の転帰に結びつけた研究発表を契機に「臨床薬物動態学」という新しい概念が提唱され，今日まで発展してきた．すなわち臨床における患者の薬物治療管理に薬物動態学の理論を適用する学問を臨床薬物動態学という．TDM は，この臨床薬物動態学の概念に基づいた臨床での実践を意味する．

　1960～1970 年代にかけて TDM の先駆者たちは，薬物の副作用に着目して，薬物血中濃度の有効治療域を設定することで，フェニトインをはじめジゴキシン，リチウム，テオフィリンなどの薬物の副作用発生率を低減できることを明らかにした．また 1970～1980 年代では，臨床においてこれら薬物の血中濃度が簡易に測定できる方法が開発され TDM が広く一般に展開されるようになり，多くの研究成果が公表されるようになった．このようなエビデンスが蓄積されたことにより，わが国では 1980 年に炭酸リチウムの発売と同時に TDM が診療報酬上，保険点数化され，翌年には抗てんかん薬やジギタリス製剤も対象となり，現在では多くの薬効群が対象となっている(**表 2-5**)．この診療報酬は「特定薬剤治療管理料」として設定されており，臨床上一般的に TDM 対象薬とはこの特定薬剤治療管理料の対象薬をさす．この対象薬となっているということは，TDM を実施することで，副作用発現率が低下し，急性期疾患であれば治療期間の短縮が期待できるなど医療費の低減効果に関するエビデンスがあることを意味する(**図 2-36**)．

　近年，分子生物学の進歩に伴い，種々のタンパク質の機能解析が進んできており，病態

◆表 2-5 TDM（特定薬剤治療管理料）対象薬拡大

1980	1990	2000	2010
炭酸リチウム			
【抗てんかん薬】フェノバルビタール，プリミドン，フェニトイン，カルバマゼピン，エトスクシミド，バルプロ酸，トリメタジオン，クロナゼパム，ニトラゼパム，ジアゼパム，アセタゾラミド	ゾニサミド	クロバザム，レベチラセタム，トピラマート，ガバペンチン	ラモトリギン，ラコサミド，ペランパネル，スチリペントール，ルフィナミド
【ジギタリス製剤】ジゴキシン，ジギトキシン			（ジギトキシン販売中止）
【テオフィリン製剤】テオフィリン，アミノフィリン			
【抗不整脈薬】プロカインアミド，ジソピラミド，キニジン，アプリンジン，リドカイン，メキシレチン	ピルシカイニド，プロパフェノン，フレカイニド，シベンゾリン，ピルメノール，アミオダロン，ソタロール	ベプリジル	
【抗菌薬】アミノグリコシド系抗生物質（ゲンタマイシン，トブラマイシン，アミカシン）	グリコペプチド系抗生物質（バンコマイシン，テイコプラニン）	【抗真菌薬】ボリコナゾール	
【サリチル酸系製剤】			
【抗悪性腫瘍薬】メトトレキサート			イマチニブ スニチニブ
【免疫抑制薬】シクロスポリン	タクロリムス		ミコフェノール酸 エベロリムス
	【抗精神病薬】ハロペリドール ブロムペリドール		
			シロリムス

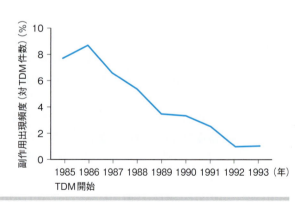

◆図 2-36 ジゴキシン副作用発現頻度と TDM の寄与
TDM 実施により，副作用の出現率が経年的に低下している
［上野和行ほか：病院薬学 21：105，1995 を参考に作成］

に関与する分子シグナルがより詳細に明らかとなってきている．薬物も標的分子に特異的に作用する化合物が開発されるため，従来より投与量が少なく，低い血中濃度で効果を発揮する薬物が多くなっている．一方，薬効がシャープになれば有効域も狭くなり TDM のニーズは増してくる．しかし，これらの薬物の体内動態を明らかにするためには微量の薬物を検出する必要がある．このように，TDM の発展には，TDM のニーズの増加だけではなく，病態や薬効のメカニズム解析，薬物動態学，微量定量可能な機器の開発のすべての発展が寄与して実現してきた．TDM は今や医薬品の適正使用のために欠かせないツー

ルとして臨床現場に定着している.

B TDM の有用性が発揮される薬物

1) TDM 適用の条件

　TDM を適用するためには，① 薬物の効果および副作用を発現する分子種(未変化体や活性代謝物など)が同定されていること，② 血中濃度と薬効および副作用とのあいだに相関関係があること，③ 薬物治療上有効かつ安全とされる血中濃度(有効治療域)が既知であること，④ 信頼できる測定方法が確立できていること，などが挙げられる．なお，冒頭でも述べたように TDM は血中濃度だけでなく薬物治療に関するさまざまな要素をモニタリングすることが重要であるため，患者の臨床検査値のみならず，臨床症状，アドヒアランスなどの情報の取得や適切な時刻に血液を採取することができることも必要となる．これらを実践するためには，薬剤師だけでは困難であり，患者を中心とした医師，薬剤師，看護師，検査技師などが相互に専門性を発揮し，チーム医療の一環として TDM を実践することが必要である．

2) TDM が有用な薬物の特徴や場面

　TDM が有用性を発揮するのは，以下の特徴をもつ薬物や場面が想定される．
1. 血中濃度の有効治療域が狭い薬物
2. 体内動態の個体差が大きい薬物
3. 体内動態に非線形性がある薬物
4. 作用を直接評価しにくい薬物
5. 肝機能や腎機能に障害のある患者への薬物投与
6. 患児や高齢者で投薬量を決めにくい薬物
7. 薬物併用によって薬物動態学的な薬物–薬物間相互作用の生じるおそれのあるとき
8. 患者が服薬指示を守っていない，または誤投薬の疑いのあるとき

　一般的に TDM が有用性を発揮する薬物は，有効治療域が狭い薬物である．毒性(副作用)の発現域が治療域と近接しているため，薬物の血中濃度を治療域に厳格に管理する必要があり，TDM が有用となる．また，同じ投与量の薬物を服用した場合に得られる血中濃度が数倍も異なるような体内動態の個体差が大きい薬物も TDM を行うことで安全に薬物治療を継続することが可能となる．

　体内動態に非線形性があるとは，投与量と薬物血中濃度が比例せずに，ある投与量を超えると急な血中濃度の上昇がみられたり，逆に投与量を増やしても血中濃度が頭打ちになったりすることをいう．非線形性を示す代表的な薬物はフェニトインやテオフィリン，バルプロ酸が挙げられる．フェニトインおよびテオフィリンは代謝に飽和が認められ，ある投与量を超えると血中濃度が急上昇する(第2章「1. 薬物速度論」F 参照)．一方，バルプロ酸は，ある投与量を超えると血中濃度が頭打ちになることが知られており，これは血漿中でバルプロ酸のタンパク結合が飽和し遊離形分率が上昇することで薬物消失速度が上昇するためと考えられている．

　作用を直接評価しにくい薬物の代表的なものとして，タクロリムスなどの免疫抑制薬が挙げられる．たとえば，高血圧治療薬や糖尿病治療薬であれば，それぞれ血圧の測定値

◆表 2-6　主な TDM 対象薬の治療域

分類	対象薬物	治療域	備考
【抗てんかん薬】	フェニトイン フェノバルビタール カルバマゼピン バルプロ酸	10-20 μg/mL 10-35 μg/mL 4-12 μg/mL 50-100 μg/mL	他の抗てんかん薬併用時は4-8 μg/mL
【ジギタリス製剤】	ジゴキシン	0.5-1.5 ng/mL	
【テオフィリン製剤】	テオフィリン	8-20 μg/mL	通常は 10 μg/mL を目標
【抗不整脈薬】	リドカイン ジソピラミド メキシレチン ピルシカイニド シベンゾリン	2-5 μg/mL 2-5 μg/mL 0.5-2.0 μg/mL 0.2-0.9 μg/mL 0.2-0.8 μg/mL	
【抗菌薬・抗真菌薬】	バンコマイシン テイコプラニン アルベカシン ボリコナゾール	10-15 μg/mL（トラフ） 15-30 μg/mL（トラフ） 15-20 μg/mL（ピーク）かつ 1-2 μg/mL 未満（トラフ） 1-5 μg/mL（トラフ）	AUC/MIC≧400-600
【抗悪性腫瘍薬】	イマチニブ	1 μg/mL 以上（トラフ）	

免疫抑制薬も TDM 必須薬であるが，移植後の時期や対象疾患により治療域が異なるので割愛した.

や，血糖値・HbA1C などの臨床検査値から治療効果を判断でき，その結果をもとにして投与量の調整が可能である．一方，臓器移植後に用いられる免疫抑制薬は，拒絶反応の予防が目的であり，投与量が少なければ拒絶反応が生じ，多すぎれば感染症に罹患その他の副作用が発現する．すなわち薬効が適切である状態は，患者に何も起きない状態であり，作用を直接評価しにくいため，血中濃度を指標とした TDM が有用となる.

　肝機能や腎機能に障害がある患者や患児，高齢の患者では，生理機能が健常成人と異なるため，標準的な投与量では治療域を逸脱する可能性がある．また，薬物動態学的な薬物−薬物間相互作用の生じるおそれがあるとは，併用により薬物の血中濃度が上昇あるいは低下することである．このように標準的な投与量では治療域を逸脱する可能性がある多くの場合，TDM は有用である．さらに，薬物治療中に効果が現れないときや調剤過誤が疑われるときも，TDM を実施することで患者のノンコンプライアンスに起因するのか，誤投薬の有無が明確になることがある.

3）TDM の対象薬物

　医療現場で TDM の対象薬物とは，診療報酬（特定薬剤治療管理料）の請求が認められている薬物をさすことが多い．**表 2-6** に現在，特定薬剤治療管理料として算定できる代表的な薬剤と治療域を示した．しかし，前項でも述べたようにこの表に示した薬物以外にもTDM が有用である薬物や場面は多い．一方で，保険請求できない薬物については，測定機器がないあるいはコストの面から容易には実施できないのが現状であり，保険請求外の薬物の TDM は大学病院など比較的設備の整った施設において研究を兼ねて行われている．これらの研究によるエビデンスが蓄積されて徐々に保険請求できる薬物が拡張してきており，今後の発展も期待される.

2. TDMと投与設計　209

C　血中薬物濃度の測定

1) 検　体

a) 測定する血液画分

　薬剤師は直接患者から血液を採取することはできないので，TDMで扱う検体は，採血管に入った血液サンプルとなる．血液サンプルは，測定する薬物により ① 全血中濃度を測定する場合，② 血清あるいは血漿中濃度を測定する場合，③ タンパク非結合形（遊離形）濃度を測定する場合，などがある．TDMでは一般に，② の血清あるいは血漿中濃度を測定することが多く，③ のタンパク非結合形濃度は，測定感度や操作の煩雑性から日常診療で測定されることはほとんどない（遊離形濃度が保険点数の対象となっているのはバルプロ酸のみである）．① の全血中濃度を測定する代表的な薬物としては，シクロスポリンやタクロリムスが挙げられる．両薬物は赤血球への移行性が高く，血液中の分布が保存時間や血清を分離する温度などにより変化するため，TDMでは全血を用いる．

b) 採血管

　測定する血液画分により，使用する採血管も異なるので注意が必要である．全血を用いる場合は，抗凝固剤入りの採血管を用いるが，この抗凝固剤の種類によっては微小凝塊ができ，再現性がわるくなる場合がある．そのため，TDMで全血を用いる場合は抗凝固剤としてEDTAが入った採血管が用いられる．

　血清を用いる場合は，凝固促進剤や抗凝固剤などが入っていないプレーン採血管を用いるのがもっとも安全である．プレーン採血管内の血液は，採血管内壁との接触により内因系凝固経路が活性化され，通常では室温で約30分間放置すると完全に凝固する．血清分離剤入り採血管は，薬物によっては分離剤に吸着される場合，あるいは分離剤の成分が測定法の妨害をする場合があるので避けるのが望ましい．たとえばフェニトイン，フェノバルビタール，シクロスポリン，キニジンなどは分離剤に吸着されることが知られており，このような薬剤では分離剤入りの採血管を用いてはならない．血漿を用いる場合は，抗凝固剤（ヘパリンまたはEDTA）入りの採血管を用いる．

c) 保存条件

　採血後，すぐに薬物濃度を測定する場合と，院外の検査施設へ委託するなど血液サンプル採取後すぐには測定を行わない場合がある．採血直後に薬物濃度を測定しない場合，あるいは薬物濃度測定後に一定期間保存する場合など，血液サンプルを数日以上長期に保存する場合には，通常冷凍保存する．血清または血漿を測定する検体の場合，血球成分の溶血を避けるため必ず遠心分離をして血清（血漿）のみを保存する．冷凍保存後，そのサンプルを測定のために解凍する場合には，十分な注意が必要である．すなわち解凍後は試料内で濃度差が生じているため，十分混和した後，測定に用いることが肝要である．

d) 感染対策

　この検体の扱いでもっとも注意すべきことは，感染対策をしっかりと講じることである．検体を扱う際の手指の創傷からの病原体の侵入や飛散した血液成分の吸入などを防ぐために，手袋やマスク，ゴーグルなど個人防護具を用いた感染対策は必須である．また，測定作業場所が検体で汚染された場合は，本人のみならず周囲の者への感染の恐れがあるため，速やかに消毒し，これらの作業で生じた使用済みのディスポーザル器具類（ピペットのチップやチューブ類）や手袋などは感染性廃棄物として処理されなければならないの

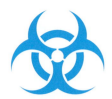

◆図 2-37 バイオハザードマーク
色により廃棄できる内容物が異なる．
赤：血液など液状，泥状のもの
黄：注射針，メスなど鋭利なもの
橙：血液が付着したガーゼなど固形状のもの

で，バイオハザードマーク（液状・泥状，固形状，鋭利なものでそれぞれ色が異なる）をラベルした容器に分別して廃棄する（図 2-37）．

2）採血時刻

　TDM を目的とした採血が，他の臨床検査のための採血と大きく異なるのは，採血した時刻が重要となる点である．薬物血中濃度は 1 日のなかで当然一定ではなく，経口投与後の吸収相では血中濃度は経時的に上昇しており，消失相では血中濃度は減少している．また，定常状態に達しているのか，達していないのかでも，血中濃度の解析（解釈）の方法が変わるので注意が必要である．図 2-38 に示したように，同じ血中濃度でも定常状態か非定常状態か，吸収相か消失相かによって，得られた血中濃度の意味はまったく異なる．また，経口投与される薬物では，血中濃度が最高濃度（ピーク濃度）に到達する時間は，個体間および個体内変動が大きく，薬物の特徴や剤形などによっても変動するため，ピーク濃度を測定することがむずかしい．一方，次回投与直前（トラフ濃度）では，血中濃度の消失速度も穏やかになっており，定常状態での採血では比較的再現性が高いため，臨床ではトラフでの採血が多い．とくに医療現場では早朝朝食前に種々の検査目的で血液サンプルが採取される場合が多いため，通常の TDM 用の採血も同時刻に行うのが一般的である．しかし，**最高血中濃度**（C_{max}）が効果の指標となる薬物については，トラフ以外に C_{max} での採血も行われる．ここで，紛らわしい pharmacokinetic（PK）パラメータとして C_{max} と **C_{peak}** の違いについて触れる．C_{max} は最高血中濃度を表すのに対し，C_{peak} は血中濃度推移が 2 相性を示す薬物の α 相（分布相）が終了した時点のピーク値をさす（図 2-39）．1-コンパートメントモデルは薬物を静脈内に投与した瞬間に均一になる相のみで構成されるモデルなのに対し，2-コンパートメントモデルは薬物を静脈内に投与したときに血流が多く瞬時に均一になる中心コンパートメントと遅れて平衡に達する末梢コンパートメントから構成される（第 2 章「1．薬物速度論」**A**3））．静脈内に投与した直後は急激に血中濃度が減少してみえるが，これは体外への消失よりも末梢組織へ分布する現象を表しており，**α 相（分布相）** と呼ばれる．中心コンパートメントと末梢コンパートメントが平衡に達し，**β 相（消失相）** に移行するとその血中濃度推移は薬物の体外への消失を反映しているため，一般に血中濃度半減期は β 相の半減期をさす．したがって，1-コンパートメントモデルに従う薬物では $C_{max}=C_{peak}$ となるが，2-コンパートメントモデルでは異なる採血点をさすので注意が必要である．バンコマイシンでは 1 時間で点滴静注したときに，投与終了 1〜2 時間後の血中濃度が C_{peak} である（末梢組織内濃度の最高点）．また，ジゴキシンではこの分布相の時間がきわめて長く，投与後 8 時間くらいまでの消失速度（分布相）とそれ以降の消失速度（消失相）が大きく異なる．そのため，薬物が効果を発揮する組織中濃度と血中濃度が平衡に達した 8 時間以降の採血点で TDM を実施しなければならない（図 2-40）．

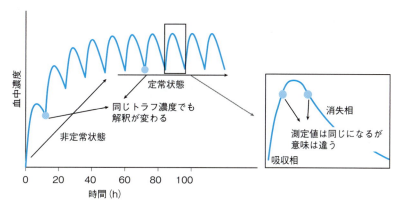

◆図 2-38 採血のタイミングの重要性
TDM では採血した時刻だけでなく，薬剤の最終投与時刻が重要．

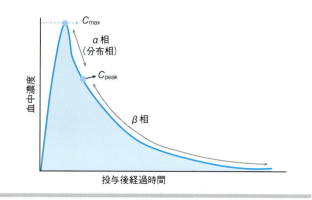

◆図 2-39 C_{max} と C_{peak}
C_{max}：最高血中濃度
C_{peak}：分布相が終了した時点

　また，副作用発現時(たとえば副作用が発現しているときの血中濃度値が知りたい場合や，血中濃度が定常状態に入っていないにもかかわらず副作用発現した場合など)，あるいは緊急入院時などの場合では，その時刻での測定値が必要なこともある．そのため，必ずしも早朝時の採血でなくてもよく，採血時刻は TDM の目的に応じて設定する必要がある．いずれにしても，採血する際には，その採血した時刻と採血前直近の薬剤投与時刻の記録がきわめて重要である．

3）測定法

　TDM 対象薬物の測定方法は，大きく免疫学的測定法と分離分析法の二つに分類される．免疫学的測定法の代表的な方法には，ラテックス凝集比濁法，CLIA 法(chemiluminescent immunoassay，化学発光免疫測定法)，CLEIA 法(chemiluminescent enzyme immunoassay，化学発光酵素免疫測定法)がある(図 2-41)．ラテックス凝集比濁法は，液相中において抗原である測定物質に特異的な抗体をコーティングしたラテックス粒子を用い，抗原物質を検出する測定系である．免疫複合体の形成によりラテックス粒子が凝集する性質を応用し，その濁度を測定する．CLIA 法と CLEIA 法はいずれも液相中において，抗体を結合させた支持体(微粒子)に抗原である測定薬物が補足され，その複合体に二次抗体が結合するサンドイッチ法が原理となっている．CLIA 法は二次抗体に直接化学発光物

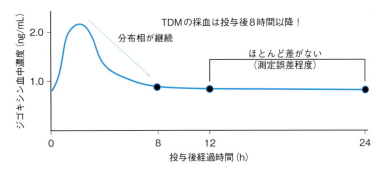

◆図2-40　定常状態のジゴキシンの血中濃度推移

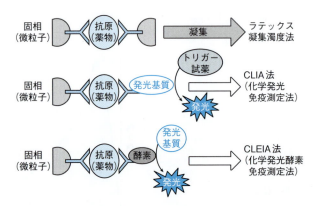

◆図2-41　TDM薬物測定に用いられる免疫学的測定法の原理

質で標識してこの発光強度を測定する方法で，CLEIA法はこの二次抗体にアルカリホスファターゼなどの酵素標識をして発光基質と反応させて発光させる方法であり，両者の違いは発光基質が発光するためのトリガーとして酵素反応を利用するかしないかである．これらの方法は，ハイスループットの自動測定装置で測定することができ，迅速性と簡便性に優れているため，TDMにおいて広く用いられている．

　一方，分離分析法にはUVや蛍光検出器を装着した高速液体クロマトグラフィー high performance liquid chromatography（HPLC）やタンデム四重極型質量分析装置を検出器とするLC-MS/MS法がある．両者とも簡便性と迅速性はやや劣るが，精度と特異性が高い．とくに後者は，高感度であり，代謝物など同時測定も可能であることから有用性は高いが，機器が高額であり測定者のスキルも必要であることから導入している医療施設は限られるのが現状である．

　また，臨床検査と同様，血中濃度測定値の精度管理は，信頼性の高い情報を提供するためには非常に重要である．精度管理方法としては内部精度管理とコントロールサーベイなどの外部精度管理がある．前者では日常管理として管理血清の作製，あるいは市販コントロール血清などを利用しての管理がある．また近年このような考え方から，精度管理に関しては国内だけでなくグローバルスタンダードな管理が求められてきている．

D 投与計画

投与計画とは，1回の投与量と投与間隔を設定することである．細かくいえば，負荷投与量や，過量投与後であれば休薬期間や再開のタイミングも含まれるが，多くの場合，1回投与量と投与間隔を設定することである．この設定のために TDM では薬物動態パラメータを利用する．

1) 薬物動態パラメータ

a) 測定値から算出する方法

測定値から薬物動態パラメータを算出する前に，投与設計に必要なパラメータを考える．静脈投与の場合，1回の投与量を決めるには，どれだけ投与すればどれだけ血中濃度が上がるのかがわかればよい．すなわち**分布容積**(V_d)がわかれば，投与量／分布容積から求めたい濃度上昇分がわかる．また，投与間隔は目的の血中濃度に減少するまでの時間がわかればよいので，消失速度定数(k_{el})が求められれば計算できる．これは，投与直後の値から任意の時間経過したときの血中濃度を求める式，

$$C = C_0 \cdot e^{-k_{el} \cdot t} = \frac{dose}{V_d} \cdot e^{-k_{el} \cdot t} \tag{2-85}$$

C：血中濃度，C_0：初期濃度，k_{el}：消失速度定数，t：時間，
V_d：分布容積，$dose$：投与量

をみても値が不明なパラメータが V_d と k_{el} であることがわかる．初回投与時であれば，初回投与量と最高血中濃度 C_{max} が得られれば V_d は求められ($C_{max} = dose \div V_d$)，消失相の任意の2点の血中濃度(C_1, C_2)が得られれば下記の式(2-86)を用いて k_{el} が求められる(**図 2-42(a)**)．

$$k_{el} = ln\left(\frac{C_1}{C_2}\right) \div (t(C_2) - t(C_1)) \tag{2-86}$$

この2点は誤差を少なくするために十分に離れた点のほうが望ましいため C_{max} とトラフ値(C_{trough})の採血が理想であるが，C_{max} は他の任意の2点から k_{el} が算出できれば同様に外挿して求めることができるので，消失相の十分に離れた2点があれば，必ずしも C_{max} を採血点としなくてよい．また，臨床では繰り返し投与する薬物の場合，急速静注よりも点滴静注を用いることが多い．この場合は，点滴静注(定速静注)の血中濃度を求める式を応用するとよい．

$$C = \frac{R_{inf}}{CL} \cdot (1 - e^{-\frac{CL}{V_d} \cdot t}) \tag{2-87}$$

$$CL = \frac{R_{inf}}{C} \cdot (1 - e^{-\frac{CL}{V_d} \cdot t}) = \frac{R_{inf}}{C} \cdot (1 - e^{-k_{el} \cdot t}) \tag{2-88}$$

$R_{inf} = dose/$点滴時間(一定速度)，$C = C_{max}$(単回点滴終了直後)とすると，先ほどと同様に点滴終了後(消失相)は任意の十分離れた2点から式(2-86)を用いて k_{el} は算出できる．C_{max} は k_{el} が求められれば，どちらかの採血点から点滴終了時刻まで外挿すればよいので，同じく式(2-86)から求められ，式(2-88)を用いて CL が算出可能となる．その結果，$k_{el} = CL \div V_d$の関係から，V_d も算出できるため，投与設計に必要なパラメータはすべて算出できることとなる．すなわち，初回の投与であれば，消失相の2点があれば必要な薬

物動態パラメータは算出できる．

　では，2回目の投与以降に採血する場合であれば，どうすればよいであろうか．結論から述べると，測定値としてトラフ値を追加するとよい．2回目の投与以降の消失相の任意の2点から先ほどと同様にC_{max}（点滴終了直後）を算出した場合，それまでに投与された薬物が蓄積された濃度に上乗せされた濃度が求められることになる（**図2-42(b)①②**）．そこで，トラフ値の測定を追加すれば，このトラフ濃度が点滴時間経過後に到達する濃度が式(2-85)を用いて計算でき（**図2-42(b)③**），この前回までの蓄積分の濃度を先ほど算出されたC_{max}から差し引くことで（**図2-42(b)④**），初回投与時と同じように計算できることになる（**図2-42(b)⑤⑥**）．このトラフ値と消失相2点の計3点から薬物動態パラメータを算出する手法を Sawchuk-Zaske 法といい，1-コンパートメントモデルを当てはめられるすべての薬物に適用でき，ここに出てきた考え方はさまざまな場面の投与設計に応用できる基本的な考え方なので，しっかりと理解しておくことをお勧めする．この Sawchuk-Zaske 法は，対象の薬物が2-コンパートメントモデルに従う場合でも，採血点を分布相の終了するC_{peak}以降にすることで1-コンパートメントモデルとして近似できることが多い．

　ここで注意したいのは，このような定常状態に達していないことが想定される投与早期に採血した濃度の解釈である．得られたパラメータを利用して，次の投与後のトラフ値を目標濃度域に収まるよう投与設計した場合，その後の繰り返し投与による蓄積により定常状態の血中濃度が目標濃度域よりも大きくなる可能性がある．そのため，**蓄積係数**（第2章 p.180 参照）を用いて初回投与時の血中濃度から定常状態に達したときの血中濃度が目標血中濃度域内に収まるか確認しておく必要がある．

$$蓄積係数(R) = \frac{1}{1-e^{-k_{el}\cdot \tau}} \quad (2\text{-}89)$$

τ：投与間隔

(a) 急速静注

① $\left.\begin{array}{c}C_1\\C_2\end{array}\right\}k_{el}$ を求める　$k_{el} = ln\left(\dfrac{C_1}{C_2}\right) \div (t(C_2) - t(C_1))$

② k_{el} とC_1（またはC_2）からC_{max}を求める

③ C_{max}と投与量からV_dを求める　$C_{max} = dose/V_d$

(b) 繰り返し点滴静注

① ・② は急速静注と同様に k_{el} と C_{max1} を求める

③ C_{trough} が点滴時間経過後の濃度を算出（蓄積上乗せ分）

④ C_{max2} から蓄積上乗せ分を差し引き（初回投与時のC_{max1}と同じ値）

⑤ 投与量と点滴時間，C_{max1}，k_{el} から CL を求める

$$CL = \frac{R_{inf}}{C_{max1}}\cdot(1 - e^{-k_{el}\cdot t})$$

⑥ CL と k_{el} から V_d を求める　$k_{el} = CL/V_d$

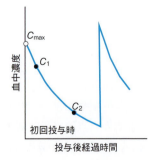 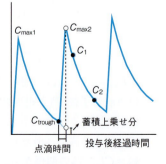

◆図2-42　血中濃度測定値から薬物動態パラメータを算出する方法（Sawchuk-Zaske 法）

2. TDMと投与設計　215

◆表2-7　投与間隔/半減期と蓄積係数の関係

投与間隔/ 半減期	≧4.0	2.0	1.0	0.8	0.6	0.5	0.4	0.2
蓄積係数	1.0	1.3	2.0	2.4	3.0	3.4	4.1	7.8

　初回投与時の任意の血中濃度(C_1)に蓄積係数を乗じて，定常状態の血中濃度を求めることができる($C_{ss1}=C_1 \cdot R$)．これが目標濃度域に収まるように投与量を調節することになる．この式は投与間隔とk_{el}から構成されているがk_{el}で考えるよりも，臨床上は半減期で考えたほうが実践的なので，$k_{el}=0.693/$半減期を代入して，投与間隔と半減期の比と蓄積係数の関係を**表2-7**に示した．投与間隔が半減期の4倍以上あれば蓄積はなく，投与間隔と半減期が同じ時間であれば定常状態に達したとき初回投与時の2倍の濃度に達することがわかる．ちなみに定常状態までに到達する時間は半減期から算出することができ，半減期の3倍で定常状態の87.5%，4倍で93.7%，5倍で96.9%に達する．そのため，臨床上は半減期の4〜5倍経過すると定常状態に達したとみなしている．

　また，先ほど2回目の投与以降の血中濃度測定値から薬物動態パラメータを算出した際，蓄積分が上乗せされていることを述べたが，これを応用すれば定常状態の濃度を算出することも可能である．すなわち，得られた薬物パラメータから次のトラフ値（正確には，さらにこのトラフ値がそのまま点滴終了時まで経過したときの値）を算出し，その値に式(2-87)から算出した濃度上昇分を加算する．これを繰り返していくと，トラフ値が一定の値に近づいていく．表計算ソフトを使えば簡単に求めることができる．また，半減期が点滴時間の6倍以上あれば，点滴時間中の消失はほとんど無視できるため，点滴静注ではなく急速静注モデル式で近似できる．

　経口投与時や2-コンパートメントモデルに当てはめた薬物動態パラメータの算出を測定値だけから行うのは多数の採血点が必要となり，患者・医療従事者（採血者）双方の負担も大きくなるため，臨床上実施されることはほとんどないので，割愛する．

b）測定値と母集団パラメータを用いる方法

　1〜2点の少ない血中濃度の測定点で薬物動態パラメータを直接算出するには，補足する情報が必要となる．その一つが母集団パラメータである．詳細は本章「母集団薬物速度論」を参照してほしいが，母集団パラメータは，多数の患者から集めたデータをもとに算出された各薬物動態パラメータの平均値と誤差（個体内・個体間変動）で表される．母集団パラメータを用いた血中濃度推定値と，実際に薬物動態パラメータを求めたい患者の血中濃度測定値との差をできるだけ小さく実測値に近くなるように母集団パラメータを誤差の範囲内で変動させ，患者個人の薬物動態パラメータを推定する．このように測定値と母集団パラメータから患者個人の薬物動態パラメータを推定するにはベイジアン法が使用できるソフトウェアが必要であり，TDMが汎用される薬剤に関しては製薬メーカーから専用のソフトが提供されているものもある．

2）投与設計

　定常状態の血中濃度測定値がある場合，投与経路に関係なく投与設計は比例計算で可能である．得られた測定値の半分の濃度にしたければ，投与量を半分に減量し，2倍にしたければ2倍にするだけでよい．ただし非線形性を示すフェニトインやテオフィリンなどに

は適用できない.

定常状態に達していない場合は，求めた薬物動態パラメータをもとにして投与設計をする．1日投与量を算出するには，

$$1日投与量(mg) = CL(L/h) \times 目標平均血中濃度(mg/L) \times 24(h) \qquad (2\text{-}90)$$

を用いる.

C_{trough} かつ C_{peak} でのモニタリングが必要な薬物(アミノグリコシドなど)の場合，目標 $C_{peak} \cdot V_d$ から1回量を算出する(点滴静注投与の場合，より正確に算出するのであれば点滴静注の式(2-87)を用いる)．次に，C_{peak} から目標 C_{trough} まで低下する時間を算出する(式(2-85)を用いる)．この算出された時間+点滴時間が投与間隔となる．

このように計算すると，ほとんどの場合，投与量や投与間隔に端数がでる．実際に医師へ投与設計を提案する際には，薬剤の規格を考慮し調整しやすい量にしたり，投与間隔も8時間，12時間，24時間，48時間ごとと現場で運用しやすい間隔に合わせたりする配慮が必要である．また，血中濃度測定の結果が，治療域をやや下回った場合でも，患者をモニタリングし十分な治療効果が得られているのであれば，投与量を増量する必要は必ずしもない．測定結果には誤差が含まれていること，設定されている有効治療域にも個人差があることを念頭におき，細かい数値にとらわれ過ぎないことも重要である．

3) 初期投与設計

ここまで，投与開始後の薬物血中濃度解析をもとにした投与設計方法について述べてきたが，投与開始時に患者の状態に合わせて投与量を調整し，副作用の発生リスクを下げたり，治療効果を高める可能性を上げることは非常に重要である．しかし，投与開始時には血中濃度という患者個人に由来する明確な基準をもたないため，血中濃度測定値をもとにした投与設計時よりも予測濃度が実測濃度から乖離する可能性が高いことを念頭に置く必要があり，投与開始後早い時期の血中濃度測定により初期投与設定の妥当性を確認し，必要があれば投与量の調整を速やかに行うことが求められる．

投与開始時の投与設計では，母集団パラメータと，このパラメータに影響する患者情報の収集が重要である．薬物の母集団パラメータには，各パラメータに影響する因子が変数として組み込まれている．たとえば，腎排泄型薬物であれば，薬物クリアランスは一般にクレアチニンクリアランス(CL_{Cr})に比例するので，$CL = 係数 \cdot CL_{Cr}$ のように組み込まれていることが多い．CL_{Cr} は，臨床上簡便な Cockcroft-Gault の式 などの推算式を用いて算出されるが，この式を用いるには患者の年齢，体重，血清クレアチニン値，性別が情報として必要である．また，テオフィリンにおいては，喫煙によって代謝酵素が誘導され，薬物クリアランスが上昇することが知られているため，喫煙習慣の有無に関する情報が初期投与設計に必要となる．これら薬物動態パラメータに影響する患者要因をすべて把握した上で，母集団パラメータから投与設計を行う．

$$Cockcroft\text{-}Gault の式 : CL_{Cr} = \frac{(140-年齢) \cdot 体重}{72 \cdot SCr}（女性 \times 0.85)$$

CL_{Cr}(mL/min)：クレアチニンクリアランス，
SCr(mg/dL)：血清クレアチニン値

とくに注意したいのは，腎機能の評価である．Cockcroft-Gault の式は，体重に比例し

て CL_{cr} が大きくなる式となっている．しかし，腎機能は体格に比例はしても体重だけに比例するわけではない（たとえば同じ身長で体重が 40 kg 異なる人を比較した場合，その差の要因は主に脂肪が増えているだけで，腎臓が大きいわけでない）．したがって，この式の体重の項には理想体重あるいは補正体重を用いることが推奨されている．また，血清中のクレアチニンは筋肉で生産されるため，高齢者で低体重の患者や寝たきりの患者では腎機能が低下していても血清クレアチニン値が低い場合がある．とくに血清クレアチニン値が 0.6 mg/dL を下回るような患者では，患者の状態を直接確認し，腎機能の過大評価とならないよう注意が必要である．

Cockcroft-Gault の式のほかに汎用されている腎機能の推算式に，日本腎臓学会により日本人を対象としてイヌリンクリアランスをもとに作成された eGFR 式がある．この式はもともと慢性腎不全の診断を目的として作成されたため，体格によらず値が比較できるように体表面積 1.73 m² に標準化されていることに注意が必要である．投与設計に用いる場合は，/body へ（÷1.73×患者の体表面積）の補正をして用いなければならない．

$$男性：eGFR(mL/min/1.73\,m^2)=194×SCr^{-1.094}×年齢^{-0.287}$$
$$女性：eGFR(mL/min/1.73\,m^2)=194×SCr^{-1.094}×年齢^{-0.287}×0.739$$

CL_{cr} が評価可能な腎機能障害患者への投与量補正は，Giusti-Hayton 法が知られている．

$$補正係数：CF=1-尿中未変化体排泄率×\left(1-\frac{腎障害患者のCL_{cr}}{腎機能正常者のCL_{cr}}\right)$$

一般に，この式に当てはめる腎機能正常者の CL_{cr} は 100 mL/min とすることが多い．得られた補正係数 CF を用いて投与量を調整する場合は，標準投与量に乗じればよいが，血中のピーク濃度を下げないために投与量を変えずに投与間隔で調整したい場合，通常の投与間隔を CF で除すればよい（投与間隔＝通常の投与間隔×1/CF）．この方法は，TDM 対象薬となっていない薬物（母集団パラメータが不明な薬物）にも適用できる．

一方，肝機能（薬物代謝能）には現在定量的な指標が確立されていない．しかし，劇症化した急性肝炎または非代償性肝硬変（Child-Pugh 分類のクラス C）を有する患者では，肝代謝型薬物の投与量は減量する必要がある．

血中濃度の実測値は，患者の生理機能などの背景が反映された結果なので，これをもとに投与設計を行う場合に推定濃度を大きく逸脱する可能性は小さいが，初期投与設計の場合，患者情報の評価を誤ると推定値と実測値の乖離が大きくなることがあるので，初期投与設計は慎重に行うとともに，投与後早めに血中濃度を測定することが肝要である．

E 薬物各論

1）抗菌薬の TDM

抗菌薬は，どの診療科でも使用する薬剤であるため，病院薬剤師であれば誰でも TDM を実施しなければならない場面に遭遇する可能性がある．抗菌薬は，病原菌に対する感受性の指標である最小発育阻止濃度 minimum inhibitory concentration（MIC）と血中濃度推移によって効果が変動するため，PK-PD 解析が進んでいる（第 2 章「1. 薬物速度論」 H 参照）．抗菌薬のなかで特定薬剤治療管理料が算定可能な薬物には，抗 MRSA 薬のバン

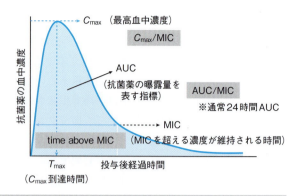

◆図2-43 抗菌薬のPK-PDパラメータ

コマイシン,テイコプラニンおよび抗MRSA薬でもあるアルベカシンを含むアミノグリコシド系抗生物質がある.これらのTDMを実施するうえで必要なPK-PDパラメータを図2-43に示す.PK-PDパラメータとして,C_{max}/MIC,AUC/MIC,time above MIC(T>MIC(%))の三つが使われている.C_{max}/MICは最高血中濃度をMICの何倍に設定すれば効果が得られるかを示しており,血中濃度依存的な抗菌作用をもつアミノグリコシド系抗生物質などが分類される.目標濃度域に達していない場合,1回投与量の増量を検討する.一方,T>MIC(%)は,血中濃度がMICを超えている時間を意味し,その時間を24時間(1日)に対するパーセンテージで表している.目標のT>MIC(%)に達していない場合,1回の投与量を増量するのではなく,投与回数を増やすことを検討する.βラクタム系抗生物質やマクロライドなどがここに分類される.AUC/MICは,C_{max}/MICとT>MIC(%)の中間的性質を示し,バンコマイシンやニューキノロン系抗菌薬が分類される.なお,各抗MRSA薬の治療域を表2-6に示した.

2) 抗てんかん薬のTDM

抗てんかん薬は相互作用を生じる薬剤が多いので,注意が必要である.フェニトインやカルバマゼピンは酵素誘導を引き起こし,バルプロ酸の血中濃度を低下させることが知られているので,このような場合もTDMは有効である.代謝酵素の阻害による相互作用は,併用時すぐに影響が生じるが,酵素誘導は時間がかかり定常状態に達するまで1〜2週間かかることがあるので,併用早期の血中濃度で判断しないように注意を要する.抗てんかん薬は半減期の長い薬物も多いので,各薬物の半減期から定常状態に達する期間を確認し,その期間を経過してからTDMを実施するのが重要である.

3) 免疫抑制薬のTDM

臓器移植後に使用されるカルシニューリン阻害薬であるタクロリムスやシクロスポリンはTDMが必須である.しかしながら,タクロリムスとシクロスポリンの体内動態特性が異なるため,モニタリングの指標に違いがある.薬効ともっとも相関関係があるのは生体への曝露量の指標であるAUCである.タクロリムスはトラフ値とAUCに良好な相関関係が認められるため,トラフモニタリングで代替が可能である.一方,シクロスポリンはAUCとトラフ値の相関関係があまり良好ではなく,その要因として,全体のAUCに対するトラフ値以上のAUCの割合の違いが挙げられている.トラフ値に対するピーク値の

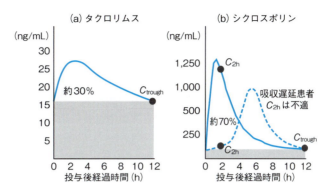

◆図2-44　タクロリムスおよびシクロスポリンの血中濃度推移の特徴

振れ幅の違いとも取れる(**図2-44**)．タクロリムスはトラフ値に対するピーク値の振れ幅が2～3倍なので，トラフ値以上のAUCの割合は約30％であるのに対し，シクロスポリンのピーク値の振れ幅はトラフ値の10倍であり，トラフ値以上のAUCの割合は約70％である．したがって，タクロリムスは投与後の血中濃度の個人差が認められたとしても，全体の30％以下の部分での差なのに対し，シクロスポリンは投与後の個人差が大きいとトラフ値の動きと一致しなくなる可能性が高い．そのため，シクロスポリンでは，AUCとの相関が高いと報告されているC_{2h}(投与後2時間値，ピーク値に近い)モニタリングを指標とする場合がある．しかしながら，内服後の吸収が遅延する患者では投与後2時間ではほとんど血中濃度が上昇しておらず，C_{2h}モニタリングでは血中濃度が過小評価される可能性があるので注意が必要である(**図2-44(b)**)．C_{2h}モニタリングを実施する場合，事前(入院中など)に経時的に複数点の採血を実施し，吸収遅延がみられないことを確認することが望ましい．

4) 抗悪性腫瘍薬のTDM(メトトレキサート)

抗悪性腫瘍薬のTDMのなかで，メトトレキサート(MTX)のTDMは他の薬剤と管理が異なるので注意が必要である．MTXには，骨肉腫や軟部肉腫などにメトトレキサート・ロイコボリン救援療法と呼ばれる高用量のMTXを1度に投与し，血中濃度を一時的に高くすることによりMTXの移行性がわるい腫瘍組織へ取り込ませる治療方法がある．この方法は，100～300 mg/kgのMTXを6時間で点滴静脈投与した後，速やかにMTXを体外へ排泄させる必要があり，投与後24 h，48 hr，72 hr時の血中濃度がそれぞれ，10 μM，1 μM，0.1 μM以下に達していないと副作用の発現リスクが上がることが知られている．したがって，投与設計ではなく，血中濃度が十分に低下しているかを確認するのがTDMの目的となる．MTXの排泄を促すには，尿のアルカリ化(溶解性低下防止)やハイドレーション(水負荷)で尿量を増やすことが重要である．またTDMの結果，上記の濃度よりも高かった場合は，ロイコボリンのレスキュー投与(追加投与)が必要である．

F　チーム医療とTDM

TDMは薬物治療の一環であり，臨床に定着しつつある．TDMを成功させ適正な投与

設計を実施するためには薬物動態学の理論の展開とそのための患者背景，バイタルサインなどの把握，適切なタイミングでの採血と記録が重要である．したがって，薬剤師のみで実施できるわけではない．TDM を成功させるためには，患者を中心とした医療スタッフ全体で血中薬物濃度測定の意義を理解して TDM を実施しなければならず，各スタッフの理解と協力がなくして成功はない．したがって，各スタッフに対する TDM の教育も非常に重要であり，さらに患者に対する採血や服薬の指導を含めたインフォームドコンセントもまた重要である．

一方，TDM に関するエビデンスは着々と蓄積，更新されており，常に情報をアップデートする姿勢もきわめて重要である．とくに TDM ガイドラインの改訂は TDM の一番の担い手である薬剤師が把握に努めるべきである．また，これらのエビデンス構築に貢献できるよう症例報告や共同研究の担い手としての役割が薬剤師に求められている．

G 母集団薬物速度論

薬物治療においては患者ごとに適切な投与設計を行うことが，副作用を低減し患者のコンプライアンスを高めるためにも重要である．一方，病態（肝障害や腎障害の有無とその程度），遺伝的背景（たとえば，代謝酵素の遺伝子多型）などの要因のため，患者ごとに薬物動態は異なる．患者に薬物を投与し，その患者の薬物動態パラメータ値が得られれば，適切な投与設計が可能になるが，個人の薬物動態パラメータを得るには多数回の採血が必要となるため，現実的ではない．このような状況下で患者個人のパラメータ値を推定する手法が，**母集団薬物速度論** population pharmacokinetics（**PPK**）（**母集団解析**）と**ベイジアン解析**である．

母集団解析においては，多数の患者の血中濃度データをまとめて解析する．1 人の患者の採血点数は少なくても，多くの患者のデータを集めることにより薬物動態パラメータを算出することができる．一人の患者のデータを扱うのではなく，多数の患者のデータを扱うことが母集団解析と呼ばれるゆえんである．母集団は数十～数百程度の患者の集団をまとめて解析することもあるが，腎機能や肝機能障害の有無，その障害の程度（たとえば，腎機能についてはクレアチニンクリアランス値が指標）によって患者を層別化し，層別化された各母集団を別々に解析することも行われる（**図 2-45**）．

母集団解析によって得られるパラメータは，① 各パラメータの母集団における平均値，② 各パラメータの個体差（患者間でのバラツキ），③ 測定誤差を含んだ個体内変動（同じ患者における投与ごとのバラツキ），である．これらを母集団パラメータと呼ぶ．母集団解析のためのソフトウェアとして，カリフォルニア大学（米国）で開発された NONMEM（Nonlinear Mixed Effect Model）や，Pharsight 社（米国）の WinNonMix などがある．

図 2-46 に，194 人のてんかん患者にバルプロ酸を経口投与後の血清中バルプロ酸濃度推移とともに，母集団解析で得られたパラメータ値を示した．この例では，バルプロ酸のバイオアベイラビリティ（F）が不明のため，分布容積と組み合わせた V_d/F の形でパラメータを求めている．

得られた母集団パラメータ値をもとに，個々の患者のパラメータ値を求める方法がベイジアン Bayesian 解析（またはベイジアン法）である．通常の最小二乗法では，血中薬物濃度の測定値とモデルに従って得られる計算値の差を求め，残差二乗和が最小になるように

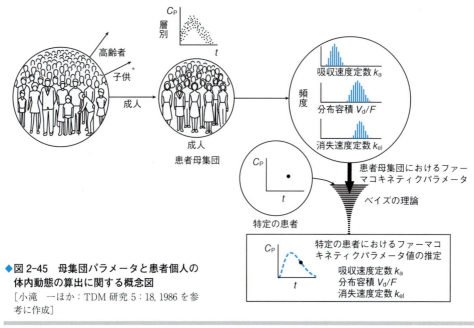

◆図 2-45　母集団パラメータと患者個人の体内動態の算出に関する概念図
[小滝　一ほか：TDM 研究 5：18, 1986 を参考に作成]

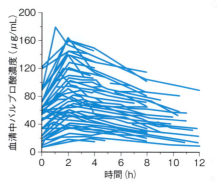

◆図 2-46　てんかん患者 194 人の血清中バルプロ酸濃度推移と得られた母集団パラメータ値
消失速度定数 (k_{el}) = 0.0433 h^{-1}.
吸収速度定数 (k_a) = 1.92 h^{-1}.
V_d/F = 0.254 L/kg.
$\omega_{k_{el}}$ = 21.8%（変動係数）.
ω_{k_a} = 120%（変動係数）.
$\omega_{V_d/F}$ = 31.2%（変動係数）.
σ = 5.0 μg/mL（標準偏差）.
[堀　了平ほか：薬剤学 49：148, 1989]

パラメータ値を決定する．つまり，あくまで測定値にもっとも近い計算値が得られるようにパラメータ値を決定する．それに対してベイジアン解析では，以下の式(2-91)に示すように，母集団パラメータの平均値と当該患者のパラメータ値の差の程度も考慮して，目的関数 objective function (OBJ) の値がもっとも小さくなるように患者個人のパラメータ値を決定する．

$$\text{OBJ} = \sum_{i=1}^{n} \frac{(C_i - \bar{C}_i)^2}{\sigma^2} + \sum_{j=1}^{m} \frac{(\theta_j - \bar{\theta}_j)^2}{\omega_j^2} \tag{2-91}$$

C_i：血中薬物濃度の実測値．
$\bar{C}_i$：血中薬物濃度の計算値．
σ^2：個体内変動（測定誤差を含む）の分散．
θ_j：当該患者のパラメータ値．
$\bar{\theta}_j$：母集団パラメータの平均値．
ω_j^2：各パラメータの個体間変動の分散．
n：測定点の数，m：パラメータの数．

図 2-47 に，ベイジアン法に基づくバルプロ酸血清中濃度の予測結果を示す．図 2-46 に示した母集団パラメータ値をもとに，1 点の血清中濃度（●）から，患者のパラメータ値

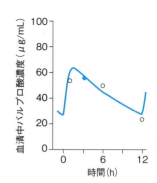

◆図2-47 ベイジアン法に基づくバルプロ酸血清中濃度の予測結果

を求めて血清中濃度を予測したところ、予測された血清中濃度推移（実線）は実測値（○）と一致することが示された。

また、バンコマイシンに対する母集団パラメータとして、以下の式が報告されている。

$$CL_{tot}(L/h) = 0.003 \cdot WT + 0.045 \cdot CL_{cr} \tag{2-92}$$

ここで、WT（kg）は体重を、CL_{cr}（mL/min）はクレアチニンクリアランスを表す。全身クリアランスは患者の体重と腎機能の指標であるクレアチニンクリアランスに依存することが示され、患者の体重とクレアチニンクリアランス値を計測することで、その患者におけるバンコマイシンの全身クリアランスの精緻な予測が可能となる。このように母集団パラメータとベイジアン解析を組み合わせれば、患者の1点の血中濃度データからその患者の薬物動態パラメータ値を算出して、患者ごとの投与設計をすることが可能になる。

演習問題

問1 治療薬物モニタリング（TDM）が有効な薬物の特徴として、適切でないのはどれか。1つ選べ。

1. 体内動態の個人間変動が大きい。
2. 治療域が中毒域と接近している。
3. 血中薬物濃度と薬効・副作用の相関が不明である。
4. 他の方法では薬効・副作用を判定するのが困難である。
5. 臨床投与量の範囲において、投与量と血中薬物濃度の関係が非線形性を示す。

（第105回国試）

問2 45歳男性。腎移植術2日前よりタクロリムスカプセルを1日1回10 mg服用し、術後はタクロリムス注射液を投与されている。この患者におけるタクロリムスのTDMについて適切なのはどれか。2つ選べ。

1. 術後1週間程度は頻回に測定する。
2. 術前に最低1回はTDMを行う。
3. TDMには血漿を用いる。
4. タクロリムスの投与2時間後に採血する。
5. 退院後は有効血中濃度の上限を目標とする。

（第104回国試）

問3 治療薬物モニタリング(TDM)の実施が推奨される薬物はどれか. 1つ選べ.

1 イトラコナゾール
2 オメプラゾール
3 ボリコナゾール
4 ベラパミル
5 モルヒネ

問4 50歳男性. 体重70 kg. 血清アルブミン値4.1 g/dL, 血清クレアチニン値2.0 mg/dL. 重症のMRSA院内感染によりバンコマイシン塩酸塩を1日1回間欠点滴投与することになった. 初回は負荷投与する予定である. この患者におけるバンコマイシンの分布容積は0.7 L/kg, 半減期は24時間と見積もられている. 血液培養の結果, バンコマイシンによる最小発育阻止濃度(MIC)は1.0 μg/mLであった.

(1) バンコマイシン塩酸塩による治療およびTDMに関する記述のうち, 正しいのはどれか. 2つ選べ.
1 この患者では, 腎機能低下により, 半減期が延長している.
2 肝毒性の発現を回避するため, バンコマイシンのトラフ値は20 μg/mL以下にすることが推奨されている.
3 治療効果の指標として, 最高血中濃度/MICを用いる.
4 レッドネック症候群を予防するために, 1時間以上かけて点滴する.
5 この患者では, アルブミンが大量に尿中へ漏出しているため, タンパク結合率が低下している.

(2) 2回目投与直前のバンコマイシンの血中濃度が10 μg/mLとなることを想定し, バンコマイシン塩酸塩の初回負荷投与を行いたい. また, 定常状態におけるトラフ値を15 μg/mLとしたい. バンコマイシンの負荷投与量と維持投与量の組み合わせとして適切なのはどれか. 1つ選べ. ただし, 投与量の計算において, 投与に要する時間は投与間隔に対して無視できるほど短いものとし, 投与中における体内からのバンコマイシンの消失は無視できるものとする.

	負荷投与量(g)	維持投与量(g)
1	0.75	0.25
2	0.75	0.50
3	1.00	0.50
4	1.00	0.75
5	1.25	0.75
6	1.25	1.00

(第103回国試)

問5 65歳男性. 甲状腺機能亢進症の治療を受けている. 心房細動による頻脈のため, ジゴキシンによる治療が開始された. この患者におけるジゴキシンの全身クリアランスは4.0 L/h, 経口投与時のバイオアベイラビリティは80%である. 定常状態平均血中濃度を1.0 ng/mLに維持するための1日あたりの経口投与量(mg/day)はいくらか. 1つ選べ.

1 0.004
2 0.032

3 0.096

4 0.120

5 0.250

(第 97 回国試)

問6 母集団薬物速度論に関する記述のうち，正しいのはどれか．2つ選べ．

1 1点の血中濃度測定値から，その患者の薬物動態パラメータが推定できるのは，母集団パラメータを事前情報として用いるからである．

2 母集団薬物速度論は，個体内変動の要因解析に利用されることも多い．

3 母集団薬物速度論は普遍性が高いため，同種同効薬であれば，同じ母集団パラメータを適用できる．

4 母集団薬物速度論を用いても，薬物投与後の血液採取時間に関する情報がなければ，患者の薬物動態パラメータの推定は不可能である．

5 体重や腎機能は個々の患者によって異なるため，母集団薬物速度論モデルに組み込んでも薬物動態の予測精度は向上しない．

(第 100 回国試)

第3章
薬物と製剤の性質

- 粒子と粉体の性質　● 医薬品の溶解現象　● レオロジー
- 界面化学　● 反応速度論と医薬品安定性

1. 粒子と粉体の性質

　粉体は個々の粒子としての性質と粒子の集合体としての性質を併せもつため，さまざまな粉体物性を有する．図3-1 に，いろいろな粒子の模式図を示す．個々の粒子すなわち一次粒子も微結晶の集まりであることが多く，造粒により得られた二次粒子は粒子間の結合力の程度の違いにより区別される．

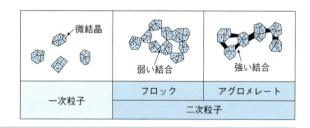

◆図3-1　いろいろな粒子

A　粒子径と表面積

1）粒子径測定法
　表3-1 にいろいろな粒子径測定法とその測定範囲を示す．これらは原理的に測定できる範囲が限られているため，粉体の特性に合わせて測定法を選ぶ必要がある．

a）顕微鏡法
　顕微鏡で，1個ずつ粒子の形状と大きさを直接観察する方法である．粒子径の測り方により，以下のように分類される．図3-2 に顕微鏡法による粒子径の定義を示す．
　① マーチン Martin 径：定方向径の一種で，粒子の投影面積を二等分する線分の長さを直径とする．
　② フェレー Feret 径：一定方向の二つの平行線で粒子を挟み，その平行線の間隔を直径とする．定方向径またはグリーン Green 径ともいう．
　③ ヘイウッド Heywood 径：粒子の投影面積と同じ面積をもつ円の直径をいう．円相当径ともいう．
　④ 定方向最大径：定方向で粒子の最大幅を直径とする．

◆表3-1 よく利用される粒子径測定の分類

原理	測定方法	測定範囲
計数	光学顕微鏡法 電子顕微鏡法 コールターカウンター法 レーザー回折法	
ふるい	ふるい分け法	
沈降速度	重力沈降法 遠心沈降法	
透過性	Kozeny-Carman法	
吸着	BET法	
湿潤熱	湿潤熱法	
X線の散乱	X線法	

◆図3-2 顕微鏡法による粒子径の定義

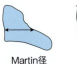 Martin径
 Feret径
 Heywood径
 定方向最大径

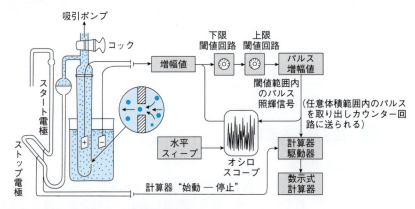

◆図3-3 コールターカウンターの装置と原理図

b) ふるい分け法

　一連の標準ふるいを用いて粉体をふるい分けたのち，各ふるいの網上にとどまった粉体重量を測定する方法である．

c) コールターカウンター法

　希薄電解質溶液中に小孔を有する隔壁を設け，両側に電極を置き電圧をかける．電解質溶液中に粒子を懸濁させ小孔を通過させたとき，粒子の体積に相当する電解質溶液が排除されるため電極間の電気抵抗が変化する．この電気抵抗の変化から，粒子の数と粒度分布を求めることができる．コールターカウンター coulter counter の装置と原理を，**図 3-3**

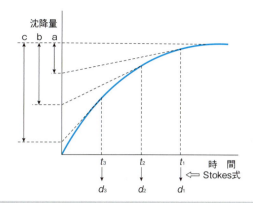

◆図 3-4　沈降曲線
a：d_1 より小さい粒子の全量．
b：d_2 より小さい粒子の全量．
c：d_3 より小さい粒子の全量．

に示す．

d）沈降法

粒子が媒質中を沈降するときの終末沈降速度が一定で，かつ粒子の大きさに関係するというストークス Stokes の式を用いて粒子径を求める方法である．本方法により求められる粒子径は，粒子を球と仮定した相当径のため，Stokes 径と呼ばれる．沈降天秤を用いて，分散沈降法により粒度分布を求めると，**図 3-4** のような沈降曲線が得られる．図に示したような作図を行うと，各粒子径範囲の粒子の割合が求められる．

$$v = \frac{(\rho - \rho_0)d^2 g}{18\eta} \quad \text{Stokes の式} \tag{3-1}$$

v：沈降速度．ρ：粒子密度．ρ_0：分散媒の密度．d：粒子径．η：分散媒の粘度．g：重力加速度．

e）レーザー回折法

気相または液相中にレーザー光を照射させたときに生じるレーザー光の回折現象，散乱現象が粒子径に依存することを利用し，結果をコンピューターで解析し粒度分布に変換する．通常平均粒子径まで計測器が自動的に算出するようにできている．回折法で測定できる粒子径は通常 1 μm 以上である．

f）透過法

粉体充塡層における流体の流体抵抗が，粉体層の内部面積に関係することを利用して比表面積を求める方法である（**図 3-5**）．流体の透過性と比表面積との関係は，**コゼニー・カーマン Kozeny-Carman の式**で表される．

$$S_W = \frac{14}{\rho}\sqrt{\frac{\Delta P A t}{\eta L Q} \cdot \frac{\varepsilon^3}{(1-\varepsilon)^2}} \quad \left(\varepsilon = 1 - \frac{W}{\rho A L}\right) \tag{3-2}$$

S_W：粉体の単位重量あたりの表面積．ρ：試料の密度．A：粉体層の断面積．L：粉体層の厚さ．ΔP：粉体層両端間の圧力差．η：流体の粘度．ε：空隙率．Q：t 秒間に粉体層を流れた流体量．W：試料重量．

粉体の比表面積が得られると次式より，平均粒子径（比表面積平均径）を求めることができる．

$$d = \frac{k}{\rho S_W} \tag{3-3}$$

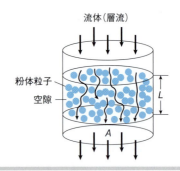

◆図3-5 粉体層内の流体の透過

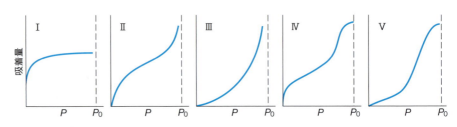

◆図3-6 吸着等温線の五つの型

ただし，k は粒子の形状係数で，球形粒子を仮定した場合は $k=6$ である．

流体に空気を用いた場合を**空気透過法** air permeability method といい，比表面積を簡便に求めるのに用いられる．

g）吸着法

分子の断面積がわかっている気体が，粉体表面を単分子層でおおうのに必要な分子の量を測定することにより求める方法である．温度一定のもとで圧力を変えると，吸着量が変化し，吸着量と圧力との関係を示す**吸着等温線** adsorption isotherm が得られる．吸着等温線は**図3-6**のような五つの型に分類される．Ⅰ型は**ラングミュア Langmuir 型の単分子層吸着**を示し，Ⅱ〜Ⅴ型は**多分子層吸着**を示す．

Langmuir は単分子層吸着を仮定し，次の式を導いた．

$$\frac{P}{v} = \frac{1}{v_m a} + \frac{P}{v_m} \tag{3-4}$$

v：圧力 P における吸着気体量．v_m：単分子層吸着量．a：定数．

P/v と P の関係を求め，その勾配と切片から v_m を求める．

また，ブルナウアー Brunauer，エメット Emett およびテラー Teller は，Langmuir の理論を多分子層吸着に拡張し，次の **BET 式**を導いた．

$$\frac{P}{v(P_0-P)} = \frac{1}{v_m c} + \frac{(c-1)}{v_m c} \cdot \frac{P}{P_0} \tag{3-5}$$

P_0：測定温度における飽和蒸気圧．c：定数．

$P/v(P_0-P)$ と P/P_0 の関係を求め，その勾配と切片から v_m を求める．

吸着分子1個が粉体表面で占める断面積（σ）がわかれば，

$$S_W = \frac{v_m N \sigma}{M} \tag{3-6}$$

N：アボガドロ Avogadro 数．M：吸着分子の分子容．

の関係式から試料の比表面積（S_W）が求まる．表面積測定によく用いられる気体分子は窒素分子（N_2）であり，その断面積は 16.2 Å^2 である．

透過法で求められる S_W は粒子の外表面積であるのに対し，吸着法は細孔などの内部表面積も求まる．そのため，一般に吸着法から求めた平均粒子径は，透過法で求められた値に比べ小さい．

B 粉体の性質

粉体の流動性，充塡性，混合性等は，調剤上あるいは実際の製剤工程上重要な物性である．

1）流動性

粉体の流動性は，粉体個々の形状，粒度分布，粒子間の付着力などが複雑に関係するため，一義的に定義することはむずかしいが，固形製剤の製造において重要な性質である．

流動性を評価する方法として，以下のものがある．

① **安息角** angle of repose：静止した粉体層の表面が水平面となす角度（θ）をいう．安息角は測定法，測定条件により多少異なった値となる．図 3-7 に注入法による安息角測定の典型的なパターンを示す．安息角は，堆積の高さが一定になったときに，傾斜角を分度器で直接測るか，または円錐底面の直径（d）と高さ（h）を測定し次式より求める．

$$\theta = \tan^{-1}\left(\frac{h}{\frac{d}{2}}\right) \tag{3-7}$$

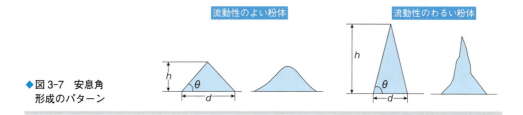

◆図 3-7 安息角形成のパターン

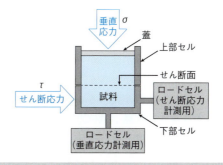

◆図 3-8 せん断応力測定装置

安息角が小さいものほど，流動性がよい．一般に，粒子径が小さいものほど流動性はわるくなり，付着性は大きくなる．

② オリフィス（小孔）からの流出速度：粉体の粒子径に比べて十分大きなオリフィスのついた円筒容器に粉体を入れ，流出速度を測定し，流出速度から流動性を評価する．流出速度が大きいものほど，流動性がよい．

③ 内部摩擦係数：**図 3-8** に示す装置を用い，静止した粉体層に一定の垂直応力(σ)をかけ，横方向にせん断応力(τ)をかけると，ある応力以上ですべり出す．τ と内部摩擦係数(μ)とのあいだには，次の関係が成り立つ．

$$\tau = \mu \cdot \sigma + C \tag{3-8}$$

μ：内部摩擦係数．C：付着力．

流動性は，μ や C が小さいほどよい．

④ 圧縮度とハウスナー比：疎充填時のかさ体積(V_0)およびこれ以上かさ体積変化が生じなくなるまで試料をタップしたときのかさ体積(V_f)を測定し，以下の式より求めた値である．

いずれも小さな値のほうが流動性がよい．

$$圧縮度 = \frac{(V_0 - V_f)}{V_0} \times 100$$

$$ハウスナー比 = \frac{V_0}{V_f}$$

2) 流動性の改善方法

散剤や顆粒剤の自動分包や打錠工程，カプセルの充填工程に影響するため，粉体の一定の流れを保証できるように流動性を改善することは重要である．一般に，流動性を改善するために以下の方法が行われる．

① 造粒による粒子径の増大：付着・凝集性の大きな微粉末を顆粒や細粒にして流動性を改善する．

② 粉体の乾燥：粉体は吸湿により付着・凝集性が増大するため，乾燥させ使用する．

③ 滑沢剤の添加：流動性のよくない粉末に少量のステアリン酸マグネシウム，タルク，酸化マグネシウムなどの滑沢剤を加えることにより流動性を改善する．その機構としては，大きい粒子の表面を微粒子がコーティングしてすべりをよくする，粉体の吸湿性が改善されるなどが考えられる．

3) 充填性

粉体の充填性は，カプセル充填，錠剤製造時の製剤原料の臼への充填など，製剤工程上重要な粉体物性である．充填性に影響する因子としては，粒子形状，粒子径，粒度分布，付着・凝集性などがある．

粒子の形状が球形から離れれば，空隙率は大きくなり，充填性はわるくなる．さらに，一般に粒子径が小さくなると粉体の自重が小さくなるために付着・凝集性が相対的に大きくなり空隙率が大きくなる．充填性の指標としてよく用いられる表し方を**表 3-2** に示す．

① かさ比容積：単位重量あたりの見かけの体積．

② かさ密度：単位体積あたりの見かけの密度．

③ 空隙率：粉体層中の空隙の占める体積．

◆表 3-2 充填性の指標の表し方

かさ比容積 bulkiness 見かけ比容積 apparent specific volume	$\dfrac{V}{W}$
かさ密度 bulk density 見かけ密度 apparent density	$\dfrac{W}{V}$
空隙率 porosity	$\dfrac{V-V_\mathrm{p}}{V}=1-\dfrac{V_\mathrm{p}}{V}$
空隙比 void ratio	$\dfrac{V-V_\mathrm{p}}{V_\mathrm{p}}=\dfrac{V}{V_\mathrm{p}}-1$
充填率 packing fraction	$\dfrac{V_\mathrm{p}}{V}$

W：粉体重量．V：見かけの体積．V_p：実体積．

④ **空隙比**：粒子の実体積に対する空孔体積の比．
⑤ **充填率**：粉体層中の粒子の占める体積．

4）混合性

　固形製剤では主薬と添加剤の混合性は，主薬含量の均一性などの点から重要である．Good manufacturing practice（GMP）では，粉末同士の混合の均一性が製剤の品質管理の基本となっている．混合性に影響する因子は，粉体の物性と混合の操作条件に分けられる．粉体物性としては，粒子径，粒子形状，密度，帯電性などがあげられる．また，操作条件としては粉体の混合比，装入率，混合機種の特性（回転速度，混合時間，スケール）などが考えられる．粒子の大きさの著しく異なるものおよび密度差の大きい粉末の混合は，成分の偏りが起こりやすく，混合性がわるい．粒子形状については，円柱状の粒子は，粒状および球状粒子よりも混合性がよい．また少量の医薬品を大量の添加剤で均一に混合することはむずかしいため，徐々に希釈を繰り返して最終組成にもっていく．

5）吸湿性

　固体医薬品が水蒸気を吸着することを，吸湿という．一般に，粉末性医薬品は吸湿して流動性の低下や固結，化学的安定性が低下する．
　水溶性物質の吸湿は一定温度の条件下で，相対湿度がある値に達すると急激に吸湿量が増大する．この値を**臨界相対湿度** critical relative humidity（CRH）といい，それぞれの物質に固有な値である．**図 3-9** にいろいろな医薬品の臨界相対湿度を示す．ところで，2種以上の水溶性物質を混合すると，混合物の CRH は個々の粉体の CRH よりも減少し，吸湿しやすくなる．この場合，次式に示すような「混合物の CRH は個々の成分の CRH の積に等しい」という **Elder の仮説** Elder's hypothesis が近似的に成り立つ．

$$\mathrm{CRH(AB)}=\mathrm{CRH(A)}\times\mathrm{CRH(B)}$$

CRH（AB）：混合物の CRH．CRH（A）：A の CRH．CRH（B）：B の CRH．

　ただし，混合物中に共通イオンのある場合，あるいは複合体を形成して溶解度に変化を生じるような場合には，この仮説は成立しない．
　一方，不溶性物質の場合は，このような CRH は認められない．

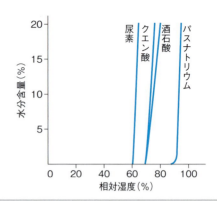

◆図 3-9　水溶性医薬品の吸湿性

C　粒子内の分子配列

1) 結晶多形，溶媒和物，非晶質

　粒子内部をミクロに眺めると，原子，分子が規則的，あるいは不規則に配列している．固体中での原子，分子の凝集力の違いによって，① イオン性結晶，② 共有結合性結晶，③ 金属結晶，④ 分子結晶に，大きく分けることができる．多くの薬物は有機化合物であり，分子結晶に分類される．**分子結晶** molecular crystal の分子間結合力は，主にファン・デル・ワールス力 van der Waals force による．また，しばしば分子間の水素結合が結晶を安定化させている．

　薬物は，同一の物質であっても結晶内での分子配列が異なったり，溶媒を結晶内に一定の化学量論比で含むことがしばしば認められる．このような物質をそれぞれ**結晶多形**，**溶媒和物**（溶媒が水分子の場合は**水和物**）という．さらには，見かけは固体であっても分子配列に三次元的な規則性をもたない物質も存在し，これを**非晶質**という．

　結晶多形は，数多くの薬物で認められており，その例としてバルビタール，スルファニルアミド，インドメタシン，カルバマゼピン，テガフールなどがある．結晶多形が重要なのは，多形間で溶解速度が異なるためにバイオアベイラビリティが大きく異なる場合があることである．また，水和物を有する薬物には，アンピシリン三水和物，テオフィリン一水和物，カルバマゼピン一水和物などが知られている．一般に，水への溶解度は，水和物よりも無水物のほうが高いためバイオアベイラビリティに優れているが，無水物は保存条件により，水分子を吸湿して徐々に水和物に転移する．また，非晶質はエネルギー的に高い状態にあるため溶解性に優れているが，熱力学的に非平衡の状態にあるため不安定であり，ほとんどの場合，保存中に結晶化することが知られている．

2) 結晶多形，溶媒和物，非晶質の確認方法

　結晶多形や溶媒和物は，固有の融点，融解熱，密度，溶解度をもっており，その確認には，粉末 X 線回折測定，熱分析，赤外線吸収スペクトル infrared spectroscopy（IR）などが用いられる．

a) 粉末 X 線回折法

　局方の一般試験法に収載されており，粉末試料に X 線を照射すると，薬物を構成している原子の電子により回折現象が生じる．粉末 X 線回折測定法は，回折強度を各回折角

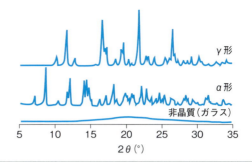

◆図 3-10　インドメタシンの結晶多形と非晶質の粉末 X 線回折

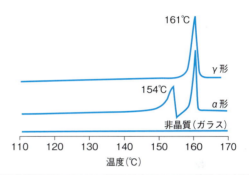

◆図 3-11　インドメタシンの結晶多形と非晶質の DSC 曲線

に対して測定する方法である．X 線回折は，次に示すブラッグ Bragg の条件を満たすときにだけ回折が生じる．

$$n\lambda = 2d\sin\theta$$

n：反射の次数．λ：X 線の波長．d：面間隔．θ：回折角．

図 3-10 にインドメタシンの結晶多形と非晶質の粉末 X 線回折を示す．各結晶多形の粉末 X 線回折パターンは，それぞれ固有な回折ピークとなり，結晶中での分子配列の仕方が異なることがわかる．また，非晶質の粉末 X 線回折測定のパターンは，固体中で薬物分子が規則的に配列していないために固有な回折ピークを表さず，散漫性のハローパターンを示す．また，水和物が存在する場合，水和物は結晶格子中に水分子が化学量論的に結晶格子内に含まれるため，無水物結晶とは異なる回折パターンとなる．

b）熱分析法

局方の一般試験法に収載されており，物質の温度を一定の温度プログラムに従って変化させながら，その物理的性質を温度または時間の関数として測定する方法を熱分析法という．熱分析法としてよく用いられるのは，示差熱分析法 differential thermal analysis（DTA），示差走査熱量測定法 differential scanning calorimetry（DSC），熱重量測定法 thermogravimetry（TG）である．DTA，DSC は結晶多形や溶媒和物の融点や転移温度の測定に用いられ，TG は溶媒和物の溶媒脱離温度やその溶媒量を測定するために用いられる．また，非晶質は，とくに融解ピークを示さないのが特徴であるが，不安定のため昇温中に結晶化のピークを認めることもある．**図 3-11** にインドメタシンの結晶多形および非晶質の DSC 曲線を示す．DSC は昇温に伴う吸発熱ピークより薬物の融解や相転移現象を評価する装置である．結晶多形ではそれぞれ融点が異なるため吸熱ピークが生じる温度が

異なる．γ形では161℃，α形では154℃にそれぞれの融点に相当するピークが認められる．またα形は準安定形のため融解後，発熱を伴う相転移により安定形のγ形に転移するためこのようなパターンとなる．また非晶質状態のインドメタシンは融点をもたないため，ほぼ平坦なパターンとなる．TGは昇温に伴う重量変化を求める装置であり，水和物（溶媒和物）からの脱水（脱溶媒）による重量変化を求めることができ，何℃で脱水（脱溶媒）し，水和物（溶媒和物）から無水物（脱溶媒和物）になったか，重量減少量からどれだけの水分（溶媒）を含んでいたかも評価することができる．

c）赤外吸収スペクトル法

赤外吸収スペクトル法は，主として薬物中の官能基の振動や回転スペクトルを測定するものである．分子に含まれる官能基，たとえば水酸基，カルボニル基などが存在すると，特定の波長領域にそれらの基に特有な吸収が認められる．その吸収は結晶内の分子の配列の仕方，分子間相互作用の仕方の違いにより吸収ピークの波長が異なるため，結晶多形の同定が可能である．コルチゾン酢酸エステル，プレドニゾロンには結晶多形が存在するが，これらの確認試験の一つに，標準品と測定試料の赤外吸収スペクトルの一致が必要であることが示されている．

演習問題

問1 大小2種類の粒子径を有する同一物質の混合粒子の質量を，分散沈降法による沈降天秤を用いて測定したところ，図に示す結果を得た．以下の記述のうち，正しいのはどれか．2つ選べ．ただし，粒子の沈降はストークスの式に従うものとする．

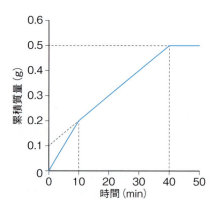

1　大粒子と小粒子の粒子径比は2：1である．
2　大粒子と小粒子の粒子径比は4：1である．
3　大粒子と小粒子の質量比は1：2である．
4　大粒子と小粒子の質量比は2：3である．
5　大粒子と小粒子の質量比は1：4である．

（第99回国試）

問2 医療用活性炭の品質管理を目的として，ガス吸着法による比表面積測定を行った．試料2.0 gに対する窒素ガスの単分子吸着量が3.0×10^{-2} molであったとき，この試料の比表面積（m^2/g）に最も近い値はどれか．1つ選べ．
　　ただし，アボガドロ定数を6.0×10^{23} mol^{-1}，窒素分子の分子占有断面積を1.6×

$10^{-19}\,\mathrm{m}^2$ とする．

1　1.6×10^2
2　2.2×10^2
3　1.0×10^3
4　1.5×10^3
5　2.2×10^3

(第103回国試)

問3 乳糖粉末の粒子径分布と粒子形状の両方を測定できる方法はどれか．1つ選べ．

1　光学顕微鏡法
2　ふるい分け法
3　コールターカウンター法
4　動的光散乱法
5　遠心沈降法

(第103回国試)

問4 球形粒子から成るある粉体を分級して得られた粉体 A および B の個数基準の粒度分布曲線を図に示した．この図から考えられることとして，適切なのはどれか．2つ選べ．

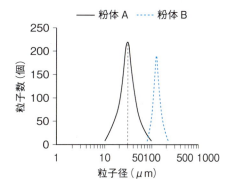

1　粉体 A は粉体 B より小さな安息角を示す．
2　粉体 A は粉体 B より小さな空隙率を示す．
3　粉体 A は粉体 B より小さなかさ密度を示す．
4　粉体 A は粉体 B より小さな比表面積を示す．
5　粒度分布を質量基準で表すと，粉体 A のモード径は 30 μm より大きくなる．

(第104回国試)

問5 真密度が $1.2\,\mathrm{g/cm}^3$ の粉体を 500 mL の容器にすり切り充てんしたところ，粉体層の空隙率は 25％であった．この容器をタッピングしたところ，粉体層の空隙率は 17％となった．タッピング後の粉体層のかさ密度($\mathrm{g/cm}^3$)に最も近い値はどれか．1つ選べ．

1　0.7　　2　0.8　　3　0.9　　4　1.0　　5　1.1

(第100回国試)

問6 医薬品粉体のぬれ及び吸湿に関する記述のうち，正しいのはどれか．2つ選べ．

1　ぬれやすいほど粉体に対する液体の接触角が大きい．
2　水溶性の結晶性粉体では，臨界相対湿度(CRH)未満において急激な吸湿は起こらない．

3 CRHでは，粉体粒子表面を覆う薬物の飽和水溶液の水蒸気圧と，空気中の水蒸気圧が等しい．
4 粉体は，吸湿により安息角が減少する．
5 2種類の水溶性の結晶性粉体を混合して得られた粉体のCRHは，個々の粉体のCRHと比べて高い．

(第101回国試)

問7 ある固体薬物Aに粉砕や再結晶などの処理を行ったところ，下図の粉末X線回折パターンを示す固体a, b, cが得られた．別の方法で再結晶を行ったところ，異なる回折パターンを示す固体dが得られた．次の記述のうち，正しいのはどれか．2つ選べ．ただし，粉末X線回折測定に必要な前処理により，薬物Aの化学変化や固体組成の変化は生じないものとする．

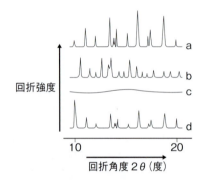

1 固体a～dの回折パターンを比較することにより，それぞれの結晶の外観の相違を判断できる．
2 固体aと固体bの回折パターンを比較することにより，固体aの水分量は固体bより多いことが判断できる．
3 固体aと固体dの回折パターンから，両者の結晶の単位格子の大きさが異なっていることが判断できる．
4 固体bと固体dは，結晶多形の関係にあると判断できる．
5 固体cの回折パターンから，本品の結晶性は著しく低いことが判断できる．

(第104回国試)

問8 図は薬物Aの水和物について昇温過程で熱重量測定(TG)および示差走査熱量測定(DSC)を行った結果である．薬物Aに関する記述のうち，最も適切なのはどれか．1つ選べ．ただし，薬物Aには水和物，無水物ともに結晶多形は存在しない．

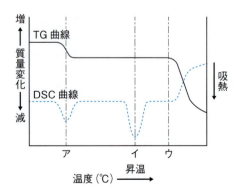

1 温度アでみられる DSC 曲線の吸熱ピークは，薬物 A の水和物からの結晶水の脱離に基づいている．
2 温度アの付近において，薬物 A は融解する．
3 温度イの付近において，薬物 A の水和物からの結晶水の脱離が起きる．
4 温度イの付近において，薬物 A は結晶化する．
5 温度ウを超えて観察される質量変化は，薬物 A の気化に基づいている．

(第 105 回国試)

2. 医薬品の溶解現象

錠剤，カプセル剤，顆粒剤といった各種剤形の固体医薬品を服用した際，主薬である医薬品の溶出挙動は，その後の体内吸収に大きく影響する．とくに，水に溶けにくい化合物の場合，溶解性改善の可否がその後の医薬品開発を左右する．化合物の溶解現象を把握し，それを医薬品開発に応用するためには，溶解度を含む化合物の物理化学的性質に加えて，各種剤形からの溶出挙動を理解する必要がある．

A 医薬品の溶解と溶解度

固体医薬品の溶解とは，医薬品分子が固体表面から溶媒中に拡散・混合して均一な溶液を形成していく現象である．拡散 diffusion は，分子が濃度勾配に依存して移動する現象で，拡散により移動する物質量は，B 3)で説明する Fick の第一法則によると濃度勾配に比例する．医薬品の溶解の場合は，固体表面に形成される濃厚な薬物溶液層からの薬物分子の拡散として考えることができる．溶解現象は，溶解が進行する段階と溶解平衡に達した段階に分けて考えることができる．溶解が進行する段階，つまり固体医薬品が溶媒に溶解していく段階は，熱力学的には系の自由エネルギーが減少していく過程である．ギブズ Gibbs の自由エネルギー ΔG で表すと，$\Delta G = \Delta H - T\Delta S$ であり，温度 T で $\Delta G < 0$ (医薬品溶液の化学ポテンシャル < 固体医薬品の化学ポテンシャル)となる間は溶解が自発的に進行する．医薬品の経時的な濃度変化は，溶解速度として表すことができる．溶解が進行し $\Delta G = 0$，つまり固体表面から医薬品分子が溶解する速度と溶解した分子が固体表面に析出する速度が等しく溶解平衡に達した段階では，溶液濃度は一定の値をとる．溶解平衡に達した溶液を飽和溶液 saturated solution，その濃度を溶解度 solubility という．

このように医薬品の溶解現象は，溶解速度あるいは溶解度を指標として比較・評価することができる．薬物濃度を縦軸に，経過時間を横軸にプロットし，薬物濃度の経時変化を

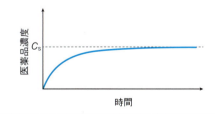

◆図 3-12 固体医薬品の溶出プロファイル
C_s：固体医薬品の溶解度．
曲線の傾き：溶解速度．

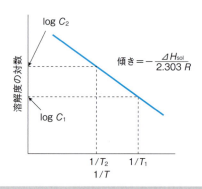

◆図 3-13　絶対温度の逆数と溶解度の対数のプロット
$\Delta H_{sol}>0$：吸熱反応．
$\Delta H_{sol}<0$：発熱反応．

表したグラフ，すなわち薬物溶出プロファイルを用いて溶解現象を観察するとわかりやすい（**図 3-12**）．医薬品が溶媒に溶解する濃度は，温度や溶媒の種類により異なることから，医薬品の溶解度を比較する際には注意が必要である．

1) 溶解度

各種温度での医薬品の溶解度は，理想溶液 ideal solution あるいは実在溶液で定量的に取り扱うことが可能である．理想溶液は，溶質-溶質間，溶媒-溶媒間，溶質-溶媒間に働く力が同程度の溶液で，溶質・溶媒の分子サイズがほぼ等しく，混合時の熱の出入りや体積変化を伴わない．エントロピーの増大によっていかなる比率でも均一な溶液を形成する理想溶液では，固体医薬品の溶解度は次式で表される．

$$\ln X = -\frac{\Delta H_f}{R}\left(\frac{1}{T}-\frac{1}{T_f}\right) \tag{3-9}$$

　　　X：モル分率で表した固体医薬品の溶解度．T_f：融点．ΔH_f：融解熱．
　　　T：温度（絶対温度）．R：気体定数．

式（3-9）より，医薬品の融点と融解熱がわかれば，$T<T_f$ で固体医薬品の溶解度が求められる．また，$\Delta H_f>0$（吸熱反応）の場合，式（3-9）の $\ln X$ を $1/T$ に対してプロットしたグラフより，医薬品の溶解度は温度増加に伴い増加すること，融点がほぼ同じ医薬品では融解熱が低いほど溶解度が高いこと，融解熱がほぼ同じ医薬品では融点が低いほど溶解度が高いこと，が読みとれる．

実在溶液では，溶質-溶媒間に溶質-溶質間，溶媒-溶媒間とは異なる力が働く．融解熱の代わりに，溶解熱を用いてファントホッフ van't Hoff の式にあてはめると以下のようになる．

$$\ln\frac{C_2}{C_1}=-\frac{\Delta H_{sol}}{R}\left(\frac{1}{T_2}-\frac{1}{T_1}\right) \quad \text{または} \quad \log\frac{C_2}{C_1}=-\frac{\Delta H_{sol}}{2.303\,R}\left(\frac{1}{T_2}-\frac{1}{T_1}\right) \tag{3-10}$$

　　　C_1, C_2：T_1, T_2 における溶解度．ΔH_{sol}：溶解熱．

ΔH_{sol} が一定となる温度範囲では，**図 3-13** のような直線関係が得られる．固体医薬品の溶解が吸熱反応（$\Delta H_{sol}>0$）の場合，温度が増加すると溶解度は増加するのに対し，発熱反応の場合（$\Delta H_{sol}<0$），温度が増加すると溶解度は減少する．

2) pH と溶解度

中性医薬品の場合，溶解度は pH に依存せず一定である．一方，弱電解質医薬品の場

合，pHにより医薬品の解離割合が変化する．弱電解質医薬品の溶解度は，解離（イオン）形と非解離（分子）形の和と考えるため，溶解度はpHによる解離割合によって大きく異なる．

弱酸性医薬品(HA)および弱塩基性医薬品(HB)を水に溶かすと，それぞれ次のような溶解平衡が成り立つ．

＜弱酸性医薬品＞

$$HA \rightleftharpoons H^+ + A^- \tag{3-11}$$

$$K_a = \frac{[H^+]\cdot[A^-]}{[HA]} \tag{3-12}$$

＜弱塩基医薬品＞

$$HB^+ \rightleftharpoons H^+ + B \tag{3-13}$$

$$K_a = \frac{[H^+]\cdot[B]}{[HB^+]} \tag{3-14}$$

ここで，K_a は解離定数である．$pH = -\log[H^+]$ および $pK_a = -\log K_a$ を代入すると，ヘンダーソン・ハッセルバルヒ Henderson-Hasselbalch の式が得られる．

＜弱酸性医薬品＞

$$pH = pK_a + \log\frac{[A^-]}{[HA]} \tag{3-15}$$

＜弱塩基性医薬品＞

$$pH = pK_a + \log\frac{[B]}{[HB^+]} \tag{3-16}$$

医薬品の総濃度に対するイオン形分率（解離度）および分子形分率の割合は，**表3-3**のようになる．

また，弱電解質医薬品の溶解度は，医薬品の溶解度を C とすると，それぞれ次式のよ

◆表3-3　水溶液中のイオン形分率（解離度）および分子形分率

	イオン形分率(α)	分子形分率($1-\alpha$)
弱酸性物質	$\dfrac{[A^-]}{[HA]+[A^-]} = \dfrac{1}{1+10^{pK_a-pH}}$	$\dfrac{[HA]}{[HA]+[A^-]} = \dfrac{1}{1+10^{pH-pK_a}}$
弱塩基性物質	$\dfrac{[BH^+]}{[B]+[BH^+]} = \dfrac{1}{1+10^{pH-pK_a}}$	$\dfrac{[B]}{[B]+[BH^+]} = \dfrac{1}{1+10^{pK_a-pH}}$

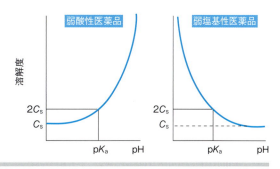

◆図3-14　弱電解質の溶解度とpHとの関係

うに表される．

＜弱酸性医薬品＞

$$C=[HA]+[A^-]=[HA]\left(1+\frac{K_a}{[H^+]}\right) \tag{3-17}$$

＜弱塩基性医薬品＞

$$C=[B]+[BH^+]=[B]\left(1+\frac{[H^+]}{K_a}\right) \tag{3-18}$$

分子形の濃度を C_s とし，$K_a=10^{-pK_a}$ および $[H^+]=10^{-pH}$ を代入すると，弱電解質医薬品の溶解度は次式で表され，pHと溶解度との関係は図 3-14 のようになる．

＜弱酸性医薬品＞

$$C=C_s(1+10^{pH-pK_a}) \tag{3-19}$$

＜弱塩基性医薬品＞

$$C=C_s(1+10^{pK_a-pH}) \tag{3-20}$$

B 固形製剤の崩壊と医薬品の溶出

　錠剤，カプセル剤，顆粒剤といった固形製剤を経口で服用した際，各種製剤に水が浸透・崩壊し，医薬品が溶出・吸収されるまでの挙動を図 3-15 に示す．たとえば錠剤の場合，錠剤表面がぬれたのち，水が錠剤内部に浸透し，添加剤の膨潤や毛細管現象により錠剤が崩壊する．水と接する固体成分の表面積は，錠剤の崩壊に伴い顆粒や粉末の大きさまで微細化することで増加する．そして，水と接した固体の表面から医薬品が溶解・溶出し，消化管粘膜から吸収される．このように，固形製剤を経口で服用した際の医薬品の吸収には，固体表面のぬれや製剤の崩壊に依存した医薬品の溶出速度が大きく影響する．

1）ぬ　　れ

　ぬれ wetting とは，固体表面に接触している気体が液体で置換される現象で，これにより新たに固-液界面が形成する．固体表面での液体の広がりやすさは，固体表面と液体お

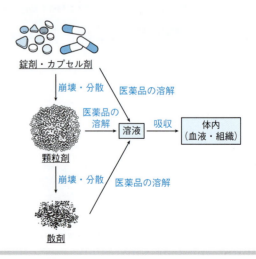

◆図 3-15　各種剤形の固体製剤を服用した際の医薬品の溶解から吸収に至るまでの過程

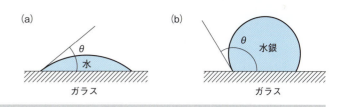

◆図 3-16　ぬれと接触角

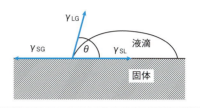

◆図 3-17　固体表面に液滴が存在する際に働く固体・液体・気体間の表面および界面張力
γ_{SG}：固体と気体の界面に働く表面張力．
γ_{LG}：液体と気体の界面に働く表面張力．
γ_{SL}：固体と液体の界面に働く界面張力．

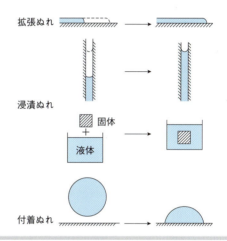

◆図 3-18　ぬれのタイプ

よび気体の界面に働く表面張力に依存し，通常，接触角 θ の大きさで表す．**図 3-16** は，ガラス板に 1 滴の水と水銀を滴下したものである．図に示すように，液滴から引いた接線と固体面のなす角を接触角 contact angle という．**図 3-16(a)** のように液滴が薄く広がり θ が小さい場合には，液体はぬれやすいといい，**図 3-16(b)** のように液滴が広がらず液体の表面張力により球形を維持しているため θ が大きい場合には，液体はぬれにくいという．

図 3-17 に示すように，接触角と固体-液体界面，固体-気体界面および液体-気体界面の表面張力との関係は，ヤング Young の式で表される．

$$\gamma_{SG} = \gamma_{SL} + \gamma_{LG} \cos \theta \tag{3-21}$$

一般に，表面張力が大きい固体はぬれやすく，小さい固体はぬれにくい．

ぬれやすさは，接触角によって定量的に評価できる．ぬれは，**図 3-18** に示すように三つのタイプに分類できる．

① 拡張ぬれ：液体が固体表面を広がっていく現象．例：アルコールがガラス表面を薄膜状に広がる．
② 浸漬ぬれ：固体が液中に浸る現象．あるいは液体が毛細管内に侵入し移動する現象．
③ 付着ぬれ：液体が固体表面に付着する現象．90°＜θ では，液体が固体表面に拡がら

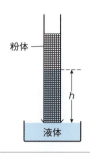

◆図 3-19　粉体層への液体の上昇を測定する方法

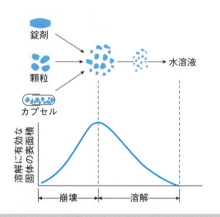

◆図 3-20　崩壊時の溶解に有効な固体表面積の変化

ず球形に近い形状を保つ現象．例：ガラス板上の水銀をおいたとき．
①は $\theta=0°$，②は $\theta\leq90°$，③は $\theta\leq180°$ で，それぞれ起こる．
ぬれの測定は，接触角測定や浸透速度測定により行う．

a）接触角測定法
粉体を圧縮成形した固体表面に，滴下した液体の接触角を直接測定する．

b）浸透速度測定法
図 3-19 に示すような粉体を充塡したガラス管を液につけ，粉体層を液体が浸透する速度を測定し，粒子間隙を均一な毛細管と仮定して誘導したウォッシュバーン Washburn の式で評価する．

$$h^2 = -\frac{r \cdot \gamma_L \cdot \cos\theta}{2\eta} t \tag{3-22}$$

h：時間 t での液体上昇距離．r：粉体層内の毛細管半径．γ_L：液体の表面張力．η：液体の粘度．θ：接触角．

毛細管半径は，直接求められない．接触角が既知の溶媒によって r を評価できる場合は，接触角が求められる．

2）崩　　壊
固形製剤に水が浸入し，顆粒状に壊れて分散し，さらに小さな粒子となる現象を，崩壊 disintegration という．崩壊は図 3-20 に示すように比表面積を増大させ，医薬品の溶解を助ける働きをする．固形製剤の崩壊機構は，主に添加剤成分の一つである崩壊剤の膨潤，あるいは毛細管現象 wicking によるものとされている．

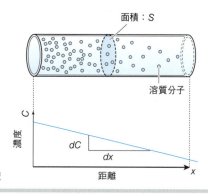

◆図 3-21　円筒形の管のなかでの溶質の移動と濃度勾配

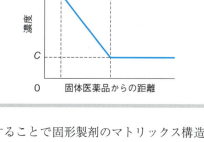

◆図 3-22　拡散律速の際に固体表面からの溶解過程を表すモデル
δ：拡散層の厚さ．
C_s：固-液界面にある飽和溶液層中溶質濃度．
C：内部溶液中の溶質濃度．
$\dfrac{C_s - C}{\delta}$：飽和層と内部溶液とのあいだの濃度勾配．

　膨潤による崩壊とは，崩壊剤が吸水して膨張することで固形製剤のマトリックス構造が壊れる現象である．毛細管現象による崩壊とは，添加剤の空隙に水が浸透することで空隙が広がり，粒子の結合力を低下させることで固形製剤のマトリックス構造が壊れる現象である．

3) 溶出と溶解速度

a) 表面積が一定の固体表面からの医薬品溶解速度

　拡散 diffusion とは，物質が濃度勾配に依存して移動する現象である．固体医薬品が溶解する際，固体表面に飽和溶液層の形成と溶液への拡散を仮定すると，医薬品の溶解現象が説明できる．このように，固体医薬品の溶解過程が拡散律速として表される場合には，溶解速度は実験的にノイエス・ホイットニー Noyes-Whitney の式に従う．

$$\dfrac{dC}{dt} = kS(C_s - C) \tag{3-23}$$

　　　k：見かけの溶解速度定数．S：有効表面積．C_s：固体の溶解度．
　　　C：時間 t における医薬品濃度．

　式(3-23)は実験式であるが，固体表面の濃度勾配とフィック Fick の拡散の法則を利用すれば理論的に導かれる．たとえば，**図 3-21** に示す円筒形の管のなかに，物質量が M の溶質分子の濃度勾配がある場合，単位面積，単位時間あたりの x 軸方向の拡散量 J（拡散速度）は濃度勾配に比例する．

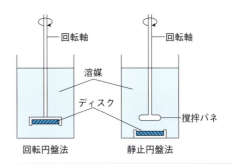

◆図 3-23　固体の表面積が一定の条件で医薬品の溶出を試験する方法

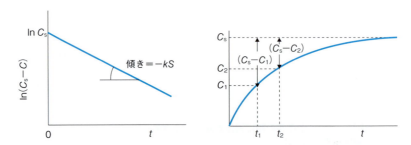

◆図 3-24　Noyes-Whitney の式に基づく溶出した医薬品の濃度と時間との関係

$$J = \frac{dM}{dt} = -D\frac{dC}{dx} \tag{3-24}$$

D：溶質分子の拡散係数 diffusion coefficient.

ここで図 3-22 に示すような固体表面の拡散層の存在を仮定し，固体医薬品の溶解の推進が濃度勾配に比例すると仮定すると，以下の式が導かれる．

$$\frac{dC}{dx} = -\frac{C_s - C}{\delta} \tag{3-25}$$

$$S\frac{dM}{dt} = V\frac{dC}{dt} \rightarrow \frac{dM}{dt} = \frac{V}{S}\frac{dC}{dt} \tag{3-26}$$

S：表面積．V：溶液の体積．

式(3-25)と式(3-26)を式(3-24)に代入すると，ネルンスト・ノイエス・ホイットニー Nernst-Noyes-Whitney の式が導かれる．

$$\frac{dC}{dt} = \frac{D \cdot S}{V \cdot \delta}(C_s - C) \tag{3-27}$$

D，V，δ が一定となる条件で測定すれば，$\frac{D}{V \cdot \delta} = k$ と表せるので，式(3-27)は式(3-23)と同じになる．

　溶解速度を求めるには，図 3-23 に示した回転円盤法，静止円盤法など，固体の表面積が一定となる条件で試験を行い，経時的に溶出した薬物濃度を測定する．その場合，kS が一定の値となるため，式(3-23)は濃度だけに依存する速度式となる．初期条件を $t=0$ のとき $C=0$，kS が一定の条件で式(3-23)を積分すると，式(3-28)あるいは式(3-29)を得る（図 3-24）．

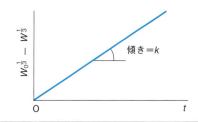

◆図 3-25 Hixson-Crowell の式のプロット

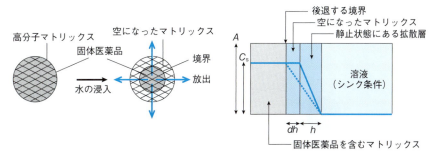

◆図 3-26 マトリックス型製剤からの医薬品の溶出
A：マトリックス中医薬品の全濃度．C_s：マトリックス中医薬品の溶解度．
dh：微小時間変化 dt での境界の移動距離．

$$\ln(C_s-C)=-kSt+\ln C_s \tag{3-28}$$

$$C=C_s(1-e^{-kSt}) \tag{3-29}$$

さらに，溶解の初期過程や溶液の体積が非常に大きい場合，溶解した溶質が系外に除去される場合，つまりシンク sink 条件では $C \ll C_s$ なので，式(3-23)は式(3-30)になる．

$$\frac{dC}{dt}=kSC_s \tag{3-30}$$

b）表面積が変化する固体表面からの医薬品溶解速度

同一粒子径からなる医薬品がシンク条件で溶解する場合，ヒクソン・クロウェル Hixson-Crowell の式（立方根則）が成り立つ．

$$W_0^{\frac{1}{3}}-W^{\frac{1}{3}}=kt \tag{3-31}$$

W_0：初期 t_0 の医薬品の量．W：時間 t で溶解しないで存在する医薬品の量．
k：見かけの溶解速度定数．[単位：質量$^{1/3}$・時間$^{-1}$]．

式(3-31)は溶解による粒子径変化を質量変化として表したもので，式(3-30)から導くことができる．その際，医薬品粒子はすべて同じ粒子径の球からなり，各粒子は表面から等方的に溶解すると仮定する．図 3-25 に示すように，$W_0^{1/3}-W^{1/3}$ と kt のあいだに直線関係が得られ，その傾きから見かけの溶解速度定数が求められる．

c）マトリックス型製剤からの医薬品の溶出

図 3-26 に示すように，医薬品が不溶性高分子のマトリックスに均一に分散し，マトリックス内を拡散して放出される場合，医薬品の放出量は次のヒグチ Higuchi 式に示すよ

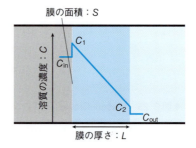

◆図3-27　膜を隔てた物質の移動
C_{in}：ドナー溶液の濃度．
C_1：ドナー溶液と接する面の膜中濃度．
C_2：レセプター溶液と接する面の膜中濃度．
C_{out}：レセプター溶液の濃度．

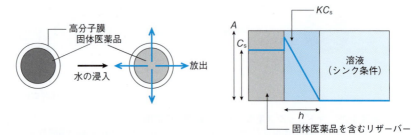

◆図3-28　膜制御型製剤からの医薬品の溶出
A：リザーバー中医薬品の全濃度．C_s：リザーバー中医薬品の溶解度．
h：膜の厚さ．K：膜/リザーバー間の医薬品の分配係数．

うに，時間の平方根に比例する．

$$Q=[D(2A-C_s)C_s t]^{\frac{1}{2}} \tag{3-32}$$

Q：単位面積あたりの累積医薬品放出量，D：マトリックス中の拡散係数，
A：マトリックス中の医薬品の全濃度，C_s：マトリックス中の医薬品の溶解度．

不溶性マトリックス中に分散している医薬品は，表面から放出される．そのため，内部に存在する医薬品は表面付近に存在する医薬品と比較して拡散距離が長くなり，シンク条件で溶出が起こったとしても，溶出速度は時間とともに低下する．

マトリックス中に医薬品が分散しているときには，$A \gg C_s$ が成り立つため，式(3-32)は次のように近似される．

$$Q=[2ADC_s t]^{\frac{1}{2}} \tag{3-33}$$

d）膜制御型製剤からの医薬品の溶出

図3-27に示すような表面積S，厚さがLの人工膜で仕切られている管のなかで溶質が膜を透過する場合を考える．膜の場合でも以下のようにFickの拡散の法則を適用すると，移動する物質の量Jは次式で表される．

$$J=\frac{1}{S}\cdot\frac{dM}{dt}=D\cdot\frac{C_1-C_2}{L} \tag{3-34}$$

Mは累積薬物放出量，Dは拡散係数で，その他の記号は図3-27解説中に示す．溶液と膜の分配平衡を考えると，分配係数Kは

$$K = \frac{C_1}{C_{in}} = \frac{C_2}{C_{out}} \tag{3-35}$$

となる．したがって，式(3-34)，式(3-35)から，

$$\frac{dM}{dt} = \frac{D \cdot K \cdot S(C_{in} - C_{out})}{L} = P_m \cdot S(C_{in} - C_{out}) \tag{3-36}$$

と表すことができる．ここで，$DK/L(=P_m)$を膜透過係数と呼ぶ．

リザーバーからの医薬品の放出を高分子膜内での拡散で制御する場合も，**図 3-28** に示すように，医薬品の放出速度は次式で表される．

$$\frac{dM}{dt} = SD\frac{K\Delta C}{h} \tag{3-37}$$

S：放出面積．D：医薬品の膜中の拡散係数．K：膜表面とリザーバー間の医薬品の分配係数．ΔC：リザーバーと放出液間の濃度差．h：膜の厚さ．

リザーバー中に固体医薬品が分散し，さらにシンク条件が成り立つ場合，医薬品の放出速度は次式で表される．

$$\frac{dM}{dt} = \frac{SDKC_s}{h} \tag{3-38}$$

C_s：リザーバー中の医薬品の溶解度．

式(3-38)に示すように，シンク条件では，医薬品の放出速度は一定(0次放出)となり，時間に依存して放出し続ける．

e) 分解型・侵食型マトリックス製剤からの医薬品の溶出　**Advanced**

放出制御型の製剤には，医薬品の溶出速度を基剤自身の溶解・分解により制御しているものもある．ポリ乳酸・グリコール酸など生分解性高分子を利用した微粒子製剤(マイクロスフィア，ナノスフィア)やペレットからの医薬品の放出は，基剤の分解速度に大きく依存することが知られている．たとえば皮下投与の場合，生体内での基剤の分解速度を制御することで，数週間～数ヵ月にわたる長期間の放出制御も可能である．リュープロレリン酢酸塩(リュープリン®，第5章 p.371 参照)やゴセレリン酢酸塩(ゾラデックス®)はこのタイプの放出制御製剤である．

一方，ヒドロキシプロピルセルロースやヒドロキシプロピルメチルセルロース(ヒプロメロース)などの水溶性高分子を基剤としたマトリックス型製剤においては，基剤の侵食(エロージョン erosion)，溶解と基剤中の医薬品の拡散が，薬物の溶出に寄与している．このような医薬品の放出の解析には，次式が用いられることが多い．

$$\frac{dM_j}{dM_\infty} = k \cdot t^n \tag{3-39}$$

M_j：$t=j$ までの医薬品の放出量．M_∞：$t=\infty$ までの医薬品の放出量．

したがって，$n=1$ であれば，0次放出に相当する．

f) 浸透圧差を利用した製剤からの医薬品の溶出

半透膜の特性をもつ膜で被覆したリザーバー型の製剤は，水中に入れると製剤内への水の浸透が起こり，水に薬物が溶解し飽和溶液を形成することで，膜内外に浸透圧差ができる．これを駆動力として，製剤内に水がさらに浸入して薬物を溶解する．このとき，半透膜に小孔があると，浸透圧で溶解した薬物溶液が製剤外に放出される．水の浸透により経時的に一定の薬物量が(0次)放出されるように製剤を設計したものが，Alza 社で開発さ

れた浸透圧ポンプ(経口投与用徐放システム Osmotic controlled Release Oral delivery System(OROS®))である．薬物の溶解で十分な浸透圧が生じない場合は，他の物質を共存させる．

g) 放出時間制御製剤からの医薬品の溶出　**Advanced**

医薬品の溶出は，製剤が水や消化管液に触れてからはじまる．速やかな溶出が望まれる医薬品もあれば，早期の溶出，たとえば胃中での溶出が望ましくない医薬品もある．後者の場合，メタアクリレートコポリマーやセルロース誘導体で腸溶性コーティング enteric coating を施すことで，胃中の低い pH ではコーティング膜が溶解せず，小腸に達したのち pH 5〜6 以上になることで膜が溶解し，医薬品の溶出がはじまる．このような腸溶性製剤による溶出開始時間の制御は，以前より行われている．

近年，胃や小腸で放出されず，大腸まで医薬品を含有した製剤を送達したのち，医薬品を放出する製剤が開発されている．たとえば，pH 7 以上で溶解するポリマーでコーティングすることで，pH 7 以上になる回腸から大腸での医薬品の放出が可能となる．

また，生体の一日のリズム(サーカディアンリズム)を考慮し，投与後，一定時間後に医薬品が放出される，あるいは一定時間後に血中濃度が最大となるような放出遅延製剤も開発されている．

C　医薬品の溶解に影響を及ぼす因子

医薬品の水や消化管液への溶解性は，医薬品の化学構造や結晶形，粒子径に依存する．難水溶性の化合物を製剤化する場合，開発初期であれば溶解性を改善する目的で親水基の導入など，化学構造の修飾が可能である．開発が進んだ段階では，結晶形や粒子径など原薬物性の改善に加えて，添加剤の選択や，製剤技術を駆使することで溶解性の改善が図られる．

1) 化学構造

医薬品の溶解は，医薬品の化学構造の影響を受ける．分子量や化学構造中に存在する官能基により，溶解性は大きく異なる．また，「**A** 2)pH と溶解度」で示したように，中性医薬品の場合，溶解度は pH に依存せずほぼ一定であるのに対し，解離性の官能基をもつ医薬品の場合，pH により医薬品の溶解性は変化する．たとえば，酸性医薬品をアルカリ金属塩(Na, K 塩など)とすることや，塩基性医薬品を鉱酸塩(塩酸，硫酸，リン酸塩など)とすることで溶解性が向上する．フェノバルビタールナトリウム，キニーネ硫酸塩水和物がその例である．

医薬品開発初期で候補化合物の溶解性が低い場合，候補化合物に親水性の置換基などを導入し，プロドラッグ(第 5 章 p. 372 参照)とすることで溶解性を改善することも可能である．プロドラッグはそれ自体薬効を示さず，体内で親化合物に変換されることで薬効を示す．たとえば，リボフラビンリン酸エステルナトリウムとヒドロコルチゾンコハク酸エステルナトリウムは，それぞれリボフラビンリンとヒドロコルチゾンのプロドラッグであり，溶解性の改善を目的とした化合物である．

2）結　晶　形

a）結晶多形 polymorphism

　同一化合物で三次元の規則的な配列構造が異なるもの，すなわち結晶構造が異なるものを結晶多形という．結晶多形は，それぞれの結晶形で，融点，溶解度，密度などの物性値が異なる．一定の温度・圧力条件下でもっとも化学ポテンシャルが低いものを安定形，それよりも高いものを準安定形という．準安定形は，安定形よりも高いエネルギー状態にあるため，溶解度は高くなる．一方，結晶構造の安定性は安定形のほうが高く，準安定形の結晶は保存条件によっては，安定形の結晶に多形転移する場合がある．結晶多形は多くの医薬品で知られており，同じ医薬品で複数の多形が存在するものもある．結晶多形は，結晶化溶媒の種類や結晶化温度，種晶の種類など，結晶化条件の違いにより生じる．

b）溶媒和物・水和物 hydrate

　化合物が溶媒を取り込んで結晶化したものを溶媒和物，そのうち，とくに水を取り込んで結晶化したものを水和物という（これらを擬似多形といういい方をする場合もある）．結晶化の過程で形成されるもので，一定の化学量論比で形成するものが多い．医薬品原薬として用いられるのは水和物である．水和物に対して，水を取り込まずに結晶化したものを無水物という．一般に無水物は水和物よりも溶解度が高いが，エネルギーの高い状態にあるため比較的不安定である．そのため，一定の湿度下で保存すると，保存中に水和物に転移したり，水中で水和物に転移したりする．水和物を形成する医薬品には，カフェイン，テオフィリン，アンピシリンなどがある．

c）非晶質 amorphous

　固体中の分子やイオンの三次元配列に，規則性をもたないものをいう．結晶と比較して熱力学的にエネルギーの高い状態であるため，水への溶解性は高いが，安定性は低い．インスリン亜鉛や水酸化アルミニウムゲル，セフロキシムアキセチルは非晶質の例である．

　結晶形の確認や判別には，粉末X線回折法，赤外（IR）吸収スペクトル測定法，熱分析法などが用いられている．

d）共結晶　**Advanced**

　近年，水に溶けにくい医薬品の溶解性改善を目的として，医薬品と水に溶けやすい低分子添加剤を水素結合で結晶化した共結晶が，医薬品原薬形態として検討されている．医薬品の共結晶は結晶工学に基づく製剤設計により，医薬品同士や多成分での共結晶化も可能である．共結晶化することで，溶解性の改善に加えて保存安定性の向上も期待できる．現在，イプラグリフロジンとL-プロリンの共結晶が医薬品として市販されている．

3）粒　子　径

　固体の表面積との関係から，粒子径は医薬品の溶解速度に大きく影響する．溶解度は通常，粒子径の影響をあまり受けない．粒子径と溶解度の関係を示したオストワルド・フロインドリッヒ Ostwald-Freundlich 式によると，粒子径が $1\,\mu\mathrm{m}$ 以下になると溶解度はわずかに増加し，$100\,\mathrm{nm}$ 以下になると顕著に増加する．

$$\ln\frac{C_\mathrm{s}}{C_0}=\frac{2\gamma M}{RT\rho}\left(\frac{1}{d_\mathrm{s}}-\frac{1}{d_0}\right) \tag{3-40}$$

　　C_0：微細化前の粒子径 d_0 における溶解度．C_s：微細化後の粒子径 d_s における溶解度．
　　M：溶質の分子量．ρ：溶質の密度．γ：固体-液体間の界面張力．
　　R：気体定数．T：絶対温度．

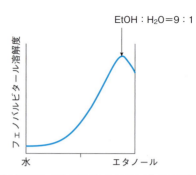

◆図 3-29　水-エタノール混合溶媒に対するフェノバルビタールの溶解度
EtOH：エタノール．

4) 混合溶媒

水に溶けにくい医薬品を，水と水に溶けやすい有機溶媒(エタノール，プロピレングリコール，グリセリン，マクロゴールなど)の混合溶媒に溶解すると，それぞれ単独の場合と比較して，溶解度が増大する場合がある．この現象をコソルベンシー cosolvency という．たとえば，フェノバルビタールをエタノールと水の混合溶媒に溶解した場合，エタノール：水 ＝9：1 のときに溶解度がもっとも高くなる(図 3-29)．

5) 可溶化

水に溶けにくい医薬品を，界面活性作用を示す添加剤が形成するミセル中に溶解あるいは懸濁して使用する場合がある．ポリオキシエチレン硬化ヒマシ油，ポリソリベート 80 などが可溶化剤として知られており，注射剤や点眼剤に用いられている．

6) 複合体形成

異なる化合物間に一定の比率で分子間相互作用が働くことによって形成された多成分の化合物を，複合体 complex という．分子間相互作用には，親水結合(イオン結合，水素結合)や疎水結合(ファン・デル・ワールス van der Waals 力)などが考えられる．イオン結合に比べると水素結合は結合力が弱く，疎水結合はさらに弱い．

可溶性の複合体が形成されると，医薬品の溶解性改善が可能になる．安息香酸ナトリウムカフェインやアミノフィリン(テオフィリン＋エチレンジアミン)，医薬品のシクロデキストリンとの包接化合物がその例である．たとえば，カフェインの水への溶解度は，安息香酸ナトリウムの添加で増大する．これは水溶液中で，安息香酸ナトリウムカフェインが形成されるためである．複合体形成が以下に示す化学反応式のように化学平衡にある場合，その特性は複合体の化学量論比や安定度定数(K)で評価できる．

$$A+B \underset{}{\overset{K}{\rightleftharpoons}} A-B \tag{3-41}$$

添加剤 B に対する医薬品 A の溶解度の関係を示した溶解度相図から，複合体 A－B の安定度定数を求める方法を図 3-30 に示す．

7) 固体分散体

水に溶けにくい医薬品を高分子マトリックス中に分散させて調製した固形製剤を，固体分散体という．医薬品は高分子マトリックス中で通常は非晶質状態で存在しており，これ

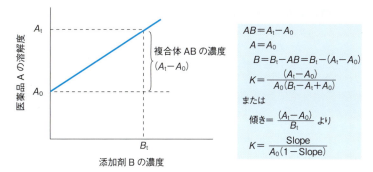

◆図 3-30　溶解度相図

が過飽和溶解による医薬品の溶出性改善につながる．高分子添加剤としては，以前はポリエチレングリコール(PEG)やヒドロキシプロピルメチルセルロース(ヒプロメロース：HPMC)，ポリビニルピロリドン-酢酸ビニル共重合体(コポリビドン：PVP-VA)が，最近ではヒプロメロース酢酸エステルコハク酸エステル(HPMC-AS)がよく用いられている．製品としては，Gris-PEG®(グリセオフルビン-PEG)，プログラフ®(タクロリムス-HPMC)，カレトラ®(ロピナビル/リトナビル-PVP-VA)，ゼルボラフ®(ベムラフェニブ-HPMC-AS)などがある．

8) 自己乳化型マイクロエマルション製剤　**Advanced**

　自己乳化型マイクロエマルション製剤は，水に触れることで粒子径が 100 nm 以下のマイクロエマルションを形成する製剤である．通常のエマルションが，粒子径数百 nm から μm サイズの熱力学的に不安定な油滴であるのに対し，マイクロエマルションは，通常のエマルションと比較して熱力学的に安定である．そのため，速やかに安定な油滴形成が期待される．

　サンディミュン®はシクロスポリンの自己乳化型のエマルション製剤，ネオーラル®はシクロスポリンの自己乳化型のマイクロエマルション製剤である．ネオーラル®は消化管内で胆汁酸分泌の有無にかかわらず乳化しマイクロエマルションを形成するため，エマルションを形成するサンディミュン®と比較して，食事の影響による吸収の変動が小さく安定した吸収が得られる．

演習問題

問 1 マトリックス型放出制御製剤からの薬物放出が Higuchi 式に従うとき，時間 t までの単位面積あたりの累積薬物放出量について，正しい記述はどれか．1 つ選べ．

1　t に比例する．
2　t の平方根に比例する．
3　t の立方根に比例する．
4　t に反比例する．
5　t の平方根に反比例する．
6　t の立方根に反比例する．

(第 101 回国試)

問2 ある経皮吸収型製剤の断面図（模式図）を以下に示す．*in vitro* 放出試験における本製剤からの累積薬物放出量と時間の関係を示したグラフとして，正しいのはどれか．1つ選べ．ただし，放出試験中，薬物貯蔵層内，放出制御膜内および粘着層内の薬物濃度は一定に保たれ，かつシンク条件が成立しているものとする．

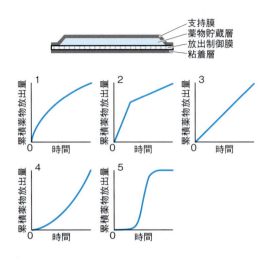

（第101回国試）

問3 下図のような拡散制御膜において，溶質分子が単位時間に透過する物質量と反比例の関係にあるのはどれか．1つ選べ．

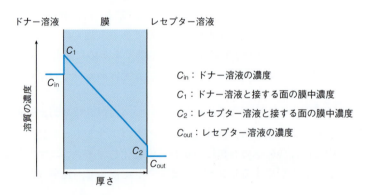

1　溶質の膜中での濃度差（$C_1 - C_2$）
2　溶質の膜中での拡散係数
3　溶質の分配係数（C_1 / C_{in}）
4　膜の厚さ
5　膜の有効表面積

（第102回国試）

問4 下図は，浸透圧を利用した放出制御システム（OROS®＊）が応用されたメチルフェニデート塩酸塩徐放錠の断面図である．以下の記述のうち，誤っているのはどれか．1つ選べ．

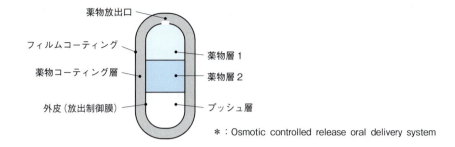

＊：Osmotic controlled release oral delivery system

1 溶出の初期では，外皮（放出制御膜）を覆っている薬物コーティング層から薬物放出が起こる．
2 体内の水分が外皮を通じて内側に浸透する．
3 プッシュ層の膨張に伴って，薬物放出口から薬物層1，2中の薬物が放出される．
4 外皮の膜全体から，内部の薬物が徐々に放出される．
5 外皮は内部の不溶性成分と一緒に糞便中に排泄される．

（第102回国試）

問5 25℃において固相が十分に存在する条件下，pHと弱電解質Aの分子形とイオン形の溶解平衡時の濃度の関係を図に表した．以下の記述のうち，正しいのはどれか．2つ選べ．ただし，弱電解質Aの分子形とイオン形の溶解平衡時の濃度比はHenderson-Hasselbalchの式に従い，弱電解質Aの溶解やpH調整に伴う容積変化は無視できるものとする．必要ならば，$\log 2 = 0.30$，$\log 3 = 0.48$，$10^{1/2} = 3.2$を用いて計算せよ．

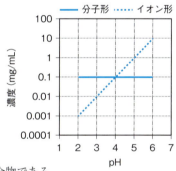

1 弱電解質Aは弱酸性化合物である．
2 弱電解質AのpKaは2.0である．
3 25℃において，pH 7.0のときの弱電解質Aの溶解度は，pH 6.0のときの溶解度の約10倍になると予想される．
4 25℃において，pH 1.0のときの弱電解質Aの溶解度は，pH 2.0のときの溶解度の約1/10倍になると予想される．
5 25℃において，弱電解質A 5 mgを水1 mLに分散させたとき，pH 5.5以上になると全量が溶解すると予想される．

（第104回国試）

問6 粒子径のみが異なる大小2種の単分散球形固体粒子から成る粉体ⅠおよびⅡを，同一仕込み量（W_0）で一定温度の水にそれぞれ投入し攪拌した．溶解せずに残っている量（W_t）を経時的に測定したところ，図のような関係が得られた．この結果の説明に関する記述のうち，正しいのはどれか．2つ選べ．ただし，溶解はシンク条件において拡散律速で進行するものとし，試験条件は同じとする．

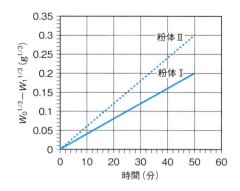

1 粉体ⅠとⅡの粒子の溶解現象は，いずれも Hixson-Crowell の式に従う．
2 粉体Ⅰの粒子は，粉体Ⅱの粒子よりも粒子径が大きい．
3 粉体Ⅱの粒子は，溶解に伴って粒子の形状が球形から不規則形に変化している．
4 粉体Ⅰの粒子の溶解速度定数は $0.006\,\mathrm{g}^{1/3}/\mathrm{min}$ である．
5 試験開始 60 分後において，溶解した粉体Ⅱの量は $0.36\,\mathrm{g}$ である．

(第 105 回国試)

3. レオロジー

　物質の変形と流動に関する学問を**レオロジー rheology** という．レオロジーの語源はギリシャ語で，"流れる（rheo-）"に関する"学問（-logy）"からきている．変形と流動は固体と液体においてよく知られている性質であるが，剤形によっては固体と液体のあいだの性質を示すものがある．すなわち，懸濁剤や乳剤などの分散系製剤，軟膏剤，クリーム剤，ゲル剤，貼付剤，坐剤などの半固形製剤である．

　日本薬局方製剤総則中で規定されている製剤には，さらに懸濁性注射剤，乳濁性注射剤，眼軟膏剤，リニメント剤，ローション剤がある．また，日常的に使用している化粧品（乳液，クレンジングクリームなど），ハンドクリーム，練り歯みがき，シャンプー，リンス，トリートメント剤などの使い勝手にも，レオロジーが関係してくる．皮膚に塗布したときの伸びやすさを考えるのも，レオロジーの学問領域である．ある種の製剤では稠度が物理化学的安定性や生物学的利用能にまで影響することがある．したがって，レオロジーを理解することは製剤設計を行う上で必要不可欠であり，また品質管理においても重要である．さらに，高分子の**ゾル-ゲル変化**は，高分子を温度応答性薬物放出素材としてドラッグデリバリーシステムに応用することが研究開発されている．

　本章では，レオロジーの基本的事項である弾性，粘性，流動曲線，チキソトロピー，粘弾性モデル，レオロジー的性質の測定方法などについて概説し，また製剤との関係についても述べる．

A 弾性変形と粘性流動

1）弾　性

　ゴムやバネのような弾性体に力 P を加えると，**ひずみ stress**（変形 deformation）Δx を

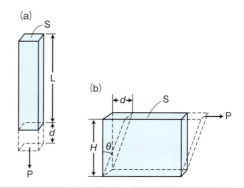

◆図3-31 弾性体の変形

生じ，力を除くともとに戻る．変形が力を加えるとただちに起こり，力を除くとただちに戻るとき，この物質を完全弾性体という．完全弾性体では，変形は力に比例する．これをフック Hooke の法則といい，式(3-42)のように表される．

$$P = G\Delta x \tag{3-42}$$

G は**弾性率 modulus of elasticity** であり，弾性率が大きい物質ほど変形しにくい．変形 Δx には，**伸びひずみ** normal strain と，せん断ひずみ shearing strain がある．

図 3-31(a) に示すように，断面積 $S\,\mathrm{cm}^2$，長さ $L\,\mathrm{cm}$ の物体が，力 P によって $d\,\mathrm{cm}$ 伸びたときの伸び応力 P_n(単位面積あたりの力)は，

$$P_\mathrm{n} = P/S$$

であり，伸びひずみ d_n(単位長さあたりの伸び)は，

$$d_\mathrm{n} = d/L$$

となる．伸び応力と伸びひずみの関係は，

$$P_\mathrm{n}/d_\mathrm{n} = (PL)/(Sd) = E$$

で表され，E を**ヤング率** Young's modulus という．

また，図 3-31(b) に示すように，底面積 $S\,\mathrm{cm}^2$，高さ $H\,\mathrm{cm}$ の物体の上面に力 P を加えて $d\,\mathrm{cm}$ ひずんだとき(ここで $\tan\theta = d/H$)，せん断応力 P_s は伸び応力と同様に P/S であるが，せん断ひずみ d_s(単位厚さあたりのひずみ)は，

$$d_\mathrm{s} = d/H$$

であり，せん断応力とせん断ひずみの関係は，

$$P_\mathrm{s}/d_\mathrm{s} = (PH)/(Sd) = G$$

で表され，G を**剛性率**という．

2) 粘　　性

図 3-32 のように，面積が A の平行な 2 枚の平板で液体を挟み，下の板を固定して上の板に力 F を加えて平行移動させる．下の板から距離 x だけ離れた点の速度を v とすると，

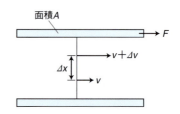

◆図3-32 粘性変形と速度勾配

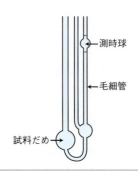

◆図3-33 毛細管型粘度計の概略図

　速度勾配をもった流れが生じ，このとき流れに平行な面の内側に内部摩擦力が生じる．この性質を粘性という．流れに平行な面の単位面積 A に対する内部摩擦力 F/A を**せん断応力 shearing stress**，または**ずり応力** S と呼ぶ．また速度勾配 dv/dx を，せん断速度 rate of shear と呼び，D で表す．

　理想的な液体では，せん断応力 S はせん断速度 D に比例する．この関係を**ニュートンの粘性の法則 Newton's law of viscosity** といい，

$$S = \eta D$$

で表される．ここで η は**粘度**であり，また逆数 $1/\eta$ は**流動度 fluidity** であり，流れやすさの度合を表す．粘度の単位は $Pa \cdot s$ である．通常は $mPa \cdot s$ が使われ，水の常温での粘度は約 $1\,mPa \cdot s$ である．粘度 η を同温度のその液体の密度 ρ で割った値 ν を**動粘度 kinematic viscosity** といい，単位は $m^2 \cdot s^{-1}$ であるが，$mm^2 \cdot s^{-1}$ やセンチストークス（cSt）も使われる．

　多くの液体や低分子溶液は，ニュートンの粘性の法則に従う．液体の粘度は温度の上昇とともに急激に減少し，流動性が増大する．粘度と絶対温度とのあいだには，**アンドレード Andrade の式**が成り立つ．

$$\eta = Ae^{E/RT}$$

ここで，A は液体の分子量に関係する定数，E は流動の活性化エネルギーである．粘度の対数値と絶対温度の逆数とのあいだには，直線関係が成り立つ．

3）層流と乱流

　円筒管内に液体を流すと，流速が遅い場合には流体粒子はすべて管軸の方向に平行に流

れ，他の方向の流速成分をもたない．このような流れを，層流 laminar flow という．流速がある値以上になると，流体中の粒子の運動が不規則となり，このような流れを乱流 turbulent flow という．層流と乱流は，レイノルズ数 Reynolds number によって決まる．レイノルズ数が約 3,000 以上になると，乱流になる．

4）ハーゲン・ポアズイユの法則

液体が毛細管中を層流で流動するとき，その粘度はハーゲン・ポアズイユ Hagen-Poiseuille の法則で表される．

$$\eta = \pi r^4 \Delta P t / (8\,VL)$$

ここで r は毛細管の半径，L は毛細管の長さ，ΔP は毛細管の両端の圧力差，t は容量 V が流れるのに要する時間である．

ウベローデ Ubbelohde 粘度計は毛細管型粘度計であり，ニュートン流体の動粘度が測定できる（図 3-33）．ニュートンの粘性の法則に従わない高粘度流体の粘度測定には，後述する回転粘度計が用いられる．

B 構造粘性

せん断速度 D とせん断応力 S の関係をプロットして得られる曲線を，**流動曲線**（**レオグラム rheogram**）という（図 3-34）．

①のような流動を**ニュートン流動 Newtonian flow** といい，直線の勾配の逆数から粘度が求まる．多くの純粋液体や低分子化合物溶液は，ニュートン流動を示す．これに対して，高分子溶液，コロイド溶液，エマルション，サスペンション，半固形試料などは②〜⑤のような流動曲線を示し，ニュートン流動（①）以外のものはすべて**非ニュートン流動**である．非ニュートン流体は，分散粒子が相互に結合して網目構造や足場構造を形成し，その結合の強弱や様式により流動曲線が異なったものとなる．このような粘性を，構造粘性 structural viscosity という．

②のような流動は**準粘性流動 quasi-viscous flow** といい，流動曲線は原点から出発するが下に凸の曲線を示すので，せん断応力が大きくなると見かけの粘度はしだいに減少する．このような流動は，比較的薄い濃度の高分子水溶液（メチルセルロース，カルメロースナトリウム，アルギン酸ナトリウム）においてみられる．これらの高分子は，静止状態

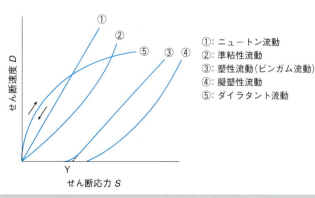

◆図 3-34　ニュートン流動（①）と非ニュートン流動（②〜⑤）

ではひも状にランダムに絡み合っているが，せん断応力が増加するとこれらがほぐれるために見かけの粘度が低下して，せん断速度が増加する．

③のような流動は**塑性流動 plastic flow** といい（**ビンガム流動 Bingham's flow** ともいう），流動曲線は原点を通らない．すなわち，せん断応力がある臨界値に達するまでは流動が起こらない．その臨界値にあたるせん断応力（図 3-34 の Y）を，**降伏値 yield value** という．降伏値以上では流動曲線は直線状となるため，塑性流動では流動中の粘度は一定である．このような流動は，チンク油，濃厚なエマルションやサスペンションなどにおいてみられる．このような系では，静置状態では粒子が三次元網目構造を形成しており，降伏値に達するまでは見かけ上，固体のような挙動を示す．せん断応力が降伏値以上になると網目構造が破壊されて流動がはじまり，その後は流動曲線は直線状となる．

④のような流動は**擬塑性流動 pseudoplastic flow** といい，塑性流動と同様に原点を通らない曲線を示し，せん断応力が大きくなるにつれて見かけの粘度が減少する．擬塑性流動では，降伏値の正確な決定は困難である．擬塑性流動は，濃厚な高分子溶液においてみられる．

⑤のような流動は**ダイラタント流動 dilatant flow** といい，原点から出発して上に凸の曲線となる．このような流動は静置状態では粒子が密に充填し，粒子間空隙を分散媒が十分に満たしている．せん断応力が小さい場合には，その粒子の配列が維持されるので比較的流動しやすい．しかし，せん断応力が大きくなると粒子の配列が崩れて広がり，粒子間空隙の体積が増加する．その結果，分散媒が空隙を十分に満たせなくなり，流動性が失われて固化する．このような現象を，**ダイラタンシー dilatancy** という．ダイラタンシーという語は，せん断による体積の増加現象を意味する．このような流動は，高濃度の懸濁溶液（たとえば 50％以上のデンプンの水性懸濁溶液，日常では料理で使う片栗粉の水とき）でみられる．また，ぬれた砂を踏むと足元の周りの砂が膨らんで水を吸収するために表面が乾いてみえるのも，ダイラタンシーである．

C　チキソトロピー

チキソトロピー thixotropy（揺変性） はゾル-ゲル変化の一つで，静置状態ではゲル状に固化して弱い応力では粘性が高いが，足場構造が破壊される程度の応力に対しては液状のゾル化が起こり流動性はよくなる．そしてこれを再び静置すると，徐々に足場構造が回復してゲル化する．いいかえると，せん断応力の増加に伴い粘度の低下が生じ，放置すると粘度が回復する現象である．

せん断応力を増加させて一定値に達したのちに，せん断応力を減少させて流動曲線を描く

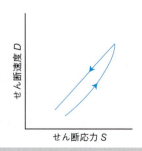

◆図 3-35　チキソトロピーを示す系の流動曲線

と，チキソトロピー性を示す物質では下降曲線が上昇曲線と一致せずに左側にずれる（図3-35）．このように流動曲線がループを描く場合を履歴特性（ヒステレシスループ hysteresis loop）という．ヒステレシスループの形と面積は，構造破壊の目安となる．チキソトロピーが生じるのは，応力変化によって生じる構造の変化に時間を要することによる．すなわち，せん断による網目構造の破壊と応力減少時の構造回復の二つの過程が，ゆるやかに進行するからである．速度変化に対して構造の破壊速度が大きく回復速度が小さいほど，ヒステレシスが大きくなる．

　医薬品では，薬物の濃度が均一であることが必要である．したがって懸濁製剤では，粒子の沈降を防がなければならない．粒子の沈降速度を遅くするための条件の一つとしては，ストークス Stokes の式（p. 274 で後述）から明らかなように，粘度を高めればよい．チキソトロピーは静置時に粘度が高く，振り混ぜると流動性がよくなるので懸濁製剤に有効である．モノステアリン酸アルミニウムの植物油懸濁液はチキソトロピー性を示し，静置すればゲルに，振とうすればゾルになるので，ペニシリンの薬効の持続化に使われている．

　チキソトロピーとは逆に，小さなせん断応力を与えることによって網目構造が形成されて粘性が増す現象のことを，レオペキシー rheopexy という．

D　粘弾性の力学的模型

1）粘　弾　性

　濃厚な分散液は，粘性と弾性を有している．無定形高分子材料は，速い変形に対しては弾性体のようにふるまうが，長時間の変形に対しては粘性体のようにふるまう．このように粘性と弾性の両方の性質を有していることを，粘弾性 viscoelasticity という．身近なものでは，ナイロンや七五三の飴などが粘弾性を示す．

　粘弾性は，粘性（ニュートンの粘性の法則）と弾性（フック Hooke の法則）のモデル体であるダッシュポット（粘度 η）とスプリング（弾性率 G）の組み合わせによるモデルで表現できる．

　スプリングモデルでは，図 3-36（a）のように時間 t_1 で力を加えるとただちに伸びが起こり，その力に応じた伸びを維持し，時間 t_2 で力が取り除かれるとただちにスプリングはもとの状態に戻る．この挙動が，「A弾性変形と粘性流動」で示した完全弾性体である．

　ダッシュポットモデルでは，図 3-36（b）のように時間 t_1 で力を加えるとダッシュポットの位置が時間に比例して変化していき，時間 t_2 で力を除いたときそのダッシュポットの位置をそのまま維持し，もとの状態に戻ることはない．すなわち永久的な変形を表す．

　粘弾性体のレオロジー的性質や挙動を説明するものとして，弾性を表すスプリングと粘性を表すダッシュポットとを組み合わせたマックスウェル Maxwell 2 要素モデルとフォークト Voigt 2 要素モデルがある．

2）マックスウェル 2 要素モデル

　マックスウェル Maxwell 2 要素モデルは，スプリングとダッシュポットを直列に連結させた模型であり，図 3-37（a）のように時間 t_1 で力を加えるとまず瞬間的にスプリングが応力に応じたひずみを示し，ダッシュポットの伸びがこれに追随するような形で徐々に

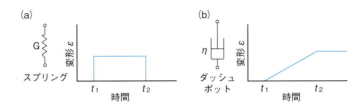

◆図3-36 スプリングモデルとダッシュポットモデルの変形
(a)弾性変形. (b)粘性変形.

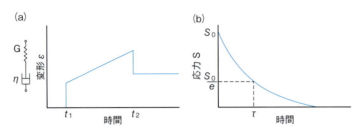

◆図3-37 マックスウェル2要素モデルの変形(a)と応力緩和曲線(b)

起こる．そして時間 t_2 で力を取り除くとスプリングの伸びは瞬間的にもとに戻るが，ダッシュポットの伸びは永久に残る．

マックスウェル2要素モデルでは，スプリングから生じる弾性率 G によるひずみとダッシュポットの粘性率 η から生じるひずみの和となる．

弾性変形の時間的変化 ε_1 は，

$$d\varepsilon_1/dt = (1/G) \cdot (dS/dt)$$

粘性変形の時間的変化 ε_2 は，

$$d\varepsilon_2/dt = (1/\eta) \cdot S$$

したがって，全変形は $\varepsilon = \varepsilon_1 + \varepsilon_2$ となるので，

$$d\varepsilon/dt = (1/G) \cdot (dS/dt) + (1/\eta) \cdot S \tag{3-43}$$

これがマックスウェルの粘弾性方程式である．

試料に変形を加えて全変形 ε を一定に保つと $d\varepsilon/dt = 0$ であるから，$t=0$ における応力を S_0 として式(3-43)を積分すると，式(3-44)が得られる．

$$S = S_0 e^{-Gt/\eta} \tag{3-44}$$

応力 S と時間 t の関係は，図 3-37(b) のように示される．図 3-37(b) はスプリングに瞬間的に伸びを与えたときの応力 S_0 が，時間とともにダッシュポットの流動によってスプリングの弾性力を徐々に弱め，ついには応力が0になることを表している．この現象を，応力緩和 stress relaxation という．また，応力が S_0 の $1/e$ になる時間 τ を，緩和時間 relaxation time といい，τ は式(3-44)より，

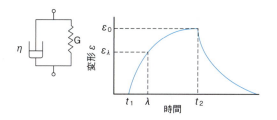

◆図 3-38　フォークト 2 要素モデルの変形

$$\tau = \eta/G$$

で表される．

3）フォークト 2 要素モデル

　フォークト Voigt 2 要素モデルは，スプリングとダッシュポットを並列に連結した模型であり，図 3-38 に示されるように，時間 t_1 で力を加えると徐々にひずみを増していく．このように，ひずみが時間の経過とともに増加していく現象をクリープ creep という．次に，時間 t_2 で力を除くと，徐々にひずみが減少していく．

　全体の応力 S は，弾性率によって生じる応力 S_1 と粘性率によって生じる S_2 との和であり，

$$S = S_1 + S_2 = G\varepsilon + \eta(d\varepsilon/dt) \tag{3-45}$$

で表される．式(3-45)を，フォークトの粘弾性方程式という．

　時間 t_1 における伸びを 0 として，式(3-45)を積分すると，

$$\varepsilon = \varepsilon_0(1 - e^{-Gt/\eta})$$

となる．ここで ε_0 は，伸びの最終値であり，

$$\varepsilon_0 = S_0/G$$

で表される．

　次に，遅延時間 retardation time を λ とすると，

$$\lambda = \eta/G$$

であり，t_1 から λ 時間後における伸びを ε_λ とすると，

$$\varepsilon_0 - \varepsilon_\lambda = \varepsilon_0/G$$

となる．

　粘弾性の特性値である緩和時間や遅延時間は半固形製剤の品質管理に利用されるが，実在の物体では，多数のスプリングとダッシュポットの組み合わせを考えなければならない．

E　レオロジー的性質の測定方法

　液状製剤や半固形製剤のレオロジー的性質の評価には，試料の状態に応じた粘度計やレオメーターを用いなければならない．また，軟膏剤やクリーム剤に要求される"適度な稠度と展延性"，すなわち，硬さ，肌触り，皮膚への伸びやすさなどの感覚的なレオロジーを測定する装置として，ペネトロメーター，カードテンションメーター，スプレッドメーターなどがある（「第4章2．製剤化と製剤試験法」参照）．

1）粘度計

a）毛細管型粘度計 capillary viscometer

　前述したように，ニュートン流体の動粘度が測定できるが，非ニュートン流体の測定には向かない．動粘度にその液体の密度を乗じると，粘度が算出できる．

　第十八改正日本薬局方（JP XVIII）一般試験法のなかで，粘度測定法の第1法として用いられており，JP XVIII デキストラン40注射液などに適用されている．

b）回転粘度計 rotating viscometer

　回転粘度計（図3-39）は，ニュートン流体にも非ニュートン流体にも適用できる．

　第十八改正日本薬局方一般試験法のなかの粘度測定法の第2法として，次の三つの粘度計が規定されている．

　ⅰ）共軸二重円筒形回転粘度計（クェット Couette 型粘度計）：同一中心軸をもつ外筒および内筒のすきまに液体を満たし，内筒または外筒を回転させるとき，液体を介して円筒間に伝わるトルクおよびそれに対する角速度を測定する粘度計である．液体の粘度 η（mPa・s）を，次式から算出する．

$$\eta = \frac{100\,T}{4\pi l\omega}\left[\frac{1}{R_\mathrm{I}^2} - \frac{1}{R_\mathrm{O}^2}\right]$$

　　π：円周率．l：内筒の長さ（cm）．ω：角速度（rad/s）．T：内筒面に作用するトルク（10^{-7} N・m）．R_I：内筒の外径の1/2（cm）．R_O：外筒の内径の1/2（cm）．

　ⅱ）単一円筒形回転粘度計（ブルックフィールド Brookfield 型粘度計）：液体中の円筒を，一定の角速度で回転させたときのトルクを測定する粘度計である．液体の粘度 η

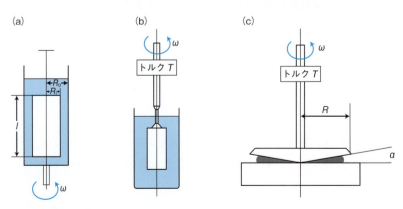

◆図3-39　回転粘度計の概略図
　（a）共軸二重円筒形回転粘度計．（b）単一円筒形回転粘度計．（c）円錐-平板形回転粘度計．

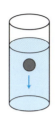
◆図3-40　落下球粘度計の概略図

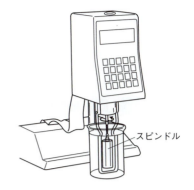
◆図3-41　レオメーターの概略図

(mPa・s)を，次式から算出する．

$$\eta = K_B \frac{T}{\omega}$$

K_B：装置定数(rad/cm³)．ω：角速度(rad/s)．T：円筒面に作用するトルク(10^{-7} N・m)．

ⅲ) **円錐-平板形回転粘度計(コーンプレート型粘度計)**：同一回転軸をもつ平円板および頂角の大きい円錐の隙間に液体を挟んで，一方を回転させ，他方の受けるトルクおよびそれに対応する角速度を測定する粘度計である．液体の粘度 η(mPal・s)を，次式から算出する．

$$\eta = \frac{3\alpha}{2\pi R^3} \cdot \frac{100T}{\omega}$$

π：円周率．R：円錐の半径(cm)．α：平円板と円錐とがなす角度(rad)．
ω：角速度(rad/s)．T：平円板または円錐面に作用するトルク(10^{-7} N・m)．

ⅰ)，ⅱ)の粘度計に比べ，本粘度計は少量の試料で粘度測定が可能である．

c) 落下球粘度計(図3-40)

直径と密度が既知の球を液体試料中に落下させ，一定距離を沈降するのに要した時間から，ストークスの式を用いて粘度 η を算出する．

$$v = \frac{d^2(\rho_p - \rho_m)g}{18\eta}$$

v：沈降速度．d：球の直径．ρ_p：球の密度．ρ_m：分散媒(液体試料)の密度．
g：重力加速度．

本法は，非常に高粘度の試料の測定に向いている．

d) レオメーター(図3-41)

レオメーター rheometer は高性能の回転式粘度計で，回転数を自在に変化させながら，その瞬間の粘度を測定できる．すなわち，急激に流動させた場合の粘度変化や，徐々に静止させていったときの粘度変化が測定可能であり，さらには，ニュートン流体なのか，非ニュートン流体なのか，非ニュートン流体の場合では，ビンガムなのか，擬塑性なのか，チキソトロピー性をもつのか，といったことまで正確に知ることができる．

たとえば，食品のレオロジー測定では，ハチミツはほぼニュートン流体のため，せん断

応力を増加させても粘度はほとんど変化しないが，クリームチーズでは，せん断応力が小さいときには粘度が高く，せん断応力が上がるにつれて粘度が下がる擬塑性流体であることが判別できる．

F 固有粘度（極限粘度）と分子量

毛細管型粘度計による粘度の測定は，ハーゲン・ポアズイユの法則が基本になるが，実際の測定では，温度一定の水槽中に垂直に固定した毛細管型粘度計の毛細管中を，一定容積の液体が流下するのに要する時間 t を測定し，同様に測定した粘度既知の標準液と比較し，次式より粘度を求める．

$$\eta_{\mathrm{rel}} = \eta/\eta_0 = \rho t/\rho_0 t_0 \tag{3-46}$$

ここで，η_{rel} は相対粘度，η と η_0 はそれぞれ未知および標準液体の粘度，ρ と ρ_0 は未知および標準液体の密度，t，t_0 は各液体の流下時間である．

相対粘度 relative viscosity から1を引いた値を比粘度 specific viscosity といい，η_{sp} で表す．

$$\eta_{\mathrm{sp}} = \eta_{\mathrm{rel}} - 1 \tag{3-47}$$

分散系の粘度と分散粒子の濃度との関係は，アインシュタイン Einstein の粘度式で表される．

$$\eta = \eta_0(1 + 2.5\phi) \tag{3-48}$$

ここで，ϕ は分散相の体積分率である．

式(3-48)は式(3-46)と(3-47)から，式(3-49)のように変形できる．

$$\eta_{\mathrm{sp}}/\phi = 2.5 \tag{3-49}$$

高分子溶液では ϕ を直接測定するのが困難であるので，式(3-49)の ϕ の代わりに単位容積あたりの質量濃度 c を用いて還元粘度 reduced viscosity，η_{red} を式(3-50)のように表す．

$$\eta_{\mathrm{red}} = \eta_{\mathrm{sp}}/c \tag{3-50}$$

還元粘度を，$c \to 0$（無限希釈）に外挿した値 $[\eta]$ を，固有粘度（極限粘度 intrinsic viscosity）という．

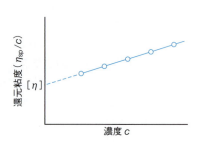

◆図3-42　固有粘度（極限粘度）の求め方

3. レオロジー　　265

$$[\eta]=\lim_{c\to0}\eta_{\mathrm{red}}=\lim_{c\to0}(\eta_{\mathrm{sp}}/c) \tag{3-51}$$

高分子の分子量 M とその溶液の固有粘度 $[\eta]$ の関係は，式(3-52)のように表される．

$$[\eta]=KM^{\alpha} \tag{3-52}$$

ここで，K と α は溶質と溶媒の組み合わせで定まる定数である．K と α の値が既知の場合には，固有粘度を測定することによって高分子の平均分子量が求まる．

演習問題

問1 フォークトモデルにおいて，一定の力をかけ続けたときのひずみが時間経過とともに増加する現象はどれか．1つ選べ．

1　応力緩和　　　　　2　クリープ　　　　　3　クリーミング
4　ダイラタンシー　　5　チキソトロピー

(第105回国試)

問2 ニュートン流体のせん断速度を縦軸に，せん断応力を横軸になるように図を作成した．得られる図に関する記述のうち，正しいのはどれか．2つ選べ．

1　粘度が大きいほど，直線の傾きは小さくなる．
2　縦軸との切片は，降伏値を表す．
3　曲線はチキソトロピーを表す．
4　原点を通り，下に凸の曲線となる．
5　原点を通る直線となる．

(第100回国試より改変)

問3 高分子および高分子水溶液に関する記述のうち，正しいのはどれか．2つ選べ．

1　天然高分子の分子量は不均一であるが，合成高分子は重合度が均一で分子量の分布はない．
2　高分子の性質は，高分子を構成するモノマーの種類や比率によって決まり，直鎖状，分枝状などの構造による影響を受けない．
3　等電点付近の pH 領域において，タンパク質は分子が広がった状態となるため，溶液の粘度が高くなる．
4　高分子溶液のコアセルベーションは，相分離により高分子の濃厚な相と希薄な相に分かれる現象である．
5　極限粘度(固有粘度)は，高分子水溶液の還元粘度を濃度に対してプロットし，濃度→0となるように外挿したときの切片の値である．

(第102回国試)

問4 ニフェジピンは，血管拡張性の血圧降下薬である．ニフェジピンの投与により血圧180 mmHg の高血圧患者の毛細血管の半径が7%増大したときの血圧(mmHg)に最も近い値はどれか．1つ選べ．ただし，脈拍数，心拍出量，血液の粘度が一定の条件下で，ポアズイユの法則に従うと，血圧は抹消毛細血管の半径の4乗に反比例する．

1　165　　2　155　　3　145　　4　135　　5　125

(第101回国試)

4. 界面化学

A 界面活性と表面吸着

1) 表面(界面)張力の概念

液相と液相，液相と気相，あるいは液相と固相のように，相と相とが接している界面には，単位面積あたりγ(単位：mJ/m^2)の**界面自由エネルギー** interface free energy が貯えられる．すなわち，**図3-43** にみられるように液体中に存在する分子 A は，他の分子との相互作用を等方向的に受けているが，表面に存在する分子 B の場合には，上方とその他の方向(下方，側方)とで相互作用が異なり，エネルギーの高い状態を維持している．そのため，この界面自由エネルギーを減少させる方向，つまり系が安定化する方向へ系は自発的に変化する．

界面自由エネルギーの減少は，二つの方法で達成できる．一つは全表面積を小さくすることであり，水銀の小さな1滴をガラス板上に置くと球状になることに，その典型例がみられる．他の一つは，界面活性物質を界面に吸着させてγを低下させることである．

図3-44(a) に示したような針金の枠 ABCD(マックスウェル Maxwell の枠)に液膜をつけ，AB から A′B′ まで長さlだけ右側へ力fで引いて，その面積を$S(=2l \times L)$だけ広げることを考える．**図3-44(b)** に示すように液膜表裏の面積を考えるので，係数2が必要となる．このとき仕事$W(=f \times l)$をして面積$S(=2l \times L)$を作り出すので，WとSとは比例し，その比例定数をγとすれば，次の関係式(3-53)が成り立つ．

$$\gamma = \frac{W}{S} = \frac{f \cdot l}{2l \cdot L} = \frac{f}{2L} \qquad (3\text{-}53)$$

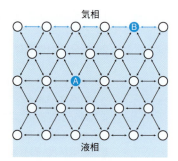

◆図3-43 液相中と気-液界面に存在する分子に働く力のつり合い

◆図3-44 表面張力と表面自由エネルギー
(a)マックスウェルの枠．
(b)針金 AB を側方からみると液膜の上下両面に気-液界面ができている．すなわち AB をlだけ右へずらせば，表裏合わせて$2l \times L$の面積となる．

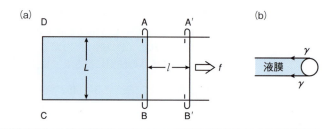

式(3-53)によれば，γは単位面積あたりのエネルギー（W/S：単位 mJ/m^2）であると同時に，単位長さあたりに作用している張力（$f/2L$：単位 mN/m）でもある．このようにγには二面性があり，ときには界面(表面)自由エネルギーとして，ときには界面(表面)張力として議論される．**表面** surface とは，その物質（液体あるいは固体）が飽和蒸気（気相）と接している場合（気-液界面あるいは気-固界面）をいい，他の物質と接している場合には，**界面** interface という．

2) 界面吸着とギブズの吸着等温式

溶液中へ溶質を添加すると，その添加物質の種類と濃度により，表面張力γには3通りの変化がみられる（**図 3-45(a)**）．すなわち曲線①のように，Cとともにわずかにγが増加する場合（無機塩類の水溶液，あるいは一部の糖の水溶液），曲線②のように，Cとともにγがゆるやかに低下する場合（アルコール，脂肪酸のような有機化合物の添加），曲線③のように，低濃度においてはCとともにγが急激に低下し，ある濃度で折れ点がみられ，それ以上の濃度ではγが一定になる場合，である．曲線②，③のようにγを低下させる物質を，**界面活性** surface activity のある物質という．曲線③のように顕著にこの傾向を示す物質を，**界面活性剤** surface active agent, surfactant という．25℃で水のγは 72.0 mN/m であるが，界面活性剤を添加するとγは 20～40 mN/m にまで低下する．水溶液の表面張力を低下させるには，使用目的や製剤の調製条件などに合致した界面活性剤を選択し，その水溶液へ添加すればよい．

界面活性剤あるいは界面活性物質には，分子中に**親水基** hydrophilic group と**疎水基（親油基）** hydrophobic group とがあるので，**両親媒性物質** amphiphilic compound ともいわれる．界面においては親水基を水相側へ，疎水基を空気側あるいは油相側へ配向させて**吸着** adsorption する．気-液界面における吸着分子の配向を，**図 3-46** に示した．界面活性剤の単位面積あたりの**吸着量** adsorption amount（Γ）は，界面活性剤濃度（C）とともに増大し，やがて一定値に達する（**図 3-45(b)**）．Γの値は界面活性剤濃度をC，表面張力をγと

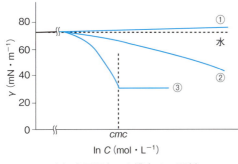

(a) 表面張力γと濃度Cの関係

① 負吸着：無機塩類の水溶液あるいは一部の糖水溶液の場合，② 正吸着：アルコール，脂肪酸のような有機化合物添加の場合，③ 正吸着：界面活性剤の場合には，臨界ミセル濃度 cmc に折れ点がみられる．cmc 以上に濃度が増大しても，表面張力はほぼ一定である．

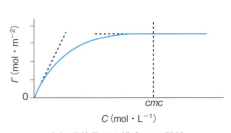

(b) 吸着量Γと濃度Cの関係

(a)の曲線③に Gibbs の吸着等温式を適用したときの模式図．負の傾斜（$d\gamma/d\ln C$）の増加とともに，吸着量Γが大きくなる．
cmc の直前で傾斜（$d\gamma/d\ln C$）が一定になるので，吸着量Γも一定値に達する．

◆図 3-45　溶質濃度Cと表面張力γあるいは吸着量Γの関係

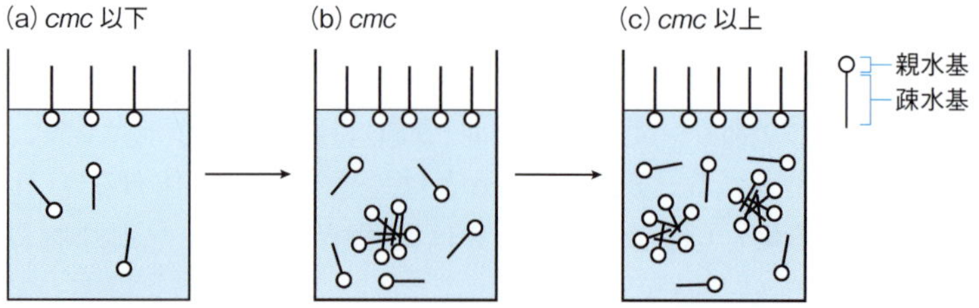

(a) cmc 以下	(b) cmc	(c) cmc 以上	

◆図 3-46　界面への界面活性剤の吸着とミセル形成
界面への吸着は，界面相へ吸着分子が濃縮されることで進行する．図では，吸着相の厚みの表示は省略
されている．界面活性剤分子あるいは界面活性剤イオンが界面へ吸着されると，親水基を水相側へ，疎
水基を気相あるいは油相へ配向させる．
(a)→(b)：cmc までは濃度 C の増加とともに吸着量 Γ が増加し，表面張力 γ が低下する．
(b)→(c)：cmc 以上では C が増加するとき，単分散状態の界面活性剤濃度は一定のままで，ミセルの
　　　　　濃度のみが増加する．吸着量 Γ はもはや増加せず，表面張力 γ は一定となる．

すると式(3-54)の**ギブズ Gibbs の吸着等温式**から計算できる．R と T は，それぞれ気体
定数 gas constant と絶対温度 absolute temperature を表している．

$$\Gamma = -\frac{1}{RT} \cdot \frac{d\gamma}{d\ln C} \tag{3-54}$$

　界面に対する吸着とは，厚みのない界面へ吸着するのではなく，厚みと体積のある**吸着
相**へ吸着分子が水相内部よりも高濃度に濃縮されることを意味する．このとき Γ が正(す
なわち $d\gamma/d\ln C$ は負)であるので，**正吸着** positive adsorption という．一方，Γ が負(こ
のときには $d\gamma/d\ln C$ は正)，すなわち**負吸着** negative adsorption のときには，界面相の
濃度は水相内部の濃度よりも低くなる．**図 3-45(a)** の曲線 ① が，負吸着に相当する．

　ここに述べた吸着は，界面活性剤の気-液界面に対する吸着であったが，吸着の現象は
これ以外の界面においても，また界面活性剤以外の物質においてもみられる．いずれの場
合も，界面相への吸着質の濃縮として観察される．これらの吸着は，エアゾール aerosol,
サスペンション suspension, エマルション emulsion などの**製剤の安定化**に重要な役目を
果たす．負吸着は溶質の吸着よりも，溶媒の界面への吸着(**溶媒和**)，あるいは溶媒の界面
への濃縮が優先するためと考えられる．

B　表面張力の測定

　気-固界面あるいは液-固界面の界面張力測定は相当に困難であるが，気-液あるいは液-
液界面の表面張力(界面張力)は，容易に測定できる．ここでは，気-液あるいは液-液界面
における表面張力(界面張力)の測定法を，**図 3-47** をもとにして述べる．

1)　毛管上昇法(図 3-47 ①)

　平衡に達すると，管壁に沿って上向きに作用する表面張力 $2\pi R\gamma\cos\theta$ と，水柱に沿っ
て下向きに作用する重力 $\pi R^2 h\rho g$ とがつり合う．ここで，π は円周率，ρ は溶液の密度，g
は重力加速度，θ は**接触角** contact angle である．

◆図 3-47 表面張力の測定法
(a) 毛細管を用いる方法.
① 毛管上昇法 capillary rise method：毛細管の半径を R，毛細管内の水柱の高さを h，接触角を θ で表す．接触角は $0°$ とみなせることが多い．
② 滴重法 drop weight method：滴容法ともいう．円筒型ピペット先端（外径 $2R$）から落ちる液滴の質量を測定する．液滴がピペットをぬらせば，外周×表面張力 $= 2\pi R\gamma$ の力で液滴を吊している．
(b) 液面から引き離すのに必要な力を測定する方法．
③ 輪環法 du Noüy's ring method：デュ・ヌイ du Noüy 法ともいう．内径 $2R_1$，外径 $2R_2$ の白金リングを液面から引き離すのに要する力を測定する．
④ つり板法 Wilhelmy's hanging plate method：ウィルヘルミー Wilhelmy 法ともいう．白金あるいはガラスの薄い板 ($a \gg b$) を液面から引き離して引き上げるのに要する力を測定する．

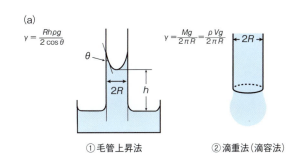

①毛管上昇法　　②滴重法（滴容法）

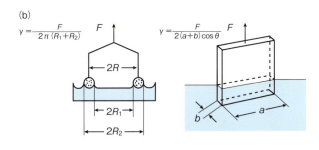

③輪環法（デュ・ヌイ法）　　④つり板法（ウィルヘルミー法）

2) 滴重法（図 3-47 ②）

垂直な管（外径 $2R$）の下端から液体を静かに落下させ，1 滴の質量 M，あるいは 1 滴の体積 V から γ を求める方法である．

3) 輪環法（図 3-47 ③）

白金製のリング（内径 $2R_1$，外径 $2R_2$）を液面から引き離すのに要する力 F と，そのときに作用する表面張力との関係から求める．

4) つり板法（図 3-47 ④）

顕微鏡用のカバーガラスあるいは薄い白金板を用い，これらを液面から引き離すのに要する力 F と，そのときに作用する表面張力との関係から求める．薄板の外周は $2(a+b)$，これに接触角の補正 $\cos\theta$ を施すと，下向きの力は $2(a+b)\gamma\cos\theta$ となる．上相中にあるつり板が下相の液で十分にぬれているならば，つり板法によって液-液界面の界面張力 γ も測定できる．

C　界面活性剤の性質

1) 界面活性剤の分類

界面活性剤の分子構造には親水基と疎水基（親油基）とがあり，また親水基にはイオン性と非イオン性の場合とがある．**イオン性界面活性剤** ionic surfactant，**非イオン性界面活性剤** nonionic surfactant の代表例を**表 3-4** にまとめた．界面活性剤は，種々の界面に吸着して γ を低下させる．

◆ 表3-4 界面活性剤の分類

種類		化合物例	用途
イオン性界面活性剤	陰イオン(アニオン)性	脂肪酸塩(セッケン) 硫酸エステル塩(ラウリル硫酸ナトリウム) スルホン酸塩(アルキルベンゼンスルホン酸ナトリウム)	洗浄剤 合成洗剤
	陽イオン(カチオン)性	第四級アンモニウム塩(塩化ベンザルコニウム) ピリジニウム塩(塩化セチルピリジニウム)	逆性セッケン 殺菌剤
	両性	アルキルベタイン(ラウリルジメチルベタイン) アミノカルボン酸(ラウリルアミノプロピオン酸)	洗浄剤 化粧品
非イオン性界面活性剤	エステル型	ソルビタン脂肪酸エステル(Span系) ポリオキシエチレンソルビタン脂肪酸エステル(Tween系) ポリオキシエチレン脂肪酸エステル(ステアリン酸ポリオキシル)	乳化剤 可溶化剤
	エーテル型	ポリオキシエチレンアルキルエーテル(ラウロマクロゴール) ポリオキシエチレンアルキルフェニルエーテル(Triton)	乳化剤 基剤

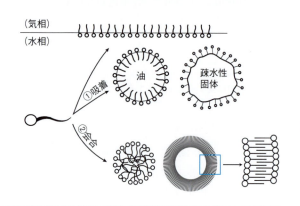

◆ 図3-48 界面活性剤分子の挙動
界面活性剤を水に溶解させると，次の①，②のようになる．
① 疎水基が水から逃げて気-液界面，液-液界面，固-液界面へ吸着する．
② みずからが会合してミセル，ベシクル，液晶を形成する．

◆ 表3-5 両親媒性分子・イオンの会合とその機能

会合の状態	機能	応用の可能性
ミセル	可溶化 マイクロエマルション	水難溶性物質の水溶化 化粧品への応用
液晶	規則構造の形成 固体状粘弾性挙動 水分透過の制御 皮膚への影響	構造内への分子の取り込み(鋳型形成) 液晶乳化 皮膚角質の保湿 経皮吸収の促進
二分子膜	吸着層の形成 物質透過制御	化学センサー，刺激応答膜 選択透過膜
リポソーム (ベシクル)	薬物の封入 生体膜タンパクの取り込み	薬物送達システム 人工ワクチン
累積膜	超薄膜	電気絶縁膜

2) ミセル形成と可溶化

　界面活性剤分子の疎水基は，溶存している水から逃げて，疎水性の固体や油滴の表面，あるいは気-液界面へ疎水基を配向させて吸着する．また水中では，界面活性剤分子同士が会合して疎水基を水から遠ざけ，水から隠す．このようにしてミセル micelle，ベシクル vesicle，あるいは液晶 liquid crystal が形成される(図3-48)．形成される両親媒性物質あるいは界面活性剤の集合体は，単分散状態 monodisperse ではみられない特別の機能を

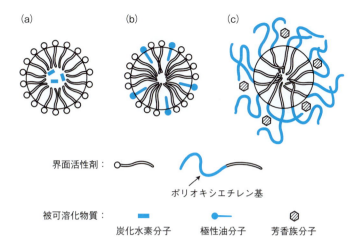

◆図 3-49　界面活性剤による可溶化
(a) ミセル内部へ，炭化水素分子が可溶化される．
(b) 極性油分子(たとえば高級脂肪酸，高級アルコール)は，混合ミセルを形成する．
(c) 非イオン性の界面活性剤ミセルにおいては，親水基と被可溶化分子(たとえば芳香環を有する色素)とが相互作用をして，可溶化される．

有する．その機能と応用の可能性を，**表 3-5** に示す．

ミセル形成がみられる最低濃度を，臨界ミセル濃度 critical micelle concentration (*cmc*) という．この濃度は，γ と C の関係(**図 3-45(a)**)を示すグラフの折れ点の濃度として求めることができる．また，電気伝導度あるいは水難溶性物質の可溶化量と界面活性剤濃度 C との関係からも求めることができる．

可溶化 solubilization の機構を，**図 3-49** に示した．先に述べたように，ミセル内部には疎水基が密集して油様の雰囲気になっている．そのためサイズの小さな炭化水素分子は，ミセルの内部へ取り込まれる(**図 3-49(a)**)．分子の末端に親水基をもつ高級アルコールや高級脂肪酸の場合には，混合ミセルを形成する(**図 3-49(b)**)．非イオン性界面活性剤の場合には親水基が長いので，ミセル表面に形成される親水基の分厚い水和層へ被可溶化物が溶かされる(**図 3-49(c)**)．このように 3 通りの方法で，難水溶性物質あるいは難水溶性薬物の可溶化が可能となる．

3) クラフト点と曇点

ミセル形成は界面活性剤濃度のみならず，温度やイオン強度の影響も受ける．イオン性界面活性剤の場合には，**図 3-50** に示したクラフト点 Krafft point (T_K) といわれる温度以上においてのみ，ミセル形成が進行する．非イオン性界面活性剤の場合には，低温では親水基が水和して水中に溶存しているが，温度上昇とともに脱水和が進行してミセルサイズは大となり，曇点 cloud point 以上の高温になるともはや水中に溶存しえなくなって二相分離が起こり，溶液は白濁する．電解質を添加すると，イオン性および非イオン性界面活性剤のミセル形成はともに促進されて *cmc* は低下し，ミセルのサイズは大となる．また，疎水基のアルキル鎖長が大になっても，疎水基同士の会合が促進されるので *cmc* は低下する．

◆ 図 3-50　イオン性界面活性剤の溶存状態

AKB：溶解度曲線（AKB よりも下側では均一な溶液が得られる）を表す．矢印①の方向へ温度を上げると，水和結晶が崩壊してミセルとなる．矢印②ではその逆となり，ミセルは沈殿して水和結晶へ戻る．

KC ：cmc と温度の関係を表す．矢印③の方向へ希釈すれば，ミセルは崩壊してモノマー（単分散）状態の界面活性剤のみとなる．温度 T_K を，クラフト点という．この温度よりも高温であれば，ミセル形成が可能である．

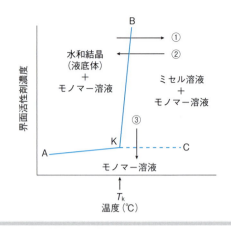

◆ 表 3-6　界面活性剤の HLB と溶解性

溶解性	界面活性剤の水中での溶解状態	HLB	用途（かっこ内の数字は必要な HLB 値を示す）
油に溶解	水中で分散溶解しない	0	
		2	消泡剤（1.5〜3）
		4	ドライクリーニング（3〜4）
水に分散	分散性に乏しい	6	w/o 型乳化剤（3〜6）
	ミルク状の分散（不安定）	8	湿潤剤（6〜9）
	ミルク状の分散をして安定	10	
水に溶解	半透明〜透明な溶液	12	
			洗浄剤（13〜15）
	透明な溶液	16	o/w 型乳化剤（8〜18）
		18	可溶化剤（15〜18）

4）親水-親油性バランス（HLB）

　界面活性剤は，その分子がもつ親水基と親油基の組み合わせにより，界面活性剤自体の親水性が影響を受ける．この親水性（親油性）の程度を数量的に表したのが，**親水-親油性バランス hydrophile-lipophile balance（HLB）**値である．この数値は，小さいと親油性が強いことを，大きいと親水性が強いことを表す．**表 3-6** に示すように，HLB 値によって界面活性剤の性状とその用途が異なる．また，基本構造が同じでも親水基が大となれば HLB 値も大となり，親油基（疎水基）が大となれば HLB 値は小となる．

D　分散系

1）エマルションとサスペンション

　分散質（分散相）と分散媒（連続相）との組み合わせにより種々の分散系が考えられるが，ここでは**エマルション（乳濁液）**と**サスペンション（懸濁液）**について考える．日本薬局方ではこれらを用いた製剤をそれぞれ**乳剤**あるいは**懸濁剤**と呼んでいる．

　サスペンションは，固体微粒子が水中あるいは油中に分散している系である．エマルションでは，液体微粒子が相互に溶け合わない第 2 の液体中に分散している．これらの系を安定化させるには，**図 3-51（a）**に示すように，界面活性剤，高分子，あるいは固体微粉末をこれらの系に添加し，粒子の表面へ吸着させる．

　エマルションは**図 3-51（b）**に示すように，油滴が水中に浮かんでいる場合（**水中油滴**

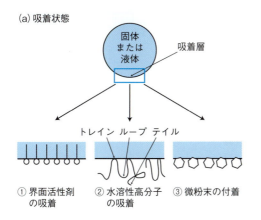
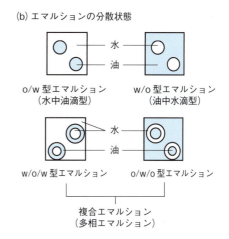

◆図 3-51　分散剤の吸着とエマルション
(a) 分散剤，乳化剤の分散粒子への吸着により，分散系が安定化される．① 界面活性剤のほかにも，② 高分子，③ 微粉末，でも安定化作用を示す．
(b) 水滴あるいは油滴の分散状態により，エマルションは四つに分類される．

型)を o/w 型エマルション，水滴が油中に浮かんでいる場合(**油中水滴型**)を **w/o 型エマルション**という．水中に分散している油滴のなかに多数の水滴が含まれている場合，あるいは油中に分散している水滴のなかに多数の油滴が含まれているような場合を，それぞれ **w/o/w 型エマルション**，**o/w/o 型エマルション**といい，これらをまとめて**複合エマルション**という．

2）分散系の安定性

界面活性剤のミセルや**マイクロエマルション** microemulsion は熱力学的に安定であり，調製法の道筋によらず同一のものが得られる．しかしエマルションやリポソームは熱力学的に不安定であり，調製法により異なった性状のものが得られる．この意味で前者は可逆的，後者は不可逆的である．

エマルションやサスペンションでは界面が形成され，ここへ過剰のエネルギーが貯えられているので，界面積を減少させる方向へ自発的に反応が進行する．これが分散系の凝集合一の駆動力である．しかし，界面活性剤などを界面へ吸着させれば(**図 3-51 (a)**)，この傾向を抑制でき，系を安定化できる．界面へ吸着させることにより，① 界面エネルギーが低下し，② 吸着物質の荷電で粒子間に静電反発力が作用し，③ **立体障害** steric hindrance によって粒子間の接近を阻むことができるためである．吸着と系の安定性との関係を知るためには，吸着量が必要となる．吸着量は，分散剤の溶液中の初期濃度と平衡時の濃度の差から求められる．界面相にこの濃度差に相当する量が，**過剰吸着量** excess amount of adsorption として濃縮される．

3）粒子の沈降とストークスの式

エマルションやサスペンションなど液体中に分散した粒子は，重力によって沈降するため，沈降を抑えるための製剤的工夫が必要な場合がある．半径 r の球形の粒子が等速沈降

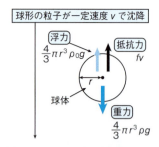

◆図3-52　粒形粒子の重力による等速沈降

する場合，図3-52に示すように，下向きの力（重力）と上向きの力（浮力と抵抗力）がつり合っている．粒子の密度をρ，分散媒の密度をρ_0，重力加速度をgとすると，重力は$4/3\pi r^3 \rho g$，浮力は$4/3\pi r^3 \rho_0 g$と表される．すなわち，粒子は自由落下の力$4/3\pi r^3 (\rho-\rho_0)g$で分散媒質中を落下するが，同時に分散媒から速度に比例した抵抗力を受けるため，速度vで等速沈降する．抵抗力は，分散媒の粘度をηとすると，**ストークスの法則** Stokes' lawより，$6\pi\eta rv$と表される．等速度で粒子が沈降する場合，自由落下の力と抵抗力がつり合うことから，沈降速度vを求めると，以下のようになる．

$$v = \frac{2(\rho-\rho_0)r^2 g}{9\eta} \tag{3-55}$$

これを**ストークスの式** Stokes' equationという．この式より，粒子の半径を小さくする，粒子と分散媒の密度差を小さくする，あるいは分散媒の粘度を高くすることで，粒子の沈降を抑えることができることがわかる．

4）疎水コロイドの凝析

疎水コロイドの安定性は，理論的には主に静電的反発力と**ファン・デル・ワールス力** van der Waals forceのバランスによって決まり，これは**DLVO理論**（DLVO：デルヤーギン・ランダウ・フェルウェー・オーバービーク Derjaguin-Landau-Verwey-Overbeek）と呼ばれている．すなわち，粒子が接近する際に働く粒子間相互作用（全ポテンシャルエネルギー）は，静電的反発ポテンシャルエネルギーV_Rとファン・デル・ワールス引力によるポテンシャルエネルギーV_Aの和で表される．図3-53に全ポテンシャルエネルギーと粒子間距離との関係を示したように，電解質濃度が低い場合は，静電反発力が大きく，疎水コロイドは分散系として安定であり，障壁を超えて粒子間が接近しない限り凝集しない．一方，電解質濃度が高い場合，粒子間の静電反発が抑制され，吸着高分子は脱水和されて吸着層が薄くなり，粒子は相互に接近しやすくなる．粒子間距離が小になると粒子間のファン・デル・ワールス力が顕著に作用するので，分散粒子は相互に接触して凝集する．

このような電解質による凝集（**凝析**）は，添加電解質のイオンの価数が大きいほど低濃度でみられる．この経験則を，**シュルツェ・ハーディ Schulze-Hardyの規則**という．高分子（親水コロイド）を脱水和する強さの序列は，アニオンについては$SO_4^{2-} > F^- > Cl^- > Br^- > NO_3^- > I^- > SCN^-$，カチオンについては$Li^+ > Na^+ > K^+ > Rb^+ > Cs^+$；$Mg^{2+} > Ca^{2+} > Sr^{2+} > Ba^{2+}$となる．この序列を，**離液順列** lyotropic seriesあるいは**ホフマイスター系列** Hofmeister seriesという．

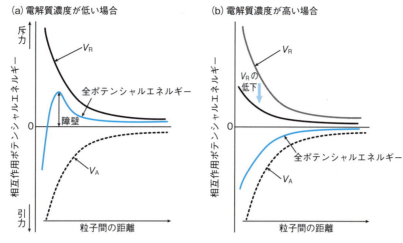

◆図3-53 粒子間距離と相互作用ポテンシャルエネルギー（DLVO理論）

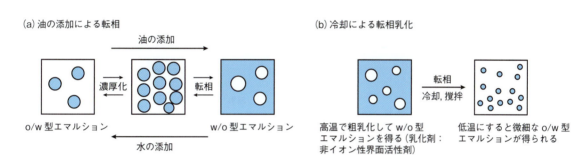

◆図3-54 エマルションの転相
分散質の体積分率の増加（濃厚化による界面積の増加）に伴う転相(a)と，温度変化による乳化剤の親水-親油性バランス(HLB)が変化して起こる転相（転相乳化）(b)とがある．転相乳化では，微細な乳濁粒子が得られる．

5）乳化と転相

　安定なエマルションを得るためには，乳化剤が必要である．表3-6に示すように，HLBが3〜6の乳化剤（界面活性剤）を用いるとw/o型の，8〜18の界面活性剤を用いるとo/w型のエマルションが得られる．これは「乳化剤をよりよく溶解させる相が連続相になりやすい」あるいは「水溶性乳化剤を用いるとo/w型，油溶性乳化剤を用いるとw/o型となりやすい」ともいえる（バンクロフト Bancroft の規則）．

　o/w型のエマルションの油の濃度を高めると，水-油界面の面積が増大し，油滴相互の衝突の頻度も高まって系は不安定化され，むしろw/o型のエマルションのほうが安定となる．このようにして，o/w型のエマルションとw/o型のエマルションとのあいだで分散相が入れ替わる現象を，転相 phase inversion という．

　非イオン性界面活性剤は曇点以上では油溶性となるので，バンクロフトの規則に従いw/o型のエマルションができる．しかし，このエマルションを曇点以下の温度にすれば乳化剤が水溶性となるので，このエマルションはo/w型に転相する．このようにして

o/w 型のエマルションを得る方法を，**転相乳化**という．これら二つの転相の機構を，**図3-54**に示した．

得られたエマルションが w/o 型であるか，あるいは o/w 型であるかの判断は，希釈法，色素法，あるいは導電率法で判定できる．

演習問題

問1 表面・界面張力に関する記述のうち，正しいのはどれか．2つ選べ．

1 表面・界面張力は表面・界面過剰ギブズ自由エネルギーとして表すことができ，その単位は J/m^2 で表される．
2 油滴が水中に存在するとき，サイズが小さい油滴ほどエネルギー的に安定である．
3 界面活性剤とは，表面・界面過剰ギブズ自由エネルギーを増大させる化合物の総称である．
4 表面張力の測定法として，毛管上昇法などがある．
5 ヘキサンは，純水に比べて表面張力が大きい．

（第99回国試より改変）

問2 以下のア，イ，ウで示される物質を様々な濃度で水に溶解し，一定温度下で濃度と表面張力の関係を調べたところ，下図に示すⅠ，Ⅱ，Ⅲのようになった．以下の記述のうち，正しいのはどれか．2つ選べ．

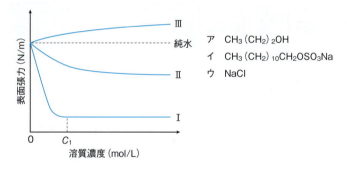

1 曲線Ⅰを示す物質は「ア」である．
2 曲線Ⅰにおいて，C_1 より高い濃度では水相表面における物質の濃度(吸着量)は飽和して一定である．
3 曲線Ⅱを示す物質は「ウ」である．
4 曲線Ⅰ，Ⅱのように右下がりの曲線となるような物質の水相表面への吸着様式を正吸着という．
5 曲線Ⅲを示す物質は「イ」であり，水中より水相表面の濃度が低くなる．

（第102回国試）

問3 界面活性剤に関する記述のうち，正しいのはどれか．2つ選べ．

1 イオン性界面活性剤において，アルキル鎖が長くなるほどクラフト点は低くなる．
2 親水性親油性バランス(HLB)値が小さい界面活性剤ほど，疎水性が高い．
3 HLB 値が 3.7 の界面活性剤 2g と，HLB 値が 11.5 の界面活性剤 1g を混合して得た界面活性剤の HLB 値は，7.6 である．
4 イオン性界面活性剤水溶液のモル電気伝導率は，臨界ミセル濃度以上で急激に減少する．

5 臨界ミセル濃度以上では，界面活性剤分子はミセルを形成するため，単分子として溶解しているものはない．

(第100回国試)

問4 球状の医薬品懸濁粒子は，溶媒中を次式で表される速度で沈降する．次の記述のうち正しいのはどれか．2つ選べ．ただし，設問中のパラメータ以外は変化しないものとする．

$$V_s = \frac{2r^2(\rho_p - \rho_f)g}{9\eta}$$

V_s：沈降速度(m/s)，r：粒子の半径(m)，ρ_p：粒子密度(kg/m^3)，
ρ_f：溶媒の密度(kg/m^3)，g：重力加速度(m/s^2)，η：溶媒の粘度(Pa·s)

1 本式は，等加速度沈降している場合に成立する．
2 粒子径が1/3倍になれば，粒子の沈降速度は1/9倍になる．
3 溶媒の粘度が上昇すれば，粒子の沈降速度は増大する．
4 粒子密度が小さくなれば，粒子の沈降速度は低下する．

(第101回国試)

問5 コロイド分散系の性質に関する記述のうち，正しいのはどれか．2つ選べ．

1 疎水コロイドの安定性は，粒子間のファンデルワールス引力と静電反発力の総和で評価できる．
2 疎水コロイドに電解質が共存すると粒子表面の電気二重層は厚くなり，分散状態は不安定となる．
3 疎水コロイドの電荷と反対符号のイオンの価数が大きくなるほど，凝析価(mol/L)は大きくなる．
4 親水コロイドに対する同濃度の1価陽イオンの塩析作用の強さは，$K^+ > Na^+ > Li^+$である．
5 親水性の高分子コロイドにアルコールを添加すると，コロイドに富む液相と乏しい液相の2つに分離するコアセルベーションが起こる．

(第104回国試)

5. 反応速度論と医薬品安定性

化学反応速度論 chemical reaction kinetics は，文字どおり化学反応が起こるときの速さを調べ，反応機構，反応に影響を及ぼす因子などを推定するための学問である．とくに医薬品製剤の安定性を確保，保証するための手段として反応速度論は重要である．主として薬物の分解反応および物性変化を取り扱い，時間経過に伴う物質の量的(濃度的)変化を定量的に解析，予測する．

A 反応速度と反応次数

1) 1次反応，擬1次反応

ある薬物の水溶液において，その薬物が何らかの要因で分解していく場合を考える．そ

◆表3-7 0次，1次，2次反応における基本的な反応速度式（濃度と時間との関係）

	0次反応	1次反応	2次反応
反応速度 $-\dfrac{dC}{dt}$	$-\dfrac{dC}{dt}=k$ ・濃度に依存しない（反応速度一定）	$-\dfrac{dC}{dt}=kC$ ・濃度に比例	$-\dfrac{dC}{dt}=kC^2$ ・濃度の2乗に比例
時間による濃度変化（微分型速度式）	(a)	(b)	(c)
積分型速度式を示すグラフ		(d)	(e)
積分型速度式	$C=C_0-k\cdot t$	$\ln C=\ln C_0-k\cdot t$ または $\log C=\log C_0-\dfrac{k}{2.303}\cdot t$	$\dfrac{1}{C}=\dfrac{1}{C_0}+k\cdot t$
半減期 $t_{1/2}$	$\dfrac{C_0}{2k}$ ・初濃度に比例	$\dfrac{\ln 2}{k}=\dfrac{0.693}{k}$ ・初濃度に依存せず一定	$\dfrac{1}{C_0\cdot k}$ ・初濃度に反比例
速度定数kの単位	$[濃度]\cdot[時間]^{-1}$	$[時間]^{-1}$	$[濃度]^{-1}\cdot[時間]^{-1}$

の反応速度は単位微小時間あたりの濃度の変化であるので，その薬物の濃度を C とすると $-dC/dt$ と表される．マイナス符号は減少していく速さであることを示している．この反応速度 $-dC/dt$ が，薬物濃度 C がどのように変化しても変わらないのであれば，最初に調製した溶液中の薬物がすべて分解しきるまで反応速度は一定であり，

$$-\frac{dC}{dt}=k_0 \quad (一定) \tag{3-56}$$

と表せる．これは**0次反応速度式** rate equation of zero-order reaction であり，k_0 はその速度定数である（**表3-7**）．

　しかし，薬物分子が分解するためには，分子の衝突などの分解の原因に出くわす必要があり，一定のスペースのなかではその濃度が大きいほど，その可能性（確率）は大きい．たとえば，分子がビーカーの壁面に当たることが分解の原因であると仮定すると，ビーカーの壁面の面積は一定であるため，その反応速度はその時々の薬物溶液濃度 C に比例し，次式で表せる．

$$-\frac{dC}{dt}=k_1\cdot C \tag{3-57}$$

ここで，k_1 は比例定数であり**速度定数**と呼ばれる．

すなわち，分解反応速度を経時的に測定すると徐々に速度は遅くなり，たとえば，最初の薬物濃度 C_0 で観察をはじめたとすると，最初の分解速度は $k_1 \cdot C_0$ であったものが，その濃度が半分になったときには，$k_1 \cdot C_0/2$ と半分の速度となる．このようなタイプの反応速度を 1 次反応速度 first-order reaction rate といい，式(3-57)を一般的に，

$$-\frac{dC}{dt} = k \cdot C^n \tag{3-58}$$

と考えたときに，$n=1$ となる．ちなみに，式(3-56)は式(3-58)において $n=0$ とした場合である．

ビーカーの壁に当たって分子が分解するというのは，現実的には考えがたいが，実際の反応がこの 1 次反応速度に従うことはよく経験する．単純な加水分解反応も，その一つである．薬物の加水分解には，薬物分子と水分子が関与する．したがって，溶液中の水の濃度を A とすると，その反応速度式は，

$$-\frac{dC}{dt} = k \cdot C \cdot A \tag{3-59}$$

となる．すなわち，分解速度は C ばかりではなく水分子濃度 A にも依存する．しかし，実際には水分子は反応する薬物量に比べ多量に存在するため，薬物が分解し終わるまで一定とみなすことができる．その結果，本来は式(3-59)を用いて表される反応も，式(3-57)で表すことができる．このような見かけ上 1 次反応速度式で記述できる反応を，擬 1 次反応 pseudo first order reaction という．この場合，速度定数は，真の速度定数ではなく見かけの速度定数ということで，k_{obsd} あるいは k' などの記号を用いることが多い．

$$-\frac{dC}{dt} = k_{obsd} \cdot C \tag{3-60}$$

2) 0 次反応，2 次反応

0 次反応速度式はすでに示したように，式(3-56)で表される．たとえば，アスピリン結晶の懸濁液では加水分解反応が進行するが，反応するのは懸濁した固体状のアスピリンではなく溶解したアスピリン分子である．水溶液中のアスピリンは前述のように擬 1 次反応速度式に従い進行するが，懸濁液の場合，溶液中ではアスピリンは飽和濃度にあり，分解した分がただちに固体状のアスピリンから溶解して補われるため，分解反応速度は $k \cdot C_{sat}$ で表される．ここで，C_{sat} は溶液中のアスピリン飽和濃度，k は溶液中のアスピリンの分解速度定数(擬 1 次反応速度定数)である．したがって，全アスピリン量は減少していくにもかかわらず速度は一定である．固体状のアスピリンがなくなると分解反応速度は $k' \cdot C$ となり，本来の擬 1 次反応となる．すなわち，溶液中のアスピリン濃度 C は，経過時間とともに減少し，反応速度も減少する．

一方，同種の分子同士の衝突が関係する反応の場合，反応速度は次式で表せる．

$$-\frac{dC}{dt} = k_2 \cdot C^2 \tag{3-61}$$

これは式(3-58)において $n=2$ とした場合であり典型的な 2 次反応速度式である．k_2 は速度定数で，その次元は，時間$^{-1}$・濃度$^{-1}$ である．

異種の分子(D，E)の衝突が関与する反応の場合，それぞれの濃度を D，E とすると，

$$-\frac{dD}{dt} = -\frac{dE}{dt} = k_2 \cdot D \cdot E \tag{3-62}$$

と表せる. これも2次反応速度式である.

3) 積分型速度式

分解反応をはじめ, さまざまな反応の様子を調べるときには, 時間とともに変化していく濃度あるいは変化の割合(変化率)を調べる. このためには, 式(3-56), (3-57), (3-61)に示された反応速度式(微分型速度式という)が利用でき, 各式に対して積分を実行し, 以下の濃度 C を求める式にすればよい.

$$0次反応: C = C_0 - k_0 \cdot t \tag{3-63}$$

$$1次反応: \ln C = -k_1 \cdot t + \ln C_0 \quad あるいは \quad C = C_0 \cdot e^{-k_1 \cdot t} \tag{3-64}$$

$$2次反応: \frac{1}{C} = k_2 \cdot t + \frac{1}{C_0} \tag{3-65}$$

これらを積分型速度式という.

式(3-63)～(3-65)から, それぞれの反応に関して, **表3-7(a)**, **(d)**, **(e)**のようなプロットが得られる. また, それぞれの微分型速度式(3-56), (3-57), (3-61)は, **表3-7(a)**, **(b)**, **(c)**の直線あるいは曲線の接線の傾きとなることから, その変化の様子を確認できる.

さらに, 式(3-64)は次式のように変形できる.

$$\ln \frac{C}{C_0} = -k_1 \cdot t \tag{3-66}$$

C/C_0 は残存割合を表す. 式(3-66)は, 1次反応であるならば, 一定割合が変化する時間は最初の濃度(初濃度)に依存しないことを意味している.

4) 半減期

初濃度の半分になるまでに要する時間を**半減期**という. 一般的に $t_{1/2}$, t_{50} などのように表現する. 積分型の速度式(3-63)～(3-65)において, それぞれ, C に $C_0/2$ を代入し, t について解くことによって求められる.

$$0次反応: t_{1/2} = \frac{C_0}{2k_0} \tag{3-67}$$

$$1次反応: t_{1/2} = \frac{\ln 2}{k_1} = \frac{0.693}{k_1} \tag{3-68}$$

$$2次反応: t_{1/2} = \frac{1}{C_0 \cdot k_2} \tag{3-69}$$

1次反応の半減期は初濃度によらない(式(3-58)参照). この特性から, 1次反応においては, 反応速度を表すのにこの半減期を用いることもできる. 0次反応, 2次反応では, 半減期が初濃度に依存するのでこのようなことはできない(**表3-7**).

医薬品製剤の安定性を考える場合, 半減期で示される50%分解というのは, 実際の許容範囲とはかけ離れている. 実際にはより少ない, 数%, 10%程度の分解を考えることが多い. このような場合は, 半減期を求めたときと同様に, C にそれに対応する値を入れ, t について解けばよい.

5) 併発反応，逐次反応

医薬品の多くはこれまで述べた 0，1，2 次などの単一の反応だけではなく，実際に観察される複合反応では併発，逐次，可逆の各反応があるいはそれらが組み合わさり，複数の反応が同時に進行する．このため，薬物の分解反応を考える場合，その薬物の減少速度は 1 次反応であっても，生成物の生成速度まで考える場合はより詳細な考察が必要となることがある．すなわち，A→B の単純な反応であれば，A の減少速度 $-dC_A/dt$ と B の生成速度 dC_B/dt は等しいが，本項ではそのようにならない反応の代表的なものについて述べる．

a) 併発反応

併発反応は，二つの反応が同時に進行する場合をいい，医薬品の分解では一般的にみられる反応である．A から生成物 P_1 への反応と A から生成物 P_2 への反応が同時に起こるとき，併発反応は，以下のように表される．

$$A \overset{k_1}{\underset{k_2}{\diagdown\diagup}} \begin{array}{c} P_1 \\ P_2 \end{array}$$

それぞれの反応が 1 次反応であれば，A の消失速度は，P_1 と P_2 の生成速度の和となり，

$$-\frac{dC_A}{dt} = kC_A = (k_1 + k_2)C_A \tag{3-70}$$

と表される．また，生成物 P_1 の生成速度は，

$$\frac{dC_{P_1}}{dt} = k_1 C_A = k_1 C_{A_0} \cdot e^{-k \cdot t} \tag{3-71}$$

となる．式(3-57)の積分型 $C_A = C_{A_0} \cdot e^{-k \cdot t}$（式(3-64)参照．$C_{A_0}$ は A の初濃度）を代入した式であり，これを積分すると次の積分型速度式が得られる．

$$C_{P_1} = \frac{k_1}{k} C_{A_0}(1 - e^{-k \cdot t}) \tag{3-72}$$

もう一つの生成物 P_2 に関しても，同様である．

$$C_{P_2} = \frac{k_2}{k} C_{A_0}(1 - e^{-k \cdot t}) \tag{3-73}$$

二つの分解生成物の積分式の比をとると，

$$\frac{C_{P_1}}{C_{P_2}} = \frac{k_1}{k_2} \tag{3-74}$$

となる．両者の濃度比(C_{P_1}/C_{P_2})は，反応時間とは無関係に速度定数の比(k_1/k_2)となり，全反応で一定である．したがって，A の分解速度定数 $k(=k_1+k_2)$ と P_1 と P_2 の濃度がわかれば，それぞれの速度定数が求まる．また，P_1 と P_2 の濃度はそれぞれ$(1-e^{-k \cdot t})$の関数であるので，$(1-e^{-k \cdot t})$に対して各濃度をプロットして得られる原点を通る直線の傾きと k と初濃度 C_{A_0} から各速度定数($=$傾き$\times k/C_{A_0}$)を算出することができる．

b) 逐次反応（連続反応）

逐次反応は，医薬品 A が中間生成物 P_1 を経て最終生成物 P_2 に至るというように，連続的に反応が進行する場合をいい，以下のように表される．

$$A \xrightarrow{k_1} P_1 \xrightarrow{k_2} P_2$$

ここで，P_1 は分解生成物であり，また一方では反応成分となる．A の消失速度，P_1，P_2 の生成速度は，それぞれ以下の式で表せる．

$$-\frac{dC_A}{dt}=k_1\cdot C_A, \quad \frac{dC_{P_1}}{dt}=k_1\cdot C_A-k_2\cdot C_{P_1}, \quad \frac{dC_{P_2}}{dt}=k_2\cdot C_{P_1} \tag{3-75}$$

A の初濃度を $C_{A_0}(=C_A+C_{P_1}+C_{P_2})$ とし，順に積分をして代入していくと以下の積分型速度式が得られる．

$$C_A=C_{A_0}{}^{-k_1\cdot t} \tag{3-76}$$

$$C_{P_1}=\frac{k_1}{k_2-k_1}C_{A_0}\,(e^{-k_1\cdot t}-e^{-k_2\cdot t}) \tag{3-77}$$

$$C_{P_2}=C_{A_0}\left\{1+\frac{1}{k_1-k_2}(k_2\cdot e^{-k_1\cdot t}-k_1\cdot e^{-k_2\cdot t})\right\} \tag{3-78}$$

中間生成物 P_1 については，時間で微分し 0 となる条件，すなわち生成速度と分解速度が一致した時間で極大値（max）をとる．C_{P_1max} ならびにそのときの時間 t_{max} の値は，次式で表すことができる．

$$C_{P_1max}=C_{A_0}\left(\frac{k_2}{k_1}\right)^{\frac{k_2}{k_1-k_2}} \tag{3-79}$$

$$t_{max}=\frac{1}{k_1-k_2}\ln\frac{k_1}{k_2} \tag{3-80}$$

式（3-79）から，最大になる時間は速度定数のみに関係することがわかる．また，最終生成物 P_2 は，最初ゆっくりと，次に速やかに生成し，最終的に C_{A_0} になる．

6）可逆反応

反応速度を測定する際，反応初期には 1 次反応のような挙動が観察されていたものが，徐々にそれからはずれる場合がある．これは，生成物から元の化合物への逆反応が進行する可逆反応であることが考えられる．逆反応は生成物の濃度に比例するため，反応速度は経時的に大きくなっていき，測定結果への影響が徐々に大きくなるためである．

この可逆反応は以下のように表せる．

$$A \underset{k_2}{\overset{k_1}{\rightleftarrows}} P$$

A の消失速度式，P の生成速度式は，以下のように表せる．

$$-\frac{dC_A}{dt}=\frac{dC_P}{dt}=k_1\cdot C_A-k_2\cdot C_P \tag{3-81}$$

$C_P=C_{A_0}-C_A$ であるので，これを代入して積分を実行すれば積分型速度式が得られる．

$$\log\frac{k_1\cdot C_{A_0}}{(k_1+k_2)\cdot C_A-k_2\cdot C_{A_0}}=\frac{(k_1+k_2)}{2.303}\cdot t \tag{3-82}$$

または，

$$\log\frac{C_{A_0}-C_{Ae}}{C_A-C_{Ae}}=\frac{(k_1+k_2)}{2.303}\cdot t \tag{3-83}$$

C_{Ae} は平衡時点での A の濃度であり，A が測定できれば時間に対する濃度の 1 次プロッ

トの傾きから k_1+k_2 が求まる．また，本反応の特徴は，正反応と逆反応の速度が等しくなったところで平衡に達することであるので，平衡時点では式(3-81)の反応速度は0となり，見かけ上AとPの濃度は変化しない．したがって，その時点での濃度（C_{A_e}）は以下のように表せる．

$$k_1 C_{A_e} = k_2 C_{P_e} = k_2(C_{A_0} - C_{A_e}) \tag{3-84}$$

$$C_{A_e} = \frac{k_2}{k_1 + k_2} C_{A_0} \tag{3-85}$$

また，平衡定数（K）は次式で示されることから，それぞれの速度定数を計算できる．

$$K = \frac{k_1}{k_2} = \frac{C_{P_e}}{C_{A_e}} = \frac{C_{A_0} - C_{A_e}}{C_{A_e}} \tag{3-86}$$

B 反応速度に影響する因子

1) 温 度

反応速度が温度に依存することはよく知られている．温度により安定性に影響を受ける医薬品はきわめて多く，一般には分解速度は温度の上昇に伴って増大する．分解速度定数（k）と温度の関係を定量的に表した式が**アレニウス Arrhenius 式**である．

$$k = A \cdot e^{-E_a/R \cdot T} \tag{3-87}$$

A：頻度因子，E_a：活性化エネルギー，R：気体定数，T：絶対温度

両辺の対数をとると次式となり，**図3-55**に示す直線プロット（アレニウスプロット）ができる．

$$\ln k = \ln A - \frac{E_a}{R} \cdot \frac{1}{T} \tag{3-88}$$

$$\log k = \log A - \frac{E_a}{2.303 R} \cdot \frac{1}{T} \tag{3-89}$$

直線の傾きから，その反応の活性化エネルギーが計算できる．活性化エネルギーは，その反応が起こるために超えなければならないエネルギー障壁ととらえることができる．活性化エネルギーが小さい反応は進行しやすく，活性化エネルギーが大きい反応は進行しにくい．反応が進行するときの活性化状態（遷移状態）に到達した反応分子はエネルギーが低くなるほうに進み，一定のエネルギー状態に達する（**図3-56**）．この反応開始時と反応後のエネルギー差（エンタルピー変化）が反応熱（ΔH）であり，反応開始時（原料）のほうが大きなエネルギーをもつ場合は発熱反応（$\Delta H < 0$），反応終了時（生成物）のほうが大きなエネ

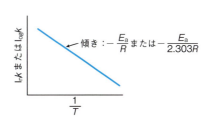

◆図3-55　アレニウスプロット

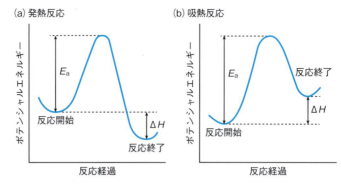

◆図3-56 反応過程とポテンシャルエネルギー

ギーをもつ場合は吸熱反応($\Delta H>0$)となる．常温では，化学反応の大部分が発熱反応である．通常の化学反応の活性化エネルギーは10〜20 kcal/mol 程度であり，温度が10℃上昇すると，速度定数の比から反応速度は2倍程度速くなるというのが目安である．ただし，活性化エネルギーが同一でも，たとえば20℃から30℃の10℃上昇と70℃から80℃の10℃上昇では，その速度比は異なる．

アレニウスプロットの直線性が保たれるならば，それを外挿して他の温度での反応速度（定数）を推定することができる．とくに医薬品の長い年月での安定性を評価する代わりに，高温で試験をして常温での安定性を推定することがよく行われる．これを**加速試験**という．

2）pH

エステルの加水分解は H_3O^+ あるいは OH^- の触媒作用を受けて加速される．このような反応を**特殊酸塩基触媒反応** specific acid-base catalysis という．また，リン酸イオン，酢酸イオンなどによっても，同様な触媒作用を受ける場合を**一般酸塩基触媒反応** general acid-base catalysis という．

非電解質の薬物 A が特殊酸塩基触媒反応で分解し，その反応速度が擬1次反応速度式で表せるとき，その速度定数 k_{obsd} は次式で表せる．

$$k_{obsd} = k_{H_2O} + k_H[H_3O^+] + k_{OH}[OH^-] \tag{3-90}$$

ここで，k_{H_2O} は水分子だけによる（H_3O^+ および OH^- の触媒作用を受けない）反応による寄与を表す．

したがって，k_{obsd} は液性（pH）によって大きく変化し，以下のようになる．

酸性領域：$[H_3O^+] \gg [OH^-]$ であれば，$k_{obsd} = k_H[H_3O^+]$ と近似でき，

$$\log k_{obsd} = \log k_H - pH \tag{3-91}$$

アルカリ性領域：$[OH^-] \gg [H_3O^+]$ であれば，$k_{obsd} = k_{OH}[OH^-]$ と近似でき，

$$\log k_{obsd} = \log k_{OH} - pK_W + pH \tag{3-92}$$

K_W は水のイオン積（$K_W = [H^+][OH^-]$）である．この反応速度の pH 依存性を模式的に描

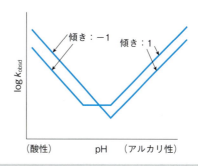

◆図3-57　pH-速度プロファイル

くと図3-57で示され，酸性領域では−1，アルカリ性領域では+1の傾きをもつ直線となる（**pH-速度プロファイル**）．この両線の交叉点がその医薬品の最小の分解速度定数を与えるpHである．図において，酸性側とアルカリ性側の中間で平坦な部分が認められるプロファイルは，k_{H_2O}の大きさが無視できない場合である．

薬物が弱酸性，弱塩基性の場合は，その解離性もpHに依存するため複雑なpH-速度プロファイルとなる．

水溶液中で不安定な医薬品の場合，このようなpHプロファイルを作成することでもっとも分解が遅いpHがわかるので，溶液のpHをその値に調整することで製剤の安定化を図ることができる．また，pHを変更したときの分解速度定数も予測可能であり，たとえば，注射剤を混合した時のpH変化から，安定性が保証できる時間を予測することができる．

3）イオン強度，誘電率

溶液のpHを一定に保つために用いる緩衝液は，塩化カリウムのようにカリウムイオンと塩素イオンが完全に解離する強電解質や，酢酸ナトリウムのように弱電解質とその塩を含む．薬物が電荷をもち反応がイオン性の場合，pHを変化させることがない中性塩でもその濃度によって反応速度を変化させる．その影響の程度は**イオン強度**で表せる．なお，イオン強度Iは，$I = 1/2 \Sigma C_i \cdot Z_i^2$（$C_i$：イオン濃度，$Z_i$：イオン価）である．たとえば，加水分解反応の場合，反応物の両イオンが同符号であれば，イオン強度の増加とともに反応速度は加速され，異符号であれば減少する．

水に難溶の薬物は，エタノール，グリセリンなどの有機溶媒を加えた混合溶液を用いて溶解性を向上させることがある（コソルベンシー）．このような製剤の場合，溶媒である混合溶液の誘電率が水溶液と異なるので，薬物の安定性に影響を与えることがある．これは，薬物の見かけの反応速度定数が誘電率により変化するためである．

C 医薬品の安定性とその改善

医薬品の安定性の確保，保証は，医薬品開発にとってきわめて重要である．安定性を損う要因としては，医薬品分子の加水分解，酸化などの化学反応が代表的であるが，そのほか，注射剤，点眼剤などの液剤においては，沈殿の生成，着色などの不安定化も留意する必要がある．固形製剤においても，吸湿あるいは錠剤硬度変化など，さまざまな変化が起こることがある．医薬品製剤は，保存時において通常，常温で3年間の有効期限が要求さ

れ，さまざまな工夫が必要な場合もある．本項では，製剤の安定性，安定化に関して，いくつか事例を示して説明する．

1）安定性の評価

　医薬品を申請するにあたっては，有効性，安全性とともに，安定性に関しても保証するデータが求められる．安定性を示す試験として，**長期保存試験**，**加速試験**，**苛酷試験**などがある．**長期保存試験**は，申請する保存方法で変化がないことを最低12ヵ月間保証する．日本薬局方「医薬品の安定性試験の実施方法」では，$25\pm2℃$，$60\pm5\%$ RH または $30\pm2℃$，$65\pm5\%$ RH の条件が示されている．これに対して，**加速試験**を用いると，アレニウスプロットに基づいて，$40\pm2℃$，$75\pm5\%$ RH で6ヵ月間と試験期間を短縮できる．**苛酷試験**は，製剤が製造されてからさまざまな流通過程を経ていくことを想定し，より厳しい高温の条件（50℃，60℃など）あるいは高湿度条件（75% RH 以上など）で評価を行う．

2）分子レベルでの安定化

　不安定な医薬品分子を化学修飾によって安定化することは，医薬品開発ではよく行われる．たとえば，酸化されやすい**ビタミン E（トコフェロール）**は，酢酸トコフェロールとすると安定性が増大する．酸に不安定なベンジルペニシリンは，ベンザチン塩とすることにより溶解度が低下し，その結果として耐酸性が付与され経口投与が可能となった．これらの分子レベルでの設計のうち，修飾部分が投与後に体内ではずれて親化合物となり活性を示す場合は，**プロドラッグ**と呼ばれる．

　分子レベルでの化学的な修飾を施さない製剤的な安定化として，**複合体**の形成および**シクロデキストリン**による**包接化**がある．いずれの手法も溶解性改善などにも応用されている．複合体化および包接化は，薬物の安定化においても有効な場合があり，前者では，ベンゾカインのカフェインとの複合体化による加水分解の抑制が知られている．後者では，プロスタグランジンの包接化による安定化がその代表といえる．**図 3-58** に示すように，**アルプロスタジルアルファデクス**はプロスタグランジン E_1 を α シクロデキストリンで包接化したもの，リマプロストアルファデクスはプロスタグランジン誘導体を同様に α シクロデキストリンで包接化したものである．いずれも包接化によって安定化され，アルプロスタジルアルファデクスは注射剤，軟膏剤として製剤化されている．アルプロスタジルアルファデクスは，包接化以外にも，脂肪乳剤（注射剤）として製剤化されている．一方，**リマプロストアルファデクス**は，経口製剤（錠剤）として利用されている．なお，きわめて不安定なプロスタグランジンは，このシクロデキストリンによる安定化によってはじめて製品化された．

(a) アルプロスタジルアルファデクス

(b) リマプロストアルファデクス

◆図3-58　シクロデキストリンとの包接複合体形成によるプロスタグランジンの安定化

3) 安定化を目的とした製剤化

　製剤化において，安定化を目的として処方あるいは包装に工夫をする場合もある．酸化による分解を防ぐために，酸素を除くための抗酸化剤の配合が行われる．抗酸化剤としては，亜硫酸塩，アスコルビン酸，トコフェロール，ヒドロキノンなどがある．また，自動酸化を触媒する重金属を除くためのキレート剤の配合も一般的である．キレート剤としては，エデト酸（EDTA）ナトリウム水和物，クエン酸水和物，酒石酸などが用いられる．

　注射剤，点眼剤などで用時溶解型とするのも，多くは溶液状態での医薬品の不安定化を回避するためである．溶液状態での分解を抑えるための積極的な製剤化の事例として，白内障治療のピレノキシン点眼剤がある．これは，ピレノキシンが溶液状態となると不安定で，固体状態では安定なことが見出されたため，液性を酸性側にすることで溶解度を低下させ，懸濁点眼剤として製品化された．点眼されると眼表面での緩衝作用で中性側に液性が変化し，薬物は溶解する仕組みである．

　光に対して不安定な薬物として，ニフェジピン，クロルプロマジンなどが知られている．光分解反応に対しては，固形製剤ではコーティング層に遮光作用のある酸化チタンを配合したり，光を通さない包装あるいは着色した遮光容器を用いて，その安定化を図る．

　医薬品同士の接触による分解，着色などの不安定化も，製剤化により解決する場合がある．イブプロフェン，エテンザミドを両側の層に配して，相互作用を防いだ3層錠などはその一例である．

　固形製剤中の水分の存在は，医薬品分子の化学的分解はもとより，含量変化，あるいは結晶形変化など，さまざまなトラブルのもととなる．粉体の吸湿特性は，不溶性の物質と水溶性の物質とで，大きくその様子が異なる．防湿のために，錠剤に防湿コーティングを施したり，容器をアルミパックにすることが行われる．

演習問題

問1　アスピリンの加水分解は水溶液の場合，擬1次速度過程に従うことが知られている．いま，微細にしたアスピリン結晶を水に懸濁し，一定温度に加温し，残存するアスピリンの全量を測定したところ，次の図のような結果が得られた．
　　この結果から導かれた下記の記述のうち，正しいのはどれか．2つ選べ．

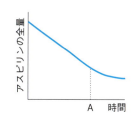

1. A点まで直線となるのは，固体のアスピリンが溶解する速度と，溶解しているアスピリンが析出する速度が等しいからである．
2. A点でアスピリンの固体は液中から消失した．
3. A点までは，固体のアスピリンの加水分解のほうが，溶解しているアスピリンの加水分解より速いため，見かけ上ゼロ次速度過程に従うような結果となる．
4. A点から固体のアスピリンも，溶解しているアスピリンも，擬1次速度過程に従って加水分解しはじめた．
5. A点まで直線となるのは，溶解しているアスピリンが加水分解して消失する分，固体アスピリンが溶解して飽和濃度を保つからである．

問2　25℃の水溶液中における薬物Aおよび薬物Bの濃度を経時的に測定したところ，下図のような結果を得た．次に，両薬物について同一濃度（C_0）の水溶液を調整し，25℃で

保存したとき，薬物濃度が $C_0/2$ になるまでに要する時間が等しくなった．C_0 (mg/mL)にもっとも近い値はどれか．1つ選べ．

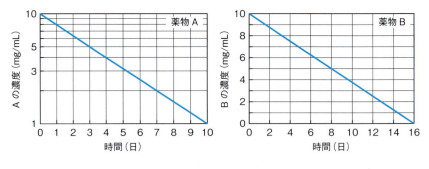

1　2.40　　2　3.60　　3　3.75　　4　9.60　　5　10.0

（第102回国試）

問3 水溶液中において，薬物 X は 0 次反応速度式に従い薬物 Y は 1 次反応速度式に従い分解する．濃度 C_0 の薬物 X および Y それぞれの水溶液を調製して一定条件下で保存したところ 3 ヵ月後に薬物 X および Y の濃度はそれぞれ，$(5/8)C_0$，$(1/2)C_0$ になった．両薬物の濃度が等しくなるのは溶液調製何ヵ月後か．もっとも近い値を1つ選べ．

1　2　　2　4　　3　6　　4　8　　5　10

（第96回国試）

問4 ある液剤を 25℃ で保存すると，1 次速度式に従って分解し，100 時間後に薬物含量が 96.0% に低下していた．この薬物の有効性と安全性を考慮すると，薬物含量が 90.0% までは投与が可能である．この液剤の有効期間は何日か．1つ選べ．ただし，$\log 2 = 0.301$，$\log 3 = 0.477$ とする．

1　6　　2　8　　3　10　　4　12　　5　14

（第100回国試）

第4章

製剤設計

●代表的な製剤　●製剤化と製剤試験法　●生物学的同等性

1. 代表的な製剤

A　製剤化の意義

　医薬品化合物は，それ自身が薬理効果をもっているが，治療を目的として医療現場で使われる際には，最適な剤形 dosage form に加工(製剤化 pharmaceutical manufacturing)された形(製剤 pharmaceutical preparation, pharmaceuticals)で用いられる．このとき，剤形は医薬品の効果が最大限発揮されるように設計されており，投与部位，消化管内での溶解性，薬理効果が現れるまでの時間，薬理効果の持続時間，取り扱いやすさ，化合物の製造中・保存中での安定性など，さまざまな点が考慮される．たとえば，消化管から吸収されないストレプトマイシンは，全身的な作用を期待する場合は注射剤として用いられ，消化管内の殺菌目的で使用する場合には顆粒剤などの経口投与製剤として用いられる．さらに，適切な製剤化ができていないと，医薬品の効果を十分に発揮させることができなくなる．たとえば消化管から吸収後，肝初回通過効果 first pass effect により代謝を著しく受けるような化合物に対して，製剤から徐々に薬物が放出されるように放出制御した製剤を用いると，吸収された多くの医薬品が代謝されてしまい，効果が減弱する．また，水への溶解性が乏しい医薬品では，粉砕による微粒化や界面活性剤による可溶化，非晶質化などの製剤的な工夫によって，吸収性の向上を図るなどの手法もとられる．このように，製剤設計，剤形選択には物理化学的・物理薬剤学的な知識だけでなく，生物薬剤学的な知識を組み合わせた製剤設計が求められる．

　ほかにも，近年注目を集めている製剤として，嚥下機能が低下している高齢者が服用しやすい製剤(口腔内崩壊錠，ゼリー剤など)や小児用の製剤など，利便性などを考慮した患者指向性の製剤開発が活発に行われるようになっている．

　本項では，日本薬局方に収載されているさまざまな剤形について，日本薬局方における定義ならびに代表的な製剤の特性などについて詳述する．

B　日本薬局方に規定されている各種製剤の特徴

　表4-1 には，第十八改正日本薬局方(日局 18，JP XVIII)の製剤総則に規定されている製剤の一覧と定義を示す．製剤総則中の製剤各条では，各製剤が適用される場所，方法をもとに大分類としてまとめられ，そのなかで剤形ごとに中分類されている．さらに中分類

290 第4章 製剤設計

の中で，特徴的な剤形が小分類として規定されている．

　以下，代表的な製剤について製剤の製法や特徴などについて概説する．

C 経口投与する製剤の種類と特性

1）経口投与する製剤

　経口投与する製剤には，製剤からの有効成分の放出性をとくに調節していない即放性製剤と，目的に合わせて放出性を調節した放出調節製剤（腸溶性製剤・徐放性製剤）がある．

① 腸溶性製剤：医薬品には胃内のような酸性環境下（約 pH 1.2）で分解したり，胃粘膜に対して刺激作用を有し，炎症を引き起こしたりするものもある．このような医薬品に対して，有効成分を胃内では放出せず，主に小腸内で放出するように設計した製剤が腸溶性製剤である．一般的に酸性では不溶で，弱酸〜中性域で溶解する高分子により製剤が被覆されており，有効成分の放出開始時間を遅らせる放出遅延製剤に分類される．

② 徐放性製剤：徐放性製剤は，製剤からの有効成分の放出速度，放出時間，放出部位を調節し，持続的な薬理効果を期待したり，副作用の軽減を図ったりする目的で設計される．

a）錠　剤

　錠剤 tablets は，経口投与する一定の形状の固形の製剤である．

＜服用者・薬剤師からみた錠剤の特徴＞

① 飲みやすい：いろいろな大きさや形状に成型できる．フィルムコーティングや糖衣によって苦みや臭いをマスキングできる．

② 服用量が正確：錠剤の個数や分割錠によって服用量をコントロールできる．

③ 取り扱いやすい：計量しやすくもち運びにも便利である．

④ 識別しやすい：いろいろな大きさや形状，刻印や印刷，色づけによって識別が容易である．

⑤ 放出制御が可能：フィルムコーティングや有核錠により放出制御を行う．

＜製造者からみた錠剤の特徴＞

① 大量生産でき，製造コストを下げられる．

② 質量調節や制御が容易である．

③ 安定した錠剤が供給できる：コーティングなどで錠剤を保護できる（劣化の抑制）．

　上記のような利点により，錠剤はもっとも汎用される剤形である．

　ⅰ）製　法：通例，主薬を添加剤（表4-2）とともに，図4-1 に分類される方法によって調製する．また，適切な方法により，腸溶錠または徐放錠とすることができる．

① 有効成分にかさ増しのために加えられる賦形剤，粒子間の結合力を増加させるために加えられる結合剤，消化管内で速やかに錠剤が崩壊し，薬物の溶解速度を速めるために加えられる崩壊剤など，さまざまな医薬品添加剤とともに混和して均質とする．これを，流動性・充塡性を向上させるために適切な方法で造粒して粒状としたのち，滑沢剤などを加えて混和し，圧縮成形する（顆粒圧縮法）．このとき，水または結合剤を含む溶液を用いて造粒した顆粒を用いて錠剤を作る方法を湿式顆粒圧縮法，原料粉末を圧密したのち，粉砕して粒状とし，これを用いて錠剤を作る方法を乾式顆粒圧縮法

表4-1　日本薬局方に収載されている製剤

1. 経口投与する製剤

- **1.1 錠剤**　口腔内に投与する一定の形状の固形の製剤
  - 1.1.1. 口腔内崩壊錠　口腔内で速やかに溶解又は崩壊させて服用できる錠剤
  - 1.1.2. チュアブル錠　咀嚼して服用する錠剤
  - 1.1.3. 発泡錠　水中で急速に発泡しながら溶解又は分散する錠剤
  - 1.1.4. 分散錠　水に分散して服用する錠剤
  - 1.1.5. 溶解錠　水に溶解して服用する錠剤
- **1.2. カプセル剤**　経口投与する、カプセルに充填又はカプセル基剤で被包成形した製剤
- **1.3. 顆粒剤**　経口投与する、粒状に造形した製剤
  - 1.3.1. 発泡顆粒剤　水中で急速に発泡しながら溶解又は分散する顆粒剤
- **1.4. 散剤**　経口投与する粉末状の製剤
- **1.5. 経口液剤**　経口投与する、液状又は流動性のある粘稠なゲル状の製剤
  - 1.5.1. エリキシル剤　甘味及び芳香のあるエタノールを含む澄明な液状の経口液剤
  - 1.5.2. 懸濁剤　有効成分を微細均質に懸濁した経口液剤
  - 1.5.3. 乳剤　有効成分を乳化した経口液剤
  - 1.5.4. リモナーデ剤　甘味及び酸味のある澄明な液状の経口液剤
- **1.6. シロップ剤**　経口投与する、糖類又は甘味剤を含む粘稠性のある液状又は固形の製剤
  - 1.6.1. シロップ用剤　水を加えると、シロップ剤となる顆粒状又は粉末状の製剤
- **1.7. 経口ゼリー剤**　経口投与する、流動性のない成形したゲル状の製剤
- **1.8. 経口フィルム剤**　経口投与するフィルム状の製剤
  - 1.8.1. 口腔内崩壊フィルム剤　口腔内で速やかに溶解又は崩壊させて服用する経口フィルム剤

2. 口腔内に適用する製剤

- **2.1 口腔用錠剤**　口腔内に適用する一定の形状の固形の製剤
  - 2.1.1. トローチ剤　口腔内で徐々に溶解又は崩壊させ、口腔、咽頭などの局所に適用する口腔用錠剤
  - 2.1.2. 舌下錠　有効成分を舌下で速やかに溶解させ、口腔粘膜から吸収させる口腔用錠剤
  - 2.1.3. バッカル錠　有効成分を臼歯と頬の間で徐々に溶解させ、口腔粘膜から吸収させる口腔用錠剤
  - 2.1.4. 付着錠　口腔粘膜に付着させて用いる口腔用錠剤
  - 2.1.5. ガム剤　咀嚼により、有効成分を放出する口腔用錠剤
- **2.2. 口腔用液剤**　口腔内に適用する液状又はゲル状の製剤
  - 2.2.1. 含嗽剤　うがいに用いる口腔用液剤
- **2.3. 口腔用スプレー剤**　有効成分を霧状、粉末状、泡沫状又はペースト状などとして口腔内に適用する製剤
- **2.4. 口腔用半固形剤**　口腔粘膜に適用する製剤（クリーム剤・ゲル剤・軟膏剤）

3. 注射により投与する製剤

- **3.1 注射剤**　皮下、筋肉内又は血管など体内組織・器官に直接投与する、通例、溶液、懸濁液若しくは乳濁液又は用時溶解若しくは用時懸濁して用いる固形の無菌製剤
  - 3.1.1. 輸液剤　静脈内に投与する、通例、100 mL以上の注射剤
  - 3.1.2. 埋め込み注射剤　長期にわたる有効成分の放出を目的として、皮下、筋肉内などに埋め込み用の器具を用いて、又は手術により適用する固形又はゲル状の注射剤
  - 3.1.3. 持続性注射剤　長期にわたる有効成分の放出を目的として、筋肉内などに適用する注射剤
  - 3.1.4. リポソーム注射剤　有効成分の生体内安定性や標的部位への送達、放出制御などを目的として、静脈内などに投与する注射剤

4. 透析に用いる製剤

- **4.1 透析用剤**　腹膜透析又は血液透析に用いる液状若しくは用時溶解して用いる固形の製剤
  - 4.1.1. 腹膜透析用剤　腹膜透析に用いる無菌の透析用剤
  - 4.1.2. 血液透析用剤　血液透析に用いる透析用剤

5. 気管支・肺に適用する製剤

- **5.1 吸入剤**　有効成分をエアゾールとして吸入し、気管支又は肺に適用する製剤
  - 5.1.1. 吸入粉末剤　吸入量が一定となるように調製された、固体粒子のエアゾールとして吸入する製剤
  - 5.1.2. 吸入液剤　ネブライザなどにより適用する液状の吸入剤
  - 5.1.3. 吸入エアゾール剤　容器に充填した噴射剤と共に、一定量の有効成分を噴霧する定量噴霧式吸入剤

6. 目に投与する製剤

- **6.1. 点眼剤**　結膜嚢などの眼組織に適用する、液状、又は用時溶解若しくは用時懸濁して用いる固形の無菌製剤
- **6.2. 眼軟膏剤**　結膜嚢などの眼組織に適用する無菌製剤

7. 耳に投与する製剤

- **7.1. 点耳剤**　外耳又は中耳に適用する、液状、半固形又は用時溶解若しくは用時懸濁して用いる固形の製剤

8. 鼻に適用する製剤

- **8.1. 点鼻剤**　鼻腔又は鼻粘膜に投与する製剤
  - 8.1.1. 点鼻粉末剤　鼻腔に投与する微粉状の点鼻剤
  - 8.1.2. 点鼻液剤　鼻腔に投与する液状又は用時溶解若しくは用時懸濁して用いる固形の点鼻剤

9. 直腸に適用する製剤

- **9.1. 坐剤**　直腸内に適用する、体温によって溶融するか、又は水に徐々に溶解若しくは分散することにより有効成分を放出する一定の形状の半固形の製剤
- **9.2. 直腸用半固形剤**　肛門周囲又は肛門内に適用する製剤（クリーム剤・ゲル剤・軟膏剤）
- **9.3. 注腸剤**　肛門を通して適用する液状又は粘稠なゲル状の製剤

10. 腟に適用する製剤

- **10.1. 腟錠**　腟に適用する、水に徐々に溶解又は分散することにより有効成分を放出する一定の形状の固形の製剤
- **10.2. 腟用坐剤**　腟に適用する、体温によって溶融するか、又は水に徐々に溶解若しくは分散することにより有効成分を放出する一定の形状の半固形の製剤

11. 皮膚などに適用する製剤

- **11.1. 外用固形剤**　皮膚（頭皮を含む）、又は爪に塗布又は散布する固形の製剤
  - 11.1.1. 外用散剤　粉末状の外用固形剤
- **11.2. 外用液剤**　皮膚（頭皮を含む）、又は爪に塗布する液状の製剤
  - 11.2.1. リニメント剤　皮膚にすり込んで用いる液状又は泥状の外用液剤
  - 11.2.2. ローション剤　有効成分を水性の液に溶解又は乳化させた外用液剤
- **11.3. スプレー剤**　有効成分を霧状、粉末状、泡沫状又はペースト状などとして皮膚に噴霧する製剤
  - 11.3.1. 外用エアゾール剤　容器に充填した液化ガス又は圧縮ガスと共に有効成分を噴霧するスプレー剤
  - 11.3.2. ポンプスプレー剤　ポンプにより有効成分を噴霧するスプレー剤
- **11.4. 軟膏剤**　皮膚に塗布する、有効成分を基剤に溶解又は分散させた半固形の製剤
- **11.5. クリーム剤**　皮膚に塗布する、水中油型又は油中水型に乳化した半固形の製剤
- **11.6. ゲル剤**　皮膚に塗布するゲル状の製剤
- **11.7. 貼付剤**　皮膚に貼付する製剤
  - 11.7.1. テープ剤　ほとんど水を含まない基剤を用いる貼付剤
  - 11.7.2. パップ剤　水を含む基剤を用いる貼付剤

生薬関連製剤　主として生薬を原料とするもの

1. エキス剤　生薬の浸出液を濃縮して製した製剤
2. 丸剤　経口投与する球状の製剤
3. 酒精剤　揮発性の有効成分をエタノール又はエタノールと水の混液に溶解して製した液状の製剤
4. 浸剤・煎剤　生薬を常水で浸出して製した液状の製剤
5. 茶剤　生薬を刻んで混合し、一回量を紙などに包んだ製剤
6. チンキ剤　生薬をエタノール又はエタノールと精製水の混液で浸出して製した液状の製剤
7. 芳香水剤　精油又は揮発性物質を飽和させた、澄明な液状の製剤
8. 流エキス剤　生薬の浸出液で、その1 mL中に生薬1 g中の可溶性成分を含むように製した液状の製剤

◆表4-2　固形製剤（錠剤・顆粒剤・散剤など）に用いられる主な添加剤とその機能

添加剤	主な剤形	目的	例
賦形剤	散剤，顆粒剤，錠剤，カプセル剤	薬物の量が少ない場合，取り扱いやすい量にするために加えるかさ増し剤	乳糖，デンプン，結晶セルロースなど
崩壊剤	顆粒剤，錠剤	消化液中で速やかに崩壊するように，製剤内への導水，膨潤性能をもつものを用いる	デンプン，カルメロース，カルメロースカルシウム，結晶セルロース，低置換度ヒドロキシプロピルセルロース(L-HPC)，クロスポビドンなど
結合剤	顆粒剤，錠剤	粒子間を結合させ，形状を維持できるようにするために加える	白糖，デンプン，ヒドロキシプロピルセルロース(HPC)，L-HPC，ヒプロメロース，ポビドンなど
滑沢剤	錠剤	錠剤製造時に粉体の流動性，成形性を改善し，粒子同士や装置などへの付着を防ぐために加える	ステアリン酸マグネシウム，タルク，硬化油，マクロゴールなど
コーティング剤	顆粒剤，錠剤，カプセル剤	表面に皮膜を形成させ，形状維持，安定性向上，服用性の向上をはかる	白糖，HPC，ヒプロメロースなど
		腸溶性とする	ヒプロメロースフタル酸エステル，ヒプロメロース酢酸エステルコハク酸エステル，セラセフェート，メタクリル酸コポリマーなど
		徐放性とする	エチルセルロースなど

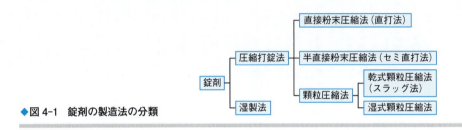

◆図4-1　錠剤の製造法の分類

という．詳細な製造プロセスについては，「2. ❸代表的な製剤の具体的な製造工程」(p. 335)を参照されたい．
② 有効成分に賦形剤，結合剤，崩壊剤などの添加剤を加えて混和して均質としたものを，直接圧縮成形して製する（**直接粉末圧縮法**）か，またはあらかじめ添加剤で製した顆粒に有効成分および滑沢剤などを加えて混和して均質としたのち，圧縮成形（半直接粉末圧縮法（**セミ直打法**））することによって調製される．
③ 有効成分に賦形剤，結合剤などの添加剤を加えて混和して均質とし，溶媒で湿潤させた練合物を一定の形状に成形（湿性錠）したのち，または練合物を一定の型に流し込んで成形したのち，適切な方法で乾燥する．
④ 素錠（**図4-2(a)**）は，通例①，②または③により製する．
⑤ 有効成分の苦みや不快な臭いのマスキング，薬物放出の制御を目的としたフィルムコーティング錠（**図4-2(b)**）は，通例，素錠に高分子化合物などの適切なコーティング剤で薄く剤皮を施して製する．
⑥ 糖衣錠（**図4-2(c)**）は，通例，素錠に糖類または糖アルコールを含むコーティング剤で剤皮を施して製する．
⑦ 多層錠（**図4-2(d)**）は，適切な方法により，組成の異なる粉粒体を層状に積み重ねて圧縮成形して製する．

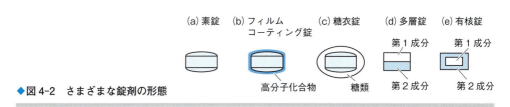

◆図 4-2　さまざまな錠剤の形態

⑧ 有核錠（**図 4-2(e)**）は，内核錠を組成の異なる外層で覆って製する．

ⅱ）規　格
① 溶出試験法・崩壊試験法：本剤は，別に規定するもののほか，溶出試験法または崩壊試験法に適合する．ただし，発泡錠のうち，有効成分を溶解させる製剤および溶解錠には適用しない．
② 製剤均一性試験法：別に規定するもののほか，製剤均一性試験法に適合する．

ⅲ）貯　法：容器は通例，密閉容器とする．

ⅳ）錠剤の小分類
① 口腔内崩壊錠：**口腔内崩壊錠** orally disintegrating tablets/orodispersible tablets は，嚥下機能が低下している高齢者の服用改善などを目的として開発された製剤で，口腔内で速やかに溶解または崩壊させて服用する製剤である．賦形剤には，糖アルコールなどの水溶性の高い基剤が用いられる．また，崩壊剤も口腔内での速やかな崩壊を実現させる適切な材料が選択される．
② チュアブル錠：**チュアブル錠** chewable tablets は，口のなかでかみ砕いたり，唾液で溶解したりして服用する．本剤は，服用時の窒息を防止できる形状にする．小児でも服用しやすいのが特徴である．
③ 発泡錠：**発泡錠** effervescent tablets には，炭酸ナトリウムなどの炭酸塩または炭酸水素塩とクエン酸や酒石酸などの酸性物質が添加されている．これをコップなどに入れた水に投入すると，発泡しながら有効成分が溶解または分散してくるので，この溶液または懸濁液を服用する．
④ 分散錠・溶解錠：錠剤を水に投入して，有効成分を分散（**分散錠** dispersible tablets）または溶解（**溶解錠** soluble tablets）し，これを服用する．

b）カプセル剤
　カプセル剤 capsules は，有効成分や賦形剤などの添加剤をゼラチンなどからなるカプセルに充填または被包した経口投与する製剤である．本剤には，**硬カプセル剤** hard capsules と**軟カプセル剤** soft capsules がある．
　カプセル剤の特徴は，以下のとおりである．
① 容易・迅速に固形製剤の設計が可能である．
② マルチプルユニット製剤化が容易である．
③ 油状薬剤の製剤化が可能である．
④ ダブルブラインド用製剤の製造に適する．
⑤ 酸化安定性を向上させることができる．
⑥ 遮光性（光安定性の向上）を付与可能である．
⑦ 苦味や不快臭をマスキング可能である．

ⅰ）製　法：本剤を製するには，次の方法による．また適切な方法により腸溶性カプセ

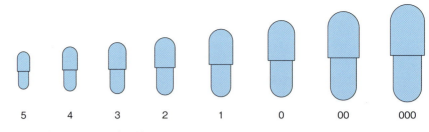

◆図4-3　カプセルの大きさ（原寸）

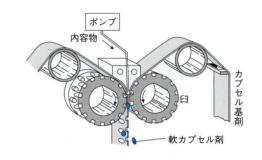

◆図4-4　抜き打ち法による軟カプセル剤への充填

ル剤または徐放性カプセル剤とすることができる．カプセル基剤に着色剤，保存剤などを加えることができる．

① 硬カプセル剤：硬カプセル剤は，ゼラチンやヒプロメロースなどから調製した硬いカプセルに，粉末状もしくは液体状の試料が充填されている．カプセルのサイズは，通例，**図4-3**に示すような，000号から5号までの8種類がある．数個の小さな錠剤（ミニ錠）をカプセル内に充填したような製剤もある．ゼラチンは水分含量がほかの基剤からなるカプセルよりも多いので，内封した薬物の安定性などに配慮が必要である．

② 軟カプセル剤：軟カプセル剤（ソフトカプセル）は，グリセリンやD-ソルビトールなどの可塑剤（高分子を柔らかくする添加剤）を加えて柔らかくしたゼラチンなどのカプセル基剤を用いて，有効成分や添加剤を被包成形した製剤である．主に抜き打ち法（**図4-4**）と滴下法（**図4-5**）により調製される．

ⅱ）規　格

① 製剤均一性試験法：本剤は，別に規定するもののほか，製剤均一性試験法に適合する．
② 溶出試験法・崩壊試験法：本剤は，別に規定するもののほか，溶出試験法または崩壊試験法に適合する．

ⅲ）貯　法：容器は，通例，密閉容器を用いる．

c）顆粒剤

顆粒剤 granules は，経口投与する有効成分と賦形剤や結合剤，崩壊剤などの添加剤を粒状に造粒した製剤である．本剤には発泡顆粒剤が含まれる．

顆粒剤の利点は，以下のとおりである．

① 年齢や身長，体重に応じて投与量が調整しやすい．
② 子供や高齢者も嚥下（服用）しやすい．
③ 流動性がよい．
④ 味，臭いを隠すことができる（コーティング顆粒）．

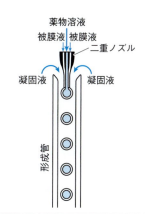

◆図4-5　滴下法による軟カプセル剤への充塡

⑤ 腸溶性など溶出制御ができる(コーティング顆粒).

　これに対し，欠点として，以下の①，②などが挙げられる．
① 用法が不便である．
② 錠剤に比べて服用しづらい．

　ⅰ) **製　法**：本剤を製するには，通例，以下の方法による．錠剤同様，剤皮を施し，適切な方法により，腸溶性顆粒剤や徐放性顆粒剤とすることができる．
① 粉末状の有効成分に賦形剤，結合剤，崩壊剤またはそのほかの添加剤を加えて混和して均質にしたのち，適切な方法により粒状とする．
② あらかじめ粒状に製した有効成分に賦形剤などの添加剤を加えて混和し，均質とする．
③ あらかじめ粒状に製した有効成分に賦形剤などの添加剤を加えて混和し，適切な方法により粒状とする．

　ⅱ) **規　格**
① 細粒剤：顆粒剤のうち，製剤の粒度の試験法において，18号($850\,\mu m$)ふるいを全量通過し，30号($500\,\mu m$)ふるいに残留するのが全量の10%以下のものを，**細粒剤**と称することができる(図4-6(a))．
② 散剤：18号($850\,\mu m$)ふるいを全量通過し，30号($500\,\mu m$)ふるいに残留するのが全量の5%以下のものを，散剤と称することができる(図4-6(b))．
③ 製剤均一性試験法：本剤の分包品は，別に規定するもののほか，製剤均一性試験法に適合する．
④ 溶出試験法・崩壊試験法：本剤は，別に規定するもののほか，溶出試験法または崩壊試験法に適合する．

　ⅲ) **貯　法**：容器は，通例，密閉容器を用いる．

　ⅳ) **顆粒剤の小分類**
① 発泡顆粒剤：**発泡顆粒剤** effervescent granules は，発泡錠と同様，顆粒を水に投入すると急速に発泡しながら溶解または分散するので，これを服用する．本剤には，適切な酸性物質，および炭酸塩または炭酸水素塩を選択して用いる．

d) 散　剤

経口投与する製剤のうち，造粒していない粉末状のものを**散剤** powders という．
散剤の利点として，

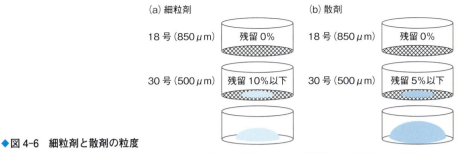

◆図4-6 細粒剤と散剤の粒度

① 投与量が調整しやすい．
② 子供や高齢者も嚥下しやすい．
などがあり，反面，造粒やコーティングを施していないため，
① 流動性がわるい．
② 調剤しにくい．
③ 味・臭いがわるく服用しにくい．
④ 飛散しやすい．
などの欠点がある．

　ⅰ）製　法：本剤を製するには，通例，有効成分と賦形剤またはそのほかの添加剤を加えて混和し，均質とする．

　ⅱ）規　格
① 製剤均一性試験法：本剤の分包品は，別に規定するもののほか，製剤均一性試験法に適合する．
② 溶出試験法・崩壊試験法：本剤は，別に規定するもののほか，溶出試験法または崩壊試験法に適合する．

　ⅲ）貯　法：容器は，通例，密閉容器を用いる．

e）経口液剤

経口液剤 liquid and solutions for oral administration は，経口投与する，液状または流動性のある粘稠なゲル状の製剤である．本剤には，エリキシル剤，懸濁剤，乳剤およびリモナーデ剤が含まれる．

液剤は容量調節がしやすく，とくに小児への投与が容易である．ただし，苦味が強い薬物の場合は服薬をいやがることがあり，注意が必要である．錠剤や顆粒剤などの固形製剤に比べ，安定性を確保しにくい．

　ⅰ）製　法：本剤を製するには，通例，有効成分に添加剤および精製水を加え，溶解，または乳化もしくは懸濁し，必要に応じてろ過する．本剤のうち変質しやすいものは，使用するときに用時調製して用いる．

　ⅱ）規　格
① 製剤均一性試験法：本剤の分包品は，別に規定するもののほか，製剤均一性試験法に適合する．

　ⅲ）貯　法：容器は通例，気密容器を用いる．

　ⅳ）経口液剤の小分類
① エリキシル剤：甘味および芳香のあるエタノールを含む澄明な液状の経口製剤を，エ

リキシル剤 elixirs という．本剤は，有効成分またはその浸出液にエタノール，精製水，着香剤および白糖やその他の糖類または甘味剤を加えて溶かして調製する．

② 懸濁剤：微細な有効成分の粒子を，分散安定剤などの添加剤とともに水中または油中に懸濁した経口液剤が，懸濁剤 suspensions である．本製剤に関しては，別に規定するもののほか，溶出試験法に適合する．

③ 乳剤：有効成分を微細均質に乳化した経口液剤である．乳剤 emulsions は，液状の有効成分に界面活性剤などの乳化剤と精製水を加え，適切な方法で乳化し，全体を均質化したものである．必要に応じて，用時混和して均質とする．

④ リモナーデ剤：リモナーデ剤 lemonades は，甘味および酸味のある澄明な液状の経口液剤である．

f）シロップ剤

シロップ剤 syrups は，経口投与する糖類または甘味剤を含む粘稠性のある液状または固形の製剤である．糖類は甘味を付与するために加えられており，主に白糖が用いられている．本剤には，シロップ用剤が含まれる．

シロップ剤は古くから用いられている剤形で，近年は小児用の重要な剤形となっている．

ⅰ）製　法：通例，白糖，そのほかの糖類もしくは甘味剤の溶液または単シロップに有効成分を加えて溶解，混和，懸濁または乳化し，必要に応じて，混液を煮沸したのち，熱時ろ過する．

変成しやすい場合は，用時調製する．

ⅱ）規　格

① 製剤均一性試験法：本剤の分包品は，別に規定するもののほか，製剤均一性試験法に適合する．

② 溶出試験法：懸濁した製剤は，別に規定するもののほか，溶出試験法に適合する．

ⅲ）貯　法：容器は，通例，気密容器とする．製品の品質に水分の蒸散が影響を与える場合は，低水蒸気透過性の容器を用いるか，または低水蒸気透過性の包装を施す．

ⅳ）シロップ剤の小分類

① シロップ用剤：シロップ用剤 preparations for syrups（ドライシロップ剤）とは，水を加えることによってシロップ剤となる顆粒状または粉末状の製剤である．シロップ剤のうち，水中での薬物の安定性に問題がある場合に本剤形がとられ，通例，用時溶解または用時懸濁して用いる．

ア）規格

① 溶出試験法・崩壊試験法：用時溶解して用いる製剤以外は，別に規定するもののほか，溶出試験法または崩壊試験法に適合する．ただし，製剤の粒度の試験法に準じてふるうとき，30号（500 μm）ふるいに残留するものが10％以下のものには崩壊試験を適用しない．

イ）貯法：容器は通例，密閉容器とする．

g）経口ゼリー剤

経口ゼリー剤 jellies for oral administration は，経口投与する，流動性のない成形したゲル状の製剤である．

小児や高齢者など，錠剤の嚥下が困難な患者に薬物を投与するのに適した剤形である．また，介護者が患者に服用させやすい剤形でもある．

ｉ）**製　法**：通例，有効成分に添加剤および高分子ゲル基剤を加えて混和し，適切な方法でゲル化させ一定の形状に成形する．

ⅱ）**規　格**

① 製剤均一性試験法：本剤は別に規定するもののほか，製剤均一性試験法に適合する．

② 溶出試験法：本剤は，別に規定するもののほか，溶出試験法に適合する．または適切な崩壊性を有する．

ⅲ）**貯　法**：容器は，通例，気密容器とする．製品の品質に水分の蒸散が影響を与える場合は，低水蒸気透過性の容器を用いるか，または低水蒸気透過性の包装を施す．

h）経口フィルム剤

経口フィルム剤 films for oral administration は，経口投与するフィルム状の製剤である．

ｉ）**製　法**：通例，水溶性高分子とその他の添加剤の混合物を基剤として，有効成分と基剤を含む溶液を展延し，乾燥，または混合物を融解成形する．また，適切な方法により，組成の異なる添加剤を層状に積み重ねることができる．

ⅱ）**規　格**

① 製剤均一性試験法：別に規定するもののほか，製剤均一性試験法に適合する．

② 溶出試験法：別に規定するもののほか，溶出試験法に適合する．または適切な崩壊性を有する．

ⅲ）**貯　法**：容器は，通例密閉容器とする．

ⅳ）**経口フィルム剤の小分類**

口腔内崩壊フィルム剤：口腔内崩壊フィルム剤 orally disintegrating films は，口腔内で速やかに溶解または崩壊させて服用する経口フィルム剤である．本剤は，適切な崩壊性を有する．

D　粘膜に適用する製剤の種類とその特性

1）口腔内に適用する製剤

口腔内に適用する製剤 preparations for oro-mucosal application は，経口投与製剤と同様に，口から投薬する製剤である．経口投与製剤では，消化管から薬物が吸収され全身循環血流に移行するのに対し，口腔内に適用する製剤では，薬物は主に口腔粘膜に直接作用するか，または口腔粘膜から吸収され全身循環へと移行し，薬効が発現する．

a）口腔用錠剤

口腔用錠剤 tablets for oro-mucosal application は，口腔内に適用する一定の形状の固形の製剤である．本剤には，トローチ剤，舌下錠，バッカル錠，付着錠およびガム剤が含まれる．

ｉ）**製　法**：本剤を製するには，「錠剤」の製法に準じる．

ⅱ）**規　格**

① 製剤均一性試験法：本剤は，別に規定するもののほか，製剤均一性試験法に適合する．本剤は，適切な溶出性または崩壊性を有する．

ⅲ）**貯　法**：容器は，通例，密閉容器とする．

ⅳ）**口腔用錠剤の小分類**

① トローチ剤：**トローチ剤** troches/lozenges は，口腔内で徐々に溶解または崩壊させ，口

腔咽頭などの局所に適用する錠剤である．形状は，服用時の窒息を防止できる形とする．

② 舌下錠：**舌下錠** sublingual tablets は，有効成分を舌下で速やかに溶解させ，口腔粘膜から吸収させる口腔用錠剤である．

③ バッカル錠：**バッカル錠** buccal tablets は，有効成分を臼歯と頬のあいだで徐々に溶解させ，口腔粘膜から吸収させる口腔用錠剤である．

④ 付着錠：**付着錠** mucoadhesive tablets は，口腔粘膜に付着させて用いる口腔用錠剤である．本剤を製するには，通例，ハイドロゲルを形成する親水性高分子化合物を用いる．

⑤ ガム剤：**ガム剤** medicated chewing gums は，咀嚼により，有効成分を放出する口腔用錠剤である．本剤を製するには，通例，植物性樹脂，熱可塑性樹脂およびエラストマーなどの適切な物質をガム基剤として用いる．

b）口腔用液剤

口腔用液剤 liquids and solutions for oro-mucosal application は，口腔内に適用する液状または流動性のある粘稠なゲル状の製剤である．本剤を製するには，通例，有効成分に添加剤および精製水または適当な溶剤を加え，混和して均質に溶解，または乳化もしくは懸濁し，必要に応じてろ過する．本剤のうち変質しやすいものは，用時調製する．本剤の分包品は，別に規定するもののほか，製剤均一性試験法に適合する．容器は，通例，気密容器とする．

ⅰ）口腔用液剤の小分類

① 含嗽剤：**含嗽剤** preparations for gargles は，うがいのために口腔，咽頭などの局所に適用する液状の製剤である．本剤には，用時溶解する固形の製剤が含まれる．用時溶解する固形の製剤の場合は，「錠剤」，「顆粒剤」などの製法に準じる．

c）口腔用スプレー剤

口腔用スプレー剤 sprays for oro-mucosal applications は，口腔内に適用する，有効成分を霧状，粉末状，泡沫状またはペースト状などとして噴霧する製剤である．本剤を製するには，溶剤などに有効成分および添加剤を溶解または懸濁させ，必要に応じてろ過した後，液化ガスまたは圧縮ガスとともに容器に充填するか，もしくは有効成分および添加剤を用いて溶液または懸濁液を調製し，容器に充填後，スプレー用ポンプを装着する．本剤のうち，定量噴霧式製剤は，別に規定するもののほか，適切な噴霧量の均一性を有する．容器は，通例，気密容器または耐圧性の容器とする．

d）口腔用半固形剤

口腔用半固形剤 semi-solid preparations for oro-mucosal applications は，口腔粘膜に適用する製剤であり，クリーム剤，ゲル剤または軟膏剤がある．本剤を製するには，有効成分を添加剤とともに精製水およびワセリンなどの油性成分で乳化するか，または高分子ゲルもしくは油脂を基剤として有効成分および添加剤とともに混和して均質とする．多回投与容器に充填するものは，微生物の発育を阻止するのに足りる量の適切な保存剤を加えることができる．本剤は，口腔粘膜に適用する上で適切な粘性を有する．容器は，気密容器とする．

2）気管支・肺に適用する製剤

気管支・肺に適用する製剤 preparations for inhalation について，以下に解説する．

a）吸入剤

吸入剤 inhalations は，有効成分を空気中に液滴または粉末状に分散させたエアゾールとして吸入し，気管支または肺に適用する製剤である．本剤には，吸入粉末剤，吸入液剤および吸入エアゾール剤がある．本剤の吸入投与のために，適切な器具または装置を使用するか，または吸入用の器具を兼ねた容器に本剤を充填する．

吸入剤には，気管や気管支への局所投与を目的とするものと，肺胞や細気管支から薬物を吸収させて全身作用を期待するものがある．肺胞部は小腸に匹敵する広い表面積を有していること，肺胞の上皮細胞が薄いので薬の透過に有利であること，薬物の肝臓での初回通過効果を回避できることなどの点から，注射に代わる薬の吸収部位としても注目されている．

吸入する粒子の挙動および気管支・肺内での沈着部位は，幾何学的な粒子径と粒子の形状および密度によって決まる**空気力学的粒子径**と，密接な関係がある（**図 4-7**）．空気力学的粒子径が大きな粒子は，慣性力により咽頭部や上気道に衝突沈着してしまう．これに対し，空気力学的粒子径が約 0.5～7 μm の粒子は気流に乗って細気管支，肺胞に到達し，沈着する．これよりも小さな微粒子の場合には，肺内に沈着せず，呼気とともに再び排出される割合が高くなる．沈着割合は，息止めなどによっても変動する．とくに吸入粉末剤では，発生するエアゾールの粒径が，吸入方法によって変動しやすいので，薬剤師による患者への正しい吸入法の指導が重要である．

ⅰ）吸入剤の小分類

① 吸入粉末剤：**吸入粉末剤** dry powder inhalers は，吸入量が一定となるように調製された，固体粒子のエアゾールとして吸入する製剤である．

吸入粉末剤は，患者の吸気とともに吸入用デバイス（**図 4-8**）より薬剤を発生・吸入するため，薬剤の吸入が容易である．しかし，患者の吸入に伴う吸気流量，吸気流速によって発生するエアゾール径が変化することもあるので注意を要する．また，細気管

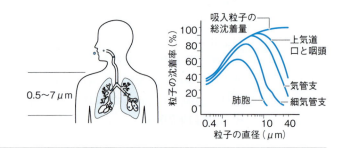

◆図 4-7　空気力学的粒子径と沈着部位との関係

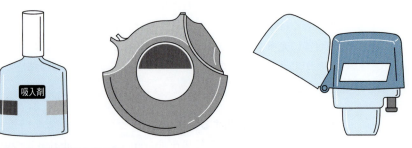

◆図 4-8　市販されている粉末吸入剤の例

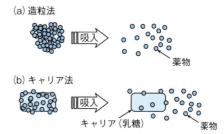

◆図 4-9　吸入粉末剤での微粒子分散機構

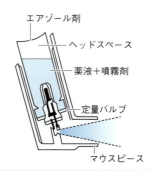

◆図 4-10　市販されている定量噴霧式吸入エアゾール剤の構造の例

支や肺に沈着可能な粒子(空気力学的粒子径：0.5～7 μm)は微細であるため，付着凝集性が強く，流動性がわるい．そこで，粒子を軟らかく造粒(造粒法，図 4-9(a))または乳糖などの粗大な粒子表面に微細薬物粒子を付着(キャリア法，図 4-9(b))させるなどの製剤的工夫とともに，吸入装置内の分離・解砕機構により微粒子を発生させる．

ア）製法：通例，有効成分を微細な粒子とし，必要に応じて乳糖などの添加剤と混和して均質とする．

イ）規格：本剤のうち，定量吸入式の製剤は，別に規定するもののほか，吸入剤の送達量均一性試験法に適合する．本剤から発生させた有効成分の粒子は，別に規定するもののほか，吸入剤の空気力学的粒度測定法に適合する．

ウ）貯法：容器は，通例，密閉容器とする．

② 吸入液剤：**吸入液剤** inhalation liquids and solutions は，超音波照射や圧縮空気などによって薬液を霧化させるネブライザなどを用いてエアゾールを発生させ，これを吸入する液状の製剤である．

ネブライザでは，噴霧装置により薬液を噴霧する．近年，装置の小型化も進んではいるが，一般にもち運びにくく，病院などの施設内で，据え置き装置として用いられることが多い．

ア）製法：通例，有効成分に溶剤および適切な等張化剤，pH 調節剤などを加え，混和して均質に溶解または懸濁し，必要に応じて，ろ過して調製する．

本剤で多回投与容器に充塡するものは，微生物の発育を阻止するに足りる量の適切な保存剤を加えることができる．

イ）貯法：本剤に用いる容器は，通例，気密容器とする．

③ 吸入エアゾール剤：**吸入エアゾール剤** metered-dose inhalers は，一般的に 図 4-10

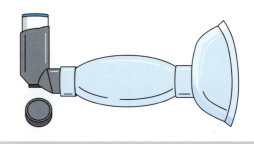

◆図 4-11　吸入用スペーサー取り付け例

に示すような定量バルブを備えた構造を有し，専用のマウスピースが用意されている．容器内には，使用目的によって溶液または，懸濁液が噴射剤とともに充填されている．マウスピースを口にくわえ，エアゾール缶の底を押すことにより一定量の薬液を噴出させ，それと同時に息を吸い込むことで薬液を吸入する．噴出と連動した吸入がむずかしい患者のために，噴出したエアゾールをいったんトラップさせ，その後吸入する装置（スペーサー，**図 4-11**）を用いると，口腔に沈着する薬剤を低減させることができる．

ア）製法：本剤を製するには，通例，有効成分に溶剤および適切な分散剤，安定化剤などを加えて，溶液または懸濁液とし，液状の噴射剤とともに耐圧性の容器に充填し，定量バルブを装着する．

イ）規格：本剤は，別に規定するもののほか，吸入剤の送達量均一性試験法に適合する．本剤から発生させた有効成分の液滴または粒子は，別に規定するもののほか，吸入剤の空気力学的粒度測定法に適合する．

ウ）貯法：容器は，通例，耐圧性の密封容器とする．

3）目に投与する製剤

目に投与する製剤 preparations for ophthalmic application について，以下に解説する．

a）点眼剤

点眼剤 ophthalmic liquids and solutions は，結膜嚢などの眼組織に適用する，液状，または用時溶解もしくは用時懸濁して用いる固形の無菌製剤である．点眼剤には，医薬品を含む点眼剤のほか，眼球の乾燥を防ぐために用いるものや，洗眼を目的として使用されるものも含まれる．

　i）製　法：通例，有効成分に等張化剤などの添加剤を加え，溶剤などに溶解もしくは懸濁して一定容量とするか，または有効成分に添加剤を加えたものを容器に充填する．ただし，微生物による汚染に十分注意し，調製から滅菌までの操作は製剤の組成や貯法を考慮してできるだけ速やかに行う．

用時溶解または用時懸濁して用いる点眼剤には，点眼用の溶解液または懸濁用液（以下，「溶解液など」という）を添付することができる．

点眼剤の調製に用いる溶剤，または添付された溶解液などは，使用に際して無害なものでなければならない．また，本剤の治療効果を妨げるものであってはならない．

① 水性溶剤：水性点眼剤の溶剤には，精製水または適切な水性溶剤を用いる．添付する溶解液には，滅菌精製水または滅菌した水性溶剤を用いる．

② 非水性溶剤：非水性点眼剤の溶剤には，通例，植物油を用いる．また，そのほかの適

切な有機溶剤も非水性溶剤として用いることができる.

本剤または本剤に添付された溶解液などには, 別に規定するもののほか, 着色だけを目的とする物質を加えてはならない.

本剤には涙液と等張にするために塩化ナトリウムまたはそのほかの添加剤を, また, pHを調節するため酸またはアルカリを加えることができる. 涙液の浸透圧は血清と同じである. 点眼剤では, 注射剤ほど厳密な等張化は必要とされないが, 刺激などにより涙液が増加すると主薬が希釈されることがあるので, なるべく等張となるようにする.

本剤で多回投与容器に充塡するものは, 微生物の発育を阻止するに足りる適切な保存剤を加えることができる.

このほか, 粘性を高めることにより眼からの消失を遅くさせ, 薬理効果を持続させる目的でメチルセルロースなどの水溶性高分子を粘稠剤として用いることができる.

ⅱ) 規　格

① 無菌試験法：本剤および添付された溶解液などは, 別に規定するもののほか, 無菌試験法に適合する.

② 点眼剤の不溶性異物検査法：本剤で水溶液であるものまたは本剤に添付された水性の溶解液などは, 別に規定するもののほか, 点眼剤の不溶性異物検査法に適合する.

③ 点眼剤の不溶性微粒子試験法：本剤および添付された溶解液などは, 別に規定するもののほか, 点眼剤の不溶性微粒子試験法に適合する.

懸濁性点眼剤中の粒子は, 通例, 最大粒子径75 μm以下である.

ⅲ) 貯　法：容器は, 通例, 点眼剤の不溶性異物検査法の試験に支障をきたさない透明性のある気密容器とする.

b) 眼軟膏剤

眼軟膏剤 ophthalmic ointments は, 結膜囊などの眼組織に適用する半固形の無菌製剤である.

眼軟膏剤は点眼剤に比べ, 涙液によって希釈されにくく, 結膜囊からの消失速度も遅いため, 角結膜に対する作用時間が長いといった特徴がある. しかし, 投与には慣れが必要であり, 適用後に違和感や, 一過性であるが視野に霧がかかった状態になることがある.

ⅰ) 製　法：本剤を製するには, 通例, ワセリンやプラスチベースなどの基剤と有効成分の溶液または微細な粉末を混和して均質とし, 容器に充塡する. 白色ワセリンは高粘性のため, 低粘性の流動パラフィンを5～10％ほど加えて粘度を調整して利用する.

微生物による汚染に十分に注意し, 調製から滅菌までの操作は製剤の組成や貯法を考慮して, できるだけ速やかに行う.

本剤で多回投与容器に充塡するものは, 微生物の発育を阻止するに足りる量の適切な保存剤を加えることができる.

ⅱ) 規　格

① 無菌試験法：本剤は, 別に規定するもののほか, 無菌試験法に適合する. ただし, 別に規定するもののほか, メンブランフィルター法により試験を行う.

② 眼軟膏剤の金属性異物試験法：本剤は, 別に規定するもののほか, 眼軟膏剤の金属性異物試験法に適合する.

本剤中の粒子の最大粒子径は, 通例, 75 μm以下である. 本剤は, 眼組織に適用するうえで適切な粘性を有する.

304　第4章　製剤設計

ⅲ）**貯　法**：容器は，通例，微生物の混入を防ぐことのできる気密容器とする．

4）鼻に適用する製剤

鼻に適用する製剤 preparations for nasal application について，以下に解説する．

a）点鼻剤

点鼻剤 nasal preparations は，鼻腔または鼻粘膜に投与する製剤である．本剤には点鼻粉末剤と点鼻液剤がある．本剤は，必要に応じて，スプレーポンプなどの適切な噴霧用の器具を用いて噴霧吸入する．花粉症などのアレルギー性鼻炎に対して，直接薬物を送達することが可能である．鼻粘膜では，薬剤が全身血流中に吸収されることもあるため，局所にステロイドなどを投与する場合は注意を要する．

ⅰ）**規　格**：本剤のうち，定量噴霧式製剤は，別に規定するもののほか，適切な噴霧量の均一性を有する．

ⅱ）**点鼻剤の小分類**

① 点鼻粉末剤：**点鼻粉末剤** nasal dry powder inhalers は，鼻腔に投与する微粉状の点鼻剤である．

　ア）製法：本剤を製するには，通例，有効成分を適度に微細な粒子とし，必要に応じて添加剤と混和して均質とする．

　イ）貯法：容器は，通例，密閉容器とする．

② 点鼻液剤：**点鼻液剤** nasal liquids and solutions は，鼻腔に投与する液状，または用時溶解もしくは用時懸濁して用いる固形の点鼻剤である．

　ア）製法：本剤を製するには，通例，有効成分に溶剤および添加剤などを加え，溶解または懸濁し，必要に応じて，ろ過する．等張化剤，pH 調節剤などを用いることができる．

　　　本剤で多回投与容器に充填するものは，微生物の発育を阻止するに足りる量の適切な保存剤を加えることができる．

　イ）貯法：容器は，通例，気密容器とする．

5）直腸に適用する製剤

直腸に適用する製剤 preparations for rectal application について，以下に解説する．

a）坐　剤

坐剤 suppositories for rectal application は，直腸内に適用する，体温によって溶融するか，または水に徐々に溶解もしくは分散することにより有効成分を放出する一定の形状の半固形の製剤である．本剤は，通例，円錐形または紡錘形である．

悪心を催す患者への薬物投与や，経口投与が困難な乳幼児への薬物投与にも用いやすい．**表 4-3** のように，局所作用，全身作用を期待して用いられる．とくに全身投与を目的とした坐剤では，直腸下部から吸収された薬物は初回通過効果を回避することが可能

◆表 4-3　坐剤の局所作用・全身作用と適用疾患

	適用疾患
局所作用	痔，下痢，潰瘍性大腸炎，悪性腫瘍
全身作用	発熱，けいれん，ぜんそく，悪性腫瘍，がん性疼痛

で，食事の影響を受けにくい．また，非ステロイド性消炎鎮痛剤などを経口投与すると，胃での炎症を引き起こすことがあるが，坐剤であれば，この副作用を避けることができる．欠点として，挿入時に便意を催すことがある．

　ⅰ）**製　法**：本剤を製するには，通例，有効成分に分散剤，乳化剤などの添加剤を加えて混和して均質としたものを，加熱するなどして液状化させた基剤中に溶解または均一に分散させ，容器に一定量充填し，固化・成形(円錐形または紡錘形)する．基剤として，通例，油脂性基剤または親水性基剤を用いる．

　坐剤を製するために用いられる基剤には，主に以下のものがある．

① 油脂性基剤：**カカオ脂**，**ハードファット**(**ウィテップゾール**®(半合成の脂肪(主としてトリラウリン酸グリセリド)に，乳化剤として少量の脂肪酸モノグリセリドを加えたもの))が用いられる．カカオ脂には，刺激性がなく，成形しやすいといった利点があるが，多形(安定形結晶(β形-融点34℃)，準安定形(β'形-融点28℃，α形-融点23℃，γ形-融点18℃))が存在し，調製時，溶融したカカオ脂を急冷すると準安定形結晶となり，融点の低い坐剤となってしまう．これに対し，ハードファットでは，結晶多形が出にくく，融点と凝固点の差が少ないため，調製しやすい．さらに，化学的に安定で，水分をよく吸収し，薬物の放出性にも優れることから，近年汎用されている．

② 水溶性基剤：**マクロゴール**やグリセロゼラチンが用いられる．マクロゴールは，坐剤の硬さを調節するため，分子量の異なるもの(400～6,000)を組み合わせて用いる．

③ 乳剤性基剤：カカオ脂に乳化剤を加えたもので，乳化剤には吸水することでo/w型の乳剤を形成するレシチンや，w/o型の乳剤を形成するコレステロールなどが用いられる．

　ⅱ）**規　格**

① 製剤均一性試験法：本剤は別に規定するもののほか，製剤均一性試験法に適合する．

　本剤は，適切な放出性を有する．なお，油脂性基剤を用いたものは，放出性の評価に代えて融点測定法第2法を用いた溶融性の評価によることができる．

　ⅲ）**貯　法**：容器は，通例，密閉容器とする．

　b）**直腸用半固形剤**

　直腸用半固形製剤 semi-solid preparations for rectal application は，肛門周囲または肛門内に適用する製剤であり，クリーム剤，ゲル剤または軟膏剤がある．

　ⅰ）**製　法**：本剤を製するには，通例，有効成分を添加剤とともに精製水およびワセリンなどの油性成分で乳化するか，または高分子ゲルもしくは油脂を基剤として有効成分および添加剤とともに混和して均質とする．

① 直腸用クリーム剤は，「クリーム剤」の製法に準じる．

② 直腸用ゲル剤は，「ゲル剤」の製法に準じる．

③ 直腸用軟膏剤は，「軟膏剤」の製法に準じる．

　本剤のうち，変質しやすいものは，用時調製する．

　本剤で多回投与容器に充填するものは，微生物の発育を阻止するに足りる量の適切な保存剤を加えることができる．

　ⅱ）**規　格**：本剤は，直腸に適用するうえで適切な粘性を有する．

　ⅲ）**貯　法**：容器は，通例，気密容器とする．

c）注腸剤

注腸剤 enemas for application は，肛門を通して適用する液状または粘稠なゲル状の製剤である．

ⅰ）**製　法**：本剤を製するには，通例，精製水または適切な水性溶剤を用い，有効成分を溶剤などに溶解または懸濁して一定容量とし，容器に充塡する．分散剤，安定化剤，pH 調節剤などを用いることができる．

ⅱ）**貯　法**：容器は，通例，気密容器とする．

6）膣に適用する製剤

膣に適用する製剤 preparations for vaginal application について，以下に解説する．

a）膣　錠

膣錠 tablets for vaginal use は，膣に適用する，水に徐々に溶解または分散することにより有効成分を放出する一定の形状の固形の製剤である．

ⅰ）**製　法**：本剤を製するには，通例，「錠剤」の製法に準じる．

ⅱ）**規　格**

① 製剤均一性試験法：本剤は，別に規定するもののほか，製剤均一性試験法に適合する．本剤は，適切な放出性を有する．

ⅲ）**貯　法**：容器は，通例，密閉容器とする．

b）膣用坐剤

膣用坐剤 suppositories for vaginal use は，膣に適用する，体温によって溶融するか，または水に徐々に溶解もしくは分散することにより有効成分を放出する一定形状の半固形の製剤である．

ⅰ）**製　法**：本剤を製するには，「坐剤」の製法に準ずる．本剤は，通例，球形または卵形である．

ⅱ）**規　格**

① 製剤均一性試験法：本剤は，別に規定するもののほか，製剤均一性試験法に適合する．

本剤は，適切な放出性を有する．なお，油脂性基剤を用いたものは，放出性の評価に代えて溶融性の評価によることができる．

ⅲ）**貯　法**：容器は，通例，密閉容器とする．

E　注射により投与する製剤の種類とその特徴

注射により投与する製剤は，注射針などを用いて体内に直接投与する剤形であり，吸収過程がないため，他の剤形に比べ効果の発現が速い反面，急速な薬物濃度上昇などによる副作用も起こることがあるため，投与量，投与経路など十分な注意が必要である．

1）注射剤

注射剤 injections は，皮下，筋肉内または血管などの体内組織・器官に直接投与する，通例，溶液，懸濁液もしくは乳濁液，または用時溶解もしくは懸濁して用いる固形の無菌製剤である．最近では，投薬時の混合調剤ミスや細菌汚染，異物混入の防止などの観点か

ら，あらかじめシリンジまたはカートリッジに注射剤が充填されている製剤も市販されている．

　懸濁性注射剤の場合，懸濁している粒子の大きさは通例，150 μm 以下とし，血管内または脊髄腔内には使用しない．**乳濁性注射剤**の場合は，粒子の大きさを通例，7 μm 以下とし，脊髄腔内には使用しない．

　本剤には，輸液剤，埋め込み注射剤，持続性注射剤およびリポソーム注射剤が含まれる．

a）製　法

　本剤のうち溶液，懸濁液または乳濁液の製剤を製するには，通例，次の方法による．

① 有効成分をそのまま，または有効成分に添加剤を加えたものを注射用水，ほかの水性溶剤または非水性溶剤などに溶解，懸濁もしくは乳化して均質としたものを注射剤用の容器に充填して密封し，滅菌する．

② 有効成分をそのまま，または有効成分に添加剤を加えたものを注射用水，ほかの水性溶剤または非水性溶剤などに溶解，懸濁もしくは乳化して均質としたものを無菌ろ過するか，無菌的に調製して均質としたものを注射剤用の容器に充填して密封する．

　ただし，微生物による汚染に十分注意し，調製から滅菌に至る操作は，注射剤の組成や貯法を考慮してできるだけ速やかに行う．

　用時溶解または用時懸濁して用いる注射剤で，その名称に「注射用」の文字を冠するものには，溶解液または懸濁用液（以下，「溶解液など」という）を添付することができる．

　ⅰ）製剤の無菌化：注射剤をはじめ，点眼剤など無菌的に製する必要のある製剤は，最終滅菌法または無菌操作により無菌の状態にしなければならない．

① 最終滅菌法：滅菌とは，物質中のすべての微生物を滅菌または除去することである．微生物には，ウイルスや，原虫，芽胞を形成するものなど，性質の異なるものが存在する．また，医薬品の熱に対する安定性などにも考慮し，適切な方法（**表 4-4**）および滅菌条件の設定を行う必要がある．

　　最終滅菌法を適用できる製品については，通例 10^{-6} 以下（製品 1 個あたりの微生物生存確率が 100 万分の 1 以下）の無菌性保証水準を担保できる条件で，滅菌を行う．最終滅菌法には，熱によって微生物を殺滅する加熱法（高圧蒸気滅菌法，乾熱滅菌法，高周波滅菌法），滅菌ガスで微生物を殺滅するガス法（酸化エチレンガス滅菌法，過酸化水素による滅菌法），γ線や電子線の照射によって微生物を殺滅する放射線法（放射線滅菌法）が挙げられる．

◆表 4-4　最終滅菌法の種類と特徴

滅菌法		特　徴
加熱法		熱によって微生物を殺滅する方法
	高圧蒸気滅菌法	高圧飽和水蒸気中で微生物を殺滅する方法．温度，水蒸気圧，時間が滅菌に影響
	乾熱滅菌法	加熱乾燥気体で微生物を殺滅する方法．温度と時間が滅菌に影響
	高周波滅菌法	高周波を直接照射し，発生する熱によって微生物を殺滅する方法．通例 2450 ± 50 MHz の高周波が用いられる
ガス法		滅菌ガスが微生物と接触することによって，微生物を殺滅する方法．酸化エチレンガスや過酸化水素，過酸化水素低温ガスプラズマ滅菌などが用いられている
放射線法		
	放射線滅菌法	γ線や電子線の照射によって微生物を直接的に殺滅する方法．熱に不安定な製品にも適用できる

② 無菌操作法：<u>無菌操作法</u>は，ろ過滅菌後，または原料段階から一連の無菌工程により無菌医薬品を製造するために用いる方法で，最終滅菌法が適用できない場合に用いられる方法である．製造に用いる器具や材料をあらかじめ滅菌し，これを環境微生物数および微粒子数が適切に管理された無菌設備内で，無菌性保証水準が保証できるように製造する．製造工程のバリデーションおよび適切な工程管理とその記録の照査により，高度な水準での無菌性が恒常的に保証される場合には，出荷時の試験において，無菌試験を実施しても必ず適合することが保証できていれば，無菌試験を省略することもできる．しかしながら，連続する製造工程の1ヵ所でも無菌性が保たれていなければ，ほかの箇所で無菌性が保たれていても，製品の無菌性を保証することはできない．

ⅱ）**固形の注射剤**：有効成分が溶液中で分解または失活することを防ぐために，凍結乾燥注射剤または粉末注射剤として製することができる．用時，注射用剤で溶解または懸濁して用いる．

① 凍結乾燥注射剤：凍結乾燥注射剤は，通例，有効成分をそのまま，または有効成分および賦形剤などの添加剤を注射用水に溶解し，無菌ろ過し，注射剤用の容器に充填したのちに凍結乾燥するか，または専用容器で凍結乾燥したのちに直接の容器に充填して製する．

② 粉末注射剤：粉末注射剤は，通例，無菌ろ過により処理したのち，晶析により得た粉末またはその粉末に滅菌処理した添加剤を加えて，注射剤用の容器に充填して製する．

ⅲ）**利便性を向上させた注射剤**：薬液調製時もしくは投薬時の過誤，細菌汚染もしくは異物混入の防止，または緊急投与を目的に，充填済みシリンジ剤またはカートリッジ剤として製することができる．

① 充填済みシリンジ剤（**図 4-12**）：<u>充填済みシリンジ剤</u>は，通例，有効成分をそのまま，または有効成分および添加剤を用いて溶液，懸濁液または乳濁液を調製して注射筒に充填して製する．

② カートリッジ剤：<u>カートリッジ剤</u>は，通例，有効成分をそのまま，または有効成分および添加剤を用いて溶液，懸濁液または乳濁液を調製してカートリッジに充填して製する．カートリッジ剤は，薬液が充填されたカートリッジを専用の注入器に入れて用いる．

本剤を製するに用いる溶剤，または本剤に添付する溶解液などは，本剤の使用に際して無害なものでなければならない．また，本剤の治療効果を妨げるものであってはならない．

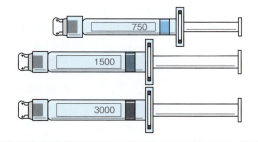

◆図 4-12　充填済みシリンジ剤（プレフィルドシリンジ）の例
750 シリンジ（上）．
1500 シリンジ（中）．
3000 シリンジ（下）．

iv）注射剤に用いられる溶剤

溶剤には次の2種類があり，それぞれの条件に適合したものを用いる．

① 水性溶剤：水性注射剤の溶剤には，注射用水を用いる．ただし，通例，生理食塩液，リンゲル液またはそのほかの適切な水性溶液をこれに代用することができる．

② 非水性溶剤：油性注射剤の溶剤には，通例，植物油を用いる．**非水性溶剤**は，別に規定するもののほか，10℃で澄明で，酸価0.56以下，けん化価185～200，ヨウ素価79～137のもので，鉱油試験法に適合する．

親水性注射剤の溶剤には，通例，エタノールなど水に混和する有機溶剤を用いる．

v）注射剤に用いられる添加剤

注射剤には，体液や血液と等張にするために塩化ナトリウムまたは他の適切な添加剤を，また，pHを調節するために，酸またはアルカリを加えることができる．分割使用を目的とするものや無菌操作法で製するもの，生物学的製剤のように完全な滅菌を行いにくいものについては，微生物の発育を阻止することができる量の適切な保存剤を加えることができる．ただし，多量に用いる輸液剤には加えることができない．

そのほか，医薬品自身の酸化などに対する安定性を確保するための安定剤や，懸濁性注射剤中の粒子の懸濁状態を維持するための懸濁化剤，乳濁性注射剤調製時の乳化を助ける乳化剤（レシチンなど），投与時の痛みをやわらげるための無痛化剤などが，適宜用いられる．

b）規　格

① エンドトキシン試験法・発熱性物質試験法：本剤および添付された溶解液などは，皮内，皮下および筋肉内投与のみに用いるものを除き，別に規定するもののほか，エンドトキシン試験法に適合する．ただし，エンドトキシン試験法の適用が困難な場合は，発熱性物質試験法を適用できる．

② 無菌試験法：本剤および添付された溶解液などは，別に規定するもののほか，無菌試験法に適合する．

③ 注射剤用ガラス容器試験法・着色容器またはプラスチック製医薬品容器試験法：本剤の容器は，注射剤用ガラス容器試験法の規定に適合する無色のものである．ただし，別に規定する場合は，注射剤用ガラス容器試験法の規定に適合する着色容器またはプラスチック製医薬品容器試験法の規定に適合するプラスチック製水性注射剤容器を用いることができる．

④ 輸液用ゴム栓試験法：本剤のうち，100 mL以上の注射用ガラス容器に用いるゴム栓は，別に規定するもののほか，輸液用ゴム栓試験法に適合する．

⑤ 注射剤の不溶性異物検査法：本剤および添付された溶解液などは，別に規定するもののほか，注射剤の不溶性異物検査法に適合する．

⑥ 注射剤の不溶性微粒子試験法：本剤および添付された溶解液などは，別に規定するもののほか，注射剤の不溶性微粒子試験法に適合する．

⑦ 注射剤の採取容量試験法：本剤の薬液は，別に規定するもののほか，注射剤の採取容量試験法に適合する．

⑧ 製剤均一性試験法：本剤で用時溶解または用時懸濁して用いるものは，別に規定するもののほか，製剤均一性試験法に適合する．

本剤で個別容器に入った懸濁性注射剤のうち，静置により均一な分散系が損なわれる

おそれがある製剤は，適切な製剤均一性を有する．

iv）注射剤への記載事項

本剤は，これに添付する文書またはその容器もしくは被包に，別に規定するもののほか，次の事項を記載する．

① 本剤で溶剤の規定のない場合は，本剤を製する溶剤に注射用水もしくは0.9%以下の塩化ナトリウム液，またはpHを調節するための酸もしくはアルカリを用いたときを除き，本剤を製するに用いる溶剤の名称．

② 本剤に溶解液などを添付するときは，溶解液などの名称，内容量，成分および分量または割合．また，その外部容器または外部被包に溶解液などを添付していること．

③ 本剤に安定剤，保存剤または賦形剤を加えたときは，その名称およびその分量．ただし，容器内の空気を二酸化炭素または窒素で置換したときは，その限りではない．

本剤で2 mL以下のアンプルまたはこれと同等の大きさの直径の容器もしくは直接の被包に収められたものについては，その名称中の「注射液」，「注射用」または「水性懸濁注射液」の文字の記載は「注」，「注用」または「水懸注」の文字の記載をもって代えることができる．2 mLを超え10 mL以下のアンプルまたはこれと同等の大きさのガラスそのほかこれに類する材質からなる直接の容器で，その記載がその容器に直接印刷されているものに収められた本剤についても，同様に記載を省略することができる．

c）貯　法

本剤に用いる容器は，密封容器または微生物の混入を防ぐことのできる気密容器とする．

d）注射剤の小分類

ⅰ）輸液剤：輸液剤 parenteral infusions は，静脈内投与する，通例，100 mL以上の注射剤である．輸液剤は主に，水分補給や電解質バランスの補正，栄養補給などの目的で用いられる．ほかにも，治療にあたり持続的に薬物を注入するため，他の注射剤と混合して用いることもある．アミノ酸と還元糖，電解質を補給するための輸液では，アミノ酸と還元糖がメイラード Maillard 反応を起こして保存中に徐々に褐色を帯びていくことから，用時混合して用いるとともにpHを低くするなどの製剤的工夫が必要である．アミノ酸と電解質溶液を含む層と還元糖と電解質溶液を含む二つの層に輸液バッグを分け，二層に分けている隔壁を用時開通したのち，混合して用いるようなダブルバッグ製剤なども市販されている（図4-13）．

ⅱ）埋め込み注射剤：埋め込み注射剤 implants/pellets は，長期にわたる有効成分の放出を目的として，皮下，筋肉内などに埋め込み用の器具を用いて，または手術により適用する固形またはゲル状の注射剤である．長期にわたって有効成分を体内で放出させる製剤で，一度の注射で長期間，治療効果を維持することができる．ポリ乳酸・グリコール酸にゴセレリン酢酸塩を分散させた製剤（ゴセレリン酢酸塩デポ，ゾラデックス®）が市販されており，専用の注射器で全腹部に皮下投与する．

本剤を製するには，通例，生分解性高分子化合物を用い，ペレット，マイクロスフェアまたはゲル状の製剤とする．

本剤は，別に規定するもののほか，製剤均一性試験法に適合する．また，適切な放出特性を有する．なお，本剤には，注射剤の不溶性異物検査法，注射剤の不溶性微粒子試験法および注射剤の採取容量試験法を適用しない．

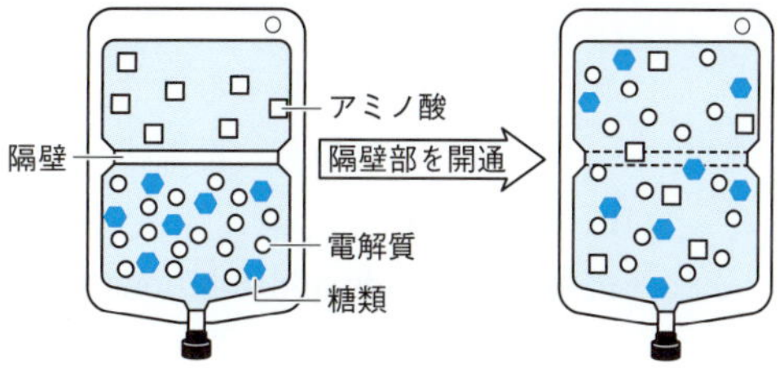

◆図4-13　ダブルバッグ製剤

　iii）持続性注射剤：**持続性注射剤** prolonged release injections は，長期にわたる有効成分の放出を目的として，筋肉内などに適用する注射剤である．市販の持続性注射剤のうち，ポリ乳酸・グリコール酸からなるマイクロスフェア内に黄体形成ホルモン放出ホルモン（LH-RH）誘導体（リュープロレリン酢酸塩）を内封した製剤では，製品によって一度の注射で1ヵ月から6ヵ月間にわたって治療効果が持続する．本剤を製するには，通例，有効成分を植物油などに溶解もしくは懸濁するか，または生分解性高分子化合物を用いたマイクロスフェアの懸濁液とする．

　本剤は，適切な放出特性を有する．

　iv）リポソーム注射剤：**リポソーム注射剤** liposome injections は，有効成分の生体内安定性向上や標的部位への送達，放出制御などを目的として，静脈内などに適用する注射剤である．ポリエチレングリコールで表面修飾したリポソームに抗がん薬（ドキソルビシン塩酸塩）を封入した製剤（ドキシル®）が市販されており，本製剤では EPR（enhanced permeation and retention）効果による受動的ながん組織への薬物送達を可能にし，ドキソルビシン塩酸塩の副作用の一つである心毒性の低減に寄与している．本剤を製するには，通例，両親媒性脂質（レシチン）などを用い，脂質二分子膜からなる閉鎖微小胞が分散した水性注射剤または凍結乾燥注射剤とする．

　本剤は，適切な放出特性ならびに粒子径を有する．

F　皮膚などに適用する製剤

　皮膚に適用する製剤 preparations for cutaneous application には，皮膚を通して有効成分を全身循環血流に送達させることを目的とした経皮吸収型製剤も含まれる．経皮吸収型製剤からの有効成分の放出速度は，通例，適切に調節される．

a）外用固形剤

　外用固形剤 solid dosage forms for cutaneous application は，皮膚（頭皮を含む）または爪に，塗布または散布する固形の製剤である．本剤には，外用散剤が含まれる．

　ベビーパウダー（天花粉）などが本剤形の代表例である．

　ⅰ）規　格

① 製剤均一性試験法：本剤の分包品は，別に規定するもののほか，製剤均一性試験法に適合する．

　ⅱ）貯　法：容器は，通例，密閉容器とする．

　ⅲ）外用固定剤の小分類

① 外用散剤：**外用散剤** powders for cutaneous application は，粉末状の外用固形剤であ

る.

　　ア）製法：本剤を製するには，通例，有効成分に賦形剤などの添加剤を加えて混和して
　　　　均質としたのち，粉末状とする.

b）外用液剤

　外用液剤 liquids and solutions for cutaneous application は，皮膚（頭皮を含む）または爪
に塗布する液状の製剤である．本剤には，リニメント剤およびローション剤が含まれる.

　ⅰ）**製　法**：本剤を製するには，通例，有効成分に溶剤，添加剤などを加え，溶解，乳
化または懸濁し，必要に応じてろ過する.

　本剤のうち，変質しやすいものは，用時調製する.

　ⅱ）**規　格**

① 製剤均一性試験法：本剤の分包品のうち経皮吸収型製剤は，別に規定するもののほ
　　か，製剤均一性試験法に適合する.

　ⅲ）**貯　法**：容器は，通例，気密容器とする.

　ⅳ）**外用液剤の小分類**

① リニメント剤：**リニメント剤** liniments は，皮膚にすり込んで用いる液状または泥状
　　の外用液剤である.

② ローション剤：**ローション剤** lotions は，有効成分を水性の液に溶解または乳化もし
　　くは微細に分散させた外用液剤である.

　　本剤を製するには，通例，有効成分，添加剤および精製水を用いて溶液，懸濁液また
　　は乳濁液として全体を均質とする.

　　本剤は，保存中に成分が分離することがあっても，その本質が変化していないとき
　　は，用時混和して均質とする.

c）スプレー剤

　スプレー剤 sprays for cutaneous application は，有効成分を霧状，粉末状，泡沫状，ま
たはペースト状などとして皮膚に噴霧する製剤である．本剤には，外用エアゾール剤およ
びポンプスプレー剤がある.

　ⅰ）**製　法**：本剤を製するには，通例，有効成分の溶液または懸濁液を調製し，必要に
応じて，ろ過したのち，容器に充填する.

　ⅱ）**規　格**：本剤のうち，定量噴霧式製剤は，別に規定するもののほか，適切な噴霧量
の均一性を有する.

　ⅲ）**スプレー剤の小分類**

① 外用エアゾール剤：**外用エアゾール剤** aerosols for cutaneous application は，容器に
　　充填した液化ガスまたは圧縮ガスとともに有効成分を噴霧するスプレー剤である（**図
　　4-14**）.

　　本剤を製するには，通例，有効成分の溶液または懸濁液を調製し，液状の噴射剤とと
　　もに耐圧性の容器に充填し，連続噴射バルブを装着する．必要に応じて，分散剤，安
　　定化剤などを用いる.

　　本剤に用いる容器は，通例，耐圧性の容器とする.

② ポンプスプレー剤：**ポンプスプレー剤** pump sprays for cutaneous application は，ポ
　　ンプにより容器内の有効成分を噴霧するスプレー剤である.

　　本剤を製するには，通例，有効成分および添加剤を溶解または懸濁し，充填後の容器

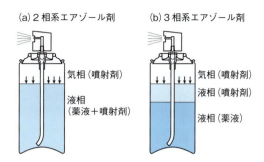

◆図 4-14　エアゾール剤の構造

にポンプを装着する．

本剤に用いる容器は，通例，気密容器とする．

d）軟膏剤

軟膏剤 ointments は，皮膚に塗布する，有効成分を基剤に溶解または分散させた半固形の製剤である．本剤には，油脂性軟膏剤および水溶性軟膏剤がある．

ⅰ）製　法：油脂性軟膏剤を製するには，通例，油脂類，ろう類，パラフィンなどの炭化水素類などの油脂性基剤を加温して融解し，有効成分を加え，混和して溶解または分散させ，全体が均質になるまで混ぜて練り合わせる．

水溶性軟膏剤を製するには，通例，マクロゴールなどの水溶性基剤を加温して融解し，有効成分を加え，全体が均質になるまで混ぜて練り合わせる．

本剤のうち，変質しやすいものは，用時調製する．

① 軟膏基剤：軟膏基剤について，**表 4-8**（後出）にまとめた．軟膏基剤・クリーム基剤は，薬物の物性，患部の状態，使用用途などを考慮して適切なものが選択される．

　ア）油脂性基剤：油脂性基剤は疎水性物質で，鉱物性，植物性のものがある．皮膚刺激性が少なく，患部の被覆・保護能に優れる．

　イ）水溶性基剤：水溶性基剤として，主に水に溶けやすいマクロゴールが用いられる．さまざまな分子量のマクロゴールが市販されており，分子量が 1,000 以下のものは液状，1,000 以上のものは半固形～固形である．必要に応じ，異なる分子量のマクロゴールを混ぜ合わせて用いる．

ⅱ）規　格：本剤は，皮膚に適用するうえで適切な粘性を有する．

ⅲ）貯　法：本剤に用いる容器は，通例，気密容器とする．

e）クリーム剤

クリーム剤 creams は，皮膚に塗布する，水中油型または油中水型に乳化した半固形の製剤である．油中水型に乳化した親油性の製剤については油性クリーム剤と称することができる．

クリーム剤に用いられるクリーム基剤（乳剤性基剤）は，油脂性の物質と水を乳化剤を用いて乳化したものである．クリーム剤は皮膚への浸透性に優れており，薬物を皮膚から効率よく吸収させることができる．クリーム基剤は乳剤の型によって使用感や特性が異なり，o/w 型のものは水や温湯で容易に洗い落とすことができ，感触もよい．

代表的なクリーム基剤として以下のものがある．

① 親水クリーム：親水クリームは，o/w 型のクリーム基剤である．外相が水であるた

め，水分が失われやすく，プロピレングリコールが保湿剤として添加されている．また，カビや細菌が繁殖することがあるので，保存剤も添加される．

② 吸水クリーム：吸水クリームは，w/o 型のクリーム基剤である．外相が油脂物質で構成されているため，皮膚へののびがよい．

③ 精製ラノリン：水相を欠くクリーム基剤であり，吸水して w/o 型となる．

④ 加水ラノリン：精製ラノリンに水を加えたクリーム基剤である．

　i）製　法：本剤を製するには，通例，ワセリン，高級アルコールなどをそのまま，または乳化剤などの添加剤を加えて油相とし，精製水をそのまま，または乳化剤などの添加剤を加えて水相とし，そのいずれかの相に有効成分を加えて，それぞれ加温し，油相および水相を合わせて全体が均質になるまでかき混ぜて乳化する．
本剤のうち，変質しやすいものは，用時調製する．

　ii）規　格：本剤は，皮膚に適用するうえで適切な粘性を有する．

　iii）貯　法：本剤に用いる容器は，通例，気密容器とする．

　f）ゲル剤

ゲル剤 gels は，皮膚に塗布するゲル状の製剤である．本剤には，水性ゲル剤および油性ゲル剤がある．

　i）製　法：本剤を製するには，通例，次の方法による．

　水性ゲル剤は，有効成分にカルボキシビニルポリマーなどの高分子化合物，そのほかの添加剤および精製水を加えて溶解または懸濁させ，加温および冷却，またはゲル化剤を加えることにより架橋させる．

　油性ゲル剤は，有効成分にグリコール類，高級アルコール類などの液状の油性基剤およびそのほかの添加剤を加えて混和する．

　ii）規　格：本剤は，皮膚に適用するうえで適切な粘性を有する．

　iii）貯　法：容器は，通例，気密容器とする．

　g）貼付剤

貼付剤 patches は，皮膚に貼付する製剤である．本剤にはテープ剤およびパップ剤がある．

　近年，ニトログリセリンをはじめ，ツロブテロール，フェンタニル，ニコチンなど全身作用を目的とした経皮吸収型製剤が数多く開発され，利用されている．

　i）製　法：本剤を製するには，通例，高分子化合物またはこれらの混合物を基剤とし，有効成分を基剤と混和し均質として，支持体またはライナー（剥離体）に展延して成形する．また，放出制御膜を用いた経皮吸収型製剤とすることができる．必要に応じて，粘着剤，吸収促進剤などを用いる．

　ii）規　格

① 製剤均一性試験法：本剤のうち，経皮吸収型製剤は，別に規定するもののほか，製剤均一性試験法に適合する．

② 粘着力試験法：本剤は，別に規定するもののほか，粘着力試験法に適合する．

③ 皮膚に適用する製剤の放出試験法：本剤は，別に規定するもののほか，皮膚に適用する製剤の放出試験法に適合する．

　iii）**貼付剤の小分類**

① テープ剤：テープ剤 tapes は，ほとんど水を含まない基剤を用いる貼付剤である．本

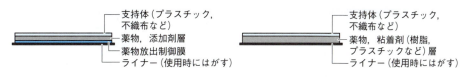

◆図 4-15　テープ剤の構造

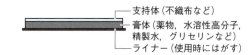

◆図 4-16　パップ剤の構造

剤にはプラスター剤および硬膏剤を含む．本剤を製するには，通例，樹脂，プラスチック，ゴムなどの非水溶性の天然または合成高分子化合物を基剤とし，有効成分をそのまま，または有効成分に添加剤を加え，全体を均質とし，布に展延またはプラスチック製フィルムなどに展延もしくは封入して成形する．また，有効成分と基剤またはそのほかの添加剤からなる混合物を放出制御膜，支持体およびライナー（剥離体）でできた放出体に封入し，成形して製することができる（**図 4-15**）．

本剤に用いる容器は，通例，密閉容器とする．

② パップ剤：**パップ剤** cataplasms/gel patches は，水を含む基剤を用いる貼付剤である．本剤を製するには，通例，有効成分を精製水，グリセリンなどの液状の物質と混和し，全体を均質にするか，水溶性高分子，吸水性高分子などの天然または合成高分子化合物を精製水と混ぜて練り合わせ，有効成分を加え，全体を均質にし，布などに展延して成形する（**図 4-16**）．

本剤に用いる容器は，通例，気密容器とする．

G その他の製剤の種類とその特性

1）透析に用いる製剤

透析に用いる製剤 preparations for dialysis について，解説する．

透析治療は，腹膜を半透膜として利用する腹膜透析と，血液を体外に採り出し，透析器内に設けられた人工の半透膜を利用する血液透析に大きく大別される（**図 4-17**）．

透析治療において，血液中から過剰な水分や老廃物を，腹膜や半透膜を介して浸透圧差により採り出すために用いられるのが透析用剤である．

透析用剤 dialysis agents は，腹膜透析または血液透析に用いる液状もしくは用時溶解する固形の製剤である．本剤には腹膜透析用剤および血液透析用剤がある．

ⅰ）規　格

① エンドトキシン試験法：本剤は，別に規定するもののほか，エンドトキシン試験法に適合する．

本剤のうち用時溶解して用いるものは，適切な製剤均一性を有する．

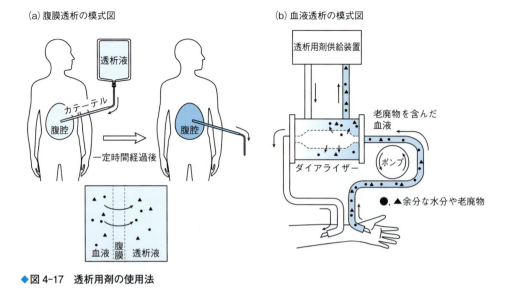

◆図 4-17　透析用剤の使用法

ⅱ）透析用剤の小分類

① 腹膜透析用剤：**腹膜透析用剤** peritoneal dialysis agents は，腹膜透析に用いる無菌の透析用剤である．

腹膜透析では，透析用剤を腹腔内にカテーテルを介して注入し，一定時間経過後，カテーテルを介して体外に排出する．腹腔内に注入されるため，腹膜透析用剤は無菌である必要がある．

本剤を製するには，通例，有効成分に添加剤を加え，溶剤に溶解して一定容量としたもの，または有効成分に添加剤を加えたものを容器に充塡し，密封する．必要に応じて滅菌する．ただし，微生物による汚染に十分注意し，調製から滅菌に至る操作は製剤の組成や貯法を考慮してできるだけ速やかに行う．用時溶解する固形の製剤の場合は，「錠剤」，「顆粒剤」などの製法に準じる．

本剤は，pH 調節剤，等張化剤などの添加剤を加えることができる．

本剤を製するに用いる溶剤は，別に規定するもののほか，注射用水とする．

ア）規格

ⓐ 無菌試験法：本剤は，別に規定するもののほか，無菌試験法に適合する．

ⓑ 注射剤の採取容量試験法：本剤は，別に規定するもののほか，注射剤の採取容量試験法の「輸液剤」に適合する．ただし，内容量の質量(g)を密度で除して容量(mL)に換算してもよい．

ⓒ 注射剤の不溶性異物検査法：本剤は，別に規定するもののほか，注射剤の不溶性異物検査法に適合する．

ⓓ 注射剤の不溶性微粒子試験法：本剤は，別に規定するもののほか，注射剤の不溶性微粒子試験法に適合する．

ⓔ 注射剤用ガラス容器試験法・着色容器またはプラスチック製医薬品容器試験法：本剤に用いる容器は，注射剤用ガラス容器試験法に適合する無色のものである．ただし，別に規定する場合は，注射剤用ガラス容器試験法に適合する着色容器またはプラス

チック製医薬品容器試験法に適合するプラスチック製水性注射剤容器を用いることができる.

 ⨍ 輸液用ゴム栓試験法：本剤の容器のゴム栓は，別に規定するもののほか，輸液用ゴム栓試験法に適合する.

 イ）貯法：容器は，通例，密封容器，または必要に応じて，微生物の混入を防ぐことができる気密容器とする.

② 血液透析用剤：**血液透析用剤** hemodialysis agents は，血液透析に用いる透析用剤である.

本剤を製するには，通例，有効成分に添加剤を加え，溶剤に溶解して一定容量としたもの，または有効成分に添加剤を加えたものを容器に充填する.用時溶解する固形の製剤の場合は，「錠剤」，「顆粒剤」などの製法に準じる.

本剤は，pH 調節剤，等張化剤などの添加剤を加えることができる.

本剤を製するに用いる溶剤は，別に規定するもののほか，注射用水または透析に適した水とする.

 ア）貯法：容器は，通例，微生物の混入を防ぐことのできる気密容器とする.

2) 耳に投与する製剤

耳に投与する製剤 preparations for otic application について，解説する.

a) 点耳剤

点耳剤 ear preparations は，外耳または中耳に投与する，液状，半固形または用時溶解もしくは用時懸濁して用いる固形の製剤である.

点耳薬として，抗生物質やステロイド薬を含むものが使用されるが，耳垢塞栓の除去を目的とした軟化用点耳液も使用されることがある.また使用時には，患耳を上側に向けた状態で点耳剤を滴下し，点耳であれば2〜3分，薬浴であれば10分程度そのままの状態で安静にして患部が薬液で浸された状態を保つことが，治療効果を上げるうえで重要である.冷蔵保存していた低温の薬液をそのまま点耳すると，内耳に刺激が加わり，めまいを引き起こすことがあるので，体温に近い温度としたのちに用いるなどの注意を要する.

 ⅰ）**製 法**：本剤を製するには，通例，有効成分に添加剤を加え，溶剤などに溶解もしくは懸濁して一定容量としたもの，または有効成分に添加剤を加えたものを容器に充填する.ただし，微生物による汚染に十分注意し，操作は製剤の組成や貯法を考慮してできるだけ速やかに行う.

本剤を無菌に製する場合は，「点眼剤」の製法に準じる.

用時溶解または用時懸濁して用いる本剤で，その名称に「点耳用」の文字を冠するものには，溶解液または懸濁用液（以下，「溶解液など」という）を添付することができる.

本剤を製するに用いる溶剤，または本剤に添付する溶解液などを分けて，次の2種類とする.

① 水性溶剤：水性点耳剤の溶剤および添付する溶解液などには，精製水または適切な水性溶剤を用いる.

ただし無菌に製する場合は，添付する溶解液などには，滅菌精製水または滅菌した水性溶剤を用いる.

② 非水性溶剤：非水性点耳剤の溶剤には，通例，植物油を用いる.また，そのほかの適

切な有機溶剤も非水性溶剤として用いることができる.

本剤または本剤に添付する溶解液などには，別に規定するもののほか，着色だけを目的とする物質を加えてはならない.

本剤で，多回投与容器に充填するものは，微生物の発育を阻止するに足りる量の適切な保存剤を加えることができる.

ⅱ）**規　格**

① 無菌試験法：本剤および添付された溶解液などで，無菌に製する場合は，別に規定するもののほか，無菌試験法に適合する.

ⅲ）**貯　法**：容器は，通例，気密容器とする.

3）生薬関連製剤

生薬関連製剤 preparations related to crude drugs は，主として生薬を原料とする製剤であり，エキス剤，丸剤，酒精剤，浸剤，煎剤，茶剤，チンキ剤，芳香水剤および流エキス剤を含む.

試験法および容器，包装に関する記述は基本的な要求事項であり，また，製法は一般的な製法を示したものである.

a）エキス剤

エキス剤 extracts は，生薬の浸出液を濃縮して製したもので，通例，次の2種類がある.

① 軟エキス剤.

② 乾燥エキス剤.

ⅰ）**製　法**：本剤を製するには，別に規定するもののほか，通例，次の方法による.

① 適切な大きさとした生薬に適切な浸出剤を加え，一定時間冷浸，温浸または「チンキ剤」の「②パーコレーション法」に準じて浸出し，浸出液をろ過し，適切な方法で濃縮または乾燥する．軟エキス剤は水あめ様の稠度とし，乾燥エキス剤は砕くことができる固塊，粒状または粉末とする.

成分含量の規定があるものは，その一部をとり，定量し，必要に応じて適切な賦形剤を加えて，規定の含量に調節する.

② 適切な大きさとした生薬を処方に従って一定量ずつ量り，全量に水10〜20倍量を加え，一定時間加熱し，遠心分離などにより固液分離する．得られた浸出液を適切な方法で濃縮または乾燥し，軟エキス剤は水あめ様の稠度とし，乾燥エキス剤は砕くことができる固塊，粒状または粉末状とする.

ⅱ）**規　格**：本剤は，これを製するに用いた生薬の臭味がある.

① 重金属試験法：本剤は，別に規定するもののほか，重金属試験法に適合する.

ⅲ）**貯　法**：容器は，気密容器とする.

b）丸　剤

丸剤 pills は，経口投与する球状の製剤である.

ⅰ）**製　法**：本剤を製するには，通例，有効成分に賦形剤，結合剤，崩壊剤またはそのほかの適切な添加剤を加えて混和して均質としたのち，適切な方法で球状に成形する．また，適切な方法により，コーティングを施すことができる.

ⅱ）**規　格**

① 崩壊試験法：本剤は，別に規定するもののほか，崩壊試験法に適合する.

iii）**貯　法**：容器は密閉容器または気密容器とする.

　c）酒精剤

　酒精剤 spirits は，通例，揮発性の有効成分をエタノールまたはエタノールと水の混液に溶解して製した液状の製剤である.

　　i）**貯　法**：本剤は，火気を避けて保存する.　本剤に用いる容器は，気密容器とする.

　d）浸剤・煎剤

　浸剤 infusions および煎剤 decoctions は，いずれも生薬を，通例，常水で浸出して製した液状の製剤である.

　　i）**製　法**：本剤を製するには，通例，生薬を次の大きさとし，その適量を浸煎容器に入れる.

　　葉，花，全草　　　　：粗切.
　　材，茎，皮，根，根茎：中切.
　　種子，果実　　　　　：細切.

① 浸剤：通例，生薬 50 g に常水 50 mL を加え，約 15 分間潤したのち，熱した常水 900 mL を注ぎ，数回かき混ぜながら 5 分間加熱し，冷後，布ごしする.

② 煎剤：通例，1 日量の生薬に常水 400〜600 mL を加え，30 分以上かけて半量を目安として煎じ，温時，布ごしする.

　　本剤は，用時調製する.

　　ii）**規　格**：本剤は，これを製するに用いた生薬の臭味がある.

　　iii）**貯　法**：容器は，通例，気密容器とする.

　e）茶　剤

　茶剤 teabags は，生薬を粗末から粗切の大きさとし，1 日量または 1 回量を紙または布の袋に充塡した製剤である.

　　i）**製　法**：本剤は，通例，「浸剤・煎剤」の製法に準じ用いられる.

　　ii）**貯　法**：容器は，通例，密閉容器または気密容器とする.

　f）チンキ剤

　チンキ剤 tinctures は，生薬をエタノールまたはエタノールと精製水の混液で浸出して製した液状の製剤である.

　　i）**製　法**：本剤を製するには，別に規定するもののほか，通例，生薬を粗末または細切とし，①浸出法または②パーコレーション法による.

① 浸出法：生薬を適切な容器に入れ，全量または全量の約 3/4 に相当する量の浸出剤を加え，密閉してときどきかき混ぜながら約 5 日間または可溶性成分が十分に溶けるまで室温で放置した後，遠心分離などにより固液分離する.　全量の約 3/4 に相当する量の浸出剤を加えた場合には，さらに，残留物に適量の浸出剤を加えて洗い，必要に応じて圧搾し，浸出液および洗液を合わせて全量とする.　また，全量の浸出剤を加えた場合には，必要に応じて減量分の浸出剤を加え全量とすることができる.　約 2 日間放置した後，上澄液をとるか，またはろ過して澄明な液とする.

② パーコレーション法：生薬にあらかじめ浸出剤を少量ずつ加え，よく混和して潤し，密閉して室温で約 2 時間放置する.　これを適切な浸出器になるべく密に詰め，浸出器の下口を開いた後，生薬が覆われるまで徐々に上方から浸出剤を加え，浸出液が滴下し始めたとき，下口を閉じて密閉し，室温で 2〜3 日間放置した後，毎分 1〜3 mL の

速度で浸出液を流出させる．さらに，浸出器に適量の浸出剤を加えて流出を続け全量とし，よく混和し，約2日間放置した後，上澄液をとるか，またはろ過して澄明な液とする．この操作中放置時間および流出速度は生薬の種類と量によって適切に変更することができる．

ただし，成分含量およびエタノールの含量の規定があるものは，浸出液の一部をとり，含量を測定し，結果に従い浸出剤などを加えて規定の含量に調節する．

ⅱ）**貯　法**：本剤は，火気を避けて保存する．容器は，気密容器とする．

g）芳香水剤

芳香水剤 aromatic waters は，精油または揮発性物質を飽和させた，澄明な液状の製剤である．

ⅰ）**製　法**：本剤を製するには，別に規定するもののほか，通例，精油2mLまたは揮発性物質2gに微温の精製水1,000mLを加えて15分間よく振り混ぜたのち，12時間以上放置する．次に潤したろ紙を用いてろ過し，精製水を加え，混和して1,000mLとするか，または精油2mLもしくは揮発性物質2gをタルク，精製ケイソウ土もしくはパルプ状としたろ紙の適量と良く混和し，精製水1,000mLを加え，10分間よくかき混ぜたのち，ろ過する．ろ液が澄明でないときはろ過を繰り返し，ろ紙を通した精製水を加え，1,000mLとする．

ⅱ）**貯　法**：容器は，気密容器とする．

h）流エキス剤

流エキス剤 fluidextracts は，生薬の浸出液で，その1mL中に生薬1g中の可溶性成分を含むように製した液状の製剤である．ただし成分含量に規定のあるものは，その規定を優先する．

ⅰ）**製　法**：本剤を製するには，別に規定するもののほか，通例，生薬を粗末または細切とし，次の浸出法またはパーコレーション法による．

① 浸出法：生薬の一定量をとり適切な容器に入れ，生薬が覆われるまで浸出液を加え，密閉してときどきかき混ぜながら，約5日間または可溶性成分が十分に溶けるまで室温で放置したのち，遠心分離などにより固液分離する．通例，浸出液のうち生薬の質量の約3/4に相当する量を第1浸出液として別に保存し，さらに，残留物に適量の浸出液を加えて洗い，洗液を第1浸出液の残りと合わせ，必要に応じて濃縮し，第1浸出液に合わせたものをA液とし，必要に応じて浸出液を加え，生薬の質量と等倍量とする．約2日間放置した後，上澄液をとるか，またはろ過して澄明な液とする．

② パーコレーション法：生薬1,000gをとり，第1浸出液を加え，よく混和して潤し，容器を密閉して室温で約2時間放置する．これを適切な浸出器になるべく密に詰め，浸出器の下口を開いたのち，生薬が覆われるまで徐々に上方から第2浸出液を加え，浸出液が滴下しはじめたとき，下口を閉じて密閉し，室温で2～3日間放置したのち，毎分0.5～1.0mLの速度で浸出液を流出させる．最初に得た850mLを第1浸出液として別に保存し，さらに浸出器に第2浸出剤を追加して流出を続け，第2浸出液とする．

ただし，放置時間および流出速度は，生薬の種類と量によって適切に変更することができる．流出速度は生薬の使用量により，通例，**表4-5**のように調節する．

次に第2浸出液をなるべく生薬の揮発成分を失わないように注意しながら濃縮して，第

1. 代表的な製剤　321

◆表 4-5　生薬の質量に対する浸
出液の 1 分間あたりの流出量

生薬の質量	1 分間の流出量
1,000 g 以下	0.5～1.0 mL
3,000 g 以下	1.0～2.0 mL
10,000 g 以上	2.0～4.0 mL

1 浸出液に合わせたものを A 液とし，第 2 浸出液を加えて 1,000 mL とし，約 2 日間放置したのち，上澄液をとるか，またはろ過して澄明な液とする．

　ただし，成分含量またはエタノールの含量の規定があるものは A 液の一部をとり，含量を測定し，結果に従い浸出剤などを加えて規定の含量に調節する．

　ⅱ）**規　格**：本剤は，これを製するに用いた生薬の臭味がある．

①　重金属試験法：本剤は，別に規定するもののほか，重金属試験法に適合する．

　ⅲ）**貯　法**：本剤に用いる容器は，気密容器とする．

演習問題

問 1 製剤総則において，粒状に造粒した経口投与する製剤と規定されているのはどれか．1 つ選べ．

　　1　発泡錠　　2　散剤　　3　顆粒剤　　4　分散錠　　5　懸濁剤

（第 98 回国試）

問 2 薬物の胃内における分解の回避を目的とした剤形はどれか．1 つ選べ．

　　1　糖衣錠　　　　2　腸溶錠　　　　3　トローチ剤
　　4　シロップ剤　　5　チュアブル錠

（第 99 回国試）

問 3 日本薬局方において，口腔内で徐々に溶解または崩壊させ，口腔，咽頭などの局所に適用する口腔用錠剤と規定されているのはどれか．1 つ選べ．

　　1　溶解錠　　　　　2　トローチ剤　　3　チュアブル錠
　　4　口腔内崩壊錠　　5　分散錠

（第 103 回国試）

問 4 日本薬局方製剤総則に関する記述のうち，正しいのはどれか．2 つ選べ．

　　1　ドライシロップ剤は，通例，糖類または甘味剤を含む粉末状の製剤で，粉末のまま経口投与する．
　　2　輸液剤は，静脈内投与する，通例 50 mL 以上の注射剤と定義される．
　　3　付着錠は，消化管粘膜に付着し，消化管粘膜上で徐々に薬物を放出する持続性製剤である．
　　4　テープ剤は，ほとんど水を含まない基剤を用いた貼付剤である．
　　5　舌下錠には，狭心症の発作時の処置を目的としたものがある．

問 5 吸入剤に関する記述のうち，正しいのはどれか．2 つ選べ．

　　1　吸入粉末剤は，吸入量が一定となるように調製された，固体粒子のエアゾールとして

吸入する無菌の製剤である．

2　吸入粉末剤では，薬物同士の過度な凝集を抑える目的で乳糖粒子を用いることがある．

3　薬物粒子は，吸入時に効率よく気道に到達する空気力学径である $20\,\mu m$ 前後の粒子径に設計されている．

4　吸入時に，薬物粒子が二次粒子を形成するように設計されている．

5　吸入粉末剤では，薬物粒子が吸湿すると流動性が低下するため，防湿性の包装に粉末が保存されている．

(第 100 回国試より改変)

問 6　無菌製剤に関する記述のうち，正しいのはどれか．2 つ選べ．

1　懸濁性点眼剤中の粒子は，通例，最大粒子径 $75\,\mu m$ 以下である．

2　注射剤の溶剤として，有機溶剤を用いることはできない．

3　点眼剤の添加剤として，ホウ酸を用いることはできない．

4　懸濁性注射剤は，脊髄腔内に投与できる．

5　乳濁性注射剤は，静脈内に投与できる．

(第 97 回国試)

2.　製剤化と製剤試験法

A　医薬品添加物

　医薬品添加物は，医薬品の薬理作用を示す本体である有効成分以外の物質であり，日本薬局方(日局)では添加剤 excipients と称している．薬物治療において，有効成分のみを投薬することはきわめてまれであり，通常は，添加剤を加えて製した医薬品製剤が使用される．日局の製剤通則には，添加剤の主な使用目的として「有効成分および製剤の有用性を高める，製剤化を容易にする，品質の安定化を図る，または使用性を向上させるなど」と記載されている．また「用いる添加剤はその製剤の投与量において薬理作用を示さず，無害でなければならない．また添加剤は有効成分の治療効果を妨げるものであってはならない」ことが要件になる．

　医薬品製剤に用いる添加剤は，通例，医薬関連の公定書(日本薬局方，日本薬局方外医薬品規格(局外規)，医薬品添加物規格(薬添規)など)に収載されているものから選定される．わが国では約 1400 品目近い添加剤が承認されており，製剤処方の設計においてはそれらの使用実績や前例を踏まえて選択される．ただし，特定の製剤や特定の投与経路・投与量などにおいてのみ使用可能と判断されたものについては，使用前例として取り扱うものではないとされている．

　医薬品は申請時に，使用している添加剤の名称と添加目的を記載しなければならない．用途名を冠して「○○剤」と称されることが多く，その数は 90 種を超える．添加剤には，同一の物質でも複数の機能を発揮できるものがある．たとえば，結晶セルロースは，賦形剤，結合剤，崩壊剤としての役割を単独で果たすことができる．そのため，その製剤において主たる添加目的を申請時に記載する．最近では，複数種の添加剤があらかじめ配合されたもの(プレミックス品)も登場し，直打用の添加剤(賦形剤，崩壊剤，結合剤を配合)

や，コーティング剤（高分子基剤，可塑剤，色素などを配合）に多くみられる．

1）固形製剤に用いられる主な添加剤

錠剤，カプセル剤，顆粒剤，散剤などの固形製剤の製造に用いられる主な添加剤としては，賦形剤，結合剤，崩壊剤，滑沢剤，コーティング剤，カプセル基剤などがある．

a）賦形剤

賦形剤 fillers は，原薬を散剤，顆粒剤，カプセル剤や錠剤などへ成形しやすくするために，増量または希釈の目的で添加される．一般に，原薬の一回投与量は mg オーダーであることも多い．こうした微量の原薬のみでは，たとえば，散剤とするにはかさが不足し，錠剤とするには保形ができない．そのため，有効成分である原薬へ賦形剤を加えて，一定の大きさのかさを与えたり，保形できるようにして製剤化する．代表的な賦形剤を**表 4-6**に示す．乳糖などの二糖類のほか，デンプンやセルロースなどの多糖類が汎用されている．比較的多量に用いられることから，配合に際しては，有効成分や他の添加剤と相互作用を起こさないことが求められる．

b）結合剤

結合剤 binders は，固形製剤を構成する原料粒子同士を結合させて，固形製剤の形状を保持する目的で用いられる．代表的な結合剤を**表 4-6**に示す．結合剤の添加方法には，粉体のままで添加混合する場合と，水などの溶剤に溶解または膨潤させて，液状で添加混

◆表 4-6 経口投与用固形製剤に用いられる主な賦形剤，崩壊剤，結合剤，滑沢剤の例

代表的な添加剤	用途			
	賦形剤	結合剤	崩壊剤	滑沢剤
結晶セルロース	○	○	○	
乳糖	○			
マンニトール	○			
トウモロコシデンプン	○	○*1	○	
コムギデンプン	○		○	
バレイショデンプン	○	○*1	○	
ヒドロキシプロピルセルロース		○		
ヒプロメロース		○		
ポビドン		○		
ゼラチン		○		
プルラン		○		
カルボキシメチルスターチナトリウム			○	
カルメロースカルシウム			○	
クロスカルメロースナトリウム			○	
低置換度ヒドロキシプロピルセルロース			○	
部分アルファ化デンプン			○	
ステアリン酸マグネシウム				○
ステアリン酸カルシウム				○
タルク				○
ラウリル硫酸ナトリウム				○
フマル酸ステアリルナトリウム				○

＊1：水中で加熱して糊化したデンプン糊として用いる．

合する場合がある．前者の例として，結晶セルロースがあり，直接粉末圧縮法や乾式造粒のような溶剤を用いない工程(乾式)に用いられる．後者の例としては，デンプン糊，ヒドロキシプロピルセルロース，ヒプロメロースなどがあり，溶剤で液状にしたものが湿式造粒などに適用される．湿式では，乾式に比べて均質に混合されやすいため，製剤内の原材料間の結合性が強固になり，顆粒や錠剤の粉化が起こりにくい．

c) 崩壊剤

崩壊剤 disintegrants は，経口投与された錠剤，顆粒剤，カプセル剤などの固形製剤が消化管内の水分を吸収して崩壊や分散しやすくする目的で用いられる．経口投与された有効成分は消化管液への溶解を経て吸収されるので，有効成分を速やかに溶出させることが必要な製剤については崩壊剤の添加が重要になる．一方，固形製剤でもトローチ剤などの崩壊を必要としない剤形では添加しないこともある．代表的な崩壊剤を**表 4-6** に示す．水分を吸収・膨潤する性質をもつデンプン類やセルロース類が使用される．水を吸収したときに生じる膨潤力で製剤を崩壊させるタイプや製剤内部への導水によって粒子間の結合力を低下させて崩壊させるタイプがある．

d) 滑沢剤

滑沢剤 lubricants は，粉体同士または打錠時の臼と杵のあいだに発生する摩擦を軽減する目的で用いられる．また，硬カプセル同士の滑りを改善する目的で，カプセルの表面に滑沢剤が塗布されることがある．代表的な滑沢剤を**表 4-6** に示す．もっとも汎用されているステアリン酸マグネシウムは展延性に優れ，撥水性を有しているために，添加量が過剰または混合しすぎたときには，錠剤の崩壊性や溶出性の遅延が起こる．また，結合能が低いため，錠剤硬度の低下を招きやすい．至適な添加量は 0.5〜2% 程度とされ，打錠直前に添加し，短時間混合することが多い．外部滑沢法と称される，打錠時に臼または杵へ滑沢剤を直接噴霧する方式も開発されている．フマル酸ステアリルナトリウムは，錠剤の硬度低下や崩壊遅延を改善した滑沢剤とされ，近年，とくに口腔内崩壊錠への利用が進んでいる．

e) コーティング剤

コーティング剤 coating agents は，苦味や臭気の隠蔽，外観の改善，酸素や光または水分の遮断，胃内の酸または消化酵素による分解の防御，放出速度の制御などの諸機能を製剤に付与するために，製剤に被膜を施す目的で用いられる．コーティング剤の機能面から，糖衣用，水溶性フィルム基剤，腸溶性フィルム基剤，徐放性フィルム基剤に分類できる．それぞれの代表的なコーティング剤を**表 4-7** に示す．糖衣用の白糖は緻密な結晶構造で錠剤の表面を覆う．これにより強い防湿効果を発揮できる．水溶性，腸溶性，徐放性のコーティング剤の多くは高分子であり，製剤の表面にフィルムを形成する．腸溶性コーティング剤は，その構造中にカルボン酸を有し，酸性溶液中では溶解せず，中性領域以上の pH で溶解する．徐放性コーティング剤は，通例，水に不溶のタイプが汎用され，水透過性の低いフィルムを形成する．

f) カプセル基剤

カプセル基剤 capsule shell は，硬カプセルのボディ・キャップや軟カプセルの被包成形に用いられる．ゼラチンは，乾燥すると被膜を形成する性質があり，また温度に応じてゲル化する特性があるのでカプセルが製造しやすいため，カプセル基剤として古くから利用されてきた．一方で，ゼラチンは低水分のもとでは被膜強度が低下しやすいため，内容

◆表 4-7　用途別の代表的なコーティング剤

用　途	代表的な添加剤
糖衣用	白糖
水溶性	ヒドロキシプロピルセルロース(HPC)
	ヒプロメロース(HPMC)
腸溶性	ヒプロメロースフタル酸エステル(HPMCP)
	ヒドロキシプロピルメチルセルロースアセテートサクシネート(HPMCAS)
	カルボキシメチルエチルセルロース(CMEC)
	メタクリル酸コポリマー
	セラセフェート(酢酸フタル酸セルロース:CAP)
徐放性	エチルセルロース
	アミノアルキルメタクリレートコポリマー
	アクリル酸エチル・メタクリル酸メチルコポリマー

物の吸湿性が高い場合にはカプセルの割れを生じることがあり，注意が必要である．また，タンパク質であるため，化学的に変性して溶解が遅延することがある．そのため，最近では，変性を生じない非動物性由来の原料として，多糖類やその誘導体であるプルランやヒプロメロースもカプセル基剤として使用されるようになった．

2) 半固形製剤に用いられる主な添加剤

　半固形製剤には，軟膏剤，クリーム剤，ゲル剤，坐剤，貼付剤，経口ゼリー剤などがあり，これらの製剤には有効成分を混合分散させ，半固形の性状を付与して適用部位へ定着させるための媒体として，各種の基剤が用いられる．

a) 軟膏基剤

　軟膏基剤 ointment bases は，軟膏剤，クリーム剤，ゲル剤などの疾患部位に直接塗布される粘稠性の外用剤の主原料となる添加剤である．代表的な例を**表 4-8** に示す．軟膏基剤には，油脂性基剤，乳剤性基剤(クリーム基剤)，水溶性基剤，懸濁性基剤(ゲル基剤)がある．基剤の性質は有効成分の安定性や基剤から適用部位への移行性に影響する．また，それぞれの基剤は使用感，適用部位の保湿性・吸収性，患部への刺激性などが異なっている．そのため，有効成分の特性，患者の嗜好や適用部位の状態を考慮して適切な基剤を選択する必要がある．油脂性基剤のうち，**プラスチベース®** は温度による稠度変化が少なく，加熱滅菌も容易なことから，眼軟膏剤の基剤として汎用されている．懸濁性基剤は，水性のヒドロゲル基剤と油性のリオゲル剤に分類される．いずれも水洗除去が容易で，塗布後にフィルム状になる．

b) 坐剤基剤

　坐剤基剤 suppository bases は，有効成分の特性または放出速度などの要因に応じて選択され，薬効に影響する．代表的な例を**表 4-8** に示す．坐剤基剤は，油脂性基剤，水溶性基剤と乳剤性基剤に分類される．油脂性基剤の例には，カカオ脂やハードファット(**ウィテップゾール®** など)がある．ハードファットは C12 から C18 の飽和脂肪酸のモノ，ジ，トリグリセリドの混合物であり，飽和脂肪酸の種類や割合で製剤特性を変えることができる．体温付近で溶融し，融点の異なるものが数種類存在する．乳剤性基剤は，油脂性基剤(カカオ脂など)に乳化剤を配合したもので，w/o 型と o/w 型がある．適用後に直腸

◆表4-8　半固形製剤に用いられる基剤の種類と例

基剤名	分類		例
軟膏基剤	油脂性基剤	鉱物性	ワセリン，パラフィン，プラスチベース®，シリコン
		動植物性	植物油，豚脂，ロウ類
	乳剤性基剤	水中油型	親水軟膏，バニシングクリーム
		油中水型　水相を欠く基剤	親水ワセリン，精製ラノリン
		水相を有する基剤	吸水軟膏，加水ラノリン，コールドクリーム
	水溶性基剤		マクロゴール軟膏
	懸濁性基剤	ヒドロゲル基剤	無脂肪性軟膏
		リオゲル基剤	FAPG基剤
坐剤基剤	油脂性基剤		カカオ脂，ハードファット（ウィテップゾール®）
	乳剤性基剤	w/o型	カカオ脂（47％）＋コレステロール（3％）＋グリセリン（50％）
		o/w型	カカオ脂（79％）＋レシチン（1％）＋水（20％）
	水溶性基剤		マクロゴール，グリセロゼラチン
ゼリー基剤			カラギーナン，ペクチン，ポリアクリル酸ナトリウム，寒天，ゼラチン，ローカストビーンガム
貼付剤用基剤	テープ剤	弾性体	スチレンイソプレンゴム，ポリイソブチレン，ポリアクリル酸アルキルエステル，ジメチルポリシロキサン
		粘着付与樹脂	ロジン，テルペン樹脂
		軟化剤	ラノリン，流動パラフィン，動植物油
		充填剤	酸化亜鉛，炭酸カルシウム，シリカ
	成形パップ剤		カルメロースナトリウム，メチルセルロース，ポリアクリル酸ナトリウム

FAPG：fatty alcohol propylene glycol.

内の水分と混じり乳濁液を形成する．水溶性基剤には，マクロゴールやグリセロゼラチン（精製水とグリセリンの混液にゼラチンを 20～50％の割合で混和した無色透明な軟塊）がある．油脂性基剤が温度で溶融するのに対して，水溶性基剤では直腸の分泌液により溶解し，薬物を放出する．

c）ゼリー基剤

ゼリー基剤 jelly bases は，経口ゼリー剤に流動性のない成形したゲル状の性質をもたせるための基剤として用いられる．ゼリーの硬さは服用性に関係する一方で，窒息事故の懸念もあるため，適切な硬さの基剤を選択する必要がある．**表 4-8** に示すようなゲル形成能をもつ高分子が利用される．

d）貼付剤用基剤

貼付剤用基剤 bases for patches は，テープ剤やパップ剤を皮膚へ粘着させるための基剤（粘着剤）として用いられる．テープ剤の粘着剤は，弾性体，粘着付与樹脂，軟化剤，充填剤から構成され，それぞれ**表 4-8** に示すような原材料がある．パップ剤（成形タイプ）の基剤には，**表 4-8** に例示したような水溶性高分子が汎用される．

3) 液状製剤に用いられる主な添加剤

a) 懸濁化剤

懸濁化剤 suspending agents は，有効成分の固体粒子の液体媒体中での均質な分散を助け，その状態を保持させる目的で用いられる．その作用機構には，分散媒の粘性を高める，界面張力を低減させる，静電的反発力を与えるなどがある．それぞれの代表的な例を表4-9に示す．また，チキソトロピー性を示す懸濁化剤を利用すると，静置時には増粘して懸濁粒子の沈降を抑制し，使用時には振とうにより粘度が低下して投与や服用がしやすくなり，また懸濁粒子の再分散性を促進する効果も得られる．チキソトロピー性を付与する目的で，経口剤ではモンモリロナイト，ベントナイト，ビーガム，結晶セルロースなど，注射剤ではモノステアリン酸アルミニウムが用いられる．

b) 乳化剤

乳化剤 emulsifying agents は，水と油のように，互いに混和しない液体同士を，一方の液体中に他方を微細な滴として安定に分散させる目的で用いられる．主に各種の界面活性剤が用いられるほか，親水性コロイドや固体微粒子も使用される．代表例を表4-9に示す．乳化剤は，外用剤，経口剤，注射剤などに使用されるが，とくに注射剤に使用する場合は，溶血などの有害事象を引き起こす可能性があり，使用可能な乳化剤は多くない．注射剤に適用可能な代表的な乳化剤には，レシチン，ポリソルベート80，ソルビタン脂肪酸エステル，ポリオキシエチレン硬化ヒマシ油，マクロゴール400，ポリオキシエチレン(160)ポリオキシプロピレン(30)グリコールなどがある．

c) 溶解補助剤

溶解補助剤 solubilizing agents は，有効成分の溶解度が低くて処方上必要な濃度で溶解状態を確保できない場合に，有効成分の溶解性を高める目的で用いられる．溶解補助の機構には，複合体，包接化合物，混合溶媒，界面活性剤ミセルによる可溶化などがある（表

◆表4-9　懸濁化剤，乳化剤，溶解補助剤の代表例

添加剤	機能または種別		代表例
懸濁化剤	粘性の付与		グリセリン，ソルビトール，カルメロースナトリウム，メチルセルロース，アラビアゴム，ポビドン，アルギン酸ナトリウム
	固液界面張力の低減		各種界面活性剤(乳化剤の項を参照)
	静電的反発力		クエン酸ナトリウム，カルメロースナトリウム
	チキソトロピー性の付与		モンモリロナイト，ベントナイト，ビーガム，結晶セルロース，モノステアリン酸アルミニウム
乳化剤	界面活性剤	アニオン性	ラウリル硫酸ナトリウム
		カチオン性	N-ココイル-L-アルギニンエチルエステル・DL-ピロリドンカルボン酸塩
		非イオン性	ショ糖脂肪酸エステル，ソルビタン脂肪酸エステル，ポリオキシエチレン硬化ヒマシ油60，ポリソルベート80，ポリオキシエチレン(160)ポリオキシプロピレン(30)グリコール(プルロニックF68またはポロクサマー188)
		両性	レシチン
	親水性コロイド		アラビアゴム，ゼラチン
	固体粒子		ベントナイト，ビーガムニュートラル，軽質無水ケイ酸
溶解補助剤	複合体の形成		エチレンジアミン，安息香酸ナトリウム
	包接化合物の形成		シクロデキストリン
	混合溶媒		エタノール，プロピレングリコール，グリセリン，ベンジルアルコール
	ミセルによる可溶化		各種界面活性剤(乳化剤の項を参照)

4-9).

　複合体の形成の例としては，安息香酸ナトリウムカフェイン（安息香酸ナトリウムの添加でカフェインの溶解性を高める）やアミノフィリン（エチレンジアミンの添加でテオフィリンの溶解性を高める）がある．

　包接化合物の形成に用いられるシクロデキストリンは，グルコースが複数個環状に結合したものであり，環の内部は疎水性で表面が親水性であり，内部に薬物の脂溶性部位を包接して，水に溶解しやすくする．包接することにより化合物の品質および生物学的な特性が大きく影響される場合は，新規化合物として扱われる（たとえば，アルプロスタジルにグルコース 6 個の α-シクロデキストリンが包接したアルプロスタジルアルファデクスなど）．

　混合溶媒は，コソルベンシーを利用するもので，水に数〜数十％程度の水性溶媒（エタノール，プロピレングリコール）を組み合わせることによって難水溶性の有効成分の溶解度を改善できる例などが知られている．

　界面活性剤は，水溶液中で形成されるミセル内に疎水性の有効成分を取り込んで可溶化する．日局 18 に収載されているポリソルベート 80 やポリオキシエチレン硬化ヒマシ油 60 は，脂溶性ビタミン類の可溶化に用いられる．

4）無菌製剤に用いられる主な添加剤

　日局の製剤総則では，注射剤，腹膜透析用剤，点眼剤，眼軟膏剤は無菌製剤として定義されている．ここでは，注射剤および点眼剤に用いられる添加剤の目的，機能，代表例について解説する．

a）溶　剤

　溶剤 solvents は，注射剤や点眼剤の有効成分を溶解または分散させるための媒体として働く．水性溶剤と非水性溶剤に大別され，有効成分の物性や治療効果の持続性の観点から使い分けされる．

　注射剤の水性溶剤には，「注射用水」のほか，生理食塩液やリンゲル液などが用いられる．非水性溶剤には油性溶剤と親水性溶剤がある．油性注射剤には，通例，植物油（ダイズ油やゴマ油など，日局の一般試験法「鉱油試験法」に適合するもの）が用いられる．親水性溶剤は，水と混和する溶剤であり，エタノール，グリセリン，プロピレングリコールなどがある．主に難水溶性の有効成分を溶解させる目的で用いられる．

　点眼剤に用いられる溶剤は，注射剤と共通するものが多い．ただし，水性点眼剤の溶剤には，「精製水」または適切な水性溶剤（生理食塩液など），添付する溶解液には，「滅菌精製水」または滅菌した水性溶剤が用いられる．

b）等張化剤

　等張化剤 tonicity agents は，注射剤や点眼剤の浸透圧を体液（血液や涙液）の浸透圧に等しくする目的で用いられる．体液の浸透圧からかけ離れると，投与部位への強い刺激や疼痛などの不快感が生じる．一般に有効成分のみを溶解した溶液の浸透圧は，体液の浸透圧よりも低い（低張）ため，適切な等張化剤を加えて等張にする．注射剤では，塩化ナトリウムとブドウ糖がもっとも汎用される．ただし，ブドウ糖は一部の薬物と化学反応するため使用できない（たとえば，ヒドララジン塩酸塩，アムリノン，ペンタミジンイセチオン酸塩，マイトマイシン C，チオペンタールナトリウムなど）ことがある．また，インスリン

製剤では，強熱残分試験に支障をきたさないために濃グリセリンを使用する．

c) 緩衝剤/pH 調節剤

緩衝剤 buffers は，製剤の pH を調整維持する目的で用いられる．pH の調節によって，有効成分の安定性の保持，薬効の増大，製剤の生体に対する刺激の軽減などが図られる．ヒトの血液の pH は約 7.4 であり，注射剤の pH もほぼ中性が望ましい．注射剤には，リン酸塩，クエン酸塩，酢酸塩などの有機酸塩が用いられる．このほか，緩衝能をもたない無害な酸またはアルカリとして塩酸，炭酸水素ナトリウム，水酸化ナトリウムなどで pH を調整することもある．点眼剤にはホウ酸も用いられるが，溶血作用があるため注射剤では使用できない．

d) 保存剤

保存剤 preservatives は，製剤の微生物(細菌，カビ，酵母など)による汚染や発育による変質の防止の目的で添加される．パラオキシ安息香酸エステル類，ベンジルアルコール，クロロブタノールなどが用いられる．血清，ワクチンやインスリン注射液にはフェノールが使用されている．点眼剤には，ベンザルコニウム塩化物などのカチオン性界面活性剤も使用される．なお，ベンザルコニウム塩化物は，ソフトコンタクトレンズへ吸着して角膜傷害やコンタクトレンズの変色をもたらすことがあり，点眼時に留意を要する．

分割使用する注射剤やワクチンなどの生物学的製剤には，原則として保存剤が添加される．一方，生理食塩液やリンゲル液などの輸液剤や洗眼液など，一度に大量に投与・使用されるものには添加しない．

e) 安定剤

安定剤 stabilizing agents は，有効成分の化学的変質を防止する目的で添加される．注射剤では，とくに酸化反応を抑制する目的で，不活性ガス(窒素ガス，二酸化炭素ガス)による置換，亜硫酸水素ナトリウムやアスコルビン酸などの還元性物質(抗酸化剤)の添加，酸化触媒として働く微量の重金属捕捉のためエデト酸ナトリウムなどのキレート剤の添加などの方法が採られる．

f) 無痛化剤

無痛化剤 local anesthetics は，注射剤に由来する疼痛を等張化や pH の調節だけでは十分に緩和できない場合に用いられる．局所麻酔薬であるプロカイン塩酸塩やリドカインのほか，保存剤としても使用されるベンジルアルコールやクロロブタノールが用いられる．

g) 粘稠剤

粘稠剤 thickening agents は，点眼剤に粘性を付与して疾患部位での薬液の滞留時間を延長させることにより薬効を持続させる目的で用いられる．セルロース系高分子(メチルセルロース，カルメロースナトリウム，ヒドロキシプロピルセルロース)やポリビニルアルコール，コンドロイチン硫酸ナトリウムなどが用いられる．

5) その他の添加剤

a) 着色剤

着色剤 coloring agents は，含量の異なる錠剤やカプセル剤の識別性の向上や，服用する患者の心理的な影響などを考慮して，製剤を着色する目的で用いられる．ただし，日局では，注射剤，点眼剤，点耳剤に関し，特例を除いて着色剤の使用を禁止している．

着色剤には有機色素と無機色素がある．有機色素には，合成色素のタール系色素と，天

然物由来の銅クロロフィリンナトリウム(青〜緑色)，カラメル(褐色)，βカロテン(黄橙色)などがある．タール系色素のアルミニウム塩はレーキ色素と称され，水に溶けない．無機色素には，酸化チタン(白色)，黄色三二酸化鉄，赤色三二酸化鉄，黒酸化鉄などがある．

b) 矯味剤および芳香剤

矯味剤 correctives や芳香剤 aromatic agents は，有効成分の不快な臭味を矯正する目的で用いられる．矯味・矯臭の有無は，服薬アドヒアランスに影響する要因となる．矯味剤のうち，甘味を付与する甘味剤には，白糖，マンニトールなどの糖類やアスパルテーム，サッカリンナトリウムなどの人工甘味料があり，OD錠，トローチ剤，チュアブル錠，シロップ剤などに配合される．芳香剤には，*l*-メントール，ハッカ油，フレーバーなどが用いられる．

6) 薬物送達システムのための製剤添加物

薬物送達システムの発展に伴い，従来の製剤添加物の枠組みを超える新しい機能を有した添加剤も開発されている．たとえば，生分解性機能を有するポリ乳酸や乳酸-グリコール酸共重合体は，埋め込みまたは持続性注射剤の有効成分の長期にわたる放出制御のために用いられる．リポソームは，リン脂質やコレステロールなどから形成される小胞体であり，抗がん薬の標的指向化などに用いられる．リポソームの血中滞留性を高めるための修飾剤として，リン脂質あるいは脂質にポリエチレングリコール(PEG)を付加した誘導体が適用されている．生体粘膜からの有効成分の吸収性を改善するための各種添加剤(胆汁酸塩類，キレート剤，界面活性剤，脂肪酸類，カチオン性ポリマーなど)も数多く研究開発され，これらのうち，カプリン酸ナトリウムは坐剤の吸収促進剤として実用化されている．

B 製剤化の単位操作と製剤機械

一般に，製剤は複数の工程を経て製造され，個々の工程を単位操作という．剤形に応じて単位操作を組み合わせて，製造に用いる機械装置が選定される．固形製剤の製造に重要な単位操作としては，粉砕，混合，造粒，製錠，コーティング，凍結乾燥，カプセル充填などがある．

1) 粉 砕

粉砕 milling は，固体物質に機械的な外力(圧縮，衝撃，剪断，摩擦など)を加えて細分化することにより粒子径を減少させる操作である．原薬の粉砕は，他の成分や添加剤との均質な混合性を高め，さらには比表面積の増加によって溶解性を向上させるために行われる．

粉砕に用いられる機器(粉砕機)には，媒体式，気流式，衝撃式などがある(**図 4-18**)．媒体式は，原料とともに媒体(セラミックなどのビーズやボールなど)を仕込んだ容器を自転や振動で運動させ，ボールで原薬に圧縮や摩砕を与える．原料のみ(乾式)のほか，原料に水などの液体を添加(湿式)して粉砕することもできる．代表例としてボールミル ball mill がある．気流式は，粉砕容器内に圧縮空気を噴射して原料を加速し，主に原薬同士の高速衝突によって粉砕を促す．発生する熱は，圧縮空気の断熱膨張による冷却効果

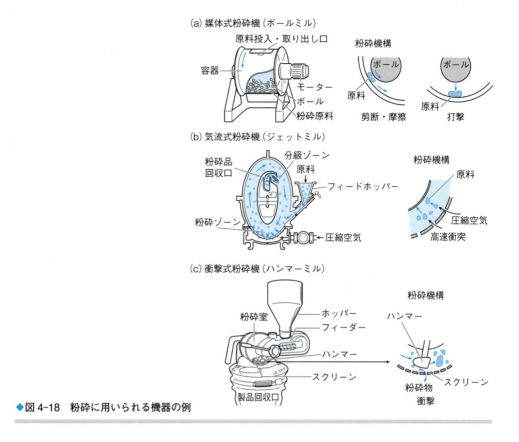

◆図 4-18 粉砕に用いられる機器の例

(ジュール・トムソン効果)によって相殺されるので,熱に感受性の高い原薬に適している.代表例に**ジェットミル** fluid energy mill がある.衝撃式は,粉砕機内で高速回転するスイング式ハンマーによって原料に衝撃を加える.長時間の連続運転で発熱するため,熱に不安定な原料には適さない.代表例として**ハンマーミル** hammer mill がある.

2) 混 合

　混合 mixing は,2種類以上の粉体または塊状物質を混ぜ合わせて,組成が均質な状態を得る操作である.混合と類似した用語に混和,練合,捏和(ねっか)がある.混和は均質に混ぜること,練合は水などの液体媒体を加え混合すること,捏和は軟膏剤などの高粘度のものを混合するときに用いる.ほとんどの製剤の製造は,有効成分と添加剤の混合工程を経る.混合が不十分であると,製剤中の有効成分含量のバラツキや製剤特性の不均一化を生じるため,もっとも厳密な工程管理を要する.混合状態には,粉体物性,混合装置,操作条件などの因子が複合的に影響する.一般に,粒子径,粒子形状,密度などにおいて,成分粒子間の差異が小さいほど混合性は良く,逆に著しい差異があると分離や偏析を起こしやすい.

　混合に用いられる機器(混合機)には,容器回転式,機械撹拌式,気流式などがある(図4-19).容器回転式は,原料粉体を仕込んだ容器を回転させて混合する.容器の形状には,**V型**や**二重円錐型**などがあり,シンプルな構造のため,サニタリー性に優れる.機械撹拌式は,固定された混合容器の内部に設けられた撹拌用の羽根の回転により機械的な外

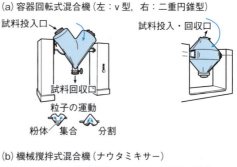
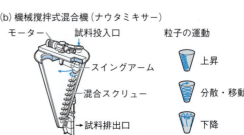

◆図 4-19 混合に用いられる機器の例

力を原料粉体に与えて混合する．撹拌の様式により，**リボン型**，**旋回スクリュー型**(ナウタ型)，**ヘンシェル型**などがあり，一般に微粒子や付着・凝集性の強い粒子の混合に適している．気流式は，固定された混合容器内へ送り込んだ空気で原料粉体を流動化させて混合する．後述の造粒や乾燥に用いられる流動層装置も気流式の原理をもつ混合機の一種である．

3) 造 粒

造粒 granulation/agglomeration は，粉体や液状の原料成分から，使用上の目的に適した大きさ，形状，構造，成分などを備えた粒子を作り出す操作である．造粒は，原料粉体が有する諸特性(たとえば，流動性，充填性，服用性，溶解性，発塵，偏析など)に起因する不具合を改善する目的で行われる．顆粒剤，錠剤やカプセル剤などの製造に汎用されている．

造粒に用いられる機器(造粒機)は多種多様であり，操作様式から分類すると，液体媒体の有無により，湿式(流動層造粒機，押し出し造粒機，撹拌造粒機，転動造粒機，噴霧乾燥造粒機)と乾式(破砕造粒機)に大別できる(**図 4-20**)．粉体原料の場合は粒子同士を結合させて造粒するが，造粒機の機構に応じて水分量を適切に調節することが重要である．

a) 流動層造粒機

流動層造粒機 fluidized-bed granulator は，原料粉体を入れた装置容器の下部から空気で吹き上げ，容器の中部または上部に設置したノズルから，水または結合剤を溶解した液をスプレーして造粒する．また，混合，乾燥，コーティングの一連の工程を同一装置内で行える特徴をもつ．原料に機械的な外力を加えずに造粒されるため，一般に，柔らかく軽質で，不定形の造粒物が得られる．

b) 押し出し造粒機

押し出し造粒機 oscillating granulator は，原料の練合物を一定の孔径をもつスクリーンから強制的に押し出して造粒する．装置の形状の違いでバスケット式とスクリュー式があ

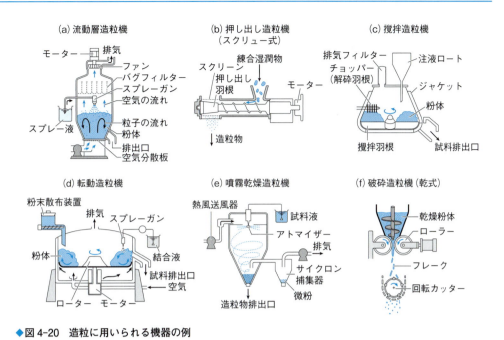

◆図4-20 造粒に用いられる機器の例

る．通常は，スクリーンから押し出されてくる麺状の造粒物を一定の長さにカットして大きさを整える．得られる造粒物は，一般に円柱状で重質である．

c) 撹拌造粒機

撹拌造粒機 agitation granulator は，原料粉体に水あるいは結合剤溶液を加えて撹拌羽根で撹拌するとともに，高速回転する解砕羽根で粗大な湿潤塊を解砕しながら造粒する．原料に剪断力が作用するので，やや重質で球状の造粒物が得られる．

d) 転動造粒機

転動造粒機 tumbling granulator は，原料の練合物を比較的低速で回転させながら，底板と容器の壁との空隙から空気を送って縄綯様に転動させて造粒する．練合物には遠心力や回転力などが作用し，一般に，粒子径がそろった球状の造粒物が得られる．

e) 噴霧乾燥造粒機

噴霧乾燥造粒機 spray-drying granulator は，有効成分を含む原料溶液または懸濁液を乾燥機室内にスプレーし，これを熱風によって急速に乾燥させて造粒する．通常，生成する液滴のサイズは数十 μm 程度であるため，比較的小さな，球状の粒子が得られる．注射剤や経口剤などに適用される．

f) 破砕造粒機

破砕造粒には，湿式と乾式があり，原料粉体をいったん塊状にし，これを再び破砕して一定の大きさに造粒する．乾式では破砕造粒機 roll granulator が用いられ，対向する二つのローラーで原料粉体を圧縮してシート状（フレーク）にした後，回転カッターで破砕する．圧縮と破砕を経るため，重質で不定型な造粒物が得られる．乾燥工程が不要なので，水分や熱に不安定な有効成分の造粒に適しているが，フレークの破砕時に微粉が発生しやすい．

4) 製　錠

製錠 tableting は，原料粉体を一定形状の錠剤に成形する操作である．有効成分を含む原料粉体または顆粒を臼に充塡し，杵で圧縮（打錠）する方法が一般的である．このほか，湿潤させた練合物を一定の型に流し込み，乾燥して成形物を得る方法（湿製法）もある．

打錠機 tablet press には，単発式と回転式の二つの方式がある．単発式（エキセントリック型）は，1 組の杵と臼から構成され，試作品の製造や小規模の生産に用いられる．回転式（ロータリー型打錠機）（図 4-21）は，複数組（10〜70 組程度）の杵と臼のセットからなり，円形のターンテーブルに臼が等間隔で取り付けられており，各臼に対して一対の杵が円周運動をしながら上下運動を繰り返す．ホッパーから供給された原料はフィーダーを介して臼に規定の量で充塡され，上・下杵で圧縮を受けた後，臼から排出される．原則，臼が一周回転運動する間に，ひとつの臼に対して一個の錠剤が製造される．製錠能力はターンテーブルの回転数と臼杵の組数によって決まり，大型機では毎時 50 万錠レベルの大量生産も可能である．

5) コーティング

コーティング coating は，製剤の表面を適当な物質で被覆し，皮膜を形成させる操作である．その主な目的には，有効成分の不快な臭味のマスキング，製剤の外観の審美性の向上，防湿・遮光・酸化防止，有効成分の放出制御能（腸溶性，徐放性など）の付与などがある．

コーティングに用いられる機器（コーティング機）には，パンコーティング方式と気中懸濁方式（図 4-22）があり，前者は錠剤，後者は主に顆粒剤や硬カプセルに充塡するペレットなどのコーティングに適用される．

a) パンコーティング方式

回転するドラム（パン）内で転動する錠剤にコーティング液をスプレーしながら，送風によって溶媒を除去して皮膜を形成する方式である．代表的な装置として，オニオン型パンコーティング機と通気乾燥式パンコーティング機がある．オニオン型では急速な乾燥を抑制することにより，緻密な白糖の結晶を錠剤の表面に形成させ，糖衣層の形成を図る．通気乾燥式は，パン中に乾燥空気を通すことで乾燥能力が大幅に向上しており，錠剤のフィルムコーティング装置の主流になっている．

b) 気中懸濁方式

装置容器内に加熱した空気を底部から送り込んで，流動状態にある顆粒などにコーティング液をスプレーする方式である．粒子の運動形態に基づいて，流動層型，噴流層型，転

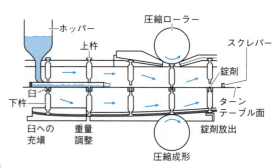

◆図 4-21　ロータリー型打錠機の構造と原理

(a) パンコーティング方式（左：オニオン型，右：通気乾燥式）　(b) 気中懸濁方式（ドラフトチューブ付き噴流層）

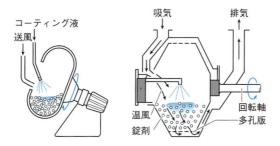
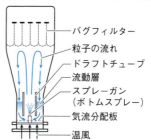

◆図 4-22　コーティングに用いられる機器の例

動流動型の装置があり，空気流によって流動化されやすい顆粒や小型錠剤のコーティングに用いられる．なお，これらの装置で結合液を噴霧すれば造粒操作も行える．より微小な粒子（粒子径 100 μm 以下）のコーティングでは，粒子同士の凝集が起こりやすいため，高速気流を生じさせて凝集を防ぐ**ドラフトチューブ付き噴流層型コーティング機**が利用される．近年では，ドライシロップの苦味マスキングや OD 錠に配合される有効成分の放出制御ユニットなどの製造に用いられている．

6）凍結乾燥

凍結乾燥 freeze-drying/lyophilization は，注射剤や湿製錠の製造方法のひとつである．有効成分とマンニトールなどを含む溶液または懸濁液を冷凍により固体化し，減圧下に水などの溶剤を固体から気体の水蒸気に昇華させる．含有有効成分は非晶質化しやすく，乾燥物はケーキ状の多孔質な形態となるため，溶解性や復水性に優れている．水に不安定な抗生物質やタンパク質，ワクチンなどの注射剤に適用される例が多い．

7）カプセル充塡

充塡 filling は，所定の容器に製剤あるいはそれを構成する内容物を一定量ずつ詰める操作である．製剤の製造における充塡装置には，粉末充塡装置，液体充塡装置，粘稠体充塡装置などがあり，内容物の性状によって使い分けられる．

硬カプセル剤は，その製造時に充塡操作を要する代表的な製剤であり，粉末，顆粒，錠剤，溶液を充塡できる．充塡物の特性によって，粉末や顆粒を枡で量りとる方式（disc 式），粉末を筒中に軽く圧縮して量りとる方式（press 式），杵状の圧縮治具で粉体を押し込む方式（compress 式），らせん型スクリューで粉体を押し込む方式（auger 式）などがある．

C　代表的な製剤の具体的な製造工程

1）顆粒剤

乾式法および湿式法による顆粒剤の製造工程を**図 4-23** に示す．乾式法（**図 4-23(a)**）は水に不安定な有効成分に適用され，乾式造粒に続く破砕とその後の整粒（調粒ともいう）により粒子径をそろえる．湿式法（**図 4-23(b)**）は水などの液体の添加により原料粒子間に

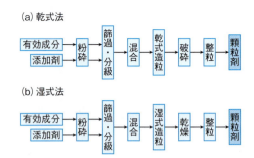

◆図 4-23　顆粒剤の製造工程例

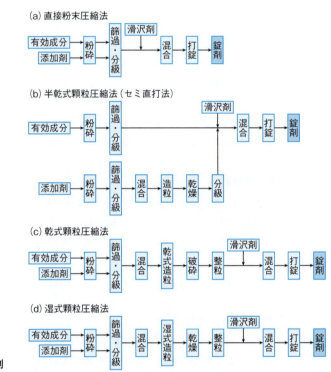

◆図 4-24　錠剤の製造工程例

液体の架橋が形成されて，粒子間の結合が促される．乾燥後，整粒の前に破砕することもある．

2) 錠　剤

　圧縮成形に基づく製錠には，①直接粉末圧縮法(直打法，図 4-24 (a))，②半乾式顆粒圧縮法(セミ直打法，図 4-4 (b))，③乾式顆粒圧縮法(図 4-24 (c))，④湿式顆粒圧縮法(図 4-24 (d))がある．①は，水分の添加や加熱乾燥工程を含まないので，有効成分が水分や熱に不安定であっても適用しやすく，工程数も少ないので経済的な製造方法である．その反面，混合粉末は一般に流動性や成形性がわるいことから，錠剤の質量や硬度の変動を生じやすく，有効成分の含有量が少ない場合には含量の不均一化が問題になることもある．②は，有効成分に顆粒状の添加剤を添加することにより打錠用原料の流動性を改善する方

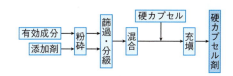

◆図 4-25　硬カプセル剤の製造工程例

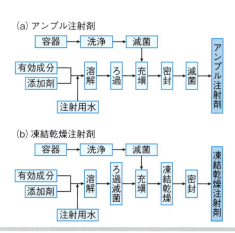

◆図 4-26　注射剤の製造工程例

法である．③と④は有効成分を含む混合粉末を造粒により顆粒とする工程を経て圧縮する方法である．④は顆粒の製造が湿式造粒によるため，③に比べて工程数は多くなるが，造粒条件を変えることにより顆粒の特性の調節を通して，錠剤の成形性や硬度，崩壊性などの調節を行いやすい．そのため，わが国では④が汎用されてきたが，最近では，打錠機の改良や優れた流動性/成形性をもつ添加剤の開発が進み，錠剤の生産には①が採用されることが多くなっている．

3）硬カプセル剤

図 4-25 に，内容物が粉末の硬カプセル剤の製造工程を示す．ゼラチンなどのカプセルボディへ，単位操作のカプセル充填に記した方法(p. 335 参照)で粉末を充填する．溶液などを充填する場合には，カプセルのボディとキャップの結合箇所をシーリングして漏出を防止する．

4）注射剤

図 4-26 に，アンプル注射剤(図 4-26(a))と凍結乾燥注射剤(図 4-26(b))の製造工程を示す．アンプル注射剤は，アンプルを封緘後に高圧蒸気滅菌処理することが多い．凍結乾燥注射剤は，水に不安定な有効成分に適用し，水を含む原材料をろ過滅菌で処理後，無菌環境下で凍結乾燥して製する．一般的には減圧下で打栓するため，バイアル内は減圧状態にある．

5）点眼剤

点眼剤は，液状または用時溶解/懸濁して用いる固形の無菌製剤である．図 4-27 は，液状の点眼剤の製造工程である．溶解液をろ過滅菌し，点眼剤用容器は高圧蒸気滅菌など

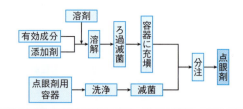

◆図 4-27　点眼剤の製造工程例

を施せないため，分注工程は無菌操作法で行う．また，開封後に数回以上に分けて使用することが多い点眼剤では，無菌性を担保するためにベンザルコニウム塩化物，クロロブタノール，パラオキシ安息香酸エステル類などの保存剤を添加する．

D　容器と包装

1) 容器・包装の目的

包装とは，医薬品を容器に入れること，またはその状態をいう．容器は，医薬品の物理的，化学的，微生物学的な安定性を保証し，使用者の取り扱いを助けるものである．栓やふたなども容器の一部である．

日本薬局方では，通則，製剤包装通則，参考情報の医薬品包装関連に，容器と包装についての定義や説明が記載されている．また，一般試験法の容器・包装材料試験法には，注射剤用ガラス試験法，プラスチック製医薬品容器試験法，輸液用ゴム栓試験法が収載されている．

2) 容器の種類

容器は，その気密性の違いによって，密閉容器，気密容器，密封容器に分類される．容器としての気密性は，密閉＜気密＜密封の順に高くなる．また，光に敏感な医薬品に対して，光の透過を制御した遮光容器がある．それぞれの容器の機能と代表例を**表 4-10** に示す．

◆表 4-10　日本薬局方通則に記載の容器

容器	容器の定義	例
密閉容器	固形の異物が混入することを防ぎ，内容医薬品の損失を防ぐことができる容器	紙製の薬袋や箱
気密容器	固形または液状の異物が侵入せず，内容医薬品の損失，風解，潮解または蒸発を防ぐことができる容器	ガラス瓶，プラスチック製の容器，缶，SP，PTP，ピロー包装
密封容器	気体の侵入しない容器	アンプル，バイアル瓶，吸入エアゾール剤用容器
遮光容器	内容医薬品に規定された性状および品質に対して影響を与える光の透過を防ぎ，内容医薬品を光の影響から保護できる容器	褐色瓶，褐色アンプル，アルミ缶，SP[*1]，PTP[*1]

[*1]：アルミ箔や光吸収剤の入ったフィルムを使ったタイプ．

3) 剤形と包装の形態

a) 経口剤

錠剤やカプセル剤は，PTP（press through package），SP（strip package）などの一回服用量単位ごとに包装したタイプや，ガラスまたはプラスチック製の瓶に一定数量を充填したバラ包装 bulk packaging が多い．一般的な PTP は，片面は平面上のアルミシート，片面は凸状のポリ塩化ビニルやポリプロピレンシートなどで構成される．錠剤などを取り出すときに，凸側を指で押してアルミシートを破るか，アルミシートを引き剥がす．SP は，セロファンとポリエチレンなどからなるラミネートシートを袋状に成形したもので，散剤や顆粒剤に用いられることが多い．一回量を包装するため服用しやすく，これらの剤形にとって携帯に便利という利点がある．PTP や SP に対して，さらに防湿性や遮光が要求されるときはこれらの複数を束ねてアルミ箔などで包んだピロー包装 pillow package が施される．

b) 注射剤

ガラスまたはプラスチック製のアンプルやバイアルが容器として用いられる．キット製品では，硬質のプラスチックボトルや軟質のソフトバッグが使用される．充填済みシリンジ剤（プレフィルドシリンジ）は，注射筒に薬液または薬剤粉末と溶解液を別々に充填したものであり，救急時の対応が可能，感染の危険の軽減，採取量の過誤の防止などのメリットがある．

c) その他の剤形

坐剤には，プラスチックまたはアルミ箔の SP が用いられることが多い．吸入粉末剤は，硬カプセルやアルミ箔の SP を薬剤粉末の容器とし，特別な投与用デバイスを用いて吸入する．軟膏剤，クリーム剤，ゲル剤や眼軟膏剤では，瓶詰めやポリエチレンなどのラミネートチューブ，アルミチューブなどが容器として用いられる．

4) 包装における基本的な要件

包装の設計には，「製剤の保護」，「製剤との適合性」，「包装資材の安全性」，「投与時の機能」の四つの要件が重要である．これらを包装適格性 packaging suitability という（日局の製剤包装通則）．

包装の保護機能には，耐熱性，防湿性，遮光性，気体および微生物に対するバリア機能，輸送時の耐衝撃性などがある．

包装は，製剤の物理的，化学的な品質を損なうものであってはいけない．たとえば，一部の薬剤は注射剤のプラスチック製容器のポリ塩化ビニルと化学反応するため，ポリスチレンやポリプロピレン製を選択するか，ガラス容器を用いる．

製剤に直接接触する包装材料は，人体に対する安全性に十分配慮する必要がある．たとえば，高分子には残存モノマー，可塑剤や重金属が含まれることがあり，人体に有害な作用を示さないことが必須である．

医療従事者または患者にとって使い勝手や識別性に工夫が施された包装は，医療事故の防止や服薬遵守につながる．

340 第4章 製剤設計

E 製剤関連試験法

局方の一般試験法は，医薬品に対して共通に用いられる試験法や医薬品の品質評価の試験法をまとめたもので，化学的試験法，物理的試験法，粉体物性測定法，生物学的試験法/生化学的試験法/微生物学的試験法，生薬試験法，製剤試験法，容器・包装材料試験法に分類される．**表4-11**に，それぞれの剤形が適用される試験法を示した．以下に製剤に関する主な試験法を示す．

1) 製剤均一性試験法

製剤均一性試験法は，製剤一つずつに含まれる有効成分含量の均一性を評価する．その試験方法として，含量均一性試験と質量偏差試験とがある．製剤均一性試験法は多くの剤形に適用され，錠剤，カプセル剤，経口ゼリー剤，口腔用錠剤，埋め込み注射剤，坐剤，膣錠，膣用坐剤，貼付剤のうち経皮吸収型製剤に適用される．注射剤と透析用剤のうち用時溶解または用時懸濁して用いるものに適用される．さらに，散剤，顆粒剤，シロップ剤，経口液剤，口腔用液剤，外用固形剤，外用液剤の分包品に適用される．**表4-12**に示すように含量均一性試験はすべての製剤に適用できるが，質量偏差試験法は適用できる製剤が規定されている．

a) 含量均一性試験

試料30個以上をとり，そのうちの試料10個について個々の製剤中の有効成分含量を定量し，判定値の式を用いて評価する．

$$判定値 = |M - \overline{X}| + k \cdot s$$

それぞれの記号は，**表4-13**で定義される．

b) 質量偏差試験

製剤中の有効成分の濃度が均一と仮定できる場合に，製剤の質量で含量の均一性を予測する方法である．あらかじめ，適当な定量法に基づいて平均含量を求める．試料30個以上をとり，そのうちの試料10個について個々の質量を測定し，質量から個々の有効成分含量の推定値を算出し，下記の判定値の式を用いて評価する．

なお，硬カプセル剤および軟カプセル剤では，空のカプセルの質量の変動の影響を除去する．すなわち，個々のカプセルの質量を測定後，充填物を取り出して，空のカプセルの質量を測定し，全体の質量から空のカプセルの質量を差し引いて，充填物の質量を測定する．

＜質量から有効成分の推定値の算出＞

$$x_i = w_i \times \frac{A}{\overline{W}}$$

x_i：個々の試料に含まれる有効成分含量の推定値．w_i：個々の試料の質量．A：適切な方法で測定した有効成分含量（表示量に対する%）．$\overline{W}$：個々の試料の質量の平均値．

$$判定値 = |M - A| + k \cdot s$$

それぞれの記号は，**表4-13**で定義される．

◆表4-11　剤形と一般試験法

試験法	番号	剤形の名称	経口投与							口腔内適用		注射		気管支・肺	目		耳	直腸			膣		皮膚			生薬関連		
			錠剤	カプセル剤	顆粒剤	散剤	経口液剤	シロップ剤	経口ゼリー剤	口腔用スプレー剤	口腔用半固形剤	注射剤[＊2]	透析用剤	吸入剤	点眼剤	眼軟膏剤	点耳剤	坐剤	直腸用半固形剤	注腸剤	膣錠	膣用坐剤	外用固形剤	外用液剤	貼付剤	エキス剤	丸剤	流エキス剤
化学的療法	1.05	鉱油試験法										△[d]																○
	1.07	重金属試験法																								○		
生物学的試験法／生化学的試験法／微生物学的試験法	4.01	エンドトキシン試験法										△[e]	○															
	4.04	発熱性物質試験法										△[e]																
	4.06	無菌試験法										○	△[g]		○	○	△[h]											
製剤試験法	6.01	眼軟膏剤の金属性異物試験法														○												
	6.02	製剤均一性試験法[＊1]	○	○	△[a]	△	△	△[a]	○			△						○			○	○	△	△	△			
	6.03	製剤の粒度の試験法			△[a]	△[a]																						
	6.05	注射剤の採取容量試験法										○	△[g]															
	6.06	注射剤の不溶性異物検査法										○	△[g]															
	6.07	注射剤の不溶性微粒子試験法										○	△[g]															
	6.08	点眼剤の不溶性微粒子試験法													○													
	6.09	崩壊試験法	○	○																							○	
	6.10	溶出試験法	○	○			△[b]	△[c]	○																			
	6.11	点眼剤の不溶性異物検査法													○													
	6.12	皮膚に適用する製剤の放出試験法																							○			
	6.13	粘着力試験法																							○			
	6.14	吸入剤の送達均一性試験法												○														
	6.15	吸入剤の空気力学的粒度測定法												○														
容器・包装材料試験法	7.01	注射剤用ガラス容器試験法										○	△[g]															
	7.02	プラスチック製医薬品容器試験法										○	△[g]															
	7.03	輸液用ゴム栓試験法										△[f]	△[g]															

＊1：△は各剤形の分包品または用時溶解／用時懸濁して用いるもの、埋め込み注射剤、貼付剤のうち経皮吸収型製剤に適用される。

＊2：埋め込み注射剤は、製剤均一性試験法が適用され、不溶性異物検査法、不溶性微粒子試験法、採取容量試験法は適用しない。

a：顆粒剤に分類される細粒剤または散剤、およびシロップ用剤に適用。　b：懸濁したシロップ用剤に適用。　c：シロップ用剤の一部に適用される。　d：非水性溶剤の植物油に適用される。　e：皮下、皮内、筋肉内投与などに限定されたものは除外、エンドトキシン試験法が優先されるものに製するもの。　f：100 mL 以上の容器に適用される。　g：腹膜透析用剤に適用される。　h：無菌に製するもの。

◆表 4-12 含量均一性試験および質量偏差試験の各製剤への適用

剤 形	タイプ	サブタイプ	含量/有効成分濃度	
			25 mg 以上 かつ 25% 以上	25 mg 未満ま たは 25% 未満
錠剤	素錠		MV	CU
	コーティング錠	フィルムコーティング錠	MV	CU
		その他[*3]	CU	CU
カプセル剤	硬カプセル		MV	CU
	軟カプセル	懸濁液, 乳化液, ゲル	CU	CU
		液剤	MV	MV
個別容器の固形製剤[*1]	単一組成		MV	MV
	混合物	凍結乾燥製剤	MV	MV
		その他	CU	CU
個別容器の液剤[*2]			MV	MV
その他			CU	CU

CU：含量均一性試験. MV：質量偏差試験.
＊1：散剤, 顆粒剤, シロップ剤の分包品および凍結乾燥注射剤, 粉末充填注射剤など.
＊2：完全に溶解した液を対象とする(アンプル注は対象ではない).
＊3：糖衣錠など.

判定基準

初めの資料 10 個について判定値を計算し, その値が $L1\%$ を超えないときは適合とする. もし判定値が $L1\%$ を超えるときには, さらに残りの試料 20 個について同様の試験を行い, 計算する. 2 回の試験をあわせた 30 個の試料の判定値が $L1$ を超えず, かつ個々の製剤の含量が, 含量均一性試験または質量偏差試験の「判定値の計算の項で示した $(1-L2\times0.01)M$ 以上で, かつ $(1+L2\times0.01)M$ を超えるものがないときには適合とする.

ここで $L1$ は 15.0, $L2$ は 25.0 とする.

2) 崩壊試験法

錠剤, カプセル剤, 顆粒剤, シロップ用剤, 丸剤の崩壊時間を規定する試験法である. 本試験法は, 製剤中の有効成分が完全に溶解するかどうかを確認することは目的としていない. 溶出試験を実施しにくい酵素製剤や生薬を含む製剤にとっては, 重要な品質評価法である. 各製剤の崩壊試験の条件と判定基準を, **表 4-14** に示した(表中の第 1 液, 第 2 液は, それぞれ崩壊試験第 1 液, 崩壊試験第 2 液を示す).

図 4-28 に示した装置で, 試験液を入れる 1,000 mL のビーカー, 37±2℃ で温度調節可能な恒温槽, 1 分間に約 30 往復上下運動する電動機, 透明な 6 本のガラス管が取り付けられた試験器, 補助盤, 補助筒を用いて試験する. 補助盤は崩壊性を促進して崩壊性の優劣がわかりにくくなるため, 局方の各条に使用が規定されている場合のみ使用できる.

3) 溶出試験法

溶出試験は, 経口投与される製剤のうち液性のものを除いた, 散剤, 顆粒剤(溶解させる発泡顆粒剤を除く), カプセル剤, 錠剤, 懸濁したシロップ剤および経口ゼリー剤に適用される. 製品の品質を確認するほかに, 著しい生物学的非同等性を防ぐことを目的としている.

◆ 表 4-13

変数	定義	条件	値
$\overline{X}$	表示量に対する%で表した個々の含量の平均 ($x_1, x_2, \cdots, x_n$)		
$x_1, x_2, \cdots, x_n$	試験した個々の試料に含まれる有効成分含量（表示量に対する%）		
n	試料数（試験した試料の全個数）		
k	判定係数	試料数 n が 10 のとき	2.4
		試料数 n が 30 のとき	2.0
s	標準偏差		
M（ケース 1） $T \leq 101.5$ の場合に適用	基準値	$98.5\% \leq \overline{X} \leq 101.5\%$	$M = \overline{X}$ ($AV = ks$)
		$\overline{X} < 98.5\%$	$M = 98.5\%$ ($AV = 98.5\% - \overline{X} + ks$)
		$\overline{X} > 101.5\%$	$M = 101.5\%$ ($AV = \overline{X} - 101.5\% + ks$)
M（ケース 2） $T > 101.5$ の場合に適用	基準値	$98.5\% \leq \overline{X} \leq T$	$M = \overline{X}$ ($AV = ks$)
		$\overline{X} < 98.5\%$	$M = 98.5\%$ ($AV = 98.5\% - \overline{X} + ks$)
		$\overline{X} > T$	$M = T\%$ ($AV = \overline{X} - T + ks$)
判定値 (AV)			一般式：$|M - \overline{X}| + ks$ （種々の場合の計算は上に示した）
L_1	判定値の最大許容限度値		$L_1 = 15.0$ 他に規定する場合を除く．
L_2	個々の含量の M からの最大許容偏差	個々の含量の下限値は $0.75M$，上限値は $1.25M$（$L_2 = 25.0$ とする）	$L_2 = 25.0$ 他に規定する場合を除く．
T	表示量に対する%で表した製造時における個々の製剤中の目標含量．各条で別に規定する場合を除き，T は 100.0% とする．		

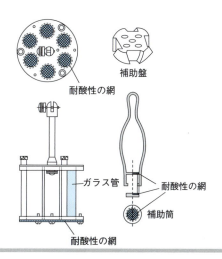

◆ 図 4-28　崩壊試験法の試験装置

344 第4章 製剤設計

◆表 4-14 各製剤と崩壊試験法

製 剤		試験液	試験時間	測定法および判定法
即放性製剤	錠剤(素錠)	水	30分	試験器の6本のガラス管にそれぞれ錠剤1個ずつを入れて規定の試験を行い,規定の時間に試験液から取り出して,試料の残留物を全く認めないか,明らかに原型をとどめない軟質の物質であるとき,崩壊したとする.1または2個が崩壊しなかった場合は,さらに12個の錠剤について試験を行い,合計18個のうち16個以上が崩壊した場合,適合とする
	錠剤(コーティング錠)	水	60分	素錠と同じだが,不溶性の剤皮の断片は崩壊したとする
	カプセル剤	水	20分	素錠と同じだが,カプセル剤皮の断片は崩壊したとする
	顆粒剤およびシロップ用剤(被覆なし)	水	30分	30号ふるいに残存するもの0.10gを補助筒に入れ,試験する
	顆粒剤およびシロップ用剤(被覆)	水	60分	30号ふるいに残存するもの0.10gを補助筒に入れ,試験する
	丸剤(生薬を含まない)	水	60分	素錠と同じ
	丸剤(生薬を含む)	第1液	60分	素錠と同じだが,残留物を認めるときは,第2液でさらに60分間試験する
腸溶性製剤	腸溶錠および腸溶性カプセル	第1液	120分	即放性製剤と同じ試験を行う.錠剤またはカプセルが壊れた場合,または皮膜が開口,破損した場合,崩壊したとする
		第2液	60分	即放性製剤と同じ試験を行う
	腸溶顆粒および腸溶顆粒を充填したカプセル剤	第1液	60分	顆粒剤またはカプセル剤より取り出した顆粒を即放性製剤の顆粒剤と同じように試験する.試験器の網目から落ちる顆粒の数が15粒以内のとき,適合とする
		第2液	30分	顆粒剤またはカプセル剤より取り出した顆粒を即放性製剤の顆粒剤と同じように試験する

崩壊試験第1液は人工胃液に相当し,pH＝1.2.
崩壊試験第2液は人工腸液に相当し,pH＝6.8.
崩壊試験第1液の組成(塩化ナトリウム2.0g,塩酸7.0mL,水を加え全量1,000mL)
崩壊試験第2液の組成(0.2mol/L リン酸二水素カリウム試液250mL,0.2mol/L 水酸化ナトリウム試液118mL,水を加え全量1,000mL)

a) 試験装置

　3種類の方法が局方に収載されている(**図4-29**).局方に溶出試験法がすでに規定されている場合は,規定されている装置を使用する.新たに溶出試験法を設定する必要がある場合には,3種類の装置のなかから適宜選択する.

　溶出試験条件(操作,試験液,試験時間)は,即放性製剤,腸溶性製剤,徐放性製剤で異なる.

　i）回転バスケット法(**図4-29(a)**):溶出試験液のなかに網目構造の円筒形のバスケットを吊るし,これを一定速度で回転させる.試料はバスケット中に投入しておく.バスケットの目開きを替えることにより顆粒剤の溶出試験も可能である.局方ではインドメタシンカプセル,プラゼパム錠,ジゴキシンに採用されている.

　ii）パドル法(**図4-29(b)**):3種類の試験法のなかでもっとも汎用されている装置である.溶出試験液のなかに,羽状の撹拌板を投入し,一定の速度で液を撹拌する.試料は試験液中に直接投入するか,またはシンカーに入れて容器の底に沈める.回転バスケット法の装置とパドル法の装置は,シャフト部分を入れ替えることにより相互に交換可能である.イソニアジド錠,クラリスロマイシン錠,セファクロルカプセル,セファクロル細粒など,多くの製剤で採用されている.

　iii）フロースルーセル法(**図4-29(c)**):3種類の装置のうちもっとも新しく採用された

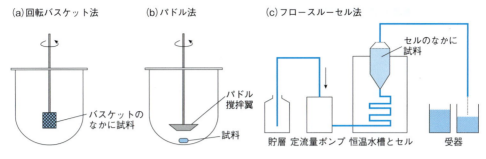

◆図 4-29　溶出試験法の試験装置

装置である．規定のカラム状のセルのなかに試料をとどめておいて，溶出試験液をセルの下部から一定速度で送液する．

b）試験液

水，溶出試験第 1 液（崩壊試験第 1 液に同じ），溶出試験第 2 液（pH 6.8 のリン酸塩緩衝液 1 溶量に水 1 溶量を加えた液）など規定の試験液を使用する．試験液の液量は，回転バスケット法，パドル法での装置では通常 900 mL で，フロースルーセル法の装置では少ない量で試験する．液温はいずれも，37±0.5℃である．

c）試験時間

即放性製剤は，製剤ごとに試験時間が規定されている．腸溶性製剤は，錠剤またはカプセル剤の場合には，通例，溶出試験第 1 液で 2 時間耐酸性を試験する（顆粒剤の腸溶性製剤の耐酸性は 1 時間）．溶出試験第 2 液では，製剤ごとに試験時間が規定されている．徐放性製剤は，通常，規定された 3 時点での測定を行う．

d）判　定

Q 値による判定法（判定法 1）と，計数型判定法（判定法 2）がある．Q 値の考え方は，製品ごとに望ましい最低基準の溶出率（Q 値）が定められ，被験試料の溶出率を Q 値と比較して判定する．

　ⅰ）**判定法 1**：表 4-15 に判定基準を示した．

　ⅱ）**判定法 2**：試料 6 個について試験し，個々の試料の溶出率がすべて局方の医薬品各条の規定を満たすとき，適合とする．規定する値からはずれた試料が 1 個または 2 個のときは，新たに 6 個を試験し，合計 12 個中 10 個以上の試料の個々の溶出率が規定する値のとき適合とする．なお，腸溶性製剤については，溶出試験第 1 液と溶出試験第 2 液のいずれの試験液について，判定基準を採用する．徐放性製剤で複数の範囲が示されている場合は，それぞれの範囲で判定基準を適用する．

4）皮膚に適用する製剤の放出試験法

貼付剤の経皮吸収型製剤には，テープ（支持体）から含有する薬剤を徐々に放出する放出速度を評価する試験法として，3 種類の試験法（**図 4-30**）が局方に規定されている．

a）パドルオーバーディスク法（図 4-30（a））

溶出試験法のパドル法の装置を用い，図に示すようなディスクに試料を貼付し，容器の底部に沈める．試験液の温度は，32±0.5℃で試験する．

◆表 4-15 溶出試験法の Q 値による判定基準

製剤	水準		試験個数	判定基準
即放性製剤	S1		6	個々の試料の溶出率が Q+5% 以上
	S2		6	12 個(S1+S2)の試料の平均溶出率が Q 以上 かつ、個々の値に Q-15% 未満のものがない
	S3		12	24 個(S1+S2+S3)の試料の平均溶出率が Q 以上 かつ、個々の値に Q-15% 未満のものが 2 個以下 かつ、個々の値に Q-25% 未満のものがない
腸溶性製剤	溶出試験第1液	A1	6	個々の試料の溶出率が 10% 以下
		A2	6	12 個(A1+A2)の試料の平均溶出率が 10% 以下 かつ、個々の値に 25% を超えるものがない
		A3	12	24 個(A1+A2+A3)の試料の平均溶出率が 10% 以下 かつ、個々の値に 25% を超えるものがない
	溶出試験第2液	B1	6	個々の試料の溶出率が Q+5% 以上
		B2	6	12 個(B1+B2)の試料の平均溶出率が Q 以上 かつ、個々の値に Q-15% 未満のものがない
		B3	12	24 個(B1+B2+B3)の試料の平均溶出率が Q 以上 かつ、個々の値に Q-15% 未満のものが 2 個以下 かつ、個々の値に Q-25% 未満のものがない
徐放性製剤	L1		6	すべての個々の試料の溶出率が、規定範囲内(限度値も含む) かつ、最終試験時間のすべての個々の溶出率が規定された値以上
	L2		6	12 個(L1+L2)の試料の平均溶出率が規定の範囲内(限度値を含む) かつ、試験終了時の 12 個の試料の平均溶出率が規定値以上 また、個々の試料の溶出率は、規定範囲から表示量の±10%を超えてはずれるものがなく、かつ、試験終了時に規定値より表示量の 10% を超えて下回るものがない
	L3		12	24 個(L1+L2+L3)の試料の平均溶出率が規定の範囲内(限度値を含む) かつ、試験終了時の 24 個の試料の平均溶出率が規定値以上 また、個々の試料の溶出率は、規定範囲から表示量の±10%を超えてはずれるものは 24 個中の 2 個以下であり(プラス方向およびマイナス方向それぞれに対して)、さらに、規定範囲から表示量の 20% を超えてはずれるものがなく、かつ、試験終了時に規定値より表示量の 20% を超えて下回るものがない

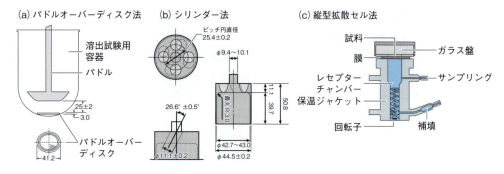

◆図 4-30 皮膚に適用する製剤の放出試験法

b) シリンダー法(図 4-30(b))

溶出試験法のパドル法の装置のうち、パドルに替えてシリンダーを取り付け、規定の箇所に製剤を貼付し、シリンダーごと回転させて試験する。試験液の温度は、32±0.5℃で試験する。

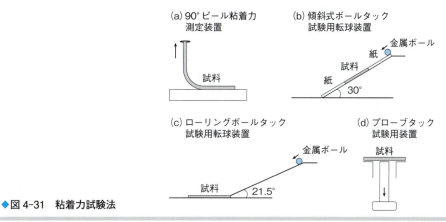

◆図4-31 粘着力試験法

c) 縦型拡散セル法(図4-30(c))

二つに分かれたチャンバーを重ね合わせ，上部に試料を，下部のチャンバーに試験液を入れる．必要に応じて多孔性の膜をチャンバーの接続部に入れ，下部のチャンバー内に放出された薬物を定量し，放出性を評価する．試験液の温度は，32±1.0℃で試験する．

5) 粘着力試験法

粘着性テープの実用的な物理特性には，粘着力，粘着性，保持力がある．粘着力試験法は，製剤設計に利用されるほか，ロット間や経時変化などによる品質の変化を評価するために使用される．試験方法には，ピール粘着力試験法(図4-31(a))，傾斜式ボールタック試験法(図4-31(b))，ローリングボールタック試験法(図4-31(c))とプローブタック試験法(図4-31(d))の4種類があり，いずれの試験法も24±2℃で行う．ピール粘着力試験法は粘着力を，タック試験法は粘着性を評価する試験法である．ピール粘着力試験法は，試料を試験板に貼り付けた後，90°または180°の方向に引き剥がすのに要する力を測定する方法である．傾斜式ボールタック試験法は，斜面の途中に粘着剤試料を設置し，種々の大きさの金属ボールを転がし，試料上で停止した金属ボールの大きさにより粘着力を測定する．ローリングボールタック試験法は，斜面の延長上の平面に粘着剤試料を設置し，斜面を転がした金属ボールが停止する距離で粘着力を測定する．プローブタック試験法は，試料に円柱状の金属(プローブ)を短時間接触後に，引き剥がすのに要する力を測定する．

6) 吸入剤の送達量均一性試験法

吸入剤(吸入エアゾール剤や吸入粉末剤)から噴霧，放出される薬物量の均一性を定量的に評価する試験法である．吸入器内の送達量均一性の評価(試験法1)と吸入器間の送達量の均一性の評価(試験法2)が規定されている．

7) 吸入剤の空気力学的粒度測定法

吸入剤から生成するエアゾールの微粒子特性を評価するもので，試験法には図4-32に示すようにマルチステージリキッドインピンジャー法(a)，アンダーセンカスケードインパクター法(b)，ネクストジェネレーションインパクター法(c)の三つが規定されており，

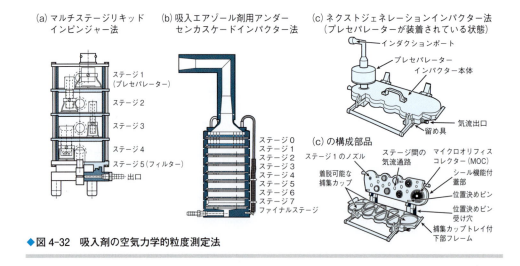

◆図4-32 吸入剤の空気力学的粒度測定法

試験には適切なものを選択する.

8) 無菌試験法

無菌試験法は，培養時に増殖する微生物(細菌または真菌)の有無を試験する方法であり，通常は，メンブランフィルター法または直接法で試験する．いずれの方法とも，試料をろ過したフィルターまたは試料そのままを適当な培地に入れて，一定期間培養し，菌の発育を観察する．無菌試験法は，注射剤，腹膜透析用剤，眼軟膏剤，点耳剤(一部)の剤形に適用される．

9) エンドトキシン試験法

注射剤および透析用剤に適用される．ただし，注射剤でも，皮内，皮下および筋肉内投与のみに用いるものは除外される．**エンドトキシン** endotoxin はグラム陰性菌の細胞壁の構成成分であり，もっとも強力な発熱性物質である．エンドトキシン試験法は，カブトガニの血球成分がエンドトキシンで凝固する性質を利用して，エンドトキシン量を測定する．カブトガニの血球抽出成分を調製したものを**ライセート試薬** lysate reagent という．以前は，エンドトキシン試験法は発熱性物質試験法を補完する試験法であったが，現在ではエンドトキシン試験法が発熱性物質試験法に優先する．

10) 発熱性物質試験法

エンドトキシン試験法が適用される注射剤で，エンドトキシン試験法が困難な場合に適用される．発熱性物質試験法は，発熱性物質の存在をウサギで試験する方法である．発熱性物質 pyrogen は，グラム陰性菌，カビ，酵母由来の高分子ポリサッカライドであり，通常のろ過では除去できず，耐熱性(高圧蒸気滅菌では発熱性を無力化できない)がある．管理飼育されたウサギの耳静脈に一定量の試料を投与し，直腸などの体温を，注射後3時間まで30分以内の間隔で測定する．

11) 注射剤の採取容量試験法

注射剤に対して，シリンジなどで表示量を採取できることを確認する試験法である(採取のためには表示量よりも多い容量を充塡する必要がある)．単回投与注射剤，分割投与注射剤，カートリッジまたは注射筒に充塡された注射剤，輸液用注射剤について，それぞれの試験方法が規定されている．表示量を超えて充塡される過量については，製品の特性である粘性に応じて設定される．

12) 不溶性異物検査法

注射剤と点眼剤の製剤中の不溶性異物の有無を肉眼で調べる検査法である．溶液の注射剤は非破壊で検査し，用時溶解の注射剤は溶解液で溶かした破壊試験で調べる．注射剤には，第1法(溶液，懸濁液または乳濁液である注射剤，および用時溶解または用時懸濁して用いる注射剤の溶解液)と第2法（用時溶解または用時懸濁して用いる注射剤）がある．白色光源の直下，2000〜3750 lx の明るさの位置で，肉眼で白黒それぞれの色の背景において約5秒ずつ観察するとき，たやすく検出される不溶性異物を認めてはならない．ただし，プラスチック製水性注射剤容器を用いた注射剤では，上部および下部に白色光源を用いて 8000〜10000 lx の明るさの位置で，肉眼で観察する．なお，観察しにくい場合は適宜観察時間を延長する．点眼剤は，白色光源を用い，3000〜5000 lx の明るさの位置で，肉眼で観察するとき澄明で，たやすく検出される不溶性異物を認めない．

13) 不溶性微粒子試験法

注射剤と点眼剤の製剤中の不溶性微粒子の大きさと個数を試験する．注射剤と点眼剤では，測定装置および判定方法が異なる．注射剤では，第1法(光遮蔽粒子計数法)または第2法(顕微鏡粒子計数法)のいずれかの方法で測定する．点眼剤では顕微鏡を用いる方法に準じた方法で測定する．

14) 注射剤のガラス容器試験法

注射剤のガラス容器の品質に関する規格を示す試験法である．以下の五つの規格からなる．

① 容器は無色または淡褐色透明で，不溶性異物検査法の試験に支障をきたす気泡があってはならない．

② 分割使用の容器の栓は，内容医薬品と物理的，化学的に作用しないもので，注射針を挿入時に破片を混入することなく，また注射針の抜き取り時に外部からの汚染を防止できるものである．また輸液用の容器の栓は，輸液用ゴム栓試験法の規定に適合したものである．

③ ガラスからのアルカリの溶出については，容器の形状および内容医薬品の用途の違いにより，それぞれの試験方法で試験したとき，それぞれの規定値を満たすものである．

④ 着色容器の鉄の溶出量は鉄試験法の第1法で試験したとき，規定値以下である．

⑤ 着色容器の遮光性は，分光光度計を用いて波長 290〜450 nm および 590〜610 nm の透過度を測定するとき，それぞれの規定値を満たすものである．

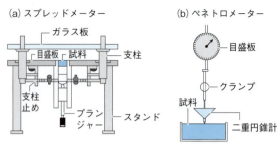

◆図4-33　半固形製剤の流動学的測定法

15）半固形製剤の流動学的測定法

半固形製剤の流動学的測定法は，口腔用半固形剤，眼軟膏剤，軟膏剤，クリーム剤，ゲル剤などの半固形製剤に対し，力を加えて流動性と変形を測定する方法で，展延性試験法および稠度試験法がある．半固形製剤の流動学的性質は，粘度測定法の第2法（回転粘度計法）により精密な評価が可能であるが，本測定法は半固形製剤の流動学的性質を反映する特性値を得るためのより実用的な方法である（図4-33）．

a）展延性試験法

スプレッドメーターを用いて半固形製剤の流動性を測定する試験法であり，比較的やわらかい製剤を対象とする．

b）稠度試験法

ペネトロメーターを用いて半固形製剤の硬さ・軟らかさを評価する方法であり，比較的硬い製剤の測定に用いる．

16）眼軟膏剤の金属性異物試験法

眼軟膏剤の金属性異物を試験する方法である．眼軟膏は結膜嚢に適用する製剤であり，金属性異物は溶解されないまま眼粘膜を刺激し続けるので注意が必要である．平底のペトリ皿に分取して，ペトリ皿の底の50 μm以上の金属性異物の数を計数して評価する．

17）製剤の粒度の試験法

散剤と顆粒剤の粒度の規定を試験する方法である．操作法は，内径75 mmの18号（850 μm）および30号（500 μm）のふるいを用いて試験を行う．試料10.0 gを正確に量り3分間水平に揺り動かしながら，時々軽くたたいてふるった後，各々のふるいおよび受器の残留物の質量を量る．

18）その他の製剤試験法

一般試験法以外で製剤学的に重要な試験法に，錠剤の硬度試験法と摩損度試験法がある．いずれも，製剤を設計する段階または製造工程中の品質試験として用いられ，これらの試験法は参考情報に収載されている．

a）錠剤硬度測定法

錠剤の硬さを測定する装置が，錠剤硬度計である．錠剤の硬度が不十分なときは，容器への充填や包装および輸送時に破損する可能性がある．また，打錠障害の代表的なキャッ

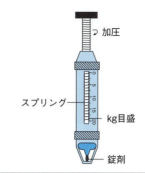

◆図 4-34 モンサント型錠剤硬度計

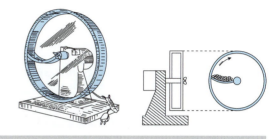

◆図 4-35 摩損度試験器

ピングやラミネーションの発生時には錠剤の硬度が低下しやすく，これらの不具合の発生を予測するためにも硬度を測定する．図 4-34 にモンサント型錠剤硬度計を示す．錠剤の縦方向から力を加えたときの硬度を示している．製造工程から使用までの衝撃や圧迫などのストレスに対する錠剤の機械的強度の確保などに用いられる．

b) 錠剤の摩損度試験法

摩損度試験器は，錠剤の物理的強度をはじめ，ひび，割れ，かけなどを評価するとともに表面の粉化の程度を評価する．一定個数の錠剤を一定の速度で回転する円盤中に閉じ込め，円盤を一定時間回転したときの錠剤の破損ならびに質量の減少を測定する（図 4-35）．円盤中の仕切り板から錠剤が落下時の衝撃と錠剤同士の摩擦により，錠剤は破損したり，表面が粉化する．その程度を測定し，錠剤の品質を評価する．

演習問題

問 1 添加剤に関する記述のうち，正しいのはどれか．2つ選べ．

1 クロロブタノールは，注射剤の無痛化剤として用いられる．
2 ホウ酸は，注射剤の pH 調整剤として用いられる．
3 デンプン類は，経口投与する錠剤の賦形剤，結合剤，崩壊剤として用いられる．
4 プラスチベースやグリセロゼラチンは，いずれもゼリー基剤として用いられる．
5 ヒプロメロースは，その構造中にカルボキシ基を有し，腸溶性コーティング剤として用いられる．

問 2 製剤の単位操作に関する記述のうち，正しいのはどれか．2つ選べ．

1 ジェットミルでは，気流中で薬物粒子を高速で加速させ，相互に衝突させて粉砕する．

2 二重円錐型混合機では，原料粉体に水などを加えて，練合し混合する．
3 押し出し造粒機は，造粒のほか，練合や乾燥も同一装置内で行える．
4 転動造粒機は球形粒子の製造に適している．
5 ロータリー型打錠機では，円周運動する複数の臼に対して，固定された一対の杵で圧縮成形する．

問3 製剤化に関する記述のうち，正しいのはどれか．2つ選べ．

1 パンコーティング方式は，顆粒剤をコーティングするのに適している．
2 半乾式顆粒圧縮法は，水や熱に対して不安定な薬物を錠剤化するのに適している．
3 硬カプセル剤の製造工程では，カプセルの作成と薬物の充填が同時に行われる．
4 凍結乾燥法で注射剤を製造する場合，賦形剤を添加することはできない．
5 流動層造粒機で製造する顆粒は，通常，軽質(比重が小さい)である．

問4 日局の製剤試験法に関する記述のうち，正しいのはどれか．1つ選べ．

1 皮膚局所に適用する軟膏剤には，製剤均一性試験法が適用される．
2 点眼剤の不溶性異物検査法は，不溶性異物の大きさおよび数を測定する方法である．
3 透析用剤には，エンドトキシン試験法が適用される．
4 吸入剤の送達量均一性試験法は，吸入剤から生成するエアゾールの微粒子量と粒子径分布を評価する方法である．
5 口腔用錠剤には，溶出試験法が適用される．
6 経皮吸収型製剤の放出性は，パドルオーバーディスク法またはシリンダー法のいずれかで試験する．

問5 医薬品の容器・包装に関する記述のうち，正しいのはどれか．2つ選べ．

1 SP(Strip Package)は，ポリ塩化ビニルなどで成型したくぼみに錠剤やカプセル剤を入れたものである．
2 ピロー包装は，包装された医薬品の防湿性を高めるために，ラミネートフィルムなどで二次包装したものである．
3 密閉容器の規定がある場合には，気密容器を用いることはできない．
4 プレフィルドシリンジは，注射液をあらかじめ注射器に充てんした製剤である．
5 プラスチック製医薬品容器試験法は，輸液の容器のみに適用される．

(第101回国試)

問6 図の固形製剤の製造工程に関する記述のうち，正しいのはどれか．2つ選べ．

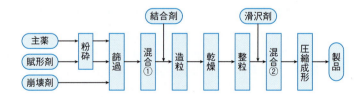

1 粉砕を行うと，主薬が分解することがある．
2 結合剤を粉末のまま用いると，水溶液で用いた場合に比べ，均質な造粒物が得られる．
3 混合①から乾燥までの操作を同一装置で連続的に行うには，流動層造粒機が適している．

4　滑沢剤の混合量が多いほど，整粒した粉体の流動性が高くなる．
5　図の原料の組合せと工程は，トローチ剤の製造に用いられる．

(第103回国試)

3. 生物学的同等性

A　生物学的同等性を議論する背景

　新規化合物を有効成分とする医薬品を製薬企業が開発する場合，新規化合物および同化合物を含有する製剤の基礎データを収集するとともに，臨床試験を通して同製剤の有効性および安全性を実証しなければならない．そして，国から製造販売承認を受けたのち，同製剤(新有効成分含有医薬品)は新薬として上市される．

　上市後もさまざまな理由で，同一有効成分を含有する製剤が開発される．たとえば，錠剤のサイズが大きい場合，服用性の観点から，小型化した錠剤のニーズが生まれる．医薬品の開発期間の短縮化により製剤処方の検討が十分に行えなかった場合に当てはまる事例であり，製剤処方を最適化した小型化錠が後追いで開発される．また，特定の患者群に適した剤形を追加する場合がある．嚥下力の弱い高齢者でも容易に服用できる口腔内崩壊錠が典型例であり，医薬品のライフサイクルマネージメントの観点からも，製薬企業にとって重要な戦略の一つになっている．以上は新薬を開発した製薬企業が行う事例であるが，本項で議論される多くは，新有効成分含有医薬品(以下，「先発医薬品」という)の再審査期間が終了するとともに，その特許が切れた後に販売される後発医薬品に関する事例である．

　後発医薬品とは，先発医薬品と同等の品質，有効性および安全性を有する医薬品であり，"先発医薬品と有効成分およびその含量，投与経路，効能・効果ならびに用法・用量が同じであること"，"先発医薬品と生物学的に同等であること"，"先発医薬品と同等以上の有効期間が保証されていること"，などが求められる．たとえば，有効成分100 mgを含有する錠剤が先発医薬品として販売された場合，通例，同じ剤形，同じ含量の後発医薬品が開発される．一方，医療上の必要性および有用性が認められた場合，先発医薬品にはない剤形または含量違いの後発医薬品が開発される．易服用性に言及した後発医薬品の口腔内崩壊錠が，これに該当する．

　臨床試験や市販後調査を通して明らかにされた先発医薬品の有効性および安全性は，製剤中に含まれる薬物の特性に由来することは明らかであるが，それのみで決定されるものではない．胃内にて速やかに崩壊し胃から小腸上部にかけて薬物を速やかに放出する即放性製剤と，主に胃から小腸全域にかけて薬物を徐々に放出する徐放性製剤を比較するとわかりやすい．臨床上の有効性および安全性が薬物の特性のみで決定されるのであれば，製剤からの薬物放出を調節する意味はないことになる．つまり，先発医薬品の有効性および安全性は，薬物と製剤の二つの特性により決定される．この観点に立つと，同一の有効成分であっても異なる製剤処方の先発医薬品と後発医薬品の製剤特性は厳密には違うため，臨床試験を通して後発医薬品の有効性および安全性を実証しなければならない．先発医薬品を開発した製薬企業が剤形追加する場合にも，同じ論理が当てはまる．しかし，臨床試

験にかかる経費は膨大であり，試験期間も長い．後発医薬品を含めたこれらの後続製剤（以下，「後発医薬品等」という）の開発に際して，先発医薬品の開発時に収集された有効性および安全性に関する情報の有効利用が求められる．

　前述のとおり，後発医薬品等の有効成分およびその含量は先発医薬品と同じである．臨床上の有効性および安全性が同等になるように製剤が設計・製造されているならば，先発医薬品と後発医薬品等は治療学的に同等とみなすことができ，先発医薬品の有効性および安全性に関する情報を後発医薬品等に当てはめることができる．この治療学的同等性を保証するものが，先発医薬品と後発医薬品等の**生物学的同等性**である．

B　生物学的同等性の概略

　後発医薬品等（試験製剤と定義するとわかりやすい）が先発医薬品（標準製剤と定義するとわかりやすい）に対して生物学的に同等であるか否かは，通常，ヒトにおいて両者の**バイオアベイラビリティ**（第2章 p. 183 参照）を比較することにより判定する（狭義の**生物学的同等性試験**）．同試験が困難あるいはバイオアベイラビリティが治療効果の指標とならない場合はヒトにおける薬理効果を指標（薬力学的試験）に，いずれの試験も困難あるいは適さない場合は臨床効果を指標（臨床試験）に，治療学的同等性を検証する．ガイドラインでは，治療学的な同等性を保証するこれらすべての試験を生物学的同等性試験として広義に扱っているが，一般には狭義の生物学的同等性試験（試験製剤と標準製剤のバイオアベイラビリティの比較）が議論される．

　生物学的同等性を議論する多くの事例は，経口固形製剤に対する狭義の生物学的同等性である．非経口製剤の生物学的同等性は経口固形製剤に準拠して行われる．相対的に製品数の多い局所皮膚適用製剤については生物学的同等性試験ガイドラインが示されており，吸入粉末剤については生物学的同等性評価に関する基本的考え方の文書，点眼剤については生物学的同等性試験実施に関する基本的考え方の文書が発出されている．これらの多くは，題名に「後発医薬品の〜」と記しているが，先発医薬品の開発途中での処方変更，新剤形や新含量製剤の開発時などに生物学的同等性試験を実施する際の考え方としても利用されている．なお，溶解状態で直接血管内に投与する注射剤については，薬物の体内動態に及ぼす製剤の影響はまったくなく，薬物の特性のみに依存することから，試験製剤と標準製剤のあいだの生物学的同等性を議論する必要はない．

C　経口固形製剤の生物学的同等性

　多くの経口固形製剤に当てはまる即放性製剤について考える．主たる吸収部位の小腸膜を薬物が透過するためには，**図 4-36** に示すように，製剤から放出された薬物が消化管内で溶解し，分子として分散しなければならない．溶解した薬物分子は，その生物学的特性に従って小腸から吸収され，全身循環血中に移行する（**図 4-36**）．その後，生物学的特性に従って薬物は体内を移動（分布）し，受容体などの作用部位へ到達して治療効果を発揮する．薬物は最終的に，肝臓や腎臓において代謝・排泄される．

　薬物の治療効果は，作用部位に結合した薬物の濃度に直接関係する．しかし，その測定は困難である．作用部位に結合した薬物濃度は，作用部位中の薬物濃度と平衡関係にある

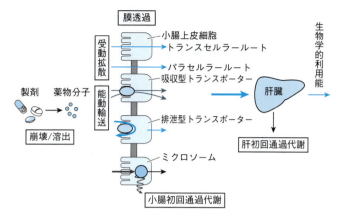

◆図 4-36　製剤から放出された薬物の小腸における吸収挙動
［佐久間信至：図解で学ぶ DDS, 第 2 版, じほう, p70, 2016 より許諾を得て転載］

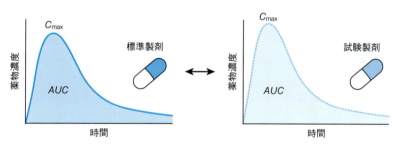

◆図 4-37　標準製剤および試験製剤を被験者に経口投与した後の血中薬物濃度推移

が，全身に適用された薬物の場合，その濃度測定も困難である．一方，薬物は全身循環血を介して作用部位に到達するため，作用部位中の薬物濃度は全身循環血中の薬物濃度に依存する．つまり，標準製剤と試験製剤の治療学的同等性は，両製剤の全身循環血中の薬物濃度の推移の同等性（生物学的同等性）によって担保される．具体的には，図 4-37 に示すように，標準製剤および試験製剤を被験者に経口投与した後の血中薬物濃度推移から，血中薬物濃度-時間曲線下面積（AUC）および最高血中濃度（C_{max}）を算出し，両製剤が生物学的に同等であるか否かを判定する．AUC および C_{max} は，それぞれバイオアベイラビリティの量および速度のパラメータとして扱われる．作用発現時間の差が医薬品の臨床的有用性に影響を与える可能性がある場合には，最高血中濃度到達時間（T_{max}）も評価対象となる．

　ここで，標準製剤と試験製剤の生物学的同等性の本質をまとめる．図 4-38 は，in vitro における製剤からの薬物の溶出性，in vivo における製剤からの薬物の溶出性および in vivo における血中薬物濃度推移が，生物学的同等性とどのように関係しているかを示したものである．先に述べた通り，経口で投与された固形製剤からの薬物の吸収性は，薬物と製剤の二つの特性により決定される．これは，製剤からの薬物の溶出と溶出した薬物の生体膜透過の 2 段階で薬物の吸収性が支配されるからであり，前者が薬物と製剤，後者が薬物の特性に基づく．したがって，図 4-38 に示すように，in vivo，つまり，消化管内に

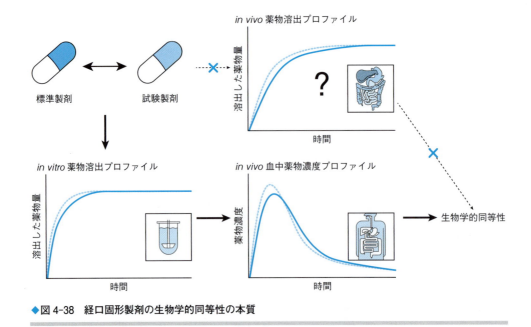

◆図 4-38　経口固形製剤の生物学的同等性の本質

おける試験製剤からの薬物の溶出プロファイルが標準製剤と同等であれば，あとはどちらの製剤にも含有されている同一の薬物の特性だけで吸収性が決定される．いい換えると，標準製剤と試験製剤の生物学的同等性は，in vivo における両製剤からの薬物の溶出プロファイルの同等性で担保されるべきであり，それが生物学的同等性の本質である．しかし，in vivo 溶出プロファイルは測定できないため，血中薬物濃度推移を代わりに測定することで製剤間の生物学的同等性を間接的に担保している．

D　Biopharmaceutics classification system（BCS）　Advanced

　徐放化などの機能を付与していない即放性の固形製剤が経口投与されると，胃内にて速やかに崩壊する．消化管内における薬物の溶解性は薬物の物性に依存し，酸性の胃内では弱塩基性薬物，中性の小腸内では弱酸性薬物の溶解度および溶解速度が速くなる．一方，薬物の吸収に寄与する胃の表面積は小腸に比べて著しく小さく，胃内滞留時間も短いことから，薬物の物性にかかわらず，その主要な吸収部位は小腸となる．薬物の小腸からの吸収性は，図 4-36 に示すように，トランスポーターが関与することもあるが，主に薬物の溶解性と受動拡散による膜透過性によって決定される．図 4-39 に示すように，この二つの因子の高低をもとに薬物を四つのクラスに分け，クラスごとに薬物の吸収特性を明らかにした理論が biopharmaceutics classification system（BCS）である．溶解性，膜透過性ともに高いクラス 1 に属する薬物は吸収性が高く，経口剤として優れる．一方，溶解性，膜透過性ともに低いクラス 4 に属する薬物は，一般には経口剤としての開発はむずかしい．
　標準製剤と試験製剤の in vivo における薬物の吸収性に差がある場合，それは両製剤の in vivo における薬物溶出プロファイルの違いに起因している．薬物の主要な吸収部位は小腸であることから，in vivo における製剤からの薬物の溶出が胃排出速度よりも十分に

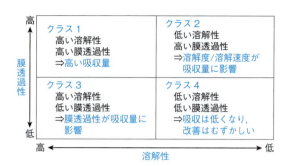

◆図 4-39 Biopharmaceutics classification system (BCS) による経口薬の分類
［佐久間信至：図解で学ぶ DDS，第 2 版，じほう，p71，2016 より許諾を得て一部改変し転載］

速い場合，薬物の吸収速度は胃排出速度に依存することになる．このような即放性製剤の生物学的同等性試験をヒトで実施しても，得られるデータは製剤の同等性/非同等性を意味するものではなく，被験者の胃排出時間の個体差を測定しているにすぎない．こういった考え方に基づき，米国食品医薬品局 Food and Drug Administration(FDA)や欧州医薬品庁 European Medicines Agency(EMA)では，BCS クラス 1 および 3 に属する薬物を含有する即放性製剤については，ヒトでの生物学的同等性試験を免除できる場合があるとしてきた．このヒト試験免除の考え方を，BCS に基づくバイオウェーバーと称する．

一方，わが国では「製剤間のバイオアベイラビリティの差は検討対象の製剤の溶出プロファイルをベースに議論する必要がある」との考え方などにより，BCS に基づくバイオウェーバーの採用が遅れていた．このように，各局の医薬品規制の要件が異なる中，医薬品規制調和国際会議 The International Council for Harmonisation of Technical Requirements for Pharmaceuticals for Human Use(ICH)では，基本方針の国際調和を目的として，ICH-M9 ガイドライン「BIOPAHRMACEUTICS CLASSIFICATION SYSTEM-BASED BIOWAIVERS」(2019)を策定し，BCS クラス 1 および 3 の薬物について，製剤処方(添加剤)および製剤の *in vitro* 溶出性が基準を満たす場合には，BCS に基づくバイオウェーバーを適用できるとした．その後，わが国でも医薬品規制に ICH-M9 ガイドラインを取り入れている．わが国での運用の詳細については「Biopharmaceutics Classification System (BCS)に基づくバイオウェーバーガイドライン」(薬生薬審発 1225 第 13 号，令和 2 年 12 月 25 日)を参照されたい．

E 生物学的同等性試験のレギュレーション **Advanced**

「後発医薬品の生物学的同等性試験ガイドライン」(薬生薬審発 0319 第 1 号，令和 2 年 3 月 19 日)に基づき，経口の即放性製剤の開発時に一般的に実施されるバイオアベイラビリティ比較試験および溶出試験のレギュレーションを解説する．より詳細な条件や例外事項については，同ガイドラインを参照されたい．

1) バイオアベイラビリティ比較試験

即放性製剤の開発時の生物学的同等性評価では，通例，ヒトでのバイオアベイラビリティの比較試験を実施する．

a) 試験法

試験に先立って予試験を行うなどして，適切な試験デザインを定め，その設定根拠を明らかにする．

① 実験計画：クロスオーバー法．被験者の割り付けは無作為に行う．

② 例数：予試験結果などに基づき，生物学的同等性を検証するために十分と考えられる例数で試験を実施する．

③ 被験者：健康成人志願者．ただし，溶出試験の結果によっては，低胃酸の被験者を対象とする場合がある．特定の年齢層や性別の患者に高い頻度で適用される医薬品については，溶出試験の結果によって，その適用集団を対象とする場合がある．

④ 投与条件：1投与単位または臨床常用量を絶食単回投与．経口即放性製剤のうち溶解性改善製剤に該当するものについては，絶食および食後の単回投与で試験する．

⑤ 採取：予試験結果などに基づき，AUC や C_{max} の評価に十分な回数および量の血液試料を採取する．

⑥ 測定：有効成分の未変化体を測定対象物とし，「医薬品開発における生体試料中薬物濃度分析法のバリデーションに関するガイドライン」（薬食審査発 0711 第 1 号，平成 25 年 7 月 11 日）などに従って，分析法バリデーションおよび実試料分析を行う．

⑦ 休薬期間：測定対象物の消失半減期の 5 倍以上．

⑧ 実施基準：「医薬品の臨床試験の実施の基準に関する省令のガイダンス」（薬生薬審発 0705 第 3 号，令和元年 7 月 5 日）などを参考にして実施する．

b) 評価法

① 同等性評価パラメータ：$AUC_{0\text{-}t}$（最終測定時点までの AUC）および C_{max} を同等性評価パラメータとする．$AUC_{0\text{-}\infty}$（薬物動態学的解析により求めた時間無限大までの AUC），T_{max}，MRT および k_{el} などは参考パラメータとして解析する．

② 生物学的同等性の許容域：AUC および C_{max} が対数正規分布する場合には，試験製剤と標準製剤のパラメータの母平均の比で表すとき 0.80～1.25．AUC および C_{max} が正規分布する場合には，試験製剤と標準製剤のパラメータの母平均の差を標準製剤の母平均に対する比として表すとき，−0.20～＋0.20．

③ 統計学的解析：対数正規分布するパラメータは対数変換して解析する（T_{max} を除くパラメータは対数正規分布することが多い）．

④ 同等性の判定：以下の場合に標準製剤と試験製剤は生物学的に同等と判定する．
試験製剤と標準製剤の生物学的同等性評価パラメータの対数値の平均値の差の 90％信頼区間が $\log(0.80)$～$\log(1.25)$ の範囲にあること．これに適合しない場合，試験製剤と標準製剤の生物学的同等性評価パラメータの対数値の平均値の差が $\log(0.90)$～$\log(1.11)$ であり，かつ，両製剤の溶出挙動が類似であること．ただし，後者は総被験者数 20 名（1 群 10 名）以上の場合に限られる．後者の基準値は 90％信頼区間でないことに注意すること．薬物物性が原因で薬物動態パラメータのばらつきが大きくなる医薬品等では，試験製剤が標準製剤と生物学的に同等な製剤設計であっても，90％信頼区間法で同等性を証明するには非常に多くの被験者を必要とするため，後者の判定基準が適用されることが多い．

2) 溶出試験

即放性製剤の生物学的同等性評価では，バイオアベイラビリティ比較試験などで同等性が証明できれば，溶出挙動の類似性の証明は必ずしも求められない．しかし，「1)バイオアベイラビリティ比較試験」のa)③被験者に記載のとおり，溶出試験は被験者の選択情報を与える．また，1)のb)④同等性の判定に記載のとおり，薬物物性が原因で薬物動態パラメータのばらつきが大きくなる医薬品などでは，ヒト試験のみで同等性の証明がむずかしい場合の補強データに溶出試験が用いられる．また，「含量が異なる経口固形製剤の生物学的同等性試験ガイドライン」や「経口固形製剤の処方変更の生物学的同等性試験ガイドライン」に基づく医薬品開発では，試験製剤と標準製剤のあいだの処方変更水準が製剤特性に応じて十分小さい場合，溶出挙動が同等であれば生物学的に同等と判定でき，バイオアベイラビリティ比較などのヒト試験が免除される．

F 生物学的同等性試験の実施例 **Advanced**

「後発医薬品の生物学的同等性試験ガイドライン」に基づいて実施された即放性製剤の生物学的同等性試験の事例を紹介する．なお，実際の医薬品開発では，通例，多くの試作製剤について溶出試験を実施し，そのなかから標準製剤と溶出挙動が類似な製剤を試験製剤として選択したのち，バイオアベイラビリティ比較試験を行う．また，「E 生物学的同等性試験のレギュレーション．2)溶出試験」に記載のとおり，溶出試験の結果はバイオアベイラビリティ試験の被験者選択情報や生物学的同等性判定の補強データとなる．ここでは，バイオアベイラビリティ比較試験に用いた試験製剤と標準製剤の溶出挙動のみを参考として示す．なお，溶出試験の類似性の判定基準などについては，「後発医薬品の生物学的同等性試験ガイドライン」を参照されたい．

1) 対象製剤

試験製剤：クロピドグレル錠 75 mg「トーワ」（東和薬品株式会社）．
標準製剤：プラビックス®錠 75 mg（サノフィ株式会社）．

2) バイオアベイラビリティ比較試験

a) 試験条件

健康成人男性志願者 24 例を無作為に 2 群に割り付け，クロスオーバー法の試験デザインで試験を実施した．10 時間以上絶食した被験者に，試験製剤あるいは標準製剤各 1 錠を水 150 mL とともに投与し，投与前，投与後 0.25，0.5，0.75，1，1.25，1.5，2，3，4，6，8 および 12 時間目に採血した後，血漿中のクロピドグレル濃度を高速液体クロマトグラフィー/タンデムマススペクトロメトリーを用いて測定し，薬物動態解析を行った．

b) 結 果

バイオアベイラビリティ比較試験の結果を**図 4-40**，**表 4-16，17** に示す．製剤の影響は少なく，両製剤の血漿中クロピドグレル濃度はほぼ同様に推移した．生物学的同等性評価パラメータ AUC_{0-12}（最終採血時点の 12 時間までの AUC）および C_{max} について，対数変換値の平均値の差の 90% 信頼区間はいずれも生物学的同等性判定基準の $\log(0.80)$ ～$\log(1.25)$ の範囲内であり，両製剤は生物学的に同等で治療学的な同等性を保証できる

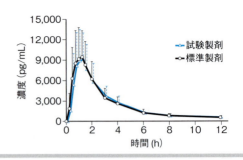

◆図 4-40　試験製剤あるいは標準製剤を投与された被験者の血漿中クロピドグレル濃度推移（平均値，$n=24$）
[田中孝典ほか：新薬と臨牀 64：275，2015]

◆表 4-16　試験製剤および標準製剤の薬物動態学的パラメータ

項　目	試験製剤	標準製剤
AUC_{0-12} (pg·h/mL)	29,257±10,957	29,466±10,617
C_{max} (pg/mL)	11,089.2±4,941.9	10,921.5±4,716.4
$AUC_{0-\infty}$ (pg·h/mL)	32,792±12,164	32,745±11,370
T_{max} (h)	1.271±0.726	1.104±0.312
MRT_{0-12} (h)	3.228±0.432	3.125±0.302
k_{el} (/h)	0.1580±0.0412	0.1550±0.0341

[田中孝典ほか：新薬と臨牀 64：275，2015]

◆表 4-17　同等性判定パラメータの対数変換値の平均値の差および 90％信頼区間

生物学的同等性評価パラメータ	平均値の差	平均値の差の90％信頼区間	生物学的同等性の判定基準	判　定
AUC_{0-12}	log(0.9842)	log(0.8882)～log(1.0906)	log(0.80)～log(1.25)	適合
C_{max}	log(0.9921)	log(0.8785)～log(1.1203)		

[田中孝典ほか：新薬と臨牀 64：275，2015]

と判断した．なお，その他の参考パラメータについて，両製剤の平均値間に有意差（$\alpha=0.05$）を認めなかったため，治療上で問題となる差はないと判断した．

3）溶出試験

a）試験条件

試験法：パドル法，試験回数：12 ベッセル，試験液量：900 mL，温度：37℃ の条件で溶出試験を行った．サンプリングした試験液中のクロピドグレル濃度は高速液体クロマトグラフィーを用いて測定した．

b）結　果

溶出試験の結果を図 4-41 に示す．両製剤の溶出挙動は似ており，すべての試験条件で「後発医薬品の生物学的同等性試験ガイドライン」に記載されている溶出挙動の類似性の判定基準に適合した．

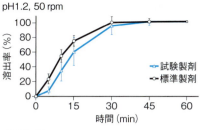
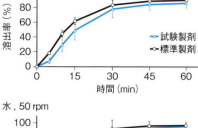
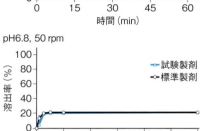
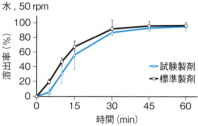
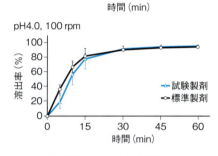

◆図 4-41　試験製剤あるいは標準製剤からのクロピドグレルの溶出挙動（平均値，$n=12$）

［東和薬品株式会社：クロピドグレル錠 25 mg/75 mg「トーワ」医薬品インタビューフォーム 2024 年 7 月改訂（第 11 版）］

演習問題

問 1　後発医薬品はその先発医薬品との生物学的同等性が求められている．同じ規格の内用固形製剤において，後発医薬品がその先発医薬品と同一であることが必要なのはどれか．1 つ選べ．

1　製造方法　　　2　定量法　　　3　有効成分の含量
4　添加物の種類　5　製品の重量

（第 99 回国試）

問 2　後発医薬品の経口固形製剤の生物学的同等性試験において，先発医薬品と同等であることを判定する目的でバイオアベイラビリティを比較する場合，通常用いられる薬物動態学的パラメータはどれか．2 つ選べ．

1　血中薬物濃度-時間曲線下面積（AUC）
2　最高血中濃度（C_{max}）
3　最高血中濃度到達時間（T_{max}）
4　平均滞留時間（MRT）
5　半減期（$t_{1/2}$）

問3 わが国の経口固形製剤（錠剤など）の生物学的同等性に関する記述のうち，誤っているのはどれか．1つ選べ．

1 医薬品の開発段階で製剤の処方が変更された場合，変更前後の製剤の生物学的同等性を保証することで，変更前の製剤を用いた臨床試験データを変更後の製剤のデータとして読み替えることができる．

2 先に上市している通常の製剤の剤形追加として口腔内崩壊製剤を開発する場合，一般に，生物学的同等性試験を行うことで両製剤の同等性を保証し，新たに臨床試験は行わない．

3 先発品が通常の製剤であっても，生物学的同等性を保証することで，後発品を口腔内崩壊製剤として上市することができる．

4 わが国では，後発品の上市に際して，溶出試験データが先発品と同等であれば，あらゆる医薬品について，ヒトを対象とする生物学的同等性試験が免除される．

5 1日3回投与の通常の製剤に対して，1日1回投与の徐放性製剤を後追いで開発する場合，両者は生物学的に非同等であることから，徐放性製剤の臨床試験は行わなければならない．

第5章

ドラッグデリバリーシステム
（DDS，薬物送達システム）

● ドラッグデリバリーシステム(DDS)の概念　● 物理学的アプローチ(放出制御型製剤)
● 化学的アプローチ　● 生物学的アプローチ　● 高分子素材を利用した薬物体内動態の制御
● リポソームの利用　● エマルションやマイクロスフェアの利用　● 高分子ミセルの利用
● 新たな DDS　● DDS の副反応　● DDS の課題

A　ドラッグデリバリーシステム（DDS）の概念

　がんやエイズなどの難治性疾患，糖尿病や高脂血症などの生活習慣病，さらにはアルツハイマー病やパーキンソン病などの認知性疾患など，薬物治療法の確立が望まれる疾患は数多く存在する．多くの新薬候補化合物が開発される一方，その半数近くが難溶性化合物であり，吸収性の改善や体内動態の制御は，実用化に向けた大きな課題となる．また，薬物の効果や副作用は，標的組織あるいは細胞内薬物濃度に大きく依存する．究極的には，効果を発揮する臓器のみに薬物が送達されれば，高い治療効果と低い副作用を実現する理想的な薬物治療法となる．

　ドラッグデリバリーシステム drug delivery system（DDS）は，「薬物の投与方法や投与形態に工夫を施すことで，薬物の効果部位への集積を，濃度と時間の観点から最適化することを目的として設計された薬物投与システム」と定義される．ある特定のタンパクと特異的に結合する新規化合物を発見・創製するという新薬創出プロセスが「創薬」と呼ばれるのに対し，新薬あるいは既存の化合物に対する新しい剤形，適応方法の開拓によって，より使いやすく，効果の高い医薬品へと発展させる DDS 開発プロセスは，「創剤」と呼ばれる．

　DDS の概念は 1970 年頃から提唱されており，初期研究においては薬物放出制御が中心的な目的であった．現在ではその概念はより広く捉えられており，薬物の投与部位から血中への吸収改善を目指した生体膜・組織バリアの克服や，積極的な病巣部位への薬物輸送を目指した標的指向性の付与（ターゲティング targeting），さらに，副作用の回避などもその目的として含まれるようになった．また，分子生物学の発展とともに，医薬品の範疇も従来の低分子化合物から，タンパク，ペプチド，抗体，遺伝子（核酸）などの高分子にも及ぶようになったが，これらの生体膜あるいは組織の透過性は低分子化合物よりもさらに制限される．とくに，遺伝子や核酸においては，細胞のなかの特定のオルガネラ organelle（細胞質や核）を標的とする技術も重要である．したがって，これらを医薬品に実用化するためには，細胞内動態を改善するための新しい技術の開発が不可欠となる．

　DDS 技術から得られる恩恵として，有効性の向上や副作用の軽減以外にも，いくつかの点が挙げられる．一つは，患者にとって服用しやすい剤形を提供できる点にある．注射

◆表 5-1　ドラッグデリバリーシステム（DDS）開発の戦略

物理学的アプローチ	化学的アプローチ	生物学的アプローチ
経口投与	プロドラッグ	抗体医薬
経口徐放性製剤	吸収改善	トランスポーターを利用した吸収改善
時間制御型製剤	標的臓器指向性の改善	遺伝子組換えタンパク
胃内滞留性製剤	安定性の向上	細胞療法
口腔内崩壊錠	作用持続化	免疫治療
経皮吸収	薬効選択性の向上	再生医療
経皮吸収型製剤	副作用軽減	ES 細胞
マトリックス型	溶解性向上	iPS 細胞
リザーバー型	苦味軽減	遺伝子・核酸医薬
イオントフォレシス	アンテドラッグ	遺伝子補足療法
注射剤	化学修飾核酸	ウイルスベクター
放出制御型製剤	生体内安定性向上	人工ベクター（プラスミド DNA）
マイクロ（ナノ）カプセル	免疫反応回避	遺伝子ノックダウン療法
マイクロ（ナノ）スフェア		アンチセンス
エマルション		siRNA
リポソーム		転写阻害
高分子ミセル		デコイ
経粘膜投与		タンパク相互作用の阻害
経鼻吸収システム		アプタマー
口腔粘膜投与システム		
呼吸器吸入システム		
眼内投与システム		

剤は通院が必要であり，投与時に物理的・精神的な苦痛を伴う．経口剤は投与が簡便である点で望ましく，その開発が望まれる．さらに，薬効持続時間を延長して投与回数を減らし，投与のわずらわしさを軽減することは，**服薬アドヒアランスの維持**に重要である．とくに，在宅療法が増えることが予想される高齢化社会においては，自己投与が簡便かつ安全に行える製剤の開発が重要となる．

　また，製薬企業における開発戦略の観点からも，DDS 技術は注目されている．一つの医薬品開発においても膨大な予算と開発期間が必要となっている現在，臨床開発の長期化に伴う特許切れは，深刻な問題となる．臨床応用されている医薬品に対して製剤・剤形を見直し，付加価値を与えることは，医薬品の特許寿命を延長する戦略として有用となる．

　DDS 開発には，生体バリアの生物的な理解（分子・細胞生物学），新規生体適合性材料の合成や化学修飾（有機化学），アセンブル技術に基づく剤形設計（物理薬剤学，ナノテクノロジー），体内・細胞内動態解析（生物薬剤学，イメージング）など，非常に広範囲の知識と技術が必要となる．薬学はこれらすべての科学領域をバックボーンとして有する学問であり，DDS 開発は薬学研究のなかでも重要な使命と位置づけることができよう．

　DDS 開発の戦略は，**表 5-1** に示すように物理学的アプローチ，化学的アプローチ，生物学的アプローチの三つに大きく分類することができる．ただし，目的に応じては，複数のアプローチを融合的に用いる必要があり，分類困難なケースも多い．

B　放出制御

　DDS 研究のなかでも，もっとも歴史が古く，実用化が進んでいるのは，薬物放出制御（コントロールドリリース controlled release）の分野である．効率・安全かつ持続的な薬

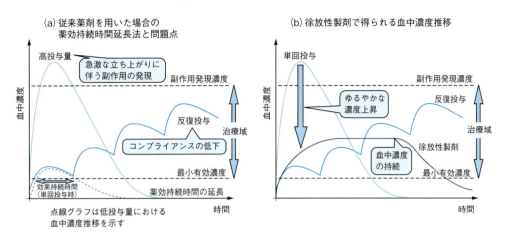

◆図 5-1　従来型薬剤の問題点と徐放性製剤のメリット

物治療を考えるうえでは，薬効を発現しはじめる濃度（最小有効濃度）と，副作用・毒性を生じる濃度（副作用発現濃度）のあいだで定義される治療域 therapeutic window に薬物濃度を維持する必要がある．放出制御は，薬物血中濃度を必要な期間，適切な濃度に維持するうえで非常に有用な DDS となる．

通常の経口製剤においては，投与量が多いほど有効血中濃度を維持できる時間（薬効持続時間）は延長される．しかし，過量の投与は初期の血中濃度が副作用発現濃度を超える危険性を有している．また，少量の繰り返し投与は，薬効持続時間を長く維持できるものの，定期的な服薬が必要である点でアドヒアランスの低下が危惧される（図 5-1(a)）．徐放性製剤は，① 初期の血中濃度の上昇をゆるやかにして副作用発現濃度まで高まるのを抑える，② 1 回の投与で可能な限り薬効持続時間を延長する，ことを目的とした製剤である（図 5-1(b)）．

1）経口製剤

a）放出制御の原理

薬物の薬剤からの放出制御の目的として，① 放出速度（徐放性），② 放出場所，③ 放出開始時間（タイミング），の制御があげられる．

薬物放出を行うための設計としては，リザーバー reservoir 型とマトリックス matrix 型に大別される（p. 370，図 5-5 参照）．

前者は，薬物のリザーバー（貯蔵庫）を，エチルセルロースなどの水に不溶な膜で包んだ構造を有しており，膜内の拡散が律速となるために薬物放出は徐放化される．また本方法は，放出場所や放出開始時間の制御を行ううえでも有用であり，その代表例として腸溶性製剤があげられる．コーティング基材にカルボン酸などの官能基を導入することで，小腸内の pH 環境下（アルカリ環境下）において膜が溶解しやすくなる腸溶性ポリマーとしての性質を付加することが可能となる．腸溶性ポリマーを膜として用いて，薬物を封入することにより，腸においてより選択的に薬物放出をすることが可能となる（図 5-2(a)）．

一方，後者は，高分子から形成されるマトリックス内に薬物が分散した製剤であり，薬剤の溶解速度あるいはマトリックス内の拡散，さらにはマトリックス自身の時間依存的な

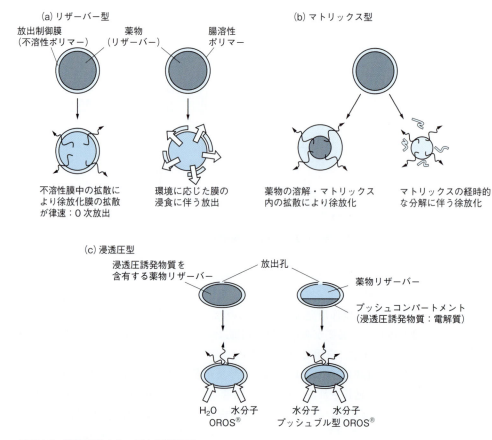

◆図5-2　薬物放出メカニズムの概念図
OROS®：Osmotic controlled Release Oral delivery System（経口投与用徐放システム）．

溶解によって薬物放出が徐放化されるものである（図 5-2(b)）．

　その他の放出制御型製剤として，浸透圧を利用したDDSが挙げられる（浸透圧型薬物放出）．代表的な例として，経口投与用徐放システムであるOROS®が挙げられる（図 5-2(c)）．本製剤は，薬物のリザーバーが，浸透圧誘発用電解質で満たされたコンパートメントとともに半透膜内に内封された構造を有している．本薬剤を投与すると，消化管内において水が半透膜を介して浸入し，電解質を溶解する．その結果発生する浸透圧差にしたがって，水がさらに浸入する．このような水の製剤への流入は，リザーバーからの薬物放出の駆動力となり，半透膜上にあけられた100 μmほどの小孔を通じて，一定速度（0次放出）で放出される．外壁を構成する半透膜は水のみを透過させるため，食事などの影響を受けずに一定の徐放性（0次放出）が得られることが大きな特徴である．

b）放出制御の実際

　もっとも古くから実用化されてきた徐放性製剤は，錠剤型と呼ばれるものである．形態から，シングルユニット型とマルチプルユニット型の2種に大別することができる（表5-2）．シングルユニット型は，錠剤全体が徐放性ユニット単独，あるいはその組み合わせから形成されたものである．一方，マルチプルユニット型では，カプセル内などに徐放性顆粒が充填された構造を有している．速放性ユニットと徐放性ユニットが同一の製剤に

B 放出制御 367

◆表 5-2　徐放性製剤の分類

ユニット別分類	型分類	模式図	医療用医薬品の例示：一般名(商品名)	特　徴
			徐放錠の分類	
マルチプルユニット型 (錠剤が速やかに崩壊されたのち，出てきた顆粒が徐放性を有する)	拡散徐放型	徐放性顆粒	テオフィリン(テオロング錠)	徐放性皮膜でコーティングされた顆粒を含有する錠剤
	スパスタブ型	速放性顆粒 徐放性顆粒 2 徐放性顆粒 1	テオフィリン(テオドール錠) 硝酸イソソルビド(フランドル錠)	速放性の顆粒と複数の徐放性皮膜によってコーティングされた顆粒からなる錠剤
シングルユニット型 (錠剤全体が徐放性を有する)	レペタブ型	糖衣 フィルムコーティング	d-クロルフェニラミンマレイン酸塩徐放錠	腸溶性コーティング錠の外側を胃内で溶ける胃溶層で覆った錠剤
	ロンタブ型	速放性 徐放性	ニフェジピン(アダラート CR 錠[*1])	徐放性の部分を速放性の部分で覆った錠剤
	グラデュメット型	多孔性プラスチック格子 (グラデュメット)	硫酸鉄水和物(フェロ・グラデュメット錠)	多孔性プラスチックの基盤中に医薬品を埋め込んだ錠剤
	ワックスマトリックス型 (コンチンシステム[*2])	ワックスマトリックス	硫酸鉄水和物(スローフィー錠) 塩化カリウム(スローケー錠) バルプロ酸ナトリウム(デパケン R 錠) ジルチアゼム塩酸塩(ヘルベッサー錠) ジソピラミドリン酸塩(リスモダン R 錠) モルヒネ硫酸塩(MS コンチン錠) テオフィリン(ユニフィル LA 錠)	疎水性・親水性の放出抑制物質である基剤(脂肪やロウ)のマトリックス中に医薬品を分散させた錠剤
	スパンタブ型	速放性 徐放性	製剤なし	速溶層と徐放層との 2 層からなる錠剤
	レジネート型	イオン交換樹脂	製剤なし	イオン交換樹脂に主薬を結合させ，消化管中のイオンと主薬を徐々に交換させて放出させる錠剤
			徐放カプセル剤の分類	
マルチプルユニット型	拡散徐放型	徐放性顆粒	硝酸イソソルビド(ニトロール R カプセル) プロプラノロール塩酸塩(インデラル LA カプセル) テオフィリン(スロービッドカプセル)	多孔性高分子皮膜で被包された徐放性顆粒が充塡された製剤
	スパンスル型	速放性顆粒 徐放性顆粒 2 徐放性顆粒 1	インドメタシン(インテバン SP カプセル) ニフェジピン(セパミット R カプセル)	コーティング層の厚さが異なり，主薬の放出時間が異なった顆粒を充塡した製剤

＊1　アダラート CR 錠は有核二層構造である点でロンタブ型に類似しているが，水分の少ない消化管下部でもすみやかに滲出できるように調節された内核の外部に対して水分の多い胃や小腸ではゆっくり滲出される外層で覆われている点で厳密にはロンタブ型の定義には該当しない.
＊2　コンチンシステム．薬物を含有したゲル形成高分子の素錠を高級アルコールの皮膜で覆った製剤.

　　搭載されることにより，速放性ユニットによるすばやい初期血中濃度の確保と，徐放性ユニットによる血中濃度の維持が可能となる.
　　高血圧などの循環器系疾患は，比較的長時間にわたる血中濃度維持が必要であり，投与間隔の延長と投与回数の削減はアドヒアランスの向上に重要である．したがって徐放性製剤の工夫は，循環器系疾患に対する薬物に適用された例が数多くみられる．ニフェジピン

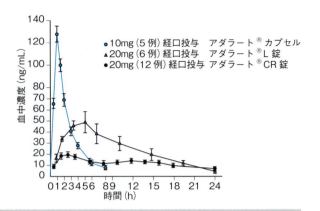

◆図5-3 製剤の違いによる血中濃度推移の変化
[アダラート®CR錠，アダラート®L錠，アダラート®カプセル（バイエル薬品株式会社）の各添付文書を基に作成]

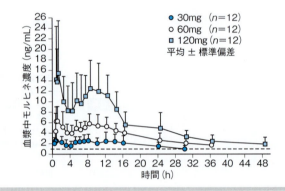

◆図5-4 パシーフ®カプセル投与後の血漿中モルヒネ濃度
[パシーフ®カプセル（武田薬品工業株式会社）の添付文書]

製剤の一つにアダラート®が挙げられるが，本製剤においては，アダラート®カプセル（1日3回），アダラート®L錠（1日2回），アダラート®CR錠（1日1回）の3種の錠剤が上市されており，1回投与によって，**図5-3**に示すような異なる血中濃度推移が得られるように設計されている．

疼痛の緩和に有効なモルヒネにおいても，徐放性製剤が有効に活用されており，モルヒネ硫酸塩水和物製剤であるMSコンチン®錠が例としてあげられる．また，徐放性と速放性顆粒を含有したカプセル製剤であるパシーフ®カプセルは，1時間以内の最大薬効と24時間の効果持続を併せもつモルヒネ塩酸塩製剤として開発されている（**図5-4**）．このような製剤は，即効性と投与回数軽減などを標榜した風邪薬や鼻炎用製剤などの一般用医薬品over the counter drug（OTC医薬品）にも，近年よくみられるものである．

持続性を付与する製剤化のみでなく，放出までのラグタイムを制御した時限放出技術time-controlled explosion system（TES）の技術開発も進んでいる．疾患によっては，日内における症状に周期がみられることがある．とくに，喘息患者における夜間・早朝の呼吸機能の低下，あるいはパーキンソンParkinson病患者における明け方の震え，さらには関節リウマチ患者における夜間・早朝の痛み増強などは深刻な問題であるが，夜間や早朝の投薬は患者および医療従事者にとって大きな負担を強いる．TESは，薬物リザーバーを包み込む膜の厚さや溶解性，さらには，多重化などの工夫を凝らすことにより，投薬時間と薬効開始時間のあいだにラグタイムをつくる技術である．

◆表 5-3　経皮吸収型製剤の例

製剤名	適用
ニトログリセリン，硝酸イソソルビド	狭心症発作の予防
エストラジオール	更年期障害
ツロブテロール	喘息発作の予防
ニコチン	禁煙補助
フェンタニル	がん性疼痛の緩和
リバスチグミン	アルツハイマー型認知症
ブプレノルフィン	疼痛治療（変形性関節症，腰痛症）
ロチゴチン，ロピニロール塩酸塩	パーキンソン病
オキシブチニン塩酸塩	頻尿，切迫性尿失禁
ビソプロロール	本態性高血圧症
ブロナンセリン	統合失調症

　また，薬物の局所的な作用あるいは吸収改善を考慮し，消化管内における滞留時間の制御や放出部位の制御についても研究が進んでいる．胃内における選択的な放出を目指したDDS は胃内滞留性製剤と呼ばれる．比重の小さい賦形剤を加え，製剤全体の比重を小さくすることで，投与後，胃液上に浮遊させて胃排出を遅延させる方法のほか，胃における膨潤や胃粘膜への付着を高めるポリマーを使用する方法などが開発されている．また，前述のような腸溶性ポリマーの利用は，大腸デリバリーなどに有用な DDS といえる．

c）口腔内崩壊錠（OD 錠，orally disintegrating tablets）

　服薬の容易さや嚥下のしやすさは，高齢者にとっても小児にとっても，重要な薬剤の性質である．水なしで服用可能であり，散剤やカプセル剤などに比べても飲みやすい利便性の高い製剤として，口腔内崩壊錠が挙げられる．口腔内崩壊錠の設計に関しては，唾液による崩壊を容易にする目的で浸透性を高めるための多孔性を付与する場合や，崩壊性を高めるための崩壊剤を添加して膨潤性を付与する場合がある．

　口腔内崩壊錠においては，薬物の苦味を抑えるマスキング技術や，優れた崩壊性を維持しながら錠剤の強度を維持するための技術が必要となる．ファモチジンの口腔内崩壊錠（ガスター® D）においては，ファモチジンの苦味を抑える薬物粒子に，口内での溶出を抑えるために不溶性高分子のエチルセルロースを噴霧し，糖類などを混合造粒したのちに低圧で打錠し，加湿乾燥処理することによって強度を増大させている（WOWTAB-DRY 技術）．

2）経皮吸収型製剤

　経皮投与は，塗布や貼付が容易であることや，投与開始や中止が簡便に行われること，また痛みを伴わず非侵襲的であることから，よく用いられる方法である．また，薬物動態学の観点からも，肝初回効果を受けない点で，経口投与と比較して優れた投与経路であるともいえる．一方，経皮吸収においては，角質層が大きなバリアとなるため，その透過は低分子（分子量 400 以下）で適当な脂溶性を有する薬物に限られる．

　代表的な例として，狭心症への適応としてのニトログリセリンや硝酸イソソルビド，更年期障害への適応としてのエストラジオールなどの製剤が挙げられる（**表 5-3**）．皮膚を透過して吸収させ，循環血液中に薬物を送達するシステムは，経皮治療システム transder-

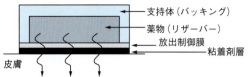
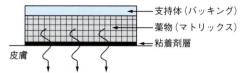
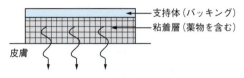

◆図 5-5　放出制御型経皮吸収システムの模式図

mal therapeutic system(TTS)と呼ばれていたが，第十五改正日本薬局方より，**経皮吸収型製剤**として規定され，また，第十六改正からは「皮膚などに適用する製剤」のなかの一つの形態として前文記載されている．現在も，放出制御や吸収促進の方法について多方面からの研究が行われている．

a）放出制御型経皮吸収製剤

経皮吸収における放出制御においても，徐放性経口製剤と同様に，**リザーバー reservoir 型**と**マトリックス matrix 型**に大別される．リザーバー型においては，薬物の貯蔵を担うリザーバー層が，支持体とエチレン・酢酸ビニル共重合体などからなる放出制御膜によって覆われ，さらに放出制御膜は，皮膚との接着を担う粘着層によってさらに覆われた構造を有している．（**図 5-5(a)**）．一方，マトリックス型の製剤は，アラビアゴムなどからなる高分子化合物に薬物を溶解あるいは分散させたマトリックス層が，粘着層と支持体に囲まれた構造を有する（**図 5-5(b)**）．また，マトリックス型に含められることもあるが，粘着層自体に薬物を含有した感圧接着 pressure sensitive adhesive(PSA)性テープも開発されている（**図 5-5(c)**）．

経皮吸収製剤が応用されている代表例として，ニトログリセリン製剤や硝酸イソソルビド製剤が挙げられる．ニトログリセリンは，舌下で用いられるさいには 1～2 分で効果が発現し，狭心症の発作時などに有用であるものの，持続時間は 30 分程度と短い．ニトログリセリンや硝酸イソソルビドの貼付剤は，簡便に，かつ長時間の持続性を達成できる点で有用であり，1 日 1～2 回のものが市販されている．

経皮吸収製剤におけるリザーバー型からの薬物放出を考えるうえでも，「第 3 章「2. 医薬品の溶解現象」**B** 3)d)（p. 246 参照）で説明されるような膜透過理論が適応できる．ここで，C_{in} はリザーバー内濃度（$C_{reservoir}$），C_{out} は皮膚側の濃度（C_{skin}）に相当し，

$$V\frac{dC_{reservoir}}{dt}=\frac{D \cdot K \cdot S(C_{reservoir}-C_{skin})}{L} \tag{5-1}$$

と記載することができる．ここでは，V はリザーバー内体積，K は溶液と膜との分配係数，D は放出制御膜内の薬物拡散定数，S は放出制御膜の表面積，L は放出制御膜の厚さ，を示す．皮膚への吸収・組織への拡散が放出より速やかなとき，$C_{reservoir} \gg C_{skin}$ で

あることから，

$$\frac{dC_{\text{reservoir}}}{dt} = \frac{D \cdot K \cdot S \cdot C_{\text{reservoir}}}{V \cdot L} \tag{5-2}$$

と近似され，薬物放出はリザーバー内部の薬物濃度に比例し，1次放出となる．

しかし，薬物がリザーバー内に懸濁液として存在し，また，膜透過速度と比較して溶解速度が非常に大きな場合，リザーバー内に溶解している薬物濃度は飽和溶解度(C_S)に維持され，下記のような式になる．

$$\frac{dC_{\text{reservoir}}}{dt} = \frac{D \cdot K \cdot S \cdot C_S}{V \cdot L} \tag{5-3}$$

C_Sは薬物に依存した定数であり，懸濁状態にある薬物が消失するまで，放出速度は飽和溶解度に比例した0次放出となることを意味する．

また，感圧接着(PSA)性テープの応用例として，ツロブテロール塩酸塩製剤としてのホクナリン® テープが挙げられる．本製剤はマトリックス型であるが，粘着層に結晶型と分子型ツロブテロールが含まれている．上記のリザーバー型の場合と同様，分子型のツロブテロールが吸収されると結晶型のツロブテロールが溶出し，それを補うことでマトリックス内の分子形濃度を維持する．このようなシステムは，結晶レジボアシステムと呼ばれ，血中濃度の長時間にわたる安定的な維持を可能としている．また本システムは，就寝前に貼ることで，喘息の発作が起こりやすい早朝に十分な薬物が溶出されるように設計されており，サーカディアンリズム circadian rhythm(日周リズム)が考慮されている．

3) 注射剤

注射剤は，自己投与が困難であり，通院を必要とし，また注射時の疼痛を伴うために，患者への負担は大きい．持続的な血中濃度の維持を目的とするために，油性溶液や，油性懸濁液を用いた皮下投与や筋肉内投与が用いられる．静脈内投与による薬物の疾患部位への標的化(ターゲティング)を積極的に行うためのDDSも，開発が進んでいる．

これらを達成するための製剤形態として，マイクロスフェア，マイクロカプセル，エマルション，リポソーム，高分子ミセル，ナノスフェア，ナノカプセルなどが挙げられる．マイクロカプセルやマイクロスフェアは固形微粒子担体であり，前者はリザーバー型，後者はマトリックス型として区別されている．

a) 放出制御型皮下注射剤

長期徐放性製剤の研究では，生分解性ポリマーが利用されてきた．ポリ乳酸 poly lactic acid(PLA)，ポリ乳酸・グリコール酸共重合体 copoly lactic acid/glycolic acid(PLGA)は，とくに生体適合性に優れるポリマーである．本ポリマーは，生体内における加水分解によってグリコール酸と乳酸に分解され，排泄される．

本ポリマーを利用した徐放性注射剤の代表的な例として，黄体形成ホルモン放出ホルモン luteinizing hormone-releasing hormone(LH-RH)アナログ(リュープロレリン酢酸塩)製剤としての，リュープリン® が挙げられる(**図 5-6**)．LH-RH の連続投与は，LH-RH 受容体の発現低下を引き起こし，下垂体前葉における黄体形成ホルモン luteinizing hormone(LH)の分泌低下をまねく．その結果，テストステロンあるいはエストラジオールの血中濃度の低下が引き起こされる．したがって本薬剤は，テストステロン依存的に悪化する進行性前立腺がんや子宮内膜症，子宮筋腫などへ適応されている．

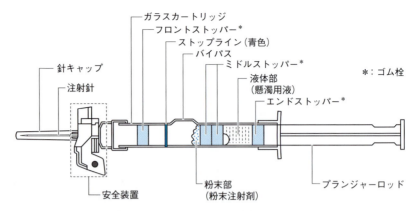

◆図5-6　リュープロレリン酢酸塩のマイクロカプセル皮下注射剤の構造

　リュープロレリン酢酸塩はそれ自身では半減期が短いため，その薬理作用が効果的なものとなるよう徐放性製剤が開発された．本薬物は薬物担体としてPLAとPLGAを素材としたマイクロカプセルであり，両ポリマーからなるw/o/w型エマルションを調製したのちに，有機溶媒を留去して得られる製剤である．平均粒子径(直径)20 μm程度に調製したマイクロカプセルからの薬物放出は，ほぼ0次速度で行われ，皮下あるいは筋肉内に投与することで，およそ1ヵ月あるいは3ヵ月にわたり薬物濃度を維持することが明らかとなっている．このような徐放性の高さから，コンプライアンスの向上と患者のQOLの向上に寄与している．

C　標的指向性の付与（体内動態の改善）

　医薬品が薬効を発揮する場所へと選択的に届けるための体内動態制御は，その効果を高め，副作用を低減するうえできわめて重要である．体内動態を制御するうえでは，薬物が有するさまざまな欠点を分子構造の修飾，誘導体化によって克服する化学的アプローチや，抗体などを利用した生物学的アプローチ，さらには，リポソームなどのナノ粒子を用いた物理学的アプローチが挙げられる．

　分子生物学の劇的な発展に伴い，医薬品は低分子薬物だけでなく抗体やサイトカインなどの高分子へと広がってきた．とくに，高分子薬物や微粒子製剤の場合，正常組織の血管内皮細胞間隙を介した透過性は，低分子化合物と比較してもサイズにより著しく制限される．血管構造の違いなどの解剖学的特性も，DDSを理解するうえできわめて重要である．

1) プロドラッグ

a) プロドラッグの概念

　試験管内あるいは培養細胞系で薬理効果を示す化合物であっても，生体内での安定性や吸収，標的臓器への標的化が不十分であれば，期待される薬効は得られない．**プロドラッグ prodrug** は，1958年にAlbertによって提唱された概念であり，「作用が既知である親化合物の誘導体であり，それ自身の薬効はないか，あるいは親化合物に比べて低く，体内で酵素的あるいは化学的に親化合物に変換されるもの」として定義される．

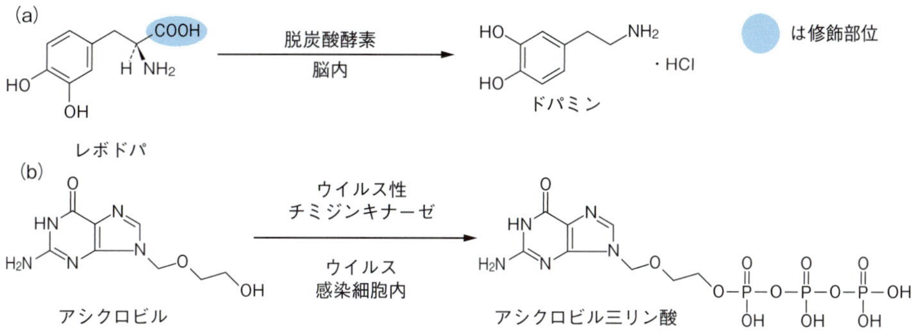

◆図 5-7　標的指向性の付与を目指したプロドラッグ

　プロドラッグに用いられる修飾部位はカルボキシ基，水酸基，アミノ基などである．反応効率に優れ，修飾により薬効発現を十分抑制可能であり，さらに，生体内で再び効率的に親化合物に変換される官能基を選択することが重要である．一般にエステル結合は，加水分解を受けやすい，あるいは生体内のエステラーゼによって分解を受けやすく，親化合物の水酸基あるいはカルボキシ基が修飾に多く用いられる．

　プロドラッグの目的としては，① 吸収改善，② 標的指向性の付与，③ 作用の持続化，④ 副作用の回避，⑤ 製剤的な改善（溶解性，味の改善）などが挙げられる．ここでは，薬物の薬理作用に関わる ② 標的指向性の付与と ③ 作用の持続化についての例を挙げる．その他のプロドラッグに関しては，「**D** 吸収改善」の項（p. 379 参照）において紹介する．

b）体内動態の改善を目指したプロドラッグ

　臓器指向性の観点からは，ドパミンのプロドラッグであるレボドパ（L-dopa）（ドパストン® など）が挙げられる（**図 5-7（a）**）．パーキンソン病は，脳内神経伝達物質であるドパミンの低下が原因とされているが，ドパミンは血液脳関門を透過しての脳内移行性はきわめて低い．本プロドラッグは，血液脳関門におけるアミノ酸輸送系に認識されることで，脳内移行性が向上する．また本薬物は，脳内の脱炭酸酵素によって親化合物ドパミンへと戻る．さらに本プロドラッグ化は，アミノ酸輸送系を介した消化管吸収過程の促進にも寄与している．

　疾患部位や標的臓器に特異的に存在する酵素によって分解を受けることで，薬効作用部位に選択性をもたせるためのプロドラッグの例として，抗ウイルス薬アシクロビル（ゾビラックス®）が挙げられる．本薬物は，ウイルス感染細胞内で特異的に発現するウイルス性チミジンキナーゼにより，特異的に活性化されて作用する．したがって，ウイルス感染のない正常細胞への影響を抑えることができる（**図 5-7（b）**）．

c）作用の持続化を目指したプロドラッグ

　生体内において徐々に分解されて親化合物へと変換されることで持続的な薬効発現を可能とした例として，抗がん薬フルオロウラシル fluorouracil（5-FU）を親化合物とするテガフール（フトラフール®）が挙げられる．本薬物は 5-FU と比較して脂溶性が高く，良好な消化管吸収性を示し，血中および組織中で長時間にわたって 5-FU を放出する（**図 5-8（a）**）．

　また，ソホスブビル（ソバルディ®）は，経口投与可能な C 型肝炎治療薬であるが，本薬

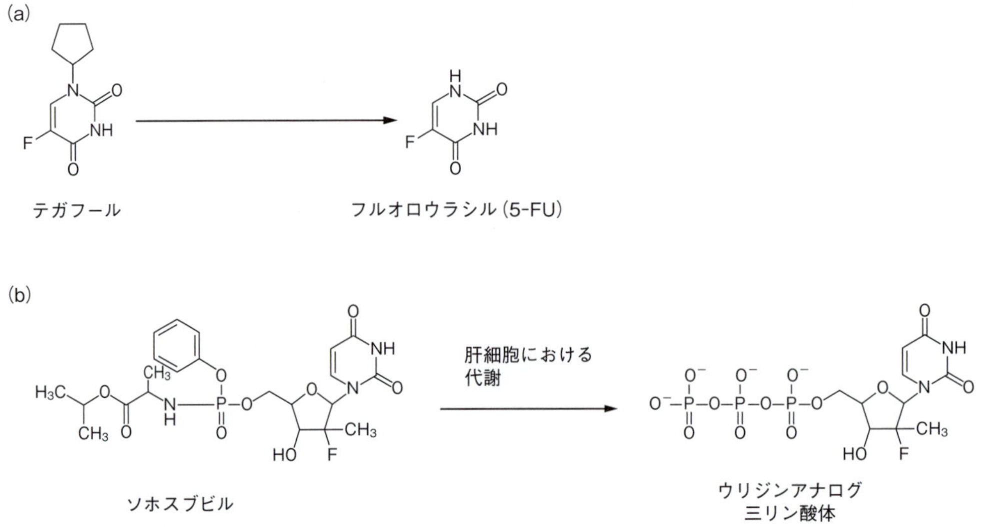

第5章 ドラッグデリバリーシステム（DDS，薬物送達システム）

(a)

テガフール　　　　　　　　　　　フルオロウラシル（5-FU）

(b)

肝細胞における
代謝

ソホスブビル　　　　　　　　　　　　　　　ウリジンアナログ
　　　　　　　　　　　　　　　　　　　　　三リン酸体

◆**図 5-8　持続性の延長を目指したプロドラッグ**

は肝細胞中で活性代謝物であるウリジン三リン酸型に変換されるヌクレオチドプロドラッグである．本活性代謝物は，C型肝炎ウイルス（HCV）の複製に必須である HCV 非構造タンパク質 5B（NS5B）RNA 依存性 RNA ポリメラーゼを阻害する（**図 5-8（b）**）．

2）ターゲティング型注射剤

　薬物を病変部位に選択的に輸送することで，効果の増強と副作用の回避が可能となる．リピッドマイクロスフェアは，精製大豆油，レシチン，グリセリンを主な成分とする直径約 0.2 μm の水中油滴（o/w）型エマルション製剤であり，リポ製剤とも呼ばれている．本薬剤は，細網内皮系やマクロファージ，白血球などが集積した炎症部位，動脈硬化部位，障害を受けた血管などに集積することが明らかとなっている．したがって，炎症疾患や血管性疾患に有効な薬物送達を考えるうえで有効な DDS といえる．

　その例として，デキサメタゾンパルミチン酸エステル製剤であるリメタゾン® がリポ抗炎症剤として関節リウマチ治療に適応されている．

3）EPR 効果を介したがんへの DDS

　がん組織と正常組織の大きな違いの一つに，血管構造が挙げられる．がん種にも大きく依存するが，がんはその成長の過程で，血液からの栄養物質を取り込むために新生血管を誘起し，血管密度が高くなる．また，新生血管は未分化状態なものも多いために 200 nm 以下の微粒子は透過しやすいことに加え，がん組織においてはリンパ管が未発達であり，がん組織からの高分子の流出は乏しい．このような現象は EPR（enhanced permeability and retention）効果と呼ばれる（**図 5-9**）．したがって，タンパク質などの高分子や微粒子の表面をポリエチレングリコールなどの水溶性高分子により修飾し，血中における安定性・滞留性を高めることにより，正常組織に比べてがん組織に優先的に蓄積させることが可能となる．このようなターゲティング戦略は，受動的ターゲティングと呼ばれる．

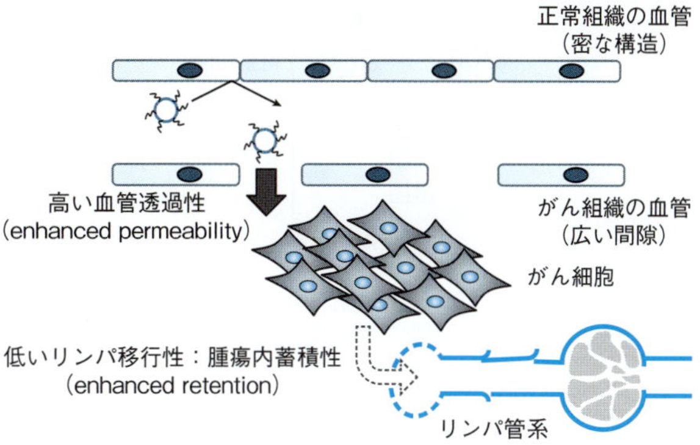

C 標的指向性の付与（体内動態の改善） **375**

◆図5-9　enhanced permeability and retention（EPR）効果の概念

　このような受動的ターゲティングを用いた例として，タンパク質性抗がん薬ネオカルチノスタチンにスチレン・マレイン酸共重合体を結合させた製剤である，ジノスタチンスチマラマー（スマンクス®）（2021年現在販売中止）が挙げられる．ネオカルチノスタチンは血中に投与されると，速やかに尿中から排泄される．しかし，ジノスタチンスチマラマーは血清アルブミンと強く結合し，血中滞留性が延長することで，がん組織に集積する．また，スマンクス®は油性造影剤であるヨード化ケシ油脂肪酸エチルエステル（リピオドール®）に懸濁された製剤であり，肝動脈より投与すると，顕著な抗腫瘍効果が得られる．ヨード化ケシ油脂肪酸エチルエステルは肝動脈に導入すると，腫瘍新生血管を閉塞させるため，腫瘍新生血管に長時間滞留することが可能となる．

　このようなEPR効果は，後述のリポソームなどを用いたナノ粒子のがんDDSにも広く用いられる概念であり，ドキソルビシンを内封したリポソーム製剤（ドキシル®注）のがんへの標的化戦略として用いられている（第5章**F**）．長年，この概念は担がんマウスを用いた実験などにより実証されてきた．しかし，2015年頃には，ヒトにおいては抗がん薬封入リポソーム製剤の薬理効果が，抗がん薬単独で投与した場合と比較して有意な差がないという統計的な解析結果も報告されている．マウスの担がんモデルを用いた際に得られるEPR効果を介したナノ粒子の移行性は，ヒトのがんにおける現象を過大評価している可能性もあり，がんへのDDSを考える上では注意が必要である．今後は，ヒトにおけるEPR効果を予測するためのコンパニオン診断法の開発なども，がんへのDDSを考える上では重要であろう．

4）抗体医薬

　疾患関連遺伝子が分子レベルで明らかとなってきた現在，<u>分子標的薬</u>に注目が集まっている．これは，疾患の原因となる分子が明確となり，それに対して特異的に作用する阻害剤（あるいは活性化剤）が開発できれば，副作用の少ない医薬品となるという考えに基づく．

　分子標的に対する阻害剤という観点からは，現在，低分子化合物を用いる方法と，抗体を用いる方法の二つのアプローチがある（第1章「3. 分布」**K** 2）参照）．たとえば，チロシンキナーゼ型増殖因子受容体を標的とした場合，HER2（human epidermal growth factor receptor type 2）に対する抗体医薬としてトラスツズマブ（ハーセプチン®）が，また低

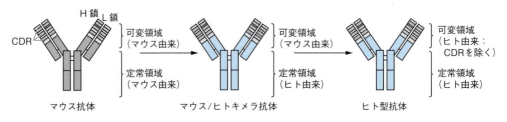

◆図5-10 マウス抗体からヒト化抗体への変遷
CDR：相補性決定領域.

分子化合物としては，Bcr-Abl チロシンキナーゼに対するイマチニブメシル酸塩（グリベック®）や，上皮成長因子 epidermal growth factor（EGF）チロシンキナーゼに対するゲフィチニブ（イレッサ®）などがある．これらの低分子化合物は，経口投与可能な抗がん薬として大きな長所を有するものの，致命的となる副作用も報告されており，予期できない副作用の発現という短所も見え隠れする．

抗体医薬においては，抗原特異性を決定する可変領域の構造は大きく異なるものの，半減期などは定常領域によって規定されるため，抗体間における体内動態の変動は少ないと考えられる．したがって，低分子化合物に比較して，予想外の副作用は起こりにくいと期待される．

1970年代にマウスモノクローナル抗体作製技術が確立され，抗体を利用した分子標的薬の開発が期待されたが，治療効果は低く，抗体医薬開発は一時低迷した．これは，初期の研究に用いられてきた抗体がマウス由来であることが大きな要因である．

マウス由来抗体をヒトに投与したさいには，マウス抗体に対するヒト抗体 human anti-mouse antibody（HAMA）が誘導され，とくに2回目の投与においてはマウス抗体は速やかに血中から消失してしまう．また，マウス抗体を異物として認識することによるアレルギー反応が起こることも問題であった．さらにマウス抗体は，ヒトの補体系の活性化や，抗原抗体反応を起点とする細胞性細胞障害 antibody-dependent cell-mediated cytotoxicity（ADCC）を誘起できず，抗体が結合した標的細胞を殺傷できない点が問題であった．

しかし，抗体医薬は現在の**ブロックバスター** blockbuster drug（年商10億ドル（約1,000億円）を超える新薬）の大部分を占め，大きな成功を収めている．この成功の原動力は，遺伝子組換えによるマウス抗体のヒト化技術である．すなわち，抗原認識を担う可変領域をマウス由来とし，その他の定常領域をヒト由来とするマウス-ヒトキメラ型モノクローナル抗体とすることで，抗原認識性は維持したまま，ヒト抗体と同じような体内動態と免疫応答を引き起こすことが可能となった．さらに，マウス由来の相補性決定領域 complementarity determining region（CDR）のみを残し，その他をすべてヒト型にした完全ヒト型抗体についても実用化が進んでいる（図5-10）．

近年，抗体医薬を用いたがん治療法として，イムノチェックポイント阻害剤に注目が集まっている．イムノチェックポイントとは，過剰な免疫反応を抑制するために生体内に備わったネガティブフィードバック機構である．本機構に働く典型的な分子として，CTLA4（cytotoxic T-lymphocyte-associated protein 4）やPD-1（Programmed death-1）などが挙げられる．T細胞の活性化過程においては，共刺激分子（B7）とT細胞上のCD28分子の結合が重要であるが，CTLA4は，T細胞が活性化された際に同細胞上に誘導さ

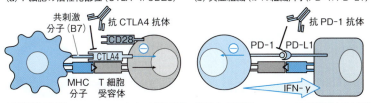

◆図5-11 イムノチェックポイント阻害剤の作用部位
CTLA4：cytotoxic T-lymphocyte-associated protein 4.
PD-1：programmed death-1.
PD-L1：programmed death-ligand 1.

れ，共刺激分子とCD28との結合と競合する．また，CTLA4は，T細胞に対して抑制性のシグナルを伝達することで，過剰な活性化を防いでいる．一方，PD-1は，とくに炎症性の末梢組織においてT細胞の機能を抑制するために機能する．本過程においては，サイトカイン産生に応答して体細胞やがん細胞上にPD-L1（programmed death-ligand 1）分子が誘導され，PD-1との結合を介してT細胞の機能を抑制する（図5-11）．これらの分子をノックアウトしたマウスにおいては，生存期間がきわめて短くなり，自己免疫疾患様の症状を示すことからも，これらイムノチェックポイント機構は，生体内における免疫の恒常性維持にきわめて重要な役割を果たしているといえよう．

しかしながら，がんはこの機構を利用して，がん組織内でT細胞などの機能を抑制することにより，免疫による排除から逃れている．これらイムノチェックポイントを阻害する抗体として，抗CTLA4抗体（ヤーボイ®）や，抗PD-1抗体（オプジーボ®）などが承認されており，一部の患者において劇的な抗腫瘍効果が得られている．この進展により，がん免疫療法が，手術療法，放射線療法，化学療法に並ぶ第四のがん治療法になった．

抗体医薬は，がん以外にも関節リウマチやクローンCrohn病などの炎症性疾患にも利用されている．インフリキシマブ（レミケード®）は，ヒトTNFαに対する特異的なマウス由来可変領域とヒト由来IgGの定常領域からなるキメラ抗体である．また完全ヒト化抗体として，アダリムマブ（ヒュミラ®）も，皮下投与用製剤として適応されている．

抗体は，その高い標的特異性より，単体で薬として用いられているが，これらは薬物の輸送担体として用いることもできる．Antibody-drug conjugate（ADC）は，低分子薬物を抗体に化学修飾したハイブリッド医薬品である．すなわち，抗体を標的細胞に届けるためのDDSとして用い，抗がん作用などの薬効は低分子医薬に担わせるというものである（図5-12(a)）．この技術においては，薬物と抗体をつなぐリンカーの設計がきわめて重要であり，投与されてから血中を循環する間は安定に存在する一方，細胞表面の抗原に結合してエンドサイトーシスなどにより細胞内に取り込まれた後には切断され，低分子医薬が放出されるような仕組みが重要である．抗CD30抗体に対してモノメチルアウリスタチンEを結合させたアドセトリス®などが承認されている．

また，後述のリポソームなどのナノ粒子製剤の表面に対して，抗体あるいは，その定常領域（Fc領域）を除いた抗原結合部位（Fab領域）などを修飾することによって，特定の臓器あるいは細胞へ標的化する試みもなされている（図5-12(b)）．

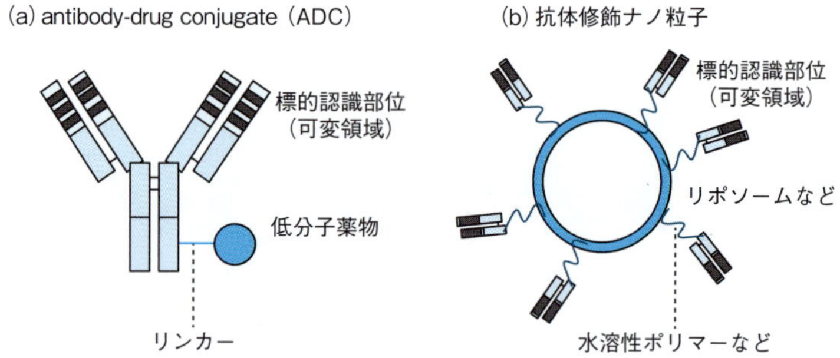

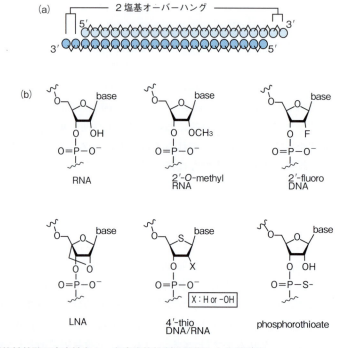

◆図5-12 抗体を標的化分子として利用したDDS

◆図5-13 機能性核酸の安定性向上・免疫応答抑制を目指した化学修飾
base：塩基．

5）標的化分子を結合した化学修飾核酸　**Advanced**

2000年前後に発見されたRNA interference（RNAi，RNA干渉）現象は，RNAの機能や存在意義の解釈に対してパラダイムシフトを引き起こした．本発見により，分化調節・がん化に関わる遺伝子発現調節分子としてのmicroRNA（miRNA）が新たに見出され，RNAの役割や生理的意義の議論は大きな広がりをみせている．

　RNAiは，3′末端側で，たがいに2塩基突出した構造（オーバーハング）をもつ，21塩基程度の相補的な短い二本鎖RNA short interference RNA（siRNA）（図5-13(a)）が，細胞質に導入された際に引き起こされる現象である．細胞中に存在するタンパク複合体RNA-induced silencing complex（RISC）に片方のRNA鎖のみ取り込まれ，配列特異的に特定

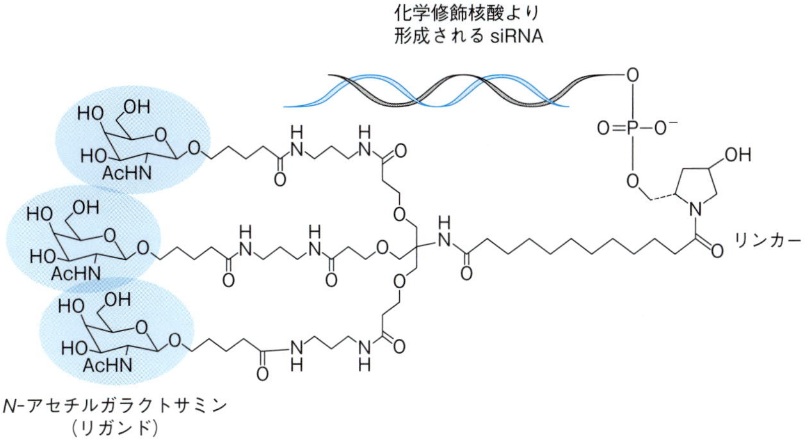

D 吸収改善 379

◆図5-14　*N*-GalNc 三量体をリガンドとした核酸医薬のデザイン

の mRNA を切断，分解することで遺伝子発現を抑制する．

　2003 年のヒトゲノム解読完了とともに，バイオインフォマティクス研究が大きく発展しており，とくに，数万から数十万という膨大な種類の細胞内遺伝子発現レベルを網羅的に解析することを可能とするマイクロアレイ技術は，疾患関連遺伝子の同定に大きな役割を担うと期待される．特定の遺伝子をノックダウンできる RNAi は，特定の疾患関連遺伝子をノックダウンすることによって治療につながると期待される核酸医薬である．

　本 siRNA を治療に用いるためには，組織の細胞質内に siRNA を導入するための DDS が重要であるが，一方で，siRNA の生体内における安定性はきわめて低いことが知られており，酵素分解を防ぐためのさまざまな核酸誘導体が開発されている（**図 5-13（b）**）．また，一部の配列パターンを有する siRNA は，細胞表面あるいはエンドソーム内に存在する受容体（Toll-like receptor）を刺激し，免疫応答を引き起こすことが知られている．一部の塩基を $2'$-O-methyl RNA に置換することによって免疫応答の回避が可能であることから，核酸の化学修飾は免疫応答の回避にも有用であることが示されている．

　さらに近年では，化学修飾された siRNA に対して，さらにリガンドとして *N*-アセチルガラクトサミン（*N*-GalNc）を修飾した核酸製剤（**図 5-14**）が開発されている．この分子のなかでは，*N*-GalNc が 3 分子連結されており，アシアロ糖タンパク受容体と多価結合を介して強力に結合することで，肝細胞中へ速やかに取り込まれる．

D 吸収改善

　経口投与は，静脈内投与と並ぶ代表的な投与経路であり，とくに消化管吸収過程は安定的な薬物濃度を発揮するうえできわめて大きな障壁となる．薬物の生体膜透過は，その脂溶性や生体内 pH における非イオン化薬物の割合（pK_a 値）などに大きく依存する．また，水溶性薬物の膜透過には，トランスポーターが関与する場合もある．このことから，薬物の物理化学的特性を変化させるため，あるいは，トランスポーターに認識されやすくするための化学修飾が消化管吸収を高めるうえでの有効な戦略となりうる．

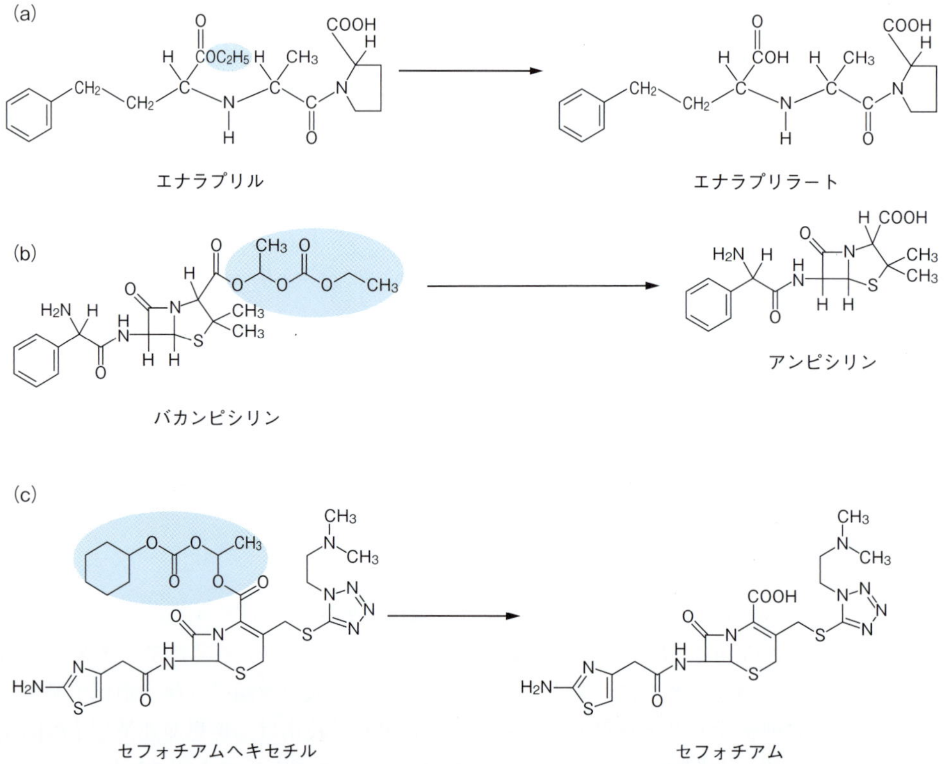

380 第5章 ドラッグデリバリーシステム（DDS，薬物送達システム）

(a) エナラプリル → エナラプリラート

(b) バカンピシリン → アンピシリン

(c) セフォチアムヘキセチル → セフォチアム

◆図5-15　消化管吸収の改善を目的としたプロドラッグ

　また，高分子薬物の吸収を考えるうえでは，各投与部位における生理学的，解剖学的な特性を理解し，薬物の物理化学的特性を制御することが重要である．

1）吸収過程におけるプロドラッグの有用性

a）消化管吸収の改善を目指したプロドラッグ

　消化管吸収の改善を目的としたプロドラッグ化戦略の多くは，受動拡散（単純拡散）を促進する方法である．疎水性の高い修飾基を親化合物に結合させ，薬物全体としての疎水性を高めることで生体膜透過性を亢進させる．生体内に存在する多種のエステラーゼにより容易にプロドラッグから親化合物に変換されるように，カルボキシ基に対してエステル結合を介して修飾する例が多い．

　シンプルな例としては，エナラプリラートに対してエチル基を導入したエナラプリルなどがあげられる（**図5-15（a）**）．また，β-ラクタム系抗生物質は，3位のカルボキシ基が活性に不可欠であり，この部分に対して**図5-15（b）**に示すような修飾が施されたプロドラッグが開発されている．

　注射剤として利用されてきた第二世代のセフェム系抗生物質であるセフォチアムをエステル化し，経口投与製剤としてプロドラッグ化したセフォチアムヘキセチルも，吸収改善を目的としたプロドラッグの例として挙げられる（**図5-15（c）**）．

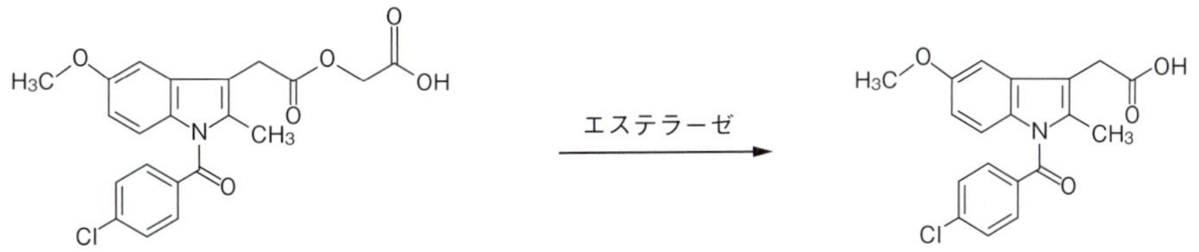

エステラーゼ

インドメタシン　ファルネシル　　　　　　　　　　　　　　　　インドメタシン

◆図 5-16　副作用軽減を目指したプロドラッグ

b）副作用の回避を目指したプロドラッグ

　非ステロイド性抗炎症薬（NSAIDs）インドメタシンの活性に必要なカルボキシ基をエステルによって保護することで，経口投与時の胃腸障害を回避するプロドラッグとして，インドメタシン　ファルネシル（インフリー®）やプログルメタシンマレイン酸塩（ミリダシン®）などがある．これら薬物は消化管吸収を受けたのち，エステラーゼによる代謝により，はじめて親化合物のインドメタシンへと変換されるため，胃粘膜障害作用を回避できる（**図 5-16**）．

　一方，副腎皮質ステロイドは，局所のアレルギー疾患などへの軟膏としての適応など，きわめて高い治療効果を有するものの，血液循環を介した全身的な副作用（副腎分泌機能異常など）が懸念される．投与部位では活性を有し，体内に入ると代謝されて不活化することによって全身的副作用を軽減する目的で開発された薬剤は，アンテドラッグ ante-drug と呼ばれる．

c）製剤的な改善を目指したプロドラッグ

　難溶性の薬物に対し，リン酸基やスルホン酸基を挿入し，ナトリウムなどと塩を形成することによって溶解性を高めることが可能である．クロラムフェニコール（クロロマイセチン®）にコハク酸を導入した抗菌薬クロラムフェニコールコハク酸エステルナトリウム（クロロマイセチン® サクシネート）は，注射剤として適応可能である．逆に，溶解性を抑制することで胃内における酸に対する安定性を向上させたプロドラッグとして，エリスロマイシンエチルコハク酸エステル（エリスロシン®）などが挙げられる．エリスロマイシンなどのマクロライド系抗生物質は酸に対して不安定であるが，エステル化によりプロドラッグ化することで，胃内における分解を回避することに成功している．

　一方，クロラムフェニコールは非常に苦い薬物であり，小児用液剤への適応には工夫が必要である．クロラムフェニコールの苦味を抑えるためのプロドラッグとして，パルミチン酸でエステル化したクロラムフェニコールパルミチン酸エステル（クロロマイセチン® パルミテート）（2021 年現在販売中止）がある．本薬物は消化管内で分解されて，クロラムフェニコールへと変換され，薬効を示す（**図 5-17**）．

2）トランスポーターを介した吸収促進

　腸管には，生体の維持に必須となるさまざまな栄養素を吸収するためのトランスポーターが多く存在する．親化合物をプロドラッグ化することにより，トランスポーターからの認識性を高め，吸収改善を行う方法が開発されている．標的となるトランスポーターの代表的なものとして，H^+（プロトン）/オリゴペプチド共輸送体（PEPT1）が挙げられる．

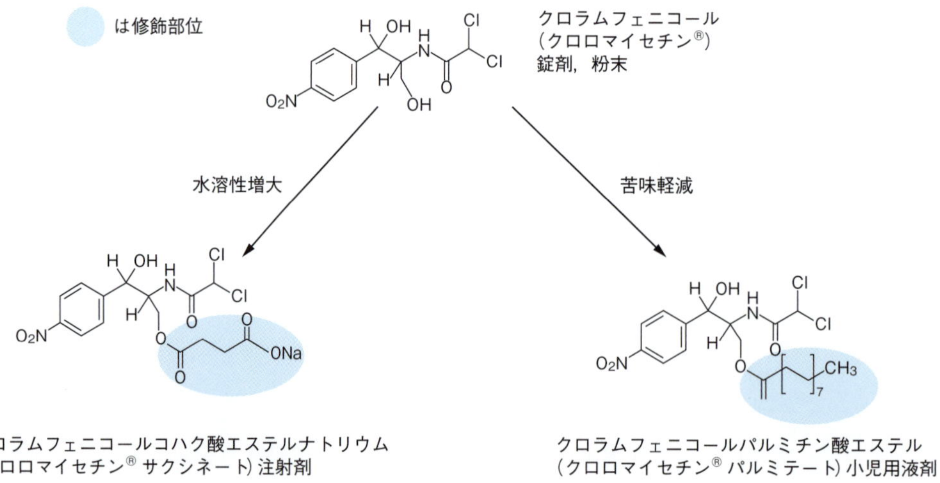

第5章　ドラッグデリバリーシステム(DDS, 薬物送達システム)

◯ は修飾部位

クロラムフェニコール
(クロロマイセチン®)
錠剤, 粉末

水溶性増大

苦味軽減

クロラムフェニコールコハク酸エステルナトリウム
(クロロマイセチン® サクシネート)注射剤

クロラムフェニコールパルミチン酸エステル
(クロロマイセチン® パルミテート)小児用液剤

◆図5-17　製剤的な改善を目指したプロドラッグ

　本トランスポーターは, 小腸上皮細胞の刷子縁膜上に発現し, ジペプチドあるいはトリペプチドなどの栄養物質や, β-ラクタム系抗生物質の吸収にも関わることが知られている. このトランスポーターの基質となるように設計されたプロドラッグとして, アシクロビルやガンシクロビルをバリンで修飾したバラシクロビル塩酸塩(バルトレックス®)や, バルガンシクロビル(バリキサ®)などが挙げられる.

　また生体防御の観点から, 小腸上皮細胞の刷子縁膜上には, P-糖タンパク質やBCRPなどのトランスポーターが発現しており, 上皮細胞内に取り込まれた薬物を消化管内に再び排出することによって異物の侵入を防いでいる. これらのトランスポーターは幅広い基質認識性を有しており, 一方では薬物吸収を阻害する要因ともなる. これらのトランスポーターの機能を阻害することにより, 薬物の吸収性を改善できると考えられ, 研究が進んでいる.

3) 粘膜適用型製剤　*Advanced*

a) 経鼻粘膜投与製剤

　経鼻粘膜は入り組んだ内部構造と, 線毛の発達により広い表面積を有している. また, 毛細血管やリンパ管も発達しており, 経鼻粘膜投与は薬物吸収に有利である. 経鼻投与を介した全身血液循環への吸収促進の例として, デスモプレシン酢酸塩水和物(デスモプレシン®)やスマトリプタン(イミグラン®)が, 中枢性尿崩症や片頭痛に適応される点鼻薬として製品化されている.

　鼻炎への適応に関しては, 鼻粘膜への長期的な付着性を製剤に付与し, 滞留性を高めることが重要である. リノコート®は, 主薬であるベクロメタゾンプロピオン酸エステルと, 粘膜付着性材料であるヒドロキシプロピルセルロース hydroxy propyl cellulose (HPC)からなるカプセル剤であり, 専用の噴霧器にセットしたのちに噴霧吸入する. 鼻粘膜による捕捉に有利な約30 μm の粒子径に調製されていることと, HPC由来の優れた付着性により, アレルギー性鼻炎治療薬用製剤として実用化されている.

b）呼吸器吸入製剤

　肺は，呼吸（ガス交換）を担う臓器であるが，その中心を担う肺胞はヒトで3〜5億個といわれ，その表面積は100〜140 m² に達する．また肺胞の表面は，非常に薄い扁平上皮細胞（Ⅰ型肺胞上皮細胞）で覆われている．本細胞は厚さ 0.1〜0.2 μm と薄く，肺胞上皮細胞から毛細血管までの距離は 0.5〜1.0 μm ときわめて短いため，薬物吸収性も良好である．さらに肺は，高分子の吸収部位としても有利であることが知られている．

　呼吸器吸入製剤においては，① 喘息時の気管支の弛緩や炎症の抑制を目的とし，気管あるいは気管支を局所的に標的としたものと，② 血流への輸送を介した全身作用を目的とし，肺胞を標的としたものがある．全身投与を目的とした肺胞送達型においては，モルヒネなどの低分子化合物だけでなく，インスリンなどのペプチドにも応用が期待されている．吸入製剤に関しては，噴霧式吸入製剤がさきがけとなり開発が進んだが，薬剤を効率よく肺へデリバリーさせるために，吸気と同調するための吸入方法の習得が必要となる．

　患者に優しい経肺投与法として，粉末吸収システムが開発されている．肺胞への効率的なデリバリーを達成させるためには，さまざまな物理的要因を考慮する必要があるが，その一つのパラメータとして，幾何学的粒子径や粒子密度を加味した空気力学的粒子径があげられる．肺胞へのデリバリーを考えるうえでは，1〜3 μm の空気力学的粒子径を有する粒子を製剤設計する必要があると考えられている．不安定なタンパク質やペプチドに適した製造方法である凍結乾燥法と，空気力学的に有利な多孔性を有する凍結乾燥ケーキを用いた粉末吸入システムとして，ODPI（Otsuka dry powder inhalation）が開発されている．吸気と完全に同調して空気が導入され，その空気衝撃により，凍結乾燥ケーキが瞬時に経肺投与に適した微粒子になるシステムである．

c）その他の粘膜適用型製剤

　粘膜を利用した DDS の例としては，眼内放出制御システム Ocusert® や，子宮内放出システム Progestasert® が挙げられる．

　眼内に投与された薬物の吸収は，涙液による薬物の希釈や流出により阻害を受ける．Ocusert® は，緑内障治療薬であるピロカルピン塩酸塩を含有する薬物層がリング内に挟まれた構造を有しており，まぶたの内側に挿入することで，ピロカルピン塩酸塩が1週間持続的に放出される．現在，国内では利用されていないが，DDS の実用化のさきがけとなったものである．

　Progestasert® は，子宮内に装着することで，黄体ホルモンであるプロゲステロンが約1年以上持続するシステムであり，長期間の避妊に用いられる．

　また，口腔粘膜は血管が発達しているが，口腔粘膜への接触時間は一般に短いために，大きな吸収は期待できない．ヒドロキシプロピルセルロースや，カルボキシビニルポリマーからなる高分子基剤が粘膜に付着しやすい性質を利用した，口腔粘膜適用製剤であるアフタッチ® は，主薬トリアムシノロンアセトニドを長時間，口腔内患部に曝露することが可能であり，アフタ性口内炎の治療薬剤として適応されている．

4）イオントフォレシス　Advanced

　皮膚は薬物の透過にとって非常に大きなバリアであり，上記のような放出制御型製剤の利用は，そもそも経皮吸収性の優れた低分子薬物への適用に限定されている．より多くの種類の経皮吸収型薬物を開発するためには，なんらかの方法で皮膚のバリア機能を低下さ

せる必要がある．その一つが，外部からの物理的エネルギーを用いた経皮吸収促進法としてのイオントフォレシスである．

本方法は，皮膚に微弱な電場を形成することによって，電気化学的ポテンシャルにより能動的にイオン性薬物の経皮吸収を促進する方法である．正電荷の薬物を陽極（あるいは負電荷の薬物を陰極）側に配置し，電場を形成することによって，薬物は電気的駆動力を利用して皮膚内に透過する．またイオントフォレシスでは，通電に伴う水（溶媒）の流れ（対流）も重要な駆動力となる．皮膚は通常，マイナスに帯電しており，プラスのイオンをより効率的に透過させる．これにより，皮膚を挟んで形成される溶質の濃度差が浸透圧を生み出し，これにより陽極から陰極に向かう対流が起こる．これは，イオン性，非イオン性薬物を問わず，溶解した薬物の吸収に関わると考えられる．

現在，イオントフォレシスを用いたリドカイン製剤が利用されている．またイオントフォレシスでは，高分子のDDSへの応用も期待されており，インスリンなどの高分子ペプチドやオリゴ核酸，さらには，抗原タンパクなどのDDSによるワクチンへの展開についても研究が進んでいる．

5）遺伝子改変型タンパク

従来の低分子だけでなく，これまでに多くの酵素やホルモン製剤などの高分子医薬品の開発が進んできたが，初期のものは動物，植物，微生物から精製されたものであった．しかし，ヒト以外の生物からの精製タンパク質は，抗原性が大きな問題となる．このような問題点を解決したのが，遺伝子組換えによるヒト型タンパク質の大量生産技術であり，グルカゴンやエリスロポエチン，成長ホルモンなどが製品化されている．

さらに，遺伝子組換えのメリットとして，比較的自由にアミノ酸を改変できる点が挙げられる．これにより，抗原性の減弱や，分解酵素への抵抗性の増大などが期待できる．現在製品化されているヒトインスリン製剤はすべて，遺伝子組換えによるものであるが，アミノ酸の変換や付加を行うことで生体内におけるインスリンの物性を変化させ，薬効発現までの時間（ラグタイム）や持続性をコントロールしたインスリンアナログ製剤が用いられている．

図5-18に，インスリンの一次構造を示す．ヒトインスリンは，皮下から血液中への吸収が遅く，食後血糖を抑えるためには食前30分前に注射する必要があった．より生理的なインスリン分泌パターンを得るためには，皮下投与後の血中への移行速度を高める必要がある．ヒトインスリンは皮下注射後，皮下組織内で六量体を形成し，これが血中への移行速度を遅くする原因となる．そこで，六量体から単量体への解離を促進した製剤として，B鎖の28番目のアミノ酸をアスパラギンに置換したインスリンアスパルト（ノボラピッド®），あるいは28番目と29番目を入れ替えたインスリンリスプロ（ヒューマログ®）などのヒトインスリンアナログが，超速効性インスリン製剤として販売されている．

また一方で，インスリンの生体内における物性を変えることで持続的な効果を実現した製剤も開発されている．インスリングラルギン（ランタス®）は，B鎖のC末端にアルギニンを二つ付加し，またA鎖の21番目のアスパラギンをグリシンに置換したものである．本タンパクは等電点が7.0付近となり，注射剤中の酸性領域では溶解するが，皮下投与によりpHが中性になると沈殿が生じ，吸収が遅れることで持効型となる．これらを組み合わせることでインスリンの血中濃度を健常者と近づけることが可能となり，理想的なイン

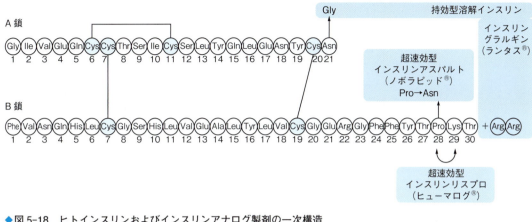

◆図 5-18　ヒトインスリンおよびインスリンアナログ製剤の一次構造

スリン補充療法が可能となる．

E 高分子素材を利用した薬物体内動態の制御

1) ポリエチレングリコール（PEG）化

　消失半減期が短い生理活性タンパク質の血中濃度を長時間持続させる代表的な方法として，ポリエチレングリコール polyethylene glycol（PEG）化が知られている（第 1 章「3. 分布」K 4)参照）．生理活性タンパク質は，腎の糸球体によるろ過や受容体を介するエンドサイトーシス，プロテアーゼによる分解，膜透過性の低さに起因する分布容積の低さなどの理由から，血中から速やかに消失する．これに対して PEG 化を施すことで，PEG が形成する立体障害によりプロテアーゼによって分解されにくくなり，また分子量が大きくなることで腎糸球体においてろ過されにくくなり，結果として血中での滞留時間が延長され，投与量・投与回数を減らすことが可能になる．事実，市販されているペガシス®やペグイントロン®などの PEG 化インターフェロン（図 5-19）では，天然型インターフェロンの半減期（3〜4 時間）に対して，それぞれ半減期が 50〜70 時間，28〜40 時間まで延長することが報告されている．このような特長から，連日筋注であった用法が週 1 回皮下注へと改善された．

　さらには，PEG 化により，通常のタンパク質と比較して溶解性が改善され，免疫原性が低くなるなど，体内動態の改善以外の利点があることも示されている．代表例としては，白血病治療に使用される PEG 化アスパラギナーゼが挙げられる．PEG 化により，投与時に生じるアレルギー症状などの副作用が抑制されている．また最近では，難水溶性の低分子化合物自体の溶解性を向上させる目的で PEG 化が行われはじめており，吸収性の改善，血中滞留性の改善などが実現できると報告されている．

　最近では，高分子のタンパク質医薬品と従来の低分子医薬品との中間の分子量をもつ人工的に合成できるペプチドや核酸などの「中分子化合物」が次世代の医薬品候補として注目されている．これらの中分子化合物の物性や体内動態の改善のためにも PEG 化が行われている．

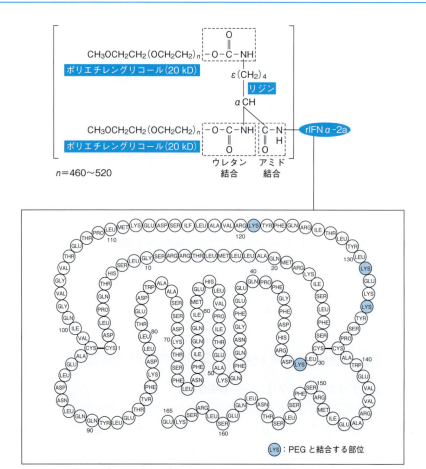

◆図 5-19　ポリエチレングリコール（PEG）化インターフェロンの構造
インターフェロン α-2a の遺伝子組換え体（rIFNα-2a）に含まれるリジン残基の α および ε アミノ基にカルボニル基を介して分子量約 20 kD の PEG 鎖が 1 本ずつ結合している．

しかしながら，PEG 化にも欠点があることが明らかとなっている．修飾した PEG が立体障害を引き起こし，タンパク質本来の機能（生理活性）が損なわれることがある．顕著な場合には，50% 以上の活性が失われたという報告もある．したがって，PEG 化を行う場合には，半減期などを含めた総合的な in vivo 活性を，修飾する PEG の長さや本数を調節することなどによって精密に設定することが重要になる．

2）抗体やリガンドの利用

試験管内では高い薬理活性を示す薬物分子であっても，生体に投与すると薬理活性が得られなかったり，むしろ高い毒性が現れたりする場合がある．これらは，目的組織への分子の移行性が不十分であったり，正常組織への非選択的な移行が理由であったりする．そこで，このような選択性を付与することを目的に，抗体や受容体のリガンドなどを利用するアプローチが行われている．

もっとも開発が進んでいるのが抗体薬物複合体 antibody-drug conjugate（ADC）である．

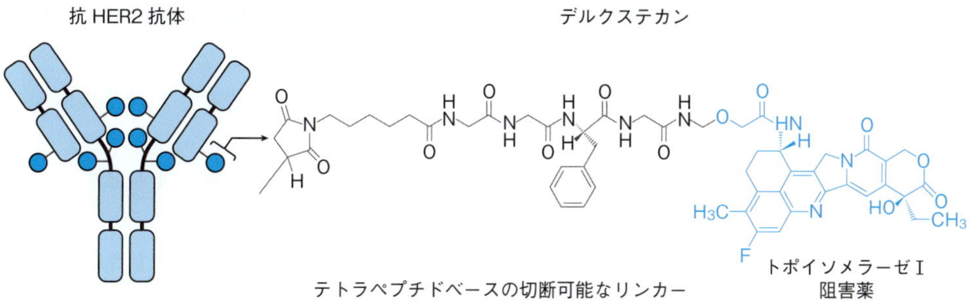

◆図 5-20　エンハーツ® の構造
HER2：human epidermal growth factor receptor 2.

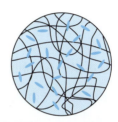

◆図 5-21　アブラキサン® の構造

　ADC は，文字通り抗体に薬物を結合したバイオ医薬品であり，たとえばがん細胞に対して選択的に結合する抗体を運搬役とし，殺細胞活性を有する低分子医薬品を結合することで，本来薬物がもつ最大の効果をがん組織やがん細胞で発揮し，副作用を軽減することができる．抗 CD30 抗体にアウリスタチン誘導体を結合させたアドセリス®（SGN-35）が，ホジキンリンパ腫と未分化大細胞リンパ腫の治療薬として承認されている．また，抗ヒト上皮増殖因子受容体 2 型（抗HER2）抗体にメイタンシノイドを結合させたカドサイラ® がADC としてはじめて固形がん（乳がん）を適応症として認可されている．さらに，抗 CD33 抗体にカリケアマイシンを結合させたマイロターグ® が AML（急性骨髄性白血病）を適応症にして，抗 CD22 抗体にカリケアマイシンを結合させたベスポンサ® が ALL（急性リンパ性白血病）を適応症にして認可されている．また最近エンハーツ®（**図 5-20**）が開発され，HER2 陽性乳がんを適応症として認可されている．この ADC の特徴として，抗体とデルクステカンとを結合するリンカーを工夫することで，がん細胞で選択的に切断されやすくして安全性を高めるとともに，がん細胞に取り込まれた抗体から遊離したデルクステカンが細胞から放出されて，周囲にある抗原を発現していないがん細胞にまで効果を示す（バイスタンダー効果）ことが挙げられる．

3）アルブミンの利用

　アブラキサン®（**図 5-21**）は，パクリタキセルをヒト血清アルブミンに結合させた直径約 100 nm のナノ粒子注射剤である．
　パクリタキセルは水に対する溶解性がきわめて低いため，タキソール® では溶解度を高めるために溶媒としてクレモホール® EL/無水エタノールが用いられている．しかし，ク

レモホール® EL はアレルギー症状を惹起することが報告されており，これをコントロールするために副腎皮質ステロイドなどの前投薬が必須となっている．さらには，無水エタノールが含まれていることから，アルコール過敏症の患者への投与は困難であり，患者のQOL という観点から問題となっていた．

　アブラキサン® は，タンパク結合を利用してパクリタキセルをヒト血清アルブミンに可逆的に結合させ，ナノ粒子を形成させることにより難溶性であるパクリタキセルを生理食塩水に懸濁可能にしており，タキソール® に用いられているクレモホール® EL/ 無水エタノールが不要であるため，前述の問題点を改善する優れたパクリタキセル製剤として位置づけられている．また，パクリタキセル結合アルブミンナノ粒子は，腫瘍血管内皮細胞のトランスサイトーシス経路を利用して腫瘍に集積していることを示唆する報告もなされており，血清アルブミンを利用した製剤化は単に薬物の溶解度を向上させるだけでなく，その体内動態をも変化させることが考えられる．その一方で，凍結乾燥製剤であるため，溶解時の泡立ち，溶解に時間を要するなど，調剤時の課題も残されている．

F　リポソームの利用

1) リポソームとその構造

　両親媒性のリン脂質が水系に分散されることによって形成されるリポソームは，**図5-22** に示すように，一重あるいは多重の脂質二分子膜よりなる直径数十 nm から数 μm の微細な閉鎖小胞である．一般に粒子径が数百 nm 以上の多重膜リポソームを MLV（multilamellar vesicles）と呼び，さらに MLV を超音波処理して得られる直径 50 nm 以下の一枚膜リポソームを SUV（small unilamellar vesicles）と呼ぶ．また，比較的粒子径の大きな一枚膜リポソームを LUV（large unilamellar vesicles）と呼び，とくに逆相蒸発法で調製したものは REV（reverse-phase evaporation vesicles）と呼んでいる．1980 年代後半にエクストリュージョン法（一様の小孔をもつろ過膜を加圧下通過させ成型する技術）が開発され，ほぼ均一な粒子径をもつリポソームを容易にかつ多量に調製することができるようになり，工業化，ひいては臨床応用への道が開かれた．

　リポソームを薬物キャリアとして用いる利点としては，脂溶性の高い薬物はその脂質二分子膜内に，水溶性の薬物は小胞内の水相に封入することができる点にある．また別の利点としては，リポソーム内に封入された薬物は脂質膜に保護されることから，生体内投与

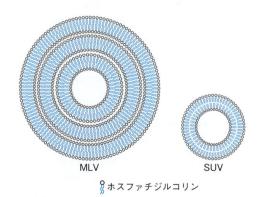

◆図 5-22　リポソームの模式図
MLV : multilamellar vesicle.
SUV : small unilamellar vesicle.

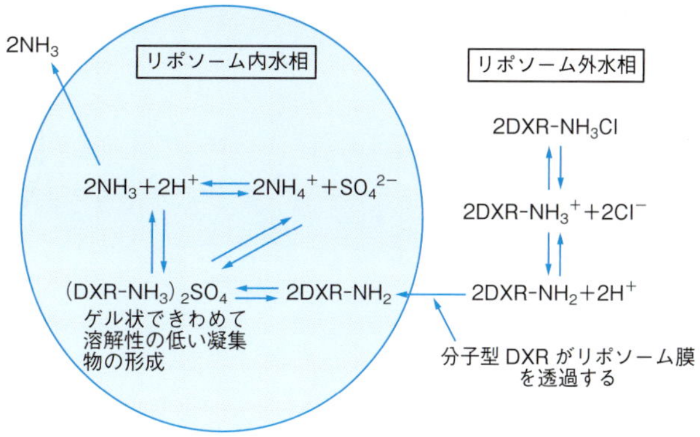

◆図 5-23 硫酸アンモニウム $(NH_4)_2SO_4$ 勾配法によるリポソーム内へのドキソルビシン(DXR)封入

後に化学的あるいは酵素的な反応や分解を免れ，比較的長期間安定に保持されることが挙げられる．さらには後述のように，表面をポリエチレングリコール(PEG)などの合成高分子で化学的に修飾したり，抗体などのリガンドを共有結合させることも可能であり，能動的ターゲティングが期待されている．

2) リポソームへの薬物封入法

前述のように，リポソームが脂質膜から形成される小胞であることから，脂溶性の高い薬物分子は脂質膜に封入され，水溶性の高い薬物分子は水に溶けた状態で小胞内にトラップされた形で封入される．したがって，脂溶性の高い薬物分子の封入量はそれほど多くなく，理論的にはリポソーム膜を形成する脂質分子のモル数の半分程度にとどまるものと考えられる．一方，水溶性の分子の封入量は，脂質膜が閉じ込める溶媒の容積，および薬物の溶解性の多寡によって決まる．REV など一重膜で粒子径が比較的大きなリポソームでは，封入量が比較的大きくなる．しかし，粒度調製の過程を念頭に置くと，理論的には溶媒の 50% 程度しかリポソーム内に閉じ込めることはできず，水溶性の高い薬物であっても最終的には 50% を調製過程で廃棄することになり，工業的な観点から効率のよい封入法の確立が求められてきた．

リポソームは脂質膜で構成されていることから，生体膜に類似した性質をもつ．よって薬物分子は，リポソーム膜をフィック Fick の法則，および pH 分配仮説にしたがって透過する．この性質を利用した，効率の高い薬物封入法が開発されている．ドキシル® はすでに臨床応用されている 100 nm 程度の粒子径をもつリポソーム製剤であるが，ドキソルビシン(DXR)の封入効率を高めたことが臨床応用を加速させた．

図 5-23 に示すように，リポソーム外水相に添加されたドキソルビシン塩酸塩($DXR-NH_3Cl$)のうち，分子型のものは pH 分配仮説によって脂質膜を透過し，リポソーム内水相に移行する．内水相に移行したドキソルビシン(DXR)は，アンモニウムイオン(NH_4^+)から供給されるプロトン(H^+)を受け取ってイオン型($DXR-NH_3^+$)となり，リポソームから漏れ出にくくなると同時に，硫酸イオン(SO_4^{2-})と溶解性のきわめて低い線維状のゲルを形成し，リポソーム内に保持される．ドキソルビシンのこのような一連の分子性状の変化がドライビングフォース driving force(牽引力)となり，添加量のほぼ 100% のドキソルビシンをリポソーム内に封入することが可能となった．

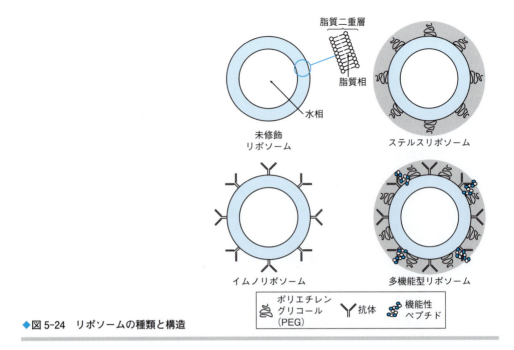

◆図 5-24　リポソームの種類と構造

　このリポソームへの薬物封入法は，本書にも詳述されている薬物の生体膜透過を利用したきわめてエレガントな方法である．リポソーム内外のH^+の濃度差など化学ポテンシャルの差を利用した方法により，いくつかの薬物が同様にリポソーム内に封入可能であることが報告されている．

3) 長期血中滞留性リポソーム（ステルスリポソーム）（図 5-24）

　リポソームの実用化における大きな障壁の一つが，肝臓や脾臓などでの貪食細胞（マクロファージなど）による異物認識であった．異物認識を受けやすいリポソームは肝臓や脾臓にトラップされやすく，結果としてそれ以外の臓器・組織には十分な薬物を送達することができず，薬物単独での投与時よりも薬効が得られないことも頻発した．

　リポソームが高い血中滞留性を示すようになるためには，生体内で異物として認識されにくくすることが重要である．これを実現するには，リポソーム膜表面に水和相を形成させることが重要であり，両親媒性の高分子である PEG はこのような要件に合致した．リポソーム膜表面が水で覆われることで，マクロファージは異物認識処理することができず，また PEG 分子が表面に存在することによって生じる立体障害性によっても，オプソニンなどの血液タンパク質の結合が抑制され，結果として血中滞留性が高まるものと考えられている．とくに平均粒子径が 100 nm 程度に整粒された PEG 修飾リポソームは，透過性の高い腫瘍新生血管から受動的に漏出する（enhanced permeability and retention effect：EPR 効果）ことが知られており，腫瘍への薬物の選択的デリバリーに繁用されている．

4) イムノリポソーム（図 5-24）

　近年の技術革新によって，標的細胞上の抗原や受容体に特異的に結合する抗体やリガン

ドを，リポソーム表面に化学的に結合させることが可能となっている．このような能動的なターゲティングが実現可能なリポソームをイムノリポソームと称し，"がんミサイル療法"を実現しうる，まさに魔法の弾丸であるといえる．

修飾される抗原やリガンドは，抗原性の観点から，ヒト型でかつ小分子化が進められてきており，ペプチドやタンパク質などの標的分子に対して抗体のような高い親和性と高い特異性を有する RNA アプタマーの利用も進められている．

5) カチオニックリポソーム

生理条件下で正電荷を示す官能基をもつリン脂質を組み込んだリポソームは，カチオニックリポソームと呼ばれている．この種類のリポソームは，核酸のもつ負電荷と引き合い，その表面に結合させ外部環境から保護すると同時に，負電荷を帯びている細胞表面と結合しやすいため，核酸のキャリアとして繁用されている．ウイルスを用いた遺伝子送達法よりも遺伝子導入効率は低いものの，安全性と調製の容易さから有用であると考えられており，非ウイルス性ベクターとも呼ばれている．

すでに Lipofectamine® シリーズや Oligofectamine® などのカチオニックリポソームが，*in vitro* での遺伝子導入試薬として市販されており，また遺伝子治療を目指した多くの臨床試験でも，この種のリポソームが用いられている．

6) ハイブリッド型リポソーム

ウイルスベクターは遺伝子導入効率が高いものの，臨床で用いるには安全性と大量調製の困難さが課題とされている．そこで，ウイルスのエンベロープタンパク質など遺伝子導入に関わる機能性タンパク質をリポソームに移した，ハイブリッド型リポソームが開発されている．センダイウイルスを不活化させたあとにリポソームと融合させた HVJ リポソームなどが，基礎研究における遺伝子導入キャリアとして用いられている．

7) バブルリポソーム

超音波造影ガスを封入したリポソーム（バブルリポソーム）が，超音波造影のみならず薬物・遺伝子のデリバリーにも応用されようとしている．マイクロバブルに超音波を照射するとバブル崩壊（キャビテーション）が誘導され，このとき生じるジェット流が生体膜に一過性の小孔を開け，膜の透過性が向上することが知られている．バブルリポソームと遺伝子を混在させた溶液に超音波照射すると高い遺伝子導入が得られることが報告されており，低侵襲でかつ効率のよいデリバリーシステムとして期待されている．このように，バブルリポソームは，超音波診断・治療（セラノスティクス theranostics）のための新たなツールとして医療応用も期待されている．

8) 多機能型リポソーム（図 5-24）

リポソーム製剤では標的組織・臓器に到達したあとのリポソーム自体，あるいは内封薬物の細胞内移行性および細胞内運命が，薬効や毒性を決める重要な要因となる．細胞移行性や細胞内運命を制御する種々の工夫を施したリポソームを，多機能型リポソームと称する．

例として，リポソーム表面に機能性ペプチド（pH 応答性の膜融合ペプチドや核移行性ペプチドなど）を修飾すると，細胞内に取り込まれたのち，エンドソームやリソソームな

どの酸性環境下で生体膜とリポソーム膜とが融合する．これにより，内封薬物や遺伝子を細胞質内に放出させ，さらに送達対象が遺伝子の場合には核への移行効率を高め，遺伝子発現効率を増加させる試みが行われている．

9）実用化されたリポソーム製剤

リポソーム実用化のさきがけとなったのが未修飾リポソームに抗真菌薬であるアムホテリシンBをリポソーム脂質膜に封入したアムビゾーム®である．アムホテリシンBのコレステロール骨格をもつ分子と親和性が高いという性質を利用した製剤である．アムホテリシンBはそのまま生体に投与すると腎機能障害を起こしやすいが，リポソーム製剤とすることで腎臓への移行量を低下させることができ，副作用の軽減が実現された．さらに，感染に伴う炎症部位の血管は比較的透過性が高くなっており，このような血管からリポソームが受動的に漏出することで高い抗菌活性が得られると考えられている．

前述のドキソルビシン塩酸塩をPEG修飾リポソームに封入したドキシル®は，1995年に米国においてエイズ関連カポジ肉腫の治療薬として世界で初めて承認され，その後卵巣がんに対しても適応が拡大されている．わが国では2007年1月に承認されている．

2017年に，Vyxeos®が未治療の治療関連急性骨髄性白血病または骨髄異形成に関連した変化を有する急性骨髄性白血病を対象として承認を受けた．Vyxeos®は1個のリポソームのなかにダウノルビシンとシタラビンが1：5のモル比で封入されたユニークなリポソーム製剤である．試験管レベルでダウノルビシンとシタラビンが白血病細胞に対して相乗的に高い効果を示すモル比を探索し，そのモル比でダウノルビシンとシタラビンを封入するという高い技術に基づいた製剤である．

2020年に，オニバイド®ががん化学療法後に増悪した治癒切除不能な膵がんを対象に承認された．オニバイド®は，イリノテカンをPEG修飾リポソームに封入した製剤であり，EPR効果によって腫瘍に選択的に集積し，ここでマクロファージに貪食され，イリノテカンが腫瘍組織内で放出される．放出されたイリノテカンは腫瘍およびマクロファージがもつカルボキシルエステラーゼにより活性代謝物（SN-38）に変換され，腫瘍増殖抑制効果を発揮すると考えられている．

2019年には，世界で初めてのRNA干渉（RNAi）治療薬としてオンパットロ®（パチシランナトリウム）がトランスサイレチン型家族性アミロイドポリニューロパチーを適応症と

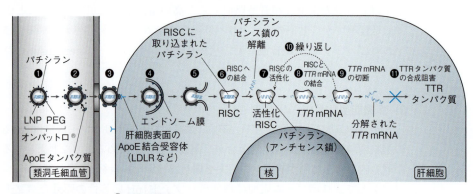

◆図5-25　オンパットロ®の作用機序

して認可された．オンパットロ®は，二本鎖 small interfering RNA（siRNA）を主薬としており，この siRNA の保護と肝臓への送達のため siRNA がリポソームの一種である PEG 修飾 lipid nanoparticle（LNP）に封入されている（**図 5-25**）．肝臓への移行において，LNP 表面の PEG が脱離し，これに付随して内因性アポリポタンパク質 E が結合し，肝実質細胞に発現する低比重リポタンパク受容体（LDL 受容体）を介して肝実質細胞内に取り込まれ，siRNA が標的のトランスサイレチンの mRNA を切断し，アミロイド沈着を抑制すると考えられている．

G エマルションの利用

エマルションとは，「水と油のように互いに溶解しない液相の一方が他方に微細な液滴として分散したものである」と定義されている．乳化粒子が分散している媒質（外相）を連続相，乳化粒子を分散相というが，連続相や分散相が水か油かの違いにより O/W（oil-in-water）型あるいは W/O 型に区別される（第 3 章「4. 界面化学」**D**参照）．

エマルション製剤は，大豆油をレシチンで乳化した脂肪乳剤（o/w エマルション）を基剤とし，これに難水溶性薬物を封入した製剤である．代表的なものとして，イントラリポス®がある．粒子径が 200 nm 前後のエマルションはナノエマルションと呼ばれ，静脈内に投与されると EPR 効果で炎症組織に集積して部位特異的に薬剤を放出する．上市された医薬品として，デキサメタゾン誘導体含有のリメタゾン®やフルルビプロフェン，アキセチル含有のロピオン®がある．

H マイクロスフェアの利用

マイクロスフェア製剤は，生分解性ポリマーであるポリ乳酸・グリコール酸（poly（lactic-co-glycolic acid）：PLGA）の共重合体で薬物を封入し，皮下や筋肉内投与後，PLGA が分解することで封入した薬物が徐々に放出される製剤である．粒子径が数 μm 程度の球状の製剤をマイクロスフェアといい，1 μm 以下のものはナノスフェアと呼ばれることがある．PLGA は体内でエステル主鎖の単純な加水分解によって分解され，分解生成物は腎臓で排泄されるか，最終的に二酸化炭素と水にまで分解される．マイクロスフェア製剤としてもっとも有名なものはリュープロレリンを主薬とするリュープリン®である．また，乳酸とグリコール酸の比率を調整することでその分解速度の制御が可能であり，これを利用したオクトレオチド塩酸塩含有のサンドスタチン LAR®などの長期徐放性医薬品が実用化されている．

I 高分子ミセルの利用

化学的構造の異なる高分子鎖を連結させた共重合体（ブロック共重合体）には，水中で熱力学的に安定な会合構造（高分子ミセル，**図 5-26**）を形成するものがあり，これを利用した DDS の臨床応用が進められている．ミセルの外殻は親水性の高い PEG などの高分子で覆われているため，ステルスリポソームと同様に，高い血中滞留性が期待できる．一方，内殻は比較的疎水性の高い環境にあることから，親油性が比較的高い薬物を多量に安

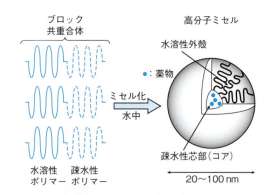

◆図 5-26 高分子ミセルの構造

定に封入することが可能である．また，内殻の疎水度は高分子の疎水性領域の構造に依存することから，そのままでは開発することが困難な難水溶性薬物の可溶化剤としても使用することが可能である．

ドキソルビシン内封高分子ミセル(NK911)，タキソール内封高分子ミセル(NK105)，シスプラチン内封高分子ミセル(NC-6004)やダハプラチン内封高分子ミセル(NC-4016)が，臨床応用に向けて開発されている．また，外殻に種々の化学修飾を施すことにより，生体内のさまざまな環境(温度，pH，酵素反応など)に応答したミセルの崩壊とそれに付随する薬物の放出も可能なことから，種々の能動的ターゲティングへの応用も期待されている．

J　DDS の副反応　Advanced

PEG 修飾リポソームのドキソルビシン封入体であるドキシル® は，臨床応用されているリポソーム製剤の一つである．しかし点滴投与開始時，あるいは投与終了後に，急性あるいは亜急性の副作用が生じることが報告されている．亜急性の副作用としては，口内炎，皮膚毒性などが報告されている．残念ながら，亜急性の毒性を完全に回避する方法はないが，いわゆるベネフィットとリスクのバランスからある程度毒性があることを承知で使用されているのが現状である．

急性症状としては，対象となる患者のおよそ 3〜7% に過敏症，あるいは擬似アレルギー症状が発症することが報告されている．これらの症例では，点滴投与開始後 5〜10 分で発症し，一般的には投与速度の減少，あるいは投与の中止によって改善される．主たる症状は，過呼吸，紅斑，顔面潮紅，血圧変化，胸の痛み，背中の痛みなどである．ドキソルビシン単独投与の際にはこのような症状が現れないことから，ドキソルビシン封入 PEG 修飾リポソーム構造物ドキシル® が誘起した症状，あるいはリポソーム表面の構造体，すなわち PEG が誘起した症状ではないかと想定されている．

PEG 修飾リポソームは，その表面の PEG 鎖により免疫系に対して不活性 inert であると考えられてきた．しかし，PEG 修飾リポソームをある投与間隔で同一の動物に静脈内投与すると，2 回目に投与された PEG 修飾リポソームの血中滞留性が著しく減少し，速やかに肝臓のマクロファージによって取り込まれることが報告された．類似の現象が，一部の PEG 修飾タンパク質製剤においても近年報告されるようになってきている．この現

象の原因として，PEG に対する抗体（anti-PEG IgG，anti-PEG IgM）の誘導が明らかとなっており，合成高分子である PEG を認識する機構を生体が備えている可能性が示唆されている．さらに，PEG に対するこのような免疫反応は，核酸を封入した際に Toll-like receptor（TLR）を介して亢進されることも明らかとなっており，PEG 修飾リポソームだけでなく，PEG 修飾体のさらなる臨床応用に際しては，免疫反応という観点からも慎重な検討が必要であると考えられる．

K DDS の課題 Advanced

　関連するさまざまな領域の種々の技術革新によって，薬物の体内動態を能動的に制御可能とする"魔法の弾丸"の開発が実現されようとしている．しかし，前項でも述べたように，DDS による体内動態の制御が，結果としてこれまでみられなかった副反応を誘導したり，DDS キャリア自体が免疫系を活性化させたりする事象も生じている．

　いくつかの DDS 製剤がすでに臨床応用されているものの，DDS 製剤の物理化学的性質や副反応を含む薬理活性は含有する薬物分子によって大きく影響を受けるため，すでに臨床応用されている DDS キャリアや DDS 技術であっても，新規に実用化を進めるさいには再度の精密な評価が必要である．しかしながら現時点では，公的機関から評価の明確なガイドラインが示されておらず，開発者が過去の DDS 製剤の開発経緯，製剤の物性を鑑み，個々の製剤ごとに規格化を行って評価しているのが現状である．このことが，大手製薬企業による DDS 製剤の開発を妨げている大きな理由の一つである．

　DDS 製剤の実用化に当たっては，これまで「ベネフィット・リスク」バランスの概念をベースとした評価が行われてきた．しかし，これらはあくまでも薬効・薬理を主としたものであり，十分であったとはいいがたい．今後は，製剤設計，製法・品質管理，患者や環境への影響，市販後の安全性調査まで見通した形での「ベネフィット・リスク」バランスの評価が必要である．

演習問題

問 1 ターゲティングに関する記述のうち，正しいのはどれか．2 つ選べ．

1. 受動的ターゲティングとは，標的部位を特異的に認識できる抗体や糖タンパク質などを薬物に結合させて体内分布を制御する手法である．
2. 逆ターゲティングとは，副作用を発現する部位への薬物分布を回避する手法である．
3. リポソームは，内部の疎水性コアに薬物を含有させた高分子ミセル製剤である．
4. 昇圧化学療法とは，抗がん薬をマイクロカプセルなどのキャリアーに封入して，腫瘍の栄養動脈に注入する治療法である．
5. 標的細胞内で特異的に発現する酵素により親薬物に変換されるプロドラッグを用いることで，薬物の標的細胞への選択的作用が得られる．

（第 99 回国試）

問 2 DDS 製剤に関する記述のうち，正しいのはどれか．2 つ選べ．

1. ベクロメタゾンプロピオン酸エステルの鼻腔内投与製剤は，薬物の全身循環への吸収を目的としたものである．
2. 硝酸イソソルビドを含有する経皮吸収型製剤は，狭心症発作時の救急処置に用いられ

る.
3 リュープロレリン酢酸塩を含有する乳酸・グリコール酸共重合体を用いたマイクロカプセルの注射剤は，薬物の持続的放出を目的としたものである.
4 プロゲステロンを含有する子宮内投与製剤は，主薬を長時間放出することで避妊効果を発現する.

(第 92 回国試)

問3 プロドラッグに関する記述のうち，正しいのはどれか．3 つ選べ.

1 テガフールは，フルオロウラシルの抗がん作用を持続させるためのプロドラッグである.
2 インドメタシンをファルネシル化することにより，消化管における副作用を回避できる.
3 バカンピシリン塩酸塩は，アンピシリン水和物の作用の持続化を目的としたプロドラッグである.
4 レボドパは，ドパミン塩酸塩のプロドラッグであり，脳への移行性を高めることができる.
5 エリスロマイシンエチルコハク酸エステルは，苦味を軽減することを目的としたプロドラッグである.

(第 83, 89 回国試より改変)

問4 EPR(enhanced permeability and retention)効果の説明として，正しいのはどれか．1 つ選べ.

1 腫瘍組織で活性の高い酵素によって薬物が代謝活性化を受け，腫瘍組織特異的に効果が発現する.
2 腫瘍組織特異的なトランスポーターの利用により，薬物の腫瘍組織への移行性と滞留性が向上する.
3 薬物を含む微粒子がマクロファージに貪食され，薬物が長時間血液中に滞留する.
4 アンギオテンシンの併用投与により，腫瘍組織の血管透過性が選択的に上昇し，薬物の移行性が向上する.
5 腫瘍組織では，通常組織と比較して毛細血管の透過性が亢進し，リンパ管が未発達なので，薬物を含む微粒子の腫瘍組織への移行性と滞留性が向上する.

(第 101 回国試)

問5 薬物とその効果等を向上させる目的および目的を達成するために実用化されている薬物送達システム(DDS)の組合せとして，正しいのはどれか．2 つ選べ.

	薬物	目的	DDS
1	アルプロスタジル	血液脳関門透過性の増大	高分子マトリックス
2	チモロールマレイン酸塩	有効血中濃度の持続化	リピッドマイクロスフェア
3	硝酸イソソルビド	有効血中濃度の持続化	経皮吸収治療システム
4	ドキソルビシン塩酸塩	がん病変部への薬物の集積	リポソーム
5	プロポフォール	がん病変部への薬物の集積	抗体薬物複合体

(第 103 回国試)

K DDS の課題　397

問6 リポソームに関する記述のうち，正しいのはどれか．2つ選べ．

1 大豆油とレシチンで調製される閉鎖小胞であり，静脈内投与後，炎症部位へ選択的に移行する薬物運搬体として利用される．
2 脂質二重膜からなる閉鎖小胞であり，水溶性および脂溶性いずれの薬物も含有することができる．
3 通例，直径数 μm〜数百 μm の大きさで，薬物を芯物質としてこれを高分子物質で被覆したものであり，薬物の安定化や放出制御に利用される．
4 ポリエチレングリコールで表面を修飾することで，血中滞留性が向上する．

(第98回国試)

問7 ペグインターフェロン アルファ-2b は，インターフェロン アルファ-2b にメトキシポリエチレングリコールを結合させたものである．この結合の目的として，誤っているのはどれか．1つ選べ．

1 水溶性の向上
2 抗原性の低下
3 タンパク質分解酵素に対する安定性の向上
4 肝臓への標的指向化
5 糸球体ろ過の抑制

(第99回国試)

問8 73歳女性．卵巣がん Stage Ⅲc に対して TC(パクリタキセル＋カルボプラチン)療法を施行していたが6ヵ月後に再発した．そこで2次療法として，ドキソルビシン塩酸塩をMPEG-DSPE(注)修飾リポソームに封入した注射剤(ドキシル®注)を導入することになった．

> 注：N-(Carbonyl-methoxypolyethylene glycol 2000)-1,2-distearoyl-sn-glycero-3-phosphoethanolamine sodium salt

(1) ドキシル®注に関する記述のうち，正しいのはどれか．2つ選べ．

1 添加物に卵由来の成分が含まれているので，卵アレルギーの患者には慎重に投与する．
2 ステルス機能を有する能動的ターゲティング製剤である．
3 希釈には生理食塩液を使用する．
4 従来のドキソルビシン塩酸塩製剤に比べて，インフュージョンリアクションが現れやすい．
5 リポソームへの MPEG-DSPE 修飾により，細網内皮系に異物として認識されにくい．

(2) 5コース目の投与中に，患者から，刺入部に耐え難い焼かれるような痛みを感じ，赤く腫れているとの訴えがあり，ドキシル®注の血管外漏出が疑われた．本剤の血管外漏出の対処法として，適切なのはどれか．2つ選べ．

1 患部を温める．
2 すぐに留置針を抜く．
3 患部を生理食塩液でフラッシュする．
4 デクスラゾキサンを静脈内投与する．
5 漏出部周囲から薬液や血液を吸引・除去する．

(第105回国試)

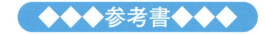

[生物薬剤学]

- 加藤隆一，山添　康，横井　毅(編)：薬物代謝学──医療薬学・毒性学の基礎として，第3版，東京化学同人，2010
- 加藤隆一：臨床薬物動態学──臨床薬理学・薬物療法の基礎として，第5版，南江堂，2017
- 乾　賢一(編)：薬物トランスポーター活用ライブラリー，羊土社，2009
- 杉山雄一，楠原洋之(編)：分子薬物動態学，南山堂，2008
- Brunton L (ed)：Goodman & Gilman's the Pharmacological Basis of Therapeutics, 13th Ed, 2018
- 緒方宏泰(編)：臨床薬物動態学──薬物治療の適正化のために，第4版，丸善出版，2019
- 日本薬学会(編)：スタンダード薬学シリーズⅡ-6 医療薬学，Ⅵ 薬の生体内運命，東京化学同人，2016
- 岩城正宏，尾上誠良(編)：コンパス生物薬剤学，第3版，南江堂，2021
- 加藤基浩：はじめての薬物速度論──薬物動態の基礎，南山堂，2008
- Buckingham R(ed)：Martindale──The Complete Drug Reference, 40th Ed, PHARMACEUTICAL PRESS, 2020

[物理薬剤学]

- 上釜兼人，川島嘉明，松田芳久(監)：最新製剤学，第4版，廣川書店，2016
- 日本化学会(編)：現代界面コロイド化学の基礎──原理・応用・測定ソリューション，第4版，丸善，2018
- 千原秀昭，稲葉　章(訳)：アトキンス物理化学要論，第7版，東京化学同人，2020
- 山本　昌，岡本浩一，尾関哲也(編)：製剤学，第7版，南江堂，2017
- 河島　進(編)：わかりやすい物理薬剤学，第6版，廣川書店，2015
- 川口春馬(監)：微粒子・粉体の作成と応用，シーエムシー出版，2006
- 粉体工学会，日本粉体工業技術協会(編)：粉体物性図説，第3版，NGTコーポレーション，2004
- 厚生労働省(医薬審発第565号)，安定性試験ガイドライン(改定)2001.5.1
- 近澤正敏，田嶋和夫：界面化学，丸善，2001
- 粉体工学会(編)：粉体工学用語辞典，第2版，日刊工業，2000
- 砂田久一，寺田勝英，山本恵司(編)：マーチン物理薬剤学，第4版，廣川書店，1999
- 桐野　豊(編)：基礎薬学物理化学，第2版，廣川書店，1999
- 大島広行，半田哲郎(編)：物性物理化学，南江堂，1999
- 北原文雄：界面・コロイド化学の基礎，講談社サイエンティフィク，1994
- 緒方宏泰(編)：医薬品の生物学的同等性試験──ガイドライン対応，じほう，2013

[製剤設計]

- 日本薬剤学会出版委員会(編)：薬剤学実験法 必携マニュアル── Pharmaceutical Scientist のために，南江堂，2014

[ドラッグデリバリーシステム]

- 堀岡正義：調剤学総論，第13版，南山堂，2019
- 永井恒司(監修)：DDSの基礎と開発，シーエムシー出版，2006
- 日本薬学会(編)：スタンダード薬学シリーズ7，製剤化のサイエンス，第2版，東京化学同人，2012
- がん治療における分子標的薬Q&A．薬局 56，2005
- DDS研究の現状と将来展望．Pharm Tech Japan 21(12)，2005 臨時増刊号
- 秋吉一成，辻井　薫(監)：リポソーム応用の新展開，NTS，2005
- 片岡一則，原島秀吉(編)：ドラッグキャリア入門── DDS からナノマシンまで，丸善出版，2019

[調剤学]

- 八重徹司，緒方憲太郎，高取真吾(編)：コンパス調剤学──実践的アプローチから理解する，第4版，南江堂，2024

演習問題解答

1章　薬物の体内動態

1. 生体膜透過

問1　［正　解］　2

［解　説］

1. トランスポーターもエネルギーも必要としない.
3, 4. トランスポーターを介し, エネルギーを必要とする.
5. トランスポーターを介さないが, エネルギーを必要とする.

問2　［正　解］　2, 3

［解　説］

1. 誤り. イオン形薬物に比べて, 非イオン形(分子形)薬物の方が透過性が高い.
4. 誤り. 単純拡散による透過速度は Fick の法則に従う. Michaelis-Menten 式に従うのは, トランスポーターを介した透過速度である.
5. 誤り. 単純拡散による透過はトランスポーターを介さないので, その透過速度は構造類似薬物の影響を受けない.

問3　［正　解］　2, 5

［解　説］

1. 誤り. 弱酸性薬物では, pH が低下すると分子形分率が増加して, 透過係数が増大する.
3. 誤り. 弱塩基性薬物では, pH が低下すると分子形分率が低下して, 透過係数が低下する.
4. 誤り. 弱塩基性薬物では, pH が上昇すると分子形分率が増加して, 透過係数が増大する.

問4　［正　解］　4, 5

［解　説］

1. 誤り. SGLT1 は小腸上皮細胞頂側膜に発現する, Na^+/グルコース共輸送体である.
2. 誤り. PEPT1 は, H^+ 濃度勾配を駆動力とする.
3. 誤り. LAT1 は, グルタミンと基質の逆(交換)輸送体である.

問5　［正　解］　1, 3

2. 誤り. 促進拡散は, 生体エネルギーを必要としない.
4. 誤り. 促進拡散は, トランスポーターを介した輸送である.
5. 誤り. 促進拡散は, トランスポーターを介した輸送であるため, 構造類似体の共存による影響を受けることがある.

2. 吸　収

問1　［正　解］　2, 5

［解　説］

1. 誤り. 体内のほぼすべての部位での生体膜透過に当てはまる.
2. 正しい. イオン形分子は生体膜を透過しないという考え方に基づいている.
3. 誤り. 非イオン形分率は, ヘンダーソン・ハッセルバルヒの式で求められる.
4. 誤り. 刷子縁膜上の Na^+/H^+ 交換輸送系により, H^+ が上皮細胞表面に多くなるため管腔内液に比べて酸性に傾いている.

5. 正しい. 弱酸性薬物の場合，pK_a よりも低い pH 領域では非イオン形分子で存在する. 塩基性薬物の場合は逆になる.

問2 ［正　解］　1，5
［解　説］
1. 正しい. 細胞間経路を通過した場合も同様である.
2. 誤り. 胃から吸収された薬物は，胃冠状静脈や左胃大網静脈を経て門脈に入る.
3. 誤り. セファレキシンを輸送する PEPT1 はプロトン勾配依存性である.
4. 誤り. カプトプリルとベスタチンは，PEPT1 の基質である. P-糖タンパク質の基質としては，ジゴキシンやシクロスポリンなどがあげられる（**表 1-7** 参照）.
5. 正しい. メチルプレドニゾロンの回腸部からの吸収は P-糖タンパク質によって抑制されている. ベラパミルは P-糖タンパク質を阻害するので，メチルプレドニゾロンの吸収は増大する.

問3 ［正　解］　3，4
［解　説］
1. 誤り. 高脂肪食の摂取により胆汁の分泌が亢進するので，難溶性であるインドメタシンファルネシルの消化管内での溶解が促進され，吸収が増大する.
2. 誤り. プロパンテリンは抗コリン薬なので胃内容排出速度を低下させる. したがって，アセトアミノフェンの最高血中濃度到達時間は遅くなる.
3. 正しい. CYP2C9，CYP2C19，CYP2D6 も存在するが，CYP3A4 がもっとも多い.
4. 正しい. 胃内容排出速度が減少することで，小腸上部におけるリボフラビンの担体輸送が飽和せずに進行する.
5. 誤り. 水素結合能の高い薬物では上皮細胞膜への移行が起こりにくいので，吸収は低下する.

問4 ［正　解］　2，4
［解　説］
1. 誤り. 一部の薬物では担体輸送系の関与が報告されているが，大部分の薬物は pH 分配仮説に従い単純拡散で吸収される.
2. 正しい. 下直腸静脈血は総腸骨静脈を経て下大静脈に入り，肝を経ることなく全身循環に入る.
3. 誤り. デスモプレシン酢酸塩は点鼻剤として用いられる. ペプチド性薬物は皮膚からは吸収されない.
4. 正しい. セフチゾキシム坐剤に配合されている.
5. 誤り. 低分子薬物は投与部位近傍の毛細血管から血中に入る. 分子量 5,000 以上の高分子薬物は毛細血管壁を通過できないので，より大きな孔を有するリンパ管壁を通ってリンパ液中に移行する.

問5 ［正　解］　1，2
［解　説］
1. 正しい. インスリンのような高分子化合物の吸収も起こる.
2. 正しい. 脂溶性の高い薬物が吸収されやすい.
3. 誤り. ドライパウダー製剤も用いられている.
4. 誤り. 経肺吸収には粒子径が 0.5～1 μm が適当とされる. 0.5 μm 以下の場合，呼気とともに排出されてしまう.
5. 誤り. オセルタミビルは経口剤として投与される. ここでは，サロメテロールキシナホ酸塩やフルチカゾンプロピオン酸エステル，プロカテロール塩酸塩などが該当する.

問6 ［正　解］　2
［解　説］

演習問題解答　　403

1. 誤り．カルバペネム系抗菌薬は，経口プロドラッグであるテビペネムピボキシルを除き，水溶性が高く小腸粘膜透過性が低い．このため，注射薬として投与される．
2. 正しい．メトトレキサートやワルファリンも吸着されやすい．
3. 誤り．親水性薬物は非撹拌水層を拡散しやすい．吸収速度は膜透過速度に依存する．
4. 誤り．小腸に分布する血管はすべて門脈につながる．
5. 誤り．抗コリン薬は胃の運動を抑制する．このため胃内容排出速度は低下し，併用薬の最高血中濃度到達時間の延長や最高血中濃度の減少を引き起こす．

3. 分　　布

問1　[正　解] 1, 3
[解　説]
1. 正しい．式(1-29)から，Q_t/V_t が小さいと k_t が小さくなり半減期は大きくなることがわかる．
2. 誤り．式(1-34)より，組織結合率が同じとき，分布容積は fb に比例する．
3. 正しい．p-糖タンパク質による薬物排出は，疎水性の高い薬物が排泄される傾向が高い．
4. 誤り．分子量 5,000 以下の薬物は毛細血管へ，5,000 以上はリンパへと振り分けられる．

問2　[正　解] 2, 4
[解　説]
1. 誤り．Scatchard Plot である．
2. 正しい．x 軸の交点は $n[P_t]$ を表しており，結合数 n が等しいことがわかる．
3. 誤り．薬物のタンパク結合は Langmuir 式に従い(式 1-38)，濃度の上昇とともに飽和する(図1-60)．
4. 正しい．直線の傾きは $-1/K_d$（解離定数），すなわち，結合定数を表し，薬物 A の結合定数が大きい．

問3　[正　解] 1, 4
[解　説]
1. 正しい．高齢とともに体脂肪率が上昇する傾向があり，脂溶性薬物が脂肪組織へ蓄積する傾向がある．
2. 誤り．α_1 酸性糖タンパク質は急性期タンパク質であり，高齢者でその濃度が低下するということは知られていない．
3. 誤り．心不全においては心拍出量が低下するので，薬物の分布性は減少する傾向にある．
4. 正しい．慢性腎不全においてはアルブミン濃度が減少する．酸性薬物はアルブミンへの結合性が高いので，非結合形分率は上昇する．

問4　[正　解] 2, 4
[解　説]
1. 誤り．血液胎盤関門の胎盤膜にはグルコーストランスポーターが発現しており，胎児へのグルコースの移行を促進している．
2. 正しい．
3. 誤り．第 4 級アンモニウム塩はイオン化しているため，胎盤膜を含む生体膜の透過性が制限されている．
4. 正しい．

問5　[正　解] 3
[解　説]

1. 誤り．PEG 修飾することによって糸球体ろ過を受けにくくなり，代謝酵素からの保護効果も相俟って生体内半減期が延長する．

2. 誤り．IgG 型抗体よりも低分子抗体の方が分子サイズは小さいため，糸球体ろ過を受けやすい．ただし，PEG 修飾を行うなどの構造改変を行った場合にはこの限りではない．

3. 正しい．キメラ抗体やヒト化抗体はマウス抗体よりも免疫原性がより低くなり，さらに FcRn を介したリサイクリングによって半減期が長くなる．

4. 誤り．FcRn は小児や成人でも発現していることが確認されており，抗体医薬の体内動態に大きく関与している．

4. 代　謝

問1　［正　解］　4, 6
［解　説］
一般に薬物の代謝反応では水溶性が上昇するが，アセチル抱合およびメチル抱合では水溶性が低下する．

問2　［正　解］　2
［解　説］
図は，カルボキシルエステラーゼによりアスピリンのエステル結合が加水分解され，サリチル酸が生成する反応を示している．

問3　［正　解］　4
［解　説］
1. 誤り．薬物の代謝反応は，主に小胞体，ミトコンドリア，サイトゾルで行われる．
2. 誤り．CYP が担う薬物代謝反応は，酸化と還元である．
3. 誤り．ヒト肝組織中の存在量が最も多い CYP 分子種は CYP3A4 である．
4. 正しい．多くの抱合酵素は細胞の可溶性分画に局在するが，UGT はミクロソーム分画に局在する．
5. 誤り．CYP などによる第 I 相反応で生成した官能基が抱合を受けるケースのほかに，薬物そのものが有する官能基が抱合を受けるケースもある．

問4　［正　解］　4, 5
［解　説］
1. 誤り．イリノテカンの活性体は，SN38 である．フルオロウラシルのプロドラッグには，テガフール，ドキシフルリジン，カペシタビンなどがある．
2. 誤り．エリスロマイシンエチルコハク酸エステルは，エリスロマイシンの胃内での溶解性を低下させ，分解を抑えることを目的としたプロドラッグである．
3. 誤り．カンデサルタンシレキセチルは，カンデサルタンの消化管吸収の改善を目的としたプロドラッグである．
4. 正しい．
5. 正しい(例：ドキシフルリジン)．

問5　［正　解］　2, 5
［解　説］
1. 誤り．シプロフロキサシンが CYP1A2 を阻害するため，チザニジンの血中濃度が上昇する．
2. 正しい．フェノバルビタールが CYP2C9 を誘導するため，ワルファリンの血中濃度が低下する．
3. 誤り．イトラコナゾールが CYP3A4 を阻害するため，シクロスポリンの血中濃度が上昇する．
4. 誤り．エリスロマイシンが CYP3A4 を阻害するため，シンバスタチンの血中濃度が上昇する．

演習問題解答　405

5. 正しい．リファンピシンが CYP3A4 を誘導するため，タクロリムスの血中濃度が低下する．

6. 誤り．グレープフルーツジュースが小腸の CYP3A4 を阻害するため，ニフェジピンの血中濃度が上昇する．

5. 排　泄

問1　［正　解］　5
［解　説］

1. 誤り．クレアチニンクリアランスは糸球体濾過速度を示すが，糸球体濾過の低下に応じて尿細管分泌をはじめとする腎機能が低下するため，腎機能の指標として臨床上用いられる．クレアチニンクリアランスは以下に示すコッククロフト・ゴールトの式により推定される．

$$男性　CL_{cr}(mL/min)=(140-年齢)×体重(kg)/72×S_{cr}(mg/dL)$$
$$女性　CL_{cr}(mL/min)=(140-年齢)×体重(kg)/72×S_{cr}(mg/dL)×0.85$$
$$CL_{cr}：クレアチニンクリアランス，S_{cr}：血清中クレアチニン濃度$$

また，24 時間の蓄尿により，尿量，尿中・血清中クレアチニン濃度を測定しクレアチニンクリアランスが求められる．一般に高齢者では，クレアチニンクリアランスは低下する．

2. 誤り．炭酸水素ナトリウムやアセタゾラミドは尿をアルカリ化する．尿 pH の増大により弱酸性薬物の非イオン形分率が低下し，再吸収が低下するため，尿中排泄が促進される．高用量メトトレキサート療法では炭酸水素ナトリウムの投与によりメトトレキサートの尿中排泄を促進させ，腎毒性をはじめとする副作用の軽減がなされる（なお，高用量メトトレキサート療法ではホリナート救援療法についても理解しておくこと）．

3. 誤り．腎臓における H^+/ペプチド共輸送担体として，PEPT1 と PEPT2 が同定されている．これらのトランスポーターは尿細管刷子縁膜上に発現し，糸球体濾過を受けたペプチドの再吸収に寄与している．セファドロキシルやセファロスポリンなどの経口セフェム系抗生物質はジ/トリペプチド様構造を有しており，PEPT1/PEPT2 により再吸収される．

4. 誤り．アルブミンをはじめとする血漿中タンパク質は分子量が大きく，糸球体濾過を受けない．したがって，タンパク結合している薬物は糸球体濾過を受けず，糸球体濾過率は低い．

5. 正しい．尿細管における分泌過程をジゴキシンとキニジンが互いに拮抗し合うため，ジゴキシンの血中濃度が上昇する．この分泌過程には尿細管刷子縁膜上に存在する MDR1(P-糖タンパク質)が関与していると推察されている．

問2　［正　解］　5
［解　説］

1. 誤り．胆汁の成分や含有比率は動物種により大きく異なる．動物を用いた研究を行ううえでは，この相違点は注意を要する場合がある．

2. 誤り．インドシアニングリーン(ICG)やスルホブロモフタレインナトリウム(BSP)は，大部分が胆汁中へ排泄され腸肝循環もされないため，肝機能(胆汁排泄機能)を検査することができる．パラアミノ馬尿酸(PAH)，フェノールスルホンフタレイン(PSP)は腎排泄機能検査に用いられる．

3. 誤り．MRP2/ABCC2 は肝臓の胆管側膜に存在する ATP 依存性の排出/汲み出しポンプで，プラバスタチンなど有機アニオン性薬物の胆汁中排泄を行っている．

4. 誤り．記載されたようなセフェム系抗生物質の多くは尿中に排泄される．

5. 正しい．SN38 のグルクロン酸抱合代謝物は胆汁中排泄ののち，腸内細菌による脱抱合を受け，腸肝循環する．

問3　［正　解］　2
［解　説］

1. 誤り．デュビン・ジョンソン症候群は，日本人では 100 万人に 1 人とまれな疾患である．肝臓にお

いて MRP2/ABCC2 は胆管側膜上に発現しビリルビングルクロン酸抱合体などの胆汁中排泄に大きく寄与しているが，デュビン・ジョンソン症候群では，MRP2 遺伝子が変異しており，高ビリルビン血症を呈する.

2. 正しい．カルニチンは脂肪酸代謝によるエネルギー供給に必須の因子である．腎臓において OCTN2 はカルニチンの再吸収に大きく寄与しているが，先天性の全身性カルニチン欠乏症では OCTN2 遺伝子が変異しており，カルニチンの再吸収が阻害され尿中排泄が促進されるため，カルニチン欠乏症となる.

3. 誤り．3 型進行性家族性肝内胆汁うっ滞症は高 γ-グルタミルトランスペプチダーゼ（γ-GTP）血症，肝門部炎症という臨床所見を示す．3 型進行性家族性肝内胆汁うっ滞症では，MDR3 の mRNA とタンパク質が欠如する．2 型進行性家族性肝内胆汁うっ滞症は，BSEP/SPGP（bile salt export pump/sister P-glycoprotein）の遺伝子異常による.

問 4　［正　解］　4
［解　説］
1. 誤り．線形体内動態とは，投与量に比例して薬物の血漿中濃度も変化する場合である.
2. 誤り．非線形を示す可能性のある薬物でも，低濃度の場合は見かけ上，一次で消失は進行する．非線形性は投与量を大きく変化させた場合より観察されやすく，その場合は高濃度では 0 次で消失し，低濃度になると一次の消失となる.
3. 誤り．プロベネシドはベンジルペニシリンの尿細管分泌を抑制するために，その消失を遅延させ，血漿中濃度は高く保たれることになる.
4. 正しい．血漿中濃度の片対数プロットは，線形体内動態の場合，直線となる.
5. 誤り．全身クリアランスはコンパートメントモデル解析によって得られるパラメータから算出できるが，モデル非依存的なモーメント解析によっても算出できる.

問 5　［正　解］　5
［解　説］
1. 誤り．クレアチニンの尿中排泄には，糸球体濾過に加え，トランスポーターを介した尿細管分泌も一部関与する.
2. 誤り．クリアランス比が 1 より大きい場合は，尿細管分泌の関与があるとはいえるが，再吸収の有無は判断できない．再吸収よりも分泌が大きい場合は，クリアランス比は 1 を超える.
3. 誤り．D-グルコースは再吸収効率がきわめて高く，分泌を受けないことから，クリアランス比は 1 より小さくなる.
4. 誤り．糸球体濾過のみで尿中排泄が進行する場合のクリアランス比は，1 になる.
5. 正しい．パラアミノ馬尿酸の尿中排泄速度は血流律速になるため，その尿中排泄クリアランスが腎血漿流量になる.

6. 個別化医療

問 1　［正　解］　3
［解　説］
アルブミンは肝臓で合成され，肝硬変が進行すると血中アルブミン濃度は低下する．酸性薬物の多くはアルブミンと結合しているため，血中アルブミン濃度の低下により非結合形分率が増大する.

問 2　［正　解］　3
［解　説］
一般に高齢者では脂肪割合が上昇するため，とくに脂溶性薬物については体重あたりの分布容積が増大する.

演習問題解答　　407

問3　［正　解］　5
［解　説］
妊娠時は血漿中のアルブミン濃度，α_1 酸性糖タンパク質濃度はともに低下する．

問4　［正　解］　1）2, 4　　2）1, 5
［解　説］
セツキシマブは抗悪性腫瘍薬で，抗ヒト EGFR モノクローナル抗体である．*RAS* 遺伝子野生型のがんでは変異型のがんに比べてセツキシマブの効果が高い．RAS は EGFR 受容体の下流で細胞増殖シグナルを伝える役割を担っている．RAS は低分子 GTP 結合タンパク質の一種で，通常は GDP と結合して不活性化されている．GDP に代わって GTP が結合すると活性化されるが，通常は自身の GTP 加水分解活性により GTP 結合型（活性型）から GDP 結合型（不活性型）に変換することで，再び不活化する．*RAS* 遺伝子の変異には GTP 加水分解活性を失うものが知られ，細胞増殖シグナルの不活性化が抑制されるために細胞増殖シグナルが持続する．イリノテカンの副作用（下痢や骨髄抑制）には活性代謝物 SN-38 が主に関わり，これは肝臓の UGT1A1 によるグルクロン酸抱合で解毒される．UGT1A1*6 の遺伝子多型ではアミノ酸置換による代謝活性の低下，UGT1A1*28 の遺伝子多型では遺伝子プロモーター領域の変異による発現量の低下が知られ，両アリルともにこれらの変異をもつ患者（Poor Metabolizer）では SN-38 の解毒能力が低下し，重篤副作用の発現率が高くなる．

問5　［正　解］　5
［解　説］
オメプラゾールは主に肝臓の CYP2C19 で代謝されて消失する．CYP2C19 の活性に応じて血中濃度と薬効に個人差が生じる．*CYP2C19* 遺伝子として両アリルとも活性型の Homo-EM 群では，片側アリルだけ活性型の Hetero-EM や両アリルとも活性消失型の Homo PM に比べて血中濃度が低めになる（図 1-102 では Hetero-EM を Intermediate Metabolizer，IM と表記している）．オメプラゾール血中濃度に応じて胃酸分泌が抑制され，胃内 pH が高い時間が長くなる．この患者では薬効不十分であることから，グラフよりオメプラゾール血中濃度が低い Homo-EM 群と予想され，代替薬として Homo-EM でも薬効が期待できるエソメプラゾールへの変更が妥当と考えられる．

2章　薬物動態の解析

1. 薬物速度論

問1　［正　解］　1.44 g
［解　説］
繰り返し投与時の定常状態平均血中濃度（$\overline{C_{\mathrm{B,ss}}}$）は，下記の通り表すことができる．

$$\overline{C_{\mathrm{B,ss}}} = \frac{F Dose/\tau}{CL_{\mathrm{tot}}}$$

$$Dose = \frac{\overline{C_{\mathrm{B,ss}}}\, CL_{\mathrm{tot}}\tau}{F}$$

これに与えられた数字を代入すると，投与量は 144 mg と求めることができる．この散剤は，100 mg/g であることから，1.44 g を服用することになる．

問2　［正　解］　21 mL/min
［解　説］
5 時間の間に尿中に排泄された薬物量は $180\,\mu\mathrm{g/mL} \times 300\,\mathrm{mL} = 54{,}000\,\mu\mathrm{g}$ であることから，平均の尿中排泄速度は $54{,}000\,\mu\mathrm{g}/300\,\mathrm{min} = 180\,\mu\mathrm{g/min}$ となる．定常状態血中濃度は $5.0\,\mu\mathrm{g/mL}$ であることから，

この薬物の腎クリアランスは $CL_R=180/5.0=36$ mL/min と求められる．腎クリアランスは，

$$CL_R=(f_B GFR+CL_{sec})(1-FR)=(0.20*120+CL_{sec})(1-0.2)=36$$

であることから，

$$CL_{sec}=36/0.8-24=21 \text{ mL/min}$$

と求めることができる．

問3　[正　解]　① 100 L/h　② 0.25　③ 80 mg　④ 0.4　⑤ 0.53
[解　説]
① 全身クリアランス
100 mg を静脈に投与した後，AUC が 1.0 mg·h/L であったことから，全身クリアランス $=100/1.0=$ 100 L/h と算出される．
② 肝抽出率
この薬物の体内動態特性として，代謝物はすべて尿中に排泄されることから，投与量に対して尿中に排泄された代謝物の量比（20％）が，全身クリアランスに占める代謝クリアランスである．この薬物は肝代謝ならびに腎排泄のみで消失することから，肝クリアランス $=100×0.2=20$ L/h と算出され，

$$肝抽出率 = 肝クリアランス/肝血流速度 =20/80=0.25$$

である．
③ 静脈内投与時の未変化体尿中排泄量
全身クリアランスと肝クリアランスの差分が，腎クリアランスであることから，

$$腎クリアランス=100-20=80 \text{ L/h}$$

である．
静脈内投与時の未変化体尿中排泄量 $=CL_R×AUC$ であることから，$80×1.0$ であり，80 mg である．なお，投与量と尿中に回収された代謝物との差分は，未変化体が尿中に排泄された量であることから，$100-20=80$ mg として算出してもよい．
④ バイオアベイラビリティ
バイオアベイラビリティは静注時と経口投与時の AUC の比で求められるが，ここでは投与量が異なることに注意する必要がある．バイオアベイラビリティ $=0.8/200/(1/100)=0.4$
⑤ 経口投与された薬物のうち，門脈に移行する割合
バイオアベイラビリティは吸収率（F_a），消化管アベイラビリティ（F_g），肝アベイラビリティ（F_H）の積である．肝クリアランス（20 L/h）に対して，肝血流速度は 80 L/h であることから，

$$肝アベイラビリティ（F_H）=1-20/80=0.75$$

である
"経口投与された薬物のうち，門脈に移行する割合"とは，F_a と F_g の積であることから，

$$F_a F_g=F/F_H=0.4/0.75=0.53$$

と求めることができる．

問4　[正　解]　2.5 L/mmol
[解　説]
アルブミン溶液中の薬物濃度は結合形と遊離形濃度の合算（C_b+C_u）である．平衡状態では，もう一方の透析セル中濃度はアルブミン溶液中の遊離形濃度（C_u）と等しい．問題文から，C_u は 0.2 mmol/L である．そのため C_b は 0.2 mmol/L と推定される．この両者には以下の関係が成立している．

$$C_b=\frac{B_{max}}{K_d+C_u}\cdot C_u$$

演習問題解答　409

これを K_d に対して変形すると，

$K_d=(B_{max}-C_b)\times C_u/C_b$ である．$B_{max}=0.6\,\mathrm{mmol/L}$ を利用し，K_d を算出すればよい．

$K_d=(0.6-0.2)\times0.2/0.2=0.4\,\mathrm{mmol/L}$ であり，結合定数は，K_d の逆数であることから，$2.5\,\mathrm{L/mmol}$ と算出される．

問5　［正　解］30%

［解　説］

静脈内投与後の AUC は，全身クリアランスによって決定されることから，全身クリアランスの変動を考える．正常時は肝クリアランスが全身クリアランスの80%である．肝疾患患者であり，腎糸球体ろ過（GFR）には影響がないが，血中タンパク非結合形分率が2倍に増加していることから，腎クリアランスは2倍に増加している点に注意する必要がある．$CL_{tot}=0.8\times1/4+0.2\times2=0.6$ と，肝クリアランスは4分の1に減少しているが，全身クリアランスとしては正常時の60%である．問題文では，正常時の2分の1の AUC が得られる投与量が問われている．投与量＝$CL_{tot}\times AUC$ である．

投与量（肝疾患）/投与量（正常時）＝CL_{tot}（肝疾患）$\times AUC$（肝疾患）/$[CL_{tot}$（正常時）$\times AUC$（正常時）$]$ であることから，投与量（肝疾患）/投与量（正常時）＝$0.6\times0.5=0.3$ となり，正常時投与量の30%にすればよい．

2．TDM と投与設計

問1　［正　解］3

［解　説］

TDM は，血中薬物濃度と薬効・副作用の相関関係が認められ，有効血中濃度が設定されている薬物に適用される．「**B** 2）TDM が有用な薬物の特徴や場面」を参照

問2　［正　解］1，2

［解　説］

臓器移植後は血中濃度の変動が大きいため，頻回に測定することが望まれる．また，移植前から投与するために，術前に TDM を行う必要がある．

3．誤り．タクロリムスは血球への移行性が高いため，TDM では全血中濃度を測定する．

4．誤り．タクロリムスは曝露量の指標となる AUC とトラフ値の相関関係が良好なため，トラフ値によるモニタリングが推奨されている．投与後2時間後の採血点を用いるのはシクロスポリンである．

5．誤り．術後の経過とともに血中濃度は低下させていく．

問3　［正　解］3

［解　説］

イトラコナゾールもボリコナゾールと同じトリアゾール系抗真菌薬であるが，特定薬剤治療管理料の対象となっているのはボリコナゾールのみである．

問4　（1）［正　解］1，4

　　　　［解　説］

血清クレアチニン値が基準値（男：0.61〜1.04）を超えているので腎機能低下が考えられる．またバンコマイシンは腎排泄型薬物であり，腎機能正常者の半減期は7時間程度なので，腎機能低下により半減期が延長していると判断できる．

2．誤り．肝毒性ではなく腎毒性を回避するためにトラフ値は $20\,\mu\mathrm{g/mL}$ 以下にすることが推奨されている．

3．誤り．治療効果の指標は AUC/MIC である．最高血中濃度/MIC はアルベカシンを始めアミノグリコシド系抗生物質が当てはまる．

410 演習問題解答

5. 誤り. 血清アルブミン値は正常であり，アルブミンが大量に尿中へ漏出している根拠は認められない.

(2) ［正 解］4
　　［解 説］
「投与量の計算において，投与に要する時間は投与間隔に対して無視できるほど短いものとし，投与中における体内からのバンコマイシンの消失は無視できるものとする.」の記載から急速静注投与モデル（繰り返し投与）を想定することができる.
　負荷投与量は，2回目投与直前の血中濃度を $10\,\mu g/mL$ を想定しているので，単回投与 24 時間後に $10\,\mu g/mL$ となる投与量を求める. 半減期が 24 時間であることから，投与直後が $10\,\mu g/mL$ の 2 倍の $20\,\mu g/mL$ になる量を計算すると，$20\,\mu g/mL \times 0.7\,L/kg \times 70\,kg = 980\,mg$ となる. なお，臨床では計量調剤がしやすいように切れのいい数字に丸めるので負荷投与量は $1.00\,g$ となる.
　維持投与量を定常状態のトラフ値が $15\,\mu g/mL$ となるようにするには，半減期と投与間隔が同じ（24 時間）であることから投与直後にトラフ値の 2 倍（$30\,\mu g/mL$）になればよい. したがって，維持投与量は，$(30\,\mu g/mL - 15\,\mu g/mL) \times 0.7\,L/kg \times 70\,kg = 735\,mg$（数値を丸めて $750\,mg$）と計算される.

問5　［正 解］4
　　　　［解 説］
1 日あたりの維持投与量を求めるときは，投与量（吸収量）と消失量が等しいことから考える.

$$Dose \times F = C_{ss} \times CL \times 時間$$

代入すると，
$$Dose \times 0.8 = 1.0\,ng/mL \times 4.0\,L/h \times 24\,h$$
$$Dose = 0.001\,mg/L \times 4.0\,L/h \times 24\,h \div 0.8 = 0.12\,mg$$

問6　［正 解］1, 4
　　　　［解 説］
1. 正しい. 母集団パラメータという事前情報がなければ，1 点の血中濃度から患者個人のパラメータ値を算出することはできない.
2. 誤り. 個体内変動の情報は得られるが，変動要因を明らかにできるわけではない.
3. 誤り. 母集団パラメータの値は，薬物ごとに異なる.
4. 正しい. 血液採取時間の情報がなければ，測定された値が最低血中濃度なのか，最高血中濃度なのかがわからず，その患者におけるパラメータ値を算出できない.
5. 誤り. 個々の患者の体重や腎機能で補正することにより，血中濃度の予測精度が向上する.

3章　薬物と製剤の性質

1. 粒子と粉体の性質

問1　［正 解］1, 5
　　　　［解 説］
大粒子の方が小粒子よりも沈降速度が速いので，10 分で大粒子は沈降が終了する. そこで沈降曲線の 10 min〜40 min の沈降曲線を 0 min まで直線で外挿する（点線）と 0.1 g のところで縦軸に交わる. すなわち 0.1 g が大粒子の重量である. よって，大粒子：小粒子 ＝1：4 となる.
　また，大粒子は 10 分で沈降が終了し，小粒子は 40 分で沈降が終了する. ストークスの式より，沈降時間は粒子径の二乗に反比例することから，大粒子と小粒子の粒子径の比は 2：1 となる.

問2

[正　解] 4

[解　説]

比表面積(S_w)は次式よりも求まる.

$$S_w = \frac{V_m \times N \times A}{M}$$

ただし，V_m：1 g あたりの吸着量，N：アボガドロ数，A：吸着気体分子1個の有効断面積(m^2)，M：粉体試料の質量

よって

$$S_w = \frac{3 \times 10^{-2} \times 6.0 \times 10^{23} \times 1.6 \times 10^{-19}}{2}$$

$$= 1.44 \times 10^3 (m^2/g)$$

問3

[正　解] 1

[解　説]

ここに示されている測定法は，いずれも粒子径分布の測定は可能である．ただし粒子形状まで測定できるのは，直接観測する顕微鏡法だけである．

問4

[正　解] 3, 5

[解　説]

1.　誤り．粉体 A は粉体 B より粒子径が小さいので，粉体 A のほうが安息角は大きい.

2.　誤り．粉体 A は粉体 B より粒子径が小さいので，粉体 A のほうが空隙率は大きい.

3.　正しい．粉体 A は粉体 B より粒子径が小さいので，粉体 A のほうがかさ密度は小さい.

4.　誤り．粉体 A は粉体 B より粒子径が小さいので，粉体 A のほうが比表面積は大きい.

5.　正しい．質量基準の平均粒子径は，個数基準の平均粒子径よりも大きくなるので，30 μm よりも大きい.

問5

[正　解] 4

[解　説]

空隙率＝(見かけの体積－真の体積)/(見かけの体積)

空隙率$_{タッピング前}$＝(見かけの体積$_{タッピング前}$－ 真の体積)/(見かけの体積$_{タッピング前}$)

0.25＝$(500\,cm^3 -$ 真の体積$)/500\,cm^3$

真の体積＝$375\,cm^3$

真の体積＝粉体の質量/真の密度

375＝粉体の質量/$1.2\,g/cm^3$

粉体の質量＝$450\,g$

空隙率$_{タッピング後}$＝(見かけの体積$_{タッピング後}$－ 真の体積)/(見かけの体積$_{タッピング後}$)

0.17＝(見かけの体積$_{タッピング後}$－$375\,cm^3$)/(見かけの体積$_{タッピング後}$)

見かけの体積$_{タッピング後}$＝$451.8\,cm^3$

タッピング後の見かけ密度＝粉体の質量/見かけの体積$_{タッピング後}$≒$1.0\,g/cm^3$

問6

[正　解] 2, 3

[解　説]

1.　誤り．ぬれやすいほど粉体に対する接触角は小さい.

2.　正しい.

3.　正しい.

4.　誤り．粉体は吸湿すると流動性が悪くなるので，安息角は大きくなる.

412 演習問題解答

5. 誤り．Elder の仮説において，2種類の水溶性粉体を混合した粉体の CRH は個々の粉体の CRH の積に等しくなるので，混合粉体の CRH は個々の CRH よりも小さい．

問7 ［正　解］4, 5
［解　説］
1. 誤り．粉末 X 線回折図からは，結晶格子内の分子配列の違いはわかるが，結晶の外観はわからない．
2. 誤り．粉末 X 線回折からは水分量はわからない．熱重量測定から求めることができる．
3. 誤り．固体 a と固体 d の X 線回折図を比較したとき，同じ回折角度にピークが認められるので，同一の結晶構造であることがわかる．
4. 正しい．固体 b と固体 d は異なる回折角度にピークが認められることから，結晶多形である．
5. 正しい．固体 c は明確な回折ピークが認められないことから，結晶性が著しく低い．

問8 ［正　解］1
［解　説］
1. 正しい．温度アにおいて，TG 曲線で重量減少があり，DSC 曲線において吸熱ピークが認められるので，水和物の脱水が起きているものと推定される．
2. 誤り．1 の説明の通り，融解ではなく水和物の脱水である．
3. 誤り．温度イでは，TG において重量減少はなく，DSC で吸熱ピークが認められるので，無水物の融解が推定される．
4. 誤り．3 の説明の通り，結晶化ではなく融解である．
5. 誤り．TG で重量減少が認められ，DSC で発熱現象が認められるので，薬物 A の分解が推定される．

2. 医薬品の溶解現象

問1 ［正　解］2
［解　説］
Higuchi 式（式 3-32）では，単位面積あたりの累積薬物放出量 M は時間 t の平方根に比例する．

問2 ［正　解］3
［解　説］
放出制御膜からの薬物放出は，式 3-38 で示したようにシンク条件では薬物の放出速度が一定となる．累積薬物放出量は時間に比例して増加する．

問3 ［正　解］4
［解　説］
溶質分子が単位時間に透過する物質量は，式 3-34 で示したように膜の厚さに反比例する．

問4 ［正　解］4
［解　説］
外皮の膜から水が内側に浸透し，薬物放出口から薬物が徐々に放出される．

問5 ［正　解］1, 3
［解　説］
1. 正しい．弱酸性薬物は pH の増加に伴いイオン形が増加する．
2. 誤り．弱電解質 A の pK_a は 4.0．

3. 正しい．pH 7.0 のときの弱電解質 A の溶解度は 100 mg/mL で pH 6.0 のときの溶解度 10 mg/mL の約 10 倍になる．

4. 誤り．分子形の濃度がいずれも 0.1 mg/mL であるため，pH 1.0 と pH 2.0 の溶解度はほとんど変わらない．

5. 誤り．縦軸は対数目盛のため，1 と 10 の目盛の半分に相当する pH 5.5 ではまだ全量は溶解しない．

問 6　［正　解］　1, 2
［解　説］

1. 正しい．Hixon-Crowell の式(式 3-31)は縦軸の 3 乗根に基づく値が時間に比例する．

2. 正しい．粒子径が大きいほど表面積が小さく溶解速度は小さい．また，残存する薬物量は多く，溶解した薬物量は少ない．傾き，溶解速度定数が小さく，溶解した薬物量が少ないのは粉体 I.

3. 誤り．Hixon-Crowell の式は球形のまま溶解する場合の速度式．

4. 誤り．粉体 I の粒子の溶解速度定数は 0.2/50＝0.004 $g^{1/3}$/min.

5. 誤り．粉体 I の初期量の 3 乗根と 60 分後の残存量の 3 乗根の差が 0.36 $g^{1/3}$ で，溶解した量ではない．

3．レオロジー

問 1　［正　解］　2
［解　説］
クリープ現象は，フォークトモデルにおいて一定の力をかけ続けたとき，ひずみが時間の経過とともに増加する現象である．応力緩和は，マックスウェルモデルにおいて一定のひずみを保つとき，応力が時間の経過とともに指数関数的に減少する現象である．

問 2　［正　解］　1, 5
［解　説］
横軸との切片は降伏値を表すが，ニュートン流体は原点を通り，降伏値をもたない．

問 3　［正　解］　4, 5
［解　説］

1. 誤り．天然高分子は一般に分子量が均一であり，合成高分子は重合によって合成されるので分子量が不均一性を示す．

2. 誤り．高分子の構造(直鎖状，分枝状)による影響を受ける．

3. 誤り．等電点において，正と負の電荷が等しくなり，分子の広がりがもっとも小さくなるため，溶液の粘度は低くなる．

問 4　［正　解］　4, 5
［解　説］

$$P \simeq \frac{1}{r^4}$$

$$P = \frac{1}{(1.07)^4} \times 180 = 137$$

4. 界面化学

問1 ［正　解］1，4

［解　説］

1. 正しい．表面・界面張力は，単位面積あたりのエネルギーあるいは単位長さあたりに作用している張力として表される．
2. 誤り．油滴サイズが小さいほど表面積が大きくなることにより，化学ポテンシャルが大きくなるため，エネルギー的に不安定である．
3. 誤り．界面活性剤は，界面自由エネルギー（表面張力）を低下させる．
4. 正しい．毛管上昇法は表面張力の測定法の一つである．
5. 誤り．ヘキサンは，純水に比べて表面張力が小さい．表面張力は，極性が大きく，分子間力が強いものほど大きくなる．

問2 ［正　解］2，4

［解　説］

1. 誤り．曲線Iでは，溶質濃度の増加に伴い表面張力は急激に低下し，濃度 C_1 以上では一定であることから，該当する物質は界面活性剤（物質イ：ドデシル硫酸ナトリウム）である．
2. 正しい．1の解説の通り，曲線Iを示す物質は界面活性剤であり，濃度 C_1 以上では表面張力が一定であることから，界面活性剤の水相表面への吸着が飽和している．また，濃度 C_1 が臨界ミセル濃度（cmc）である．
3. 誤り．曲線IIでは，溶質濃度の増加に伴い表面張力が徐々に低下していることから，脂肪酸やアルコールなどが挙げられる．設問の物質のなかでは，プロパノール（物質ア）が該当する．
4. 正しい．曲線I，IIの物質は水相表面に吸着するため，表面張力が低下する．このような吸着様式を正吸着という．一方，曲線IIIの物質は水相内部の方が存在しやすいため，表面張力は逆に増加する．このような吸着様式を負吸着という．
5. 誤り．曲線IIIの物質は溶質濃度の増加に伴い表面張力が増加していることから，無機塩類（物質ウ：塩化ナトリウム）やショ糖などである．これらの物質は負吸着を示し，水相表面に比べて内部の濃度が高くなる．

問3 ［正　解］2，4

［解　説］

1. 誤り．クラフト点は，イオン性界面活性剤のミセル形成によって，水に対する溶解度が急激に増大する温度のことであり，各イオン性界面活性剤に固有の値である．疎水性のアルキル鎖の炭素数が増加すると，臨界ミセル濃度が低下し，クラフト点は上昇する．
2. 正しい．HLBの値が小さいと疎水性が強く，HLBの値が大きいと親水性が強いことを表す．
3. 誤り．HLBの異なる界面活性剤AとBを混合した場合，その混合物（A＋B）のHLBは次式によって算出することができる．

$$\text{HLB}_{A+B}=(\text{HLB}_A \times W_A + \text{HLB}_B \times W_B)/(W_A + W_B)$$

ただし，HLB_A：界面活性剤AのHLB，HLB_B：界面活性剤BのHLB，W_A：界面活性剤Aの質量，W_B：界面活性剤Bの質量である．この式に，設問の値を代入し計算すると，

$$\text{HLB}_{A+B}=(3.7 \times 2 + 11.5 \times 1)/(2+1)=6.3$$

となる．

4. 正しい．イオン性界面活性剤では，ミセル表面への対イオンの濃縮によってミセルの正味の電荷が減少するため，ミセル形成に伴って濃度に対する電気伝導率の上昇が小さくなる．したがって，1モルあたりの電気伝導率であるモル電気伝導率は，臨界ミセル濃度以上で急激に減少する．
5. 誤り．臨界ミセル濃度以上では，ミセルと単分子の両方が存在する．

演習問題解答　415

問4　[正　解] 2, 4
[解　説]
1. 誤り．ストークスの式（設問の式）は，等速度で粒子が沈降する場合に成立する．
2. 正しい．ストークスの式より，沈降速度 V_s は粒子の半径の 2 乗に比例する．したがって，球状粒子の直径である粒子径が 1/3 倍になれば，沈降速度は 1/9 倍になる．
3. 誤り．ストークスの式より，沈降速度 V_s は溶媒の粘度 η に反比例するため，溶媒の粘度が上昇すれば，沈降速度は低下する．
4. 正しい．ストークスの式より，沈降速度は粒子密度と溶媒密度の差（$\rho_p - \rho_f$）に比例するため，粒子密度 ρ_p が小さくなれば，沈降速度は低下する．

問5　[正　解] 1, 5
[解　説]
1. 正しい．疎水コロイドの安定性は，主にファンデルワールス引力と静電反発力のバランスによって決まり，これは DLVO 理論と呼ばれる．粒子が接近する際に働く粒子間相互作用（全ポテンシャルエネルギー）は，静電的反発ポテンシャルエネルギーとファンデルワールス引力によるポテンシャルエネルギーの和で表される．
2. 誤り．電解質の共存により，電気二重層の厚さが減少し，静電的反発力が弱まるため，分散状態は不安定となる．
3. 誤り．凝析価とは，疎水コロイドを凝析させるために必要な電解質の最小濃度のことである．添加電解質のイオンの価数が大きくなるほど凝析力は強くなり，低濃度で凝析するため，凝析価は小さくなる．これをシュルツェ・ハーディーの規則という．
4. 誤り．一価の陽イオンの塩析作用の強さはホフマイスター系列より，$Li^+ > Na^+ > K^+ > Rb^+ > Cs^+$ の順である．
5. 正しい．

5. 反応速度論と医薬品安定性
問1　[正　解] 2, 5
[解　説]
A 点まで一定速度で分解しているのは，反応に関わる溶液中のアスピリン濃度が一定のためである．その理由は，選択肢 5 の記述の通りである．逆に，A 点以降は溶液中のアスピリン濃度が変化していることを意味している．これは選択肢 2 に記述されているように，その供給源がなくなったためである．

問2　[正　解] 3
[解　説]
グラフより，薬物 A は 1 次反応（片対数プロット），薬物 B は 0 次反応（濃度と時間が直線関係）によって分解が進行することがわかる．1 次反応の薬物 A の半減期 $t_{1/2}$（薬物濃度が $C_0/2$ になるまでに要する時間）は，初濃度に依存せず一定（$t_{1/2} = \ln 2 / k = 0.693/k$）で，グラフより 3 日（初濃度 10 mg/mL → 5 mg/mL になる時間）である．0 次反応の薬物 B の $t_{1/2}$ はグラフより 8 日であり，初濃度に比例（$t_{1/2} = C_0/2k$）することから，反応速度定数は

$$k_b = 10/(2 \times 8) = 0.625 \ \text{mg} \cdot \text{mL}^{-1} \cdot \text{day}^{-1}$$

となる．よって，薬物 A と半減期が等しくなる初濃度は，

$$C_0 = t_{1/2} \cdot 2 \cdot k = 3 \ \text{day} \times 2 \times 0.625 \ \text{mg} \cdot \text{mL}^{-1} \cdot \text{day}^{-1} = 3.75 \ \text{mg/mL}$$

である．

問3 　[正　解]　3

[解　説]

薬物 X の濃度は 3 ヵ月後に $5/8\,C_0$ となり $3/8\,C_0$ が消失する．濃度と時間が比例する 0 次反応であるため，1 ヵ月で $1/8\,C_0=1/2^3\,C_0$ が消失することがわかる．一方，薬物 Y は 1 次反応であるため半減期は初濃度によらず一定であり，$1/2\,C_0$ となる 3 ヵ月が半減期となる．両溶液の濃度は $1/4\,C_0\,(=1/2^2\,C_0)$ のとき等しくなることがわかる．その期間は調製 6 ヵ月後である．

問4 　[正　解]　3

[解　説]

1 次反応速度は濃度に比例し，$\log C=\log C_0-k\cdot t/2.303$ で表される．
100 時間後に薬物含量が 96% となるときの速度定数 k を求めると，

$$-k/2.303\times100(\mathrm{hr})=\log(96/100)\,C_0/\log C_0=\log 96-\log 100=\log 2^5+\log 3-2=-0.018$$

$$k\fallingdotseq0.000415.$$

含量が 90% になる時間は，

$$0.000415/2.303\times t=\log 0.90\,C_0/\log C_0=\log 9-\log 10=\log 3^2-1$$

したがって有効期間は，$t\fallingdotseq255.3$ 時間 $\fallingdotseq10.6$ 日である．

4 章　製剤設計

1．代表的な製剤

問1 　[正　解]　3

[解　説]

日本薬局方では，医薬品粉末のうち造粒したものを顆粒剤，造粒していないものを散剤としている．

問2 　[正　解]　2

[解　説]

腸溶錠は pH の低い溶液中では溶解せず，pH 5〜6 以上で溶解するようコーティングした錠剤で，胃酸で酸性になっている胃内では薬物を溶出せず，酸性領域で分解するような薬物を保護することができる．

問3 　[正　解]　2

[解　説]

溶解錠，口腔内崩壊錠，分散錠，チュアブル錠は経口投与する固形製剤で，トローチ剤は，口腔に適用する製剤に分類される．

問4 　[正　解]　4，5

[解　説]

1．誤り．ドライシロップは，用時水に溶解または分散して用いられる．

2．誤り．100 mL 以上の静脈内投与する注射剤が，輸液剤として定義されている．

3．誤り．付着錠は，口腔粘膜に付着させて用いる口腔用錠剤であり，口内炎など局所作用を目的として使用することがある．

4．正しい．テープ剤は，ほとんど水を含まない基剤を用いる貼付剤である．

5．正しい．ニトログリセリン舌下錠は，現在，狭心症の発作時に欠かすことのできない薬剤として汎用されている．舌下に含むことで，効果は通常 1〜2 分で発現する．

演習問題解答　417

問5　［正　解］　2，5

［解　説］

1. 誤り．吸入剤は，無菌製剤ではない．
2. 正しい．キャリア法と呼ばれる，粉体の流動性と微細粒子の空気中への分散を両立させる方法である．
3. 誤り．一般に吸入に適する空気力学的粒子径は1～7μm程度である．
4. 誤り．二次粒子を形成することなく，微細粒子として空気中を分散するように設計されている．
5. 正しい．記述のとおり．

問6　［正　解］　1，5

［解　説］

1. 正しい．記述のとおり．
2. 誤り．薬物の物性に応じて，エタノールなどの有機溶媒を用いることができる．
3. 誤り．点眼剤の等張化剤としてホウ酸を用いることができる．ただし，注射剤の等張化剤としてホウ酸を用いることはできない．
4. 誤り．懸濁性注射剤は，懸濁している粒子の大きさを150μm以下とし，血管内または脊髄腔内には使用しない．
5. 正しい．乳濁製注射剤は，粒子の大きさを7μm以下とし，静脈内には投与できるが，脊髄腔内には投与しない．抗炎症薬としてプロスタグランジンE_1を含むリピッドマイクロスフェア製剤が市販されている．

2．製剤化と製剤試験法

問1　［正　解］1，3

［解　説］

クロロブタノールは無痛化剤のほか保存剤としても用いられる．ホウ酸は点眼剤ではpH調節剤または等張化剤として用いられるが，溶血するため，注射剤では使用しない．賦形剤，結合剤，崩壊剤には，デンプン類のほか，結晶セルロースも用いられる．プラスチベースは軟膏基剤，グリセロゼラチンは坐剤基剤として用いられる．ヒプロメロースは，セルロースのヒドロキシ基をメチルまたはヒドロキシプロピルのエーテル結合に置き換えたものであり，水溶性のコーティング剤として用いられる．

問2　［正　解］1，4

［解　説］

二重円錐型混合機は，粉末または顆粒などの混合に適した装置であり，水を加えた練合には適さない．押し出し造粒機は，原料の湿潤練合物を造粒し，得られた造粒物は水分を含むため，練合工程と乾燥工程がそれぞれ別に必要である．ロータリー型打錠機では臼と杵は同時に円周運動する．

問3　［正　解］2，5

［解　説］

パンコーティング方式は，錠剤に適しており，顆粒剤には流動層などの気中懸濁方式が用いられる．硬カプセル剤では，硬カプセルを専門の会社で製造し（カプセル表面への印刷もこの時点で行う），これを用いて医薬品の製造会社で充てんする．凍結乾燥で注射剤を製造する場合には，マンニトールなどの賦形剤が用いられる．

問4　［正　解］3

［解　説］

軟膏剤などの皮膚の局所疾患に適用する製剤は，その用法・用量のほとんどに明確な1回投与量を規定する表現がないため，製剤均一性試験法の適用から除外されている．点眼剤または注射剤の不溶性

異物検査法ともに，不溶性の異物の有無を検査する方法である．すなわち，一つでも不溶性の異物が観察されれば不適となる．吸入剤の送達量均一性試験法は，吸入剤（吸入エアゾール剤や吸入粉末剤）から噴霧，放出される薬物量の均一性を定量的に評価する試験法である．問題文は，吸入剤の空気力学的粒度測定法に相当する．口腔用錠剤には溶出試験法および崩壊試験法は適用されない．ただし，適切な溶出性または崩壊性を有することを評価しなければならない（日局の試験法ではなく，他の方法でもよいことを示している）．皮膚に適用される製剤の放出試験法には，パドルオーバーディスク法，シリンダー法，縦型拡散セル法の3種類の方法がある．

問5 ［正　解］2，4
［解　説］
SPは，セロファンとポリエチレンなどからなるラミネートフィルムを袋状に成形したものである．問題文はPTPに相当する．密閉容器と規定されているときに，気密性の高い気密容器または密封容器を用いてもよい．プラスチック製医薬品容器は，注射剤や腹膜透析用剤に用いられ，プラスチック製医薬品容器試験法が適用される．なお，点眼剤用には点眼剤用プラスチック容器の規格と試験法が日局とは別に規定されている．

問6 ［正　解］1，3
［解　説］
湿式顆粒圧縮法による錠剤の製造工程である．粉砕時の衝撃や摩擦により生じる熱などによって主薬が分解することがある．結合剤は，粉末状態よりも溶液状態で添加した方が製剤中での分布はより均一になるので，均質な造粒物が得られる．混合，造粒，乾燥の工程を同一装置で連続的に行えるのは，流動層造粒機の特徴である．流動性の改善効果における滑沢剤の添加量には至適値があり，過剰量になると，流動性は逆に低下することが多い．トローチ剤は錠剤の製法に準じて製造されるが，徐々に溶解または崩壊させるため，通例，トローチ剤に崩壊剤は使用しない．

3．生物学的同等性

問1 ［正　解］3
［解　説］
1. 誤り．後発医薬品は基本的に，先発医薬品と同一の有効成分を，同一含量有し，同一の用法・用量で，同一の経路から生体に投与され，同等の効能・効果（先発医薬品のもつ効能・効果のうち，特許が切れていないものは後発医薬品に対して承認されない）を示す医薬品である．基本的に，先発医薬品の処方（添加物の種類や量）および製造方法の詳細は開示されていないことから，処方および製造方法が同じになることはない．製品の重量を合わせることはできるが，製剤処方の最適化にとって重要な要素でなく，製品の重量も必ずしも一致しない．規格および試験方法の詳細も同様であることから，定量法は必ずしも一致しない．
2. 誤り．1の解説のとおり．
3. 正しい．
4. 誤り．1の解説のとおり．
5. 誤り．1の解説のとおり．

問2 ［正　解］1，2
［解　説］
1. 正しい．経口固形製剤に関して，後発医薬品が先発医薬品に対して生物学的に同等であるか否かは，通常，ヒトにおいて両者のバイオアベイラビリティを比較することにより判定する．具体的には，後発医薬品および先発医薬品を被験者に経口投与した後の血中薬物濃度推移から，AUCおよびC_{max}を算出し，両製剤が生物学的に同等であるか否かを判定する．作用発現時間の差が医薬品

演習問題解答　419

の臨床的有用性に影響を与える可能性がある場合には，t_{max} も評価対象となる．
2.　正しい．
3.　誤り．1 の解説のとおり．
4.　誤り．1 の解説のとおり．
5.　誤り．1 の解説のとおり．

問3　［正　解］4
［解　説］
1.　正しい．
2.　正しい．
3.　正しい．
4.　誤り．ヒトを対象とする生物学的同等性試験の免除は特定の条件を満たす医薬品のみに適用できる．欧米では，特定の条件を満たす医薬品では，先発品と後発品の添加剤や溶出試験データが必要条件を満たせば，ヒトを対象とする生物学的同等性試験を免除してきた．わが国の医薬品規制では，長らく，この考え方は適用できなかったが，「Biopharmaceutics Classification System（BCS）に基づくバイオウェーバーガイドライン」（薬生薬審発 1225 第 13 号，令和 2 年 12 月 25 日）発布により，特定の条件を満たせば，ヒト試験免除が可能になった（ **D** 項参照）．
5.　正しい．

5章　ドラッグデリバリーシステム（DDS，薬物送達システム）

問1　［正　解］2, 5
［解　説］
1.　誤り．能動的ターゲッティングの説明である．受動的ターゲッティングは，血管構造などの違いなどを利用して，受容体や薬物輸送担体を介さずに標的化するものである．
2.　正しい．
3.　誤り．リポソームは脂質二重層より構成される小胞であり，内部に水溶性薬物を，脂質層には疎水性薬物を保持させることができる．
4.　誤り．昇圧化学療法は，アンギオテンシンⅡの併用投与などにより，腫瘍組織の血管内皮における透過性を選択的に高めることで薬物の送達効率を高めるための技術である．
5.　正しい．

問2　［正　解］3, 4
［解　説］
1.　誤り．ベクロメタゾンプロピオン酸エステルの鼻腔内投与製剤はアレルギー性鼻炎など，局所作用を目的とする製剤である．
2.　誤り．硝酸イソソルビドやニトログリセリンを含有する経皮吸収型製剤は，狭心症の発作を予防することを目的とした製剤である．
3.　正しい．リュープロレリン酢酸塩を含有する乳酸・グリコール酸共重合体を用いたマイクロカプセルは，1ヵ月あるいは 3ヵ月にわたり薬物放出が持続する．
4.　正しい．プロゲステロンを含有する子宮内投与製剤は，プロゲステロンを 1 年間にわたり持続的に放出する製剤であり，長期の避妊に用いられる．

問3　［正　解］1, 2, 4
［解　説］
1.　正しい．体内の代謝酵素により，徐々にフルオロウラシルとなって薬効を示すので，持続性となる．

2. 正しい．インドメタシンは消化管への副作用があるため，プロドラッグ化は本作用を回避するうえで有用な手段となる．

3. 誤り．バカンピシリン塩酸塩は，アンピシリン水和物のイオン化を抑えることにより，経口吸収性を高めたプロドラッグである．

4. 正しい．ドパミンは血液脳関門を通過できないが，レボドパは血液脳関門を通過でき，その後ドパミンに代謝されて作用を示す．

5. エリスロマイシンを難水溶性化することにより，胃内における安定性の増加を目的としたプロドラッグである．

問4　［正　解］5
［解　説］
1. 誤り．カペシタビンなどのプロドラッグの説明である．
2. 誤り．EPR は血管構造の違いを利用するものであり，トランスポーターなどの特定の輸送担体には依存しない．
3. 誤り．マクロファージに貪食されると，微粒子や薬物の血中滞留性は短くなる．
4. 誤り．昇圧化学療法に関する説明である．
5. 正しい．

問5　［正　解］3, 4
［解　説］
1. 誤り．アルプロスタジル（プロスタグランジン E_1）は，肺に局在する 15-OH デヒドロゲナーゼにより速やかに代謝されるため，点滴静注や大量投与しなければならない医薬品である．アルプロスタジルをリピッドマイクロスフェアに内包することで，肺での不活化を抑制し，さらに病変部位に効率よく集積させることで少量でも優れた有効性を発揮することが可能となった．
2. 誤り．チモロールマレイン酸塩では，眼表面での滞留性向上（作用の持続化）を目的に，ジェランガムやメチルセルロースを添加した点眼剤が利用されている．
3. 正しい．硝酸イソソルビドは，有効血中濃度の持続化を目的として経皮吸収治療システムが利用されており，狭心症の発作予防に用いられる．
4. 正しい．ドキソルビシン塩酸塩では，がん病変部への薬物の集積を目的として，リポソーム製剤が利用されている．
5. 誤り．プロポフォールは，ほとんど水に溶けない．そこで，リピッドマイクロスフェア製剤とすることで水への溶解性を改善し，静注製剤として全身麻酔に用いられている．

問6　［正　解］2, 4
［解　説］
1. 誤り．リピッドマイクロスフェアの記述である．リピッドマイクロスフェアは精製大豆油，レシチン，グリセリンを主な成分とする直径約 $0.2\,\mu m$ の o/w 型エマルション製剤であり，炎症部位，動脈硬化部位，障害を受けた血管などに集積する薬物運搬体である．
2. 正しい．
3. 誤り．マイクロカプセルの記述である．
4. 正しい．ポリエチレングリコール（PEG）でリポソームの表面を修飾すると，血漿タンパク質の付着やマクロファージによる貪食を回避することができ，血中滞留性が向上する（長期血中滞留性リポソーム（ステルスリポソーム））．

問7　［正　解］4
［解　説］
1. 正しい．水溶性ポリマーのメトキシポリエチレングリコール（MPEG-DSPE）の結合により，水溶性

が向上する.

2. 正しい. 中和抗体産生率の低下により, 抗原性が低下する.

3. 正しい. インターフェロンを分解するタンパク質分解酵素に対し, 安定性が向上する.

4. 誤り. 肝臓への標的指向化は目的とされていない.

5. 正しい. 分子量が増加することにより, 糸球体ろ過による排泄が抑制され, 血中での滞留性が増加する.

問8 (1)［正 解］4, 5

　　　［解 説］

1　誤り. ドキシル®注は, 添加物に水素添加大豆ホスファチジルコリンが含まれているので, 大豆アレルギーの患者には慎重に投与する必要がある.

2　誤り. ドキシル®注は, 細網内皮系への取り込みを抑制して血中滞留性を向上させた(ステルス機能を有する)受動的ターゲッティング製剤である.

3　誤り. 溶解の際は, 5%ブドウ糖注射液のみを使用し, 他剤との配合は避ける.

4　正しい. インフュージョンリアクション(infusion reaction)とは, 一般的にモノクローナル抗体投与後に発現する急性期の有害事象(発熱, 悪寒, 頭痛など)を示す. 従来のドキソルビシン塩酸塩製剤では報告されていないが, 本剤ではリポソームまたはその表面成分によりインフュージョンリアクションが発現することがある.

5　正しい. リポソーム膜表面を水溶性のMPEG-DSPE(メトキシポリエチレングリコール)で修飾することにより, 肝臓や脾臓などの細網内皮系に異物として認識されにくく, マクロファージによる取り込みに対して抵抗性を示す.

　　(2)［正 解］4, 5

　　　［解 説］

血管外漏出の対処法として, 以下のような方法が挙げられる. ①ただちに抗がん剤の投与を中止するが, この際抜去せず, 漏出量を確認し, そのラインからできる限り薬剤を吸引する. ②漏出部周囲の膨隆部位に針を刺し, 浸潤している薬剤を吸引する. ③漏出直後にステロイドを局所皮下注射する. ④漏出部位を冷やす. ⑤必要に応じて鎮痛剤を投与する. ⑥患肢を挙上し安静にする. ⑦皮膚の腫れ, 水ぶくれ, 壊死や潰瘍への進行を抑える目的でデクスラゾキサンを静脈内投与する.

◆ 本書における薬学教育モデル・コア・カリキュラム(令和4年度改訂版)対応一覧

薬学教育モデル・コア・カリキュラム(令和4年度改訂版)		本書での対応章
学修目標	学修事項	

D-4 薬の生体内運命

D-4-1 薬物の体内動態

1)薬物の物理化学的性質と生体の構造及び機能から,生体内の薬物動態を説明する 2)薬物体内動態に起因する薬物相互作用の実例をメカニズムに基づいて説明し,その回避方法を提案する 3)生理機能の変化が薬物体内動態に及ぼす影響を説明するとともに,その背景に応じた適切な投与経路・投与方法を説明する	(1)生体膜透過,吸収,分布,代謝,排泄【1),2)】	1章
	(2)薬物体内動態に起因する薬物相互作用【2),3)】	
	(3)年齢,生理状態,臓器機能の変化,遺伝的素因が薬物体内動態に及ぼす影響【1),2),3)】	
	(4)個々の患者に適切な薬物の投与経路・投与方法の立案【1),2),3)】	

D-4-2 薬物動態の解析

1)薬物速度論的解析法に基づいて,体内薬物量(濃度)の時間的推移を,薬物動態パラメータを用いて説明する 2)薬物動態パラメータを利用して,患者の生理状態を考慮した,適切な薬物投与計画を立案する 3)治療薬物モニタリング(TDM)において,患者で実際に観察された血中薬物濃度に基づいて,個々の患者に最適な薬物治療を実践するための投与方法・投与量・投与間隔を設定する 4)薬物動態学/薬力学解析(PK/PD解析)の概念と応用について説明する	(1)薬物速度論的解析法(コンパートメントモデル(線形・非線形モデル),生理学的薬物速度論,モーメント解析法)【1),2),3),4)】	2章
	(2)薬物動態パラメータを利用した薬物投与計画【2),3)】	
	(3)治療薬物モニタリング(TDM)の意義・測定法【3)】	
	(4)ポピュレーションファーマコキネティクス(母集団薬物速度論)【3)】	
	(5)薬物動態学/薬力学解析(PK/PD解析)【3),4)】	

D-5 製剤化のサイエンス

D-5-1 薬物と製剤の性質

1)固形製剤,半固形製剤,液状製剤など,様々な製剤を作成するために必要な製剤材料の種類と物性と関連する基本的理論について説明する 2)製剤の調製に際して,薬物及び医薬品の安定性等を保証するための適切な方策について説明する	(1)固形材料の物性と関連する基本的理論【1),2)】	3章
	(2)半固形材料,液状材料の物性と製剤化に関連する基本的理論【1),2)】	
	(3)分散系材料の物性と製剤化に関連する基本的理論【1),2)】	
	(4)薬物の安定性と安定化に関連する基本的理論【2)】	

D-5-2 製剤設計

1)製剤の種類と特性,及び製剤の投与(適用)方法,保存方法等を理解するとともに,適切な調剤方法や,患者に説明すべき事項を説明する 2)製剤化で利用する医薬品添加物や,製剤機械及び製造工程,また製剤の品質確保のための容器,包装,製剤試験法,生物学的同等性について説明する	(1)製剤の種類と特性及び取扱い【1)】	4章
	(2)医薬品添加物,製剤機械及び製造工程,及び製剤試験法【1),2)】	
	(3)医薬品の容器,包装【1),2)】	
	(4)異なる製剤の生物学的同等性【2)】	

D-5-3 Drug Delivery System(DDS:薬物送達システム)

| 1)DDSの概念と技術,更に薬物の物性や薬物動態学的特徴に基づいた最適なDDSの利用について説明する
2)DDS製剤とその適用疾患を理解することで,患者の薬物治療に有効なDDSを提案する | (1)DDSの概念と技術【1),2)】 | 5章 |
| | (2)DDSが応用されている代表的な医薬品製剤と適用疾患【1),2)】 | |

◆ 本書における薬学教育モデル・コアカリキュラム(平成25年度改訂版)対応一覧

薬学教育モデル・コアカリキュラム　E　医療薬学　SBO		本書での対応項
E3 薬物治療に役立つ情報　　(3)個別化医療		
①遺伝的素因	1. 薬物の主作用および副作用に影響する代表的な遺伝的素因について，例を挙げて説明できる． 2. 薬物動態に影響する代表的な遺伝的素因(薬物代謝酵素・トランスポーターの遺伝子変異など)について，例を挙げて説明できる． 3. 遺伝的素因を考慮した薬物治療について，例を挙げて説明できる．	
②年齢的要因	1. 低出生体重児，新生児，乳児，幼児，小児における薬物動態と，薬物治療で注意すべき点を説明できる． 2. 高齢者における薬物動態と，薬物治療で注意すべき点を説明できる．	
③臓器機能低下	1. 腎疾患・腎機能低下時における薬物動態と，薬物治療・投与設計において注意すべき点を説明できる． 2. 肝疾患・肝機能低下時における薬物動態と，薬物治療・投与設計において注意すべき点を説明できる． 3. 心臓疾患を伴った患者における薬物動態と，薬物治療・投与設計において注意すべき点を説明できる．	1章 6. 個別化医療
④その他の要因	1. 薬物の効果に影響する生理的要因(性差，閉経，日内変動など)を列挙できる． 2. 妊娠・授乳期における薬物動態と，生殖・妊娠・授乳期の薬物治療で注意すべき点を説明できる． 3. 栄養状態の異なる患者(肥満，低アルブミン血症，腹水など)における薬物動態と，薬物治療で注意すべき点を説明できる．	
E4 薬の生体内運命　　(1)薬物の体内動態		
①生体膜透過	1. 薬物の生体膜透過における単純拡散，促進拡散および能動輸送の特徴を説明できる． 2. 薬物の生体膜透過に関わるトランスポーターの例を挙げ，その特徴と薬物動態における役割を説明できる．	1章 1. 生体膜透過
②吸収	1. 経口投与された薬物の吸収について説明できる． 2. 非経口的に投与される薬物の吸収について説明できる． 3. 薬物の吸収に影響する因子(薬物の物性，生理学的要因など)を列挙し，説明できる． 4. 薬物の吸収過程における相互作用について例を挙げ，説明できる． 5. 初回通過効果について説明できる．	1章 2. 吸収
③分布	1. 薬物が結合する代表的な血漿タンパク質を挙げ，タンパク結合の強い薬物を列挙できる． 2. 薬物の組織移行性(分布容積)と血漿タンパク結合ならびに組織結合との関係を，定量的に説明できる． 3. 薬物のタンパク結合および結合阻害の測定・解析方法を説明できる． 4. 血液─組織関門の構造・機能と，薬物の脳や胎児等への移行について説明できる． 5. 薬物のリンパおよび乳汁中への移行について説明できる． 6. 薬物の分布過程における相互作用について例を挙げ，説明できる．	1章 3. 分布
④代謝	1. 代表的な薬物代謝酵素を列挙し，その代謝反応が起こる組織ならびに細胞内小器官，反応様式について説明できる． 2. 薬物代謝の第Ⅰ相反応(酸化・還元・加水分解)，第Ⅱ相反応(抱合)について，例を挙げて説明できる． 3. 代表的な薬物代謝酵素(分子種)により代謝される薬物を列挙できる． 4. プロドラッグと活性代謝物について，例を挙げて説明できる． 5. 薬物代謝酵素の阻害および誘導のメカニズムと，それらに関連して起こる相互作用について，例を挙げ，説明できる．	1章 4. 代謝
⑤排泄	1. 薬物の尿中排泄機構について説明できる． 2. 腎クリアランスと，糸球体ろ過，分泌，再吸収の関係を定量的に説明できる． 3. 代表的な腎排泄型薬物を列挙できる． 4. 薬物の胆汁中排泄と腸肝循環について説明できる． 5. 薬物の排泄過程における相互作用について例を挙げ，説明できる．	1章 5. 排泄
E4 薬の生体内運命　　(2)薬物動態の解析		
①薬物速度論	1. 線形コンパートメントモデルと，関連する薬物動態パラメータ(全身クリアランス，分布容積，消失半減期，生物学的利用能など)の概念を説明できる． 2. 線形1-コンパートメントモデルに基づいた解析ができる(急速静注・経口投与[単回および反復投与]，定速静注)．(知識，技能) 3. 体内動態が非線形性を示す薬物の例を挙げ，非線形モデルに基づいた解析ができる．(知識，技能) 4. モーメント解析の意味と，関連するパラメータの計算法について説明できる． 5. 組織クリアランス(肝，腎)および固有クリアランスの意味と，それらの関係について，数式を使って説明できる． 6. 薬物動態学-薬力学解析(PK-PD解析)について概説できる．	2章 1. 薬物速度論
②TDM (Therapeutic Drug Monitoring)と投与設計	1. 治療薬物モニタリング(TDM)の意義を説明し，TDMが有効な薬物を列挙できる． 2. TDMを行う際の採血ポイント，試料の取り扱い，測定法について説明できる． 3. 薬物動態パラメータを用いて患者ごとの薬物投与設計ができる．(知識，技能) 4. ポピュレーションファーマコキネティクスの概念と応用について概説できる．	2章 2. TDMと投与設計

薬学教育モデル・コアカリキュラム　E　医療薬学　SBO		本書での対応項
E5 製剤化のサイエンス　(1)製剤の性質		
①固形材料	1. 粉体の性質について説明できる. 2. 結晶(安定形および準安定形)や非晶質, 無水物や水和物の性質について説明できる.	3章 1. 粒子と 　粉体の性質
	3. 固形材料の溶解現象(溶解度, 溶解平衡など)や溶解した物質の拡散と溶解速度について説明できる.　(C2(2)【①酸・塩基平衡】1. 及び【②各種の化学平衡】2. 参照) 4. 固形材料の溶解に影響を及ぼす因子(pHや温度など)について説明できる. 5. 固形材料の溶解度や溶解速度を高める代表的な製剤的手法を列挙し, 説明できる.	3章 2. 医薬品の溶解 　現象
②半固形・ 　液状材料	1. 流動と変形(レオロジー)について説明できる. 2. 高分子の構造と高分子溶液の性質(粘度など)について説明できる.	3章 3. レオロジー
③分散系材料	1. 界面の性質(界面張力, 分配平衡, 吸着など)や代表的な界面活性剤の種類と性質について説明できる.　(C2(2)【②各種の化学平衡】4. 参照) 2. 代表的な分散系(分子集合体, コロイド, 乳剤, 懸濁剤など)を列挙し, その性質について説明できる. 3. 分散した粒子の安定性と分離現象(沈降など)について説明できる. 4. 分散安定性を高める代表的な製剤的手法を列挙し, 説明できる.	3章 4. 界面化学
④薬物及び製剤材料 　の物性	1. 製剤分野で汎用される高分子の構造を理解し, その物性について説明できる. 2. 薬物の安定性(反応速度, 複合反応など)や安定性に影響を及ぼす因子(pH, 温度など)について説明できる.　(C1(3)【①反応速度】1.〜7. 参照) 3. 薬物の安定性を高める代表的な製剤的手法を列挙し, 説明できる.	3章 5. 反応速度論と 　医薬品安定性
E5 製剤化のサイエンス　(2)製剤設計		
①代表的な 　製剤	1. 製剤化の概要と意義について説明できる. 2. 経口投与する製剤の種類とその特性について説明できる. 3. 粘膜に適用する製剤(点眼剤, 吸入剤など)の種類とその特性について説明できる. 4. 注射により投与する製剤の種類とその特性について説明できる. 5. 皮膚に適用する製剤の種類とその特性について説明できる. 6. その他の製剤(生薬関連製剤, 透析に用いる製剤など)の種類と特性について説明できる.	4章 1. 代表的な製剤
②製剤化と 　製剤試験法	1. 代表的な医薬品添加物の種類・用途・性質について説明できる. 2. 製剤化の単位操作, 汎用される製剤機械および代表的な製剤の具体的な製造工程について説明できる. 3. 汎用される容器, 包装の種類や特徴について説明できる. 4. 製剤に関連する試験法を列挙し, 説明できる.	4章 2. 製剤化と 　製剤試験法
③生物学的 　同等性	1. 製剤の特性(適用部位, 製剤からの薬物の放出性など)を理解した上で, 生物学的同等性について説明できる.	4章 3. 生物学的同等性
E5 製剤化のサイエンス　(3)DDS(Drug Delivery System：薬物送達システム)		
①DDSの 　必要性	1. DDSの概念と有用性について説明できる. 2. 代表的なDDS技術を列挙し, 説明できる.　(プロドラッグについては, E4(1)【④代謝】4. も参照)	5章　ドラッグデリ バリーシステム (DDS, 薬物送達 システム)
②コントロールド 　リリース 　(放出制御)	1. コントロールドリリースの概要と意義について説明できる. 2. 投与部位ごとに, 代表的なコントロールドリリース技術を列挙し, その特性について説明できる. 3. コントロールドリリース技術を適用した代表的な医薬品を列挙できる.	
③ターゲティング 　(標的指向化)	1. ターゲティングの概要と意義について説明できる 2. 投与部位ごとに, 代表的なターゲティング技術を列挙し, その特性について説明できる. 3. ターゲティング技術を適用した代表的な医薬品を列挙できる.	
④吸収改善	1. 吸収改善の概要と意義について説明できる. 2. 投与部位ごとに, 代表的な吸収改善技術を列挙し, その特性について説明できる. 3. 吸収改善技術を適用した代表的な医薬品を列挙できる.	

◆ 本書における薬学アドバンスト教育ガイドライン(例示)対応一覧

薬学アドバンスト教育ガイドライン(例示)		本書での対応項
E4 薬の生体内運命		
① TDM (Therapeutic Drug Monitoring)と投与設計 〔関連コアカリ: (2)②〕	1. 薬物のタンパク結合,代謝および生体膜輸送の測定・解析結果に基づいて,薬物動態学的特徴を説明できる.(知識・技能) 2. 2-コンパートメントモデルに基づいた薬物速度論解析ができる.(知識・技能) 3. 非線形最小二乗法を用いた速度論パラメータの算出ができる.(知識・技能) 4. ベイジアン法やポピュレーションファーマコキネティクスの理論に基づいた投与設計ができる.(知識・技能) 5. 生理学的薬物速度論モデルに基づく薬物濃度推移のシミュレーションができる.(知識・技能)	**2章** **2.TDM と投与設計**
E5 製剤化のサイエンス		
①製剤化 〔関連コアカリ: (2)②〕	1. 代表的な製剤の処方を設計できる.(知識・技能) 2. 単位操作を組み合わせて代表的な製剤を調製できる.(技能) 3. 製剤に関連する代表的な試験法を実施し,製剤の物性を測定できる.(技能) 4. 製剤の物性値から,製剤の品質を判定できる.(知識・技能) 5. 製剤の物性測定に使用される装置の原理について説明できる.	**4章** **2. 製剤化と** **製剤試験法**
②生物学的同等性 〔関連コアカリ: (2)③〕	1. 生物学的同等性のレギュレーションについて説明できる. 2. 異なる製剤処方間(先発品と後発品,開発途中の製剤処方変更など)の生物学的同等性を評価できる.(知識・技能)	**4章** **3. 生物学的同等性**

◆◆◆索 引◆◆◆

◆和文索引

アスピリン　33, 100
アセチル抱合　103
アセトアミノフェン　61, 102
アセメタシン　106
圧縮度　230
アドヒアランス　364, 365
アブラキサン®　387
アミダーゼ　100
アミトリプチリン　203
アミノグリコシド系抗生物質　218
アミノ酸抱合　103
アムビゾーム®　392
アラセプリル　107
アルコールデヒドロゲナーゼ　95, 148
アルデヒドデヒドロゲナーゼ　95, 148
アルド-ケトレダクターゼ　100
アルブミン　152, 166
アルプロスタジルアルファデクス　286
アレニウス式　283
アレニウスプロット　283
アロプリノール　107
安息角　229
安息香酸　102
アンダーセンカスケードインパクター法　347
安定剤　329
安定度定数　250
アンテドラッグ　381
アンドレードの式　256
アンプル注射剤　337

胃　29
イオン強度　285
イオン性界面活性剤　269
イオントフォレシス　383, 384
胃酸　30
胃酸分泌能　43
維持投与量　168, 179, 180
胃腺　30
イソニアジド　102
Ⅰ型肺胞上皮細胞　56
一次性能動輸送　14
　──担体　14

一次速度　181
1次反応　277
　──速度　279
　──速度式　279
1次モーメント　185
一般酸塩基触媒反応　284
イーディー・ホフステー プロット　195
遺伝子改変型タンパク　384
遺伝子コピー数　145
遺伝子多型　143
遺伝子治療　5
イトラコナゾール　60, 108, 202
胃内pH　43, 151
胃内容排出時間　44, 151
胃内容排出速度　44
イヌリン　116, 120
異物処理機構　28
イブプロフェン　98
イミプラミン　98
イムノリポソーム　390
医薬品　1
医薬品添加物規格　322
イリノテカン　102
陰イオン交換樹脂　59
飲作用　22
インスリン　54, 384
インドシアニングリーン　161
インドメタシン　33, 106
インドメタシンファルネシル　45, 106

ウイテップゾール®　49, 305, 325
ウォッシュバーンの式　242
ウベローデ粘度計　257
埋め込み注射剤　310
ウリジン二リン酸(UDP)-グルクロン酸転移酵素　101

え

エアゾール剤　57
液晶　270
エキス剤　318
エキソサイトーシス　22
エステラーゼ　100, 373
エタノール　99
エピジェネティクス　4, 21

エピジェネティック制御　146
エファビレンツ　107
エポキシドヒドロラーゼ　100
エマルション　272, 393
エリキシル剤　296
エリスロポエチン　384
エリスロマイシン　106, 108, 150
遠位尿細管　114
円錐-平板形回転粘度計　263
エンドサイトーシス　22, 88
エンドトキシン　348
エンドトキシン試験法　348
エンハーツ®　387

応力緩和　260
オクタノール/水分配係数　39
押し出し造粒機　332
オメプラゾール　98, 107
オリフィス(小孔)からの流出速度　230
オンダンセトロン　160
オンパットロ®　392

回腸　30
回転円盤法　244
回転粘度計　262
回転バスケット法　344
界面　267
界面活性　266, 267
界面活性剤　267
界面自由エネルギー　266
界面(表面)張力　267
外用エアゾール剤　312
外用液剤　312
外用固形剤　311
外用散剤　311
解離(イオン)形　239
解離定数　197
カカオ脂　305
化学反応速度論　277
可逆的阻害　107
可逆反応　282
拡散　237, 243
核酸医薬　5
核酸医薬品　90

428 索引

拡散定数　370
角質層　50
拡張ぬれ　241
核内受容体　20, 111
攪拌造粒機　333
確率密度分布曲線　185
苛酷試験　286
かさ比容積　230
かさ密度　230
加水分解　100
加水ラノリン　314
加速試験　284, 286
カチオニックリポソーム　391
活性化エネルギー　283
活性代謝物　103
滑沢剤　324
カートリッジ剤　308
カプセル基剤　324
カプセル剤　293
カプセルボディ　337
カプトプリル　102
カプリン酸ナトリウム　49
カペシタビン　107
過飽和　251
ガム剤　299
可溶化　250, 271
顆粒圧縮法　290
顆粒剤　294
カルバペネム系抗生物質　112
カルバマゼピン　98
カルボキシルエステラーゼ　100
加齢　156
ガレヌス製剤　1
感圧接着 (PSA)　371
肝アベイラビリティ　184, 187, 190
肝クリアランス　154, 185, 186
肝血流　159
肝血流速度　187
肝血流律速　161
還元型グルタチオン　103
還元粘度　264
肝固有クリアランス　154, 192, 196
丸剤　318
換算式　151
乾式顆粒圧縮法　290, 336
肝疾患　160
肝実質細胞　124
緩衝剤　329
肝初回通過効果　184
間接反応モデル　201
汗腺　51
感染性廃棄物　209
肝臓　124
含嗽剤　299
肝抽出率　161, 187

汗中排泄　135
カンデサルタンシレキセチル　104
肝動脈　124
眼軟膏剤　303
　　──の金属性異物試験法　350
灌流律速　66
含量均一性試験　340
緩和時間　260

擬1次反応　277
　　──速度式　279
基剤　52
キサンチンオキシダーゼ　107
擬似多形　249
擬塑性流動　258
喫煙　112
キニジン　149
機能的バリア　76
ギブズの吸着等温式　268
ギャップジャンクション　30
吸湿性　231
吸収　2, 27
吸収改善　363, 373
吸収上皮細胞　30
吸収促進　4
吸収速度定数　39, 181
吸収率　184
吸水クリーム　314
急速静注　177
吸着　58, 267
吸着相　268
吸着等温線　228
吸着法　228
吸着量　267
吸入エアゾール剤　301
吸入液剤　301
吸入剤　300
　　──の空気力学的粒度測定法　347
　　──の送達量均一性試験法　347
吸入粉末剤　300
共結晶　249
競合阻害　25, 72, 107
共軸二重円筒形回転粘度計　262
凝析　274
矯味剤　330
極限粘度　264
キレート形成　44, 58
キレート剤　287
近位尿細管　114
金属カチオン　58
筋肉内投与　52

空気透過法　228

空気力学的粒子径　300
空隙比　231
空隙率　230
空腸　30
クェット型粘度計　262
クッパー細胞　124
クラフト点　271
クラリスロマイシン　108
クリアランス　173
クリアランス比　119
クリグラー・ナジャール症候群　147
クリープ　261
クリーム基剤　313
クリーム剤　313
グルクロン酸抱合　101, 147
グルコーストランスポーター　38, 85
グルタチオン S-転移酵素　103
グルタチオン抱合　103
クレアチニン　116, 138
クレアチニンクリアランス　159, 216
グレイ症候群　152
グレープフルーツジュース　62, 108, 202
クレメジン®　60
クロラムフェニコール　152, 381

経口液剤　296
経口製剤　365
経口ゼリー剤　297
経口投与　177, 181
経口フィルム剤　298
傾斜式ボールタック試験法　347
経皮吸収　49
経皮吸収型製剤　369
経皮治療システム　50, 369
経鼻粘膜投与製剤　382
血液画分　209
血液/血漿濃度比　70
血液循環　81
血液胎盤関門　83, 84
血液中薬物濃度　192
血液中遊離形薬物分率　192
血液透析用剤　317
血液脳関門　3, 76, 373
血液脳脊髄液関門　79
血管容積　174
結合形薬物濃度　196
結合剤　323
結晶セルロース　322
結晶多形　232, 249
血漿タンパク結合感受性　161
血漿タンパク結合率　152
血漿タンパク非結合率　157
血漿中(薬物)濃度　192, 209

血清　209
血清クレアチニン　159
血中タンパク非結合率　158
血中薬物濃度-時間曲線下面積（AUC）
　　48, 174, 355
血流速度　46, 65
血流律速　189
血流量　65
ゲフィチニブ　60, 142
ゲル剤　314
懸濁化剤　327
懸濁剤　272, 297
懸濁性注射剤　307
顕微鏡法　225

抗CTLA4抗体　377
抗MRSA薬　217
抗PD-1抗体　377
効果コンパートメントモデル　202
硬カプセル剤　293, 294
抗凝固剤　209
口腔内崩壊錠　293, 369
口腔内崩壊フィルム剤　298
口腔粘膜　54
口腔粘膜適用製剤　54
口腔用液剤　299
口腔用錠剤　298
口腔用スプレー剤　299
口腔用半固形剤　299
高クリアランス　189
抗血小板薬　144
抗コリン薬　43
抗酸化剤　287
高脂肪食　45
剛性率　255
構造粘性　257
高速液体クロマトグラフィー　212
酵素誘導　111, 218
抗体医薬　4, 88, 375
抗体修飾ナノ粒子　378
抗体薬物複合体　386
後発医薬品　353
高ビリルビン血症　147
降伏値　258
高分子医薬品　4, 87
高分子ミセル　393
高齢者　156
呼気中排泄　135
呼吸器吸入製剤　383
コゼニー・カーマンの式　227
ゴセレリン酢酸塩　247
コソルベンシー　250, 328
個体間変動　215
個体差　207

個体内変動　215
固体分散体　250
コッククロフト・ゴールト式　159
コデイン　98
コーティング　334
コーティング機　334
コーティング剤　324
個別化医療　142
固有クリアランス　173, 187, 189
固有クリアランス律速　190
固有粘度　264
コールターカウンター法　226
コレスチラミン　59
混合　331
混合機　331
混合性　231
混合溶媒　250
コンパートメントモデル　171
1-コンパートメントモデル　171, 172
2-コンパートメントモデル　175, 181, 210
コンパートメントモデル解析　172
コンパニオン診断薬　142
コーンプレート型粘度計　263

催奇形性　83
再吸収率　195
剤形　289
最高血中濃度（C_{max}）　182, 210, 355
最高血中濃度到達時間（T_{max}）　44, 182, 355
最終滅菌法　307
最小発育阻止濃度　217
最大結合数　197
最大代謝速度　195
最大輸送速度　195
サイトーシス　22
サイトトロホブラスト細胞（細胞性栄養膜細胞）　84
細胞外液スペース　174
細胞間経路　32
細胞間隙　134
細胞性細胞障害　376
細胞内経路　32
細粒剤　295
坐剤　47, 304
坐剤基剤　325
サスペンション　272
刷子縁膜　30
サラゾスルファピリジン　99
酸化　93
散剤　295
三次性能動輸送　17
酸性アミノ酸トランスポーター　85

3層錠　287
サンドイッチ法　211

ジェットミル　331
時間依存的阻害　107
糸球体　114
糸球体ろ過　114, 187
　　──速度　116, 154, 187
シクロスポリン　21, 139
ジゴキシン　20, 138, 160
自己乳化型マイクロエマルション製剤　251
自己免疫疾患　377
示差走査熱量測定法　233
示差熱分析法　233
持続性注射剤　311
持続投与　177, 180
湿式顆粒圧縮法　290, 336
質量偏差試験　340
シヌソイド　124
ジヒドロピリミジンデヒドロゲナーゼ　109, 148
シプロフロキサシン　109
シメチジン　108, 137, 167
弱塩基性薬物　10
弱酸性薬物　9
シャント形成　162
集合管　114
重層扁平上皮　54
充填　335
充填済みシリンジ剤　308
充填性　230
充填率　231
十二指腸　30
絨毛　30
酒精剤　319
受胎後週齢　156
受動拡散　7, 8, 380
受動的ターゲティング　374
受動輸送　13
授乳　166
受容体の占有率　73
シュルツェ・ハーディの規則　274
瞬時平衡　188
準粘性流動　257
消化管　28
消化管アベイラビリティ　184
消化管運動変化　58
消化管管腔内排泄　135
錠剤　290
錠剤硬度測定法　350
錠剤摩損度試験法　351
消失相　174, 210
消失速度定数　172, 173, 174, 179, 213

索引

消失半減期　172, 173, 179, 180
小腸　30
小腸上皮細胞　13
上直腸静脈血　48
小児薬用量　151
定方向最大径　225
静脈内投与　52
生薬関連製剤　318
初回通過効果　28, 32, 48, 124, 289
初回投与量　179
初期血中濃度　156
初期胎児期　83
初期投与設計　216
初期分布容積　176
食作用　22
徐放化　165
徐放性製剤　164, 290
シリンダー法　346
ジルベール症候群　147
シロップ剤　297
シロップ用剤　297
シンク条件　245
腎クリアランス　116, 186
腎クリアランス法　123
シングルユニット型徐放性製剤　366
腎血流速度　187
浸剤　319
シンシチオトロホブラスト細胞（合胞体性栄養膜細胞）　84
腎小体　114
親水基　267
親水クリーム　313
親水-親油性バランス　272
新生児黄疸　152
浸漬ぬれ　241
浸透圧　366
浸透圧ポンプ　248
浸透速度　242
腎排泄　123
　　──型薬物　159, 216
心拍出量　163
真皮　50
心不全　163
腎不全　160
親油基　267

髄質　114
水性溶剤　309
水中油滴型　272
推定糸球体ろ過速度　116
水溶性基剤　313
水和物　249
スタチン類　138
ステルスリポソーム　390

ストークスの式　274
ストークスの法則　274
ストップ・フロー法　123
スプレー剤　312
スプレッドメーター　350
ずり応力　256

正吸着　268
性差　163
製剤均一性試験法　340
製剤総則　289
製剤の安定化　268
製剤の粒度の試験法　350
制酸薬　138
静止円盤法　244
製錠　334
精製ラノリン　314
生体内変換　92
生体膜　7
生物学的同等性　354
　　──試験　354
生物学的利用能　187
生物薬剤学　2
性ホルモン　164
セイヨウオトギリソウ　63, 112
生理学的モデル　3
生理学的薬物速度論モデル　197
整粒　335
赤外吸収スペクトル法　234
積分型速度式　280
舌下錠　54, 299
接触角　241, 268
絶対的生物学的利用能　184
セビメリン　203
セファレキシン　38
セフジニル　59
セフチゾキシム坐剤　49
セミ直打法　292
ゼリー基剤　326
0次速度　181
0次反応　279
　　──速度式　278
0次放出　366
線形コンパートメント解析　3
線形コンパートメントモデル　171
全血中濃度　209
煎剤　319
全身クリアランス　173, 174, 176, 186
全身作用　27
全身循環　27
全身性カルニチン欠乏症　21
せん断応力　256
せん断速度　256
せん断ひずみ　255

先天性葉酸吸収不全症　21
セント・ジョーンズ・ワート　20, 63, 112
先発医薬品　353

臓器クリアランス　163, 173, 186, 189
臓器中遊離形薬物分率　174
相互作用　207
相対的乳児摂取量　167
相対的バイオアベイラビリティ　184
相対粘度　264
層流　256
造粒　332
造粒機　332
阻害　107
促進拡散　13
速度定数　278
速度論パラメータ　172
即放性製剤　354
組織-血液間分配係数　66
素錠　292
疎水基　267
塑性流動　258
ゾラデックス®　247
ソリブジン事件　108
ゾル-ゲル変化　254, 258

第Ⅰ相解毒　131
第Ⅰ相反応　93
第Ⅱ相解毒　131
第Ⅱ相反応　93, 100
第Ⅲ相解毒　131
体液組成　156
胎芽期　83
胎児移行　83
胎児絨毛毛細血管　84
体脂肪率　156
代謝　2, 92
代謝酵素　92
代謝物　92
代謝律速　161
大腸　30
タイトジャンクション　30
胎盤膜　84
　　──透過性　83
ダイラタンシー　258
ダイラタント流動　258
唾液中排泄　133
多機能型リポソーム　391
タクロリムス　207
ターゲティング　4
多コンパートメントモデル　174
多剤耐性関連タンパク質　39, 87

和文索引 431

多剤排出トランスポーター 37
打錠機 334
多層錠 292
縦型拡散セル法 347
ダブルバッグ製剤 310
ダブルピーク 132
多分子層吸着 228
タモキシフェン 98,145
多列線毛 55
単位臓器(組織)容積あたりの血流量
　(灌流速度) 65
単位操作 330
単一円筒形回転粘度計 262
単回投与 177
胆汁 126
胆汁酸 18,45,127
胆汁酸依存的胆汁分泌 127
胆汁酸非依存的胆汁分泌 127
胆汁中排泄 124
単純拡散 7,8,32,118
弾性 254
弾性率 255
胆嚢 126
タンパク非結合形 209

遅延時間 261
チキソトロピー 258
逐次反応 281
蓄積係数 180,214
チザニジン 109
腟錠 306
腟用坐剤 306
着色剤 329
茶剤 319
チュアブル錠 293
注射剤 52,306
　——のガラス容器試験法 349
　——の採取容量試験法 349
抽出率 189
中心コンパートメント 175,176
中心静脈 124
注腸剤 306
稠度試験法 350
腸肝循環 19,126,132
長期保存試験 286
超速効性インスリン製剤 384
腸内滞留時間 151
貼付剤 314
貼付剤用基剤 326
腸溶性製剤 290
腸溶性ポリマー 365
直接粉末圧縮法 292,336
直腸 47
　——吸収 47,48

直腸用半固形製剤 305
治療域 365
治療薬物モニタリング 133,142,193,
　205
チンキ剤 319
沈降法 227

つり板法 269

低クリアランス 189
定型的クリアランス法 123
定常状態 176,178,179,180,215
　——分布容積 68,176
ディッセ腔 124
定量噴霧吸入器 57
テオフィリン 112,155,165,207
テガフール 107
滴重法 269
デキストロメトルファン 98,149
デスモソーム 30
デスモプレシン酢酸塩 56
テトラサイクリン系抗菌薬 59
テープ剤 314
テモカプリル 104
デュビン・ジョンソン症候群 21
展延性試験法 350
添加剤 322
点眼剤 302,337
点耳剤 317
転相 275
転相乳化 276
転動造粒機 333
点鼻液剤 304
点鼻剤 304
点鼻粉末剤 304

糖衣錠 292
透過係数 8
透過法 227
透過律速 67
凍結乾燥 335
　——注射剤 308,337
透析用剤 315
等張化剤 328
動粘度 256
動脈管収縮異常 83
投与間隔 179
投与部位 27
投与量 165
ドキシフルリジン 106
ドキシル® 392
特殊酸塩基触媒反応 284

ドパミン 99
ドライシロップ剤 297
ドライパウダー 57
ドラッグデリバリーシステム 363
トラフ 164
トラフ値 178
トラフ濃度 210
トラフモニタリング 218
トランスサイトーシス 22,88
トランスポーター 12,36,379,381,
　382
トリアゾラム 111,202
トローチ剤 298
曇点 271

内部摩擦係数 230
ナノ医療 5
軟カプセル剤 293,294
軟膏基剤 325
軟膏剤 313
難溶性薬物 44

Ⅱ型肺胞上皮細胞 56
二次性能動輸送 16
　——担体 16
2次反応 279
　——速度式 279
日内変動 165
ニトラゼパム 99
日本薬局方 1,289
乳化剤 275,327
乳がん耐性タンパク質 39,87
乳剤 272,297
乳剤性基剤 313
乳汁移行 166
乳汁中排泄 134
乳濁性注射剤 307
ニューキノロン系抗菌薬 58
ニュートンの粘性の法則 256
ニュートン流動 257
尿管 114
尿細管再吸収 114,122
尿細管上皮細胞 115
尿細管分泌 114,121
　——のクリアランス 187
尿中の薬物濃度 119
尿毒症物質 159
尿中代謝物量 120
妊娠 83,166

ぬれ 240

索引

ね

ネオーラル 251
ネクストジェネレーションインパクター法 347
捏和 331
熱重量測定法 233
熱分析法 233
ネフロン 114
ネルンスト・ノイエス・ホイットニーの式 244
粘液線毛輸送 55
粘性 255
粘弾性 259
粘着剤 326
粘着力試験法 347
粘稠剤 329
粘度 256
粘度計 262
粘膜下層 32

の

ノイエス・ホイットニーの式 42,243
能動輸送 7
濃度勾配 243
伸びひずみ 255
ノルフロキサシン 203

は

バイオアベイラビリティ 162,184
　　――比較試験 357
バイオハザードマーク 210
配向 270
排出トランスポーター 39
排出ポンプ 77
バイスタンダー効果 387
排泄 2,113
肺表面活性物質 56
ハイブリッド型リポソーム 391
肺胞 56
ハウスナー比 230
バカンピシリン 104
ハーゲン・ポアズイユの法則 257
破砕造粒機 333
バッカル錠 54,299
発熱性物質試験法 348
パップ剤 315
発泡顆粒剤 295
発泡錠 293
ハードファット 305
パドルオーバーディスク法 345
パドル法 344
バブルリポソーム 391
パラアミノ馬尿酸 117
バラシクロビル 38,106

バラ包装 339
バルプロ酸 112,207,221
パロキセチン 108
半乾式顆粒圧縮法 336
バンクロフトの規則 275
半減期 215,280
半固形製剤の流動学的測定法 350
バンコマイシン 156,222
反復投与 177,179
ハンマーミル 331

ひ

非イオン性界面活性剤 269
非解離(分子)形 239
非撹拌水層 22,35
　　――律速 36
皮下組織 50
皮下投与 52
微環境 pH 35
非競合阻害 72,107
ピーク 164
ヒクソン・クロウェルの式 245
ヒグチ式 245
ピーク濃度 210
非結合形濃度 156
皮質 114
微絨毛 30
非晶質 232,249
非水性溶剤 309
ヒステレシスループ 259
ビスホスホネート製剤 59
ひずみ 254
非線形性 193,200,207
ビタミン K 203
左回りのヒステレシス 199,200
非定型的クリアランス法 123
皮内投与 52
非ニュートン流動 257
比粘度 264
鼻粘膜吸収 55
皮膚に適用する製剤の放出試験法 345
ヒプロメロース 324
肥満 167
標的化(ターゲティング) 371
標的指向性 372
表皮 50
表面 267
　　――吸着 266
　　――張力 241
ビリルビン 21
ピール粘着力試験法 347
ピロー包装 339
ビンガム流動 258

ふ

ファントホッフの式 238
ファン・デル・ワールス力 274
フィックの法則 8
フェキソフェナジン 62
フェニトイン 207
フェノバルビタール 111,152
フェレー径 225
フェロジピン 202
フェンタニル 203
フォークト2要素モデル 261
負荷投与量 156,168,180
負吸着 268
複合エマルション 273
複合体 250
　　――形成 250
腹水 168
腹膜透析用剤 316
賦形剤 323
ブセレリン酢酸塩 56
付着錠 299
付着ぬれ 241
フックの法則 255
物質収支 172,177,180,182,198
物理薬剤学 1
ブプレノルフィン 204
不溶性異物検査法 349
不溶性微粒子試験法 349
プラスチベース 325
フラノクマリン誘導体 62
プラバスタチン 21
フラビン含有モノオキシゲナーゼ 95
フリップ・フロップ現象 183
フリー薬物仮説 187
ふるい分け法 226
フルオロウラシル(5-FU) 106,148,373
ブルックフィールド型粘度計 262
プルラン 325
フルルビプロフェン 203
プレフィルドシリンジ 339
プレミックス品 323
プロカイン 100
フロースルーセル法 344
フロセミド 156
ブロックバスター 376
プロテアーゼ 100
プロドラッグ 103,104,144,286,372,373,380
プロトンポンプ阻害薬 43,144
プロパンテリン 61
プローブタック試験法 347
プロプラノロール 159
プロベネシド 136

和文索引 433

粉砕 330
分散錠 293
分子結晶 232
分子量閾値 127
粉体の性質 229
分配係数 8,33
分泌トランスポーター 37
分布 2,65
分布相 174,210
分布速度定数 67
分布平衡 176
分布容積 68,172,174,213
粉末 X 線回折法 232
粉末注射剤 308
噴霧乾燥造粒機 333
分離剤 209

ヘイウッド径 225
平均血中濃度 179
平均滞留時間 185
平衡定数 283
ベイジアン解析 220
併発反応 281
ベシクル 270
ペネトロメーター 350
ヘパリン 209
ペプチダーゼ 100
ペプチドトランスポーター（ペプチド輸送担体） 17,37
ペプチド・タンパク質性医薬品 88
ヘマトクリット値 192
ヘンダーソン・ハッセルバルヒの式 9,239
ヘンレ係蹄 114

崩壊 240,242
崩壊剤 324
崩壊試験法 342
膀胱 114
芳香剤 330
芳香水剤 320
抱合反応 100
放出制御 4,364
膨潤 243
包装 338
——適格性 339
飽和 195
——溶解度 371
母集団解析 220
母集団パラメータ 215,220
母集団薬物速度論 3,220
3′-ホスホアデノシン-5′-ホスホ硫酸（PAPS） 103

補正係数 217
保存剤 329
ホフマイスター系列 274
ボーマン嚢 114
ポリエチレングリコール（PEG） 90
——化 385
ボリコナゾール 108,151
ポリ乳酸 371
ポリ乳酸・グリコール酸 247
——共重合体 371
ボールミル 330
ポンプスプレー剤 312

マイクロエマルション 251,273
マイクロスフェア 393
膜制御型製剤 246
膜透過係数 247
膜透過性 356
膜透過速度 371
膜透過律速 36
膜透過理論 370
膜動輸送 22
マクロゴール 305
マクロライド系抗菌薬（マクロライド系抗生物質） 62,108
マーチン径 225
マックスウェル 2 要素モデル 259
末梢コンパートメント 175
マトリックス型 365,370
——製剤 245
マルチステージリキッドインピンジャー 347
マルチビタミントランスポーター 86
マルチプルユニット型徐放性製剤 366

ミカエリス定数 195
ミカエリス・メンテン式 195
ミクロソーム分画 93
ミコフェノール酸 139
ミセル 270
ミダゾラム 110
密着結合 30,76
密封療法 52
ミトコンドリア分画 93
脈管系 32

無菌試験法 348
無菌操作法 308
ムチン 35
無痛化剤 329

メチルプレドニゾロン 41
メチル抱合 103
メトクロプラミド 61
メトトレキサート・ロイコボリン救援療法 219
メルカプトプリン 107
メロペネム 159
免疫抑制薬 207

毛管上昇法 268
毛細管型粘度計 262
毛細胆管 125
モノアミンオキシダーゼ 95
モノカルボン酸トランスポーター 38,86
モノカルボン酸輸送系 77
モノクローナル抗体 89
モーメント解析 185
モーメント法 3
モルヒネ 61,102,368
モンサント型錠剤硬度計 351
門脈 124
門脈血流 165

薬物クリアランス 216
薬物相互作用 58,136
薬物送達システム 4,330,363
薬物速度論 3,171
薬物動態学-薬力学解析 199
薬物動態学的相互作用 58,201
薬物動態パラメータ 213
薬物放出制御 363
薬力学 3,171
薬力学的相互作用 201
薬効コンパートメント 200
ヤング率 255

有核錠 293
有機アニオン輸送ポリペプチド 38
有機カチオントランスポーター 122
有窓性 125
誘電率 285
誘導 20,107
遊離形 209
遊離形分率 69,197
遊離形薬物濃度 174,188,195,196
輸液剤 310
油脂性基剤 313
輸送担体 7,12
油中水滴型 273

溶解　237
溶解錠　293
溶解性　356
溶解速度　42, 244
溶解度　237
溶解補助剤　327
容器　338
溶剤　328
葉酸輸送担体　18
溶出　240
溶出試験　342, 359
溶出プロファイル　356
用時溶解型　287
溶媒和　268
溶媒和物　232, 249
揺変性　258

ライセート試薬　348
ラインウィーバー・バークプロット　195
落下球粘度計　263
ラテックス凝集比濁法　211
ラプラス変換　176
ラモトリギン　166
ラングミュア型の単分子層吸着　228
ラングミュア式　196
乱流　256

離液順列　274
リサイクリング　90
リザーバー　247
　　──型　365, 370
理想溶液　238
リチウム　166
リドカイン　162
リトナビル　108
リニメント剤　312
リピッドマイクロスフェア　374
リファンピシン　111, 139
リポソーム　388
　　──注射剤　311
リボフラビン　45
リマプロストアルファデクス　286
リモナーデ剤　297
流エキス剤　320
硫酸転移酵素　103
硫酸抱合　103
粒子径　57, 249
　　──測定法　225
流動曲線　257
流動性　229
流動層造粒機　332
流動度　256
リュープリン®　247
リュープロレリン酢酸塩　247
両親媒性物質　267

臨界相対湿度　231
臨界ミセル濃度　271
輪環法　269
リンパ液　81
リンパ管　52
リンパ系　32

類洞　124

レイノルズ数　257
レオグラム　257
レオペキシー　259
レオメーター　263
レオロジー　254
レーザー回折法　227
レボドパ　106, 373
練合　331

ろ過滅菌　337
ロキソプロフェン　99
ローション剤　312
ロスバスタチン　21, 149
ロータリー型打錠機　334
ローリングボールタック試験法　347

わ

ワルファリン　203

◆欧文索引

α_1 酸性糖タンパク 74,152,156,166
α 相 210
ABC トランスポーター 12
absorption 2,27
absorptive epithelial cell 30
accumulation index 180
active metabolite 103
ADH 95,148
ADME 2
adsorption 267
adsorption amount 267
adsorption isotherm 228
aerosols for cutaneous application 312
agglomeration 332
agitation granulator 333
AhR 111
air permeability method 228
alcohol dehydrogenase(ADH) 95, 148
aldehyde dehydrogenase(ALDH) 95,148
aldo-keto reductase 100
amidase 100
amorphous 249
amphiphilic compound 267
Andrade の式 256
angle of repose 229
antedrug 381
antibody-dependent cell-mediated cytotoxicity(ADCC) 376
antibody-drug conjugate(ADC) 377,378,386
area under the blood concentration-time curve(AUC) 174,176
aromatic agents 330
aromatic waters 320
Arrhenius 式 283
ASBT 18
AUC/MIC 218
AUC_{po} 182,190
$AUMC$(area under the first moment curve) 185

β-グルクロニダーゼ 100,132
β 相 210
——における分布容積 69
β-ラクタム系抗生物質 38
β-glucuronidase 100
ball mill 330

Bancroft の規則 275
bases for patches 326
BBB(blood-brain barrier) 3,81
BCRP(breast cancer resistance protein) 15,21,39,77,87,122,149
——, ABCG2 87
BET 式 228
bile 126
bile acid 18,127
bile duct 125
binders 323
Bingham's flow 258
bioavailability 184
biopharmaceutics 2
biopharmaceutics classification system (BCS) 41,356
biotransformation 92
blockbuster drug 376
BMI(body mass index) 167
Bowman's capsule 114
Brookfield 型粘度計 262
brush-border membrane 30
BSEP 15,18,130
buccal tablets 54,299
buffers 329
bulk packaging 339

C_{2h}(投与後2時間値, ピーク値に近い)モニタリング 219
Caco-2 細胞単層膜 24
capillary viscometer 262
capsule shell 324
capsules 293
CAR 111
carboxylesterase(CES) 100
cataplasms 315
chewable tablets 293
Child-Pugh 分類 217
cilia 55
clearance ratio(CR) 119
CLEIA 法 211
CLIA 法 211
cloud point 271
C_{max} 210,355
C_{max}/MIC 218
coating 334
coating agents 324
Cockcroft-Gault の式 159,216
collecting duct 114
coloring agents 329
compartment model 172
competitive inhibition 107

complex 250
conjugation 100
contact angle 241,268
copoly lactic acid/glycolic acid (PLGA) 371
correctives 330
cortex 114
cosolvency 250
Couette 型粘度計 262
C_{peak} 210
creams 313
creatinine 116
creep 261
Crigler-Najjar 症候群 147
critical micelle concentration(cmc) 271
critical relative humidity(CRH) 231
CTLA4 376
CYP 94
CYP1A2 109,155
CYP2A6 147
CYP2C9 107,143
CYP2C19 99,144
CYP2D6 99,145
CYP3A4 46,95,108,145

D-グルコース 121
decoctions 319
dermis 50
desmosome 30
dialysis agents 315
differential scanning calorimetry (DSC) 233
differential thermal analysis(DTA) 233
diffusion 237,243
dihydropyrimidine dehydrogenase (DPD) 109,148
dilatancy 258
dilatant flow 258
disintegrants 324
disintegration 242
dispersible tablets 293
dispersion モデル 188
distal tubule 114
distribution 2,65
Dixon プロット 25
DLVO 理論 274
DNA のメチル化 146
dosage form 289
drug delivery system (DDS) 4,363
dry powder inhalers 300

Dubin-Johnson 症候群　21
duodenum　30

EAAT1(*SLC1A3*)　85
Eadie-Hofstee plot　195
Eadie-Hofstee 式　24
ear preparations　317
EDTA　209
effervescent granules　295
effervescent tablets　293
eGFR 式　217
Elder の仮説　231
elimination half life　172
elimination rate constamt(k_{el})　213
EM(extensive metabolizer)　143
emulsifying agents　327
emulsions　297
endocytosis　22
endotoxin　348
enemas for application　306
ENT1(*SLC29A1*)　86
ENT2(*SLC29A2*)　86
enterohepatic circulation　126, 132
epidermis　50
epoxide hydrolase(EH)　100
EPR 効果　374, 375, 390
esterase　100
excipients　322
excretion　2
exocytosis　22
extended clearance concept　192
extracts　318

facilitated diffusion　13
Feret 径　225
Fick の第一法則　237
Fick の法則　8
fillers　323
filling　335
films for oral administration　298
first pass effect　32, 124, 184
first-order reaction rate　279
flavin-containing monooxygenase (FMO)　95
flip-flop 現象　183
fluid energy mill　331
fluidextracts　320
fluidity　256
fluidized-bed granulator　332
fluorouracil(5-FU)　148, 373
freeze-drying　335
functional barrier　76

gallbladder　126
gap junction　30
gastric emptying rate(*GER*)　44
gastric emptying time(*GET*)　44
gastric gland　30
gel patches　315
gels　314
general acid-base catalysis　284
genetic polymorphism　143
Gibbs の吸着等温式　268
Gilbert 症候群　147
Giusti-Hayton 法　217
glomerular filtration　114
glomerular filtration rate(*GFR*)　116, 154
glomerulus　114
GLUT1(*SLC2A1*)　79, 85
GLUT2　12, 13
GLUT4　20
granulation　332
granules　294
GST(glutathione *S*-transferase)　103
GWAS(genome-wide association study)　142

H$_2$ 受容体拮抗薬　43
hammer mill　331
hard capsules　293
hemodialysis agents　317
Henderson-Hasselbalch の式　9, 239
Henle's loop　114
hepatic artery　124
HER2(human epidermal growth factor receptor type 2)　375
Heywood 径　225
Hixson-Crowell の式　245
HLB(hydrophile-lipophile balance)　272
Hofmeister series　274
Hooke の法則　255
HPLC(high performance liquid chromatography)　212
hydrate　249
hydrophilic group　267
hydrophobic group　267
hypodermis　50
hysteresis loop　259

ideal solution　238
ileum　30
IM(intermediate metabolizer)　143

implants　310
induction　107
infusions　319
inhalation liquids and solutions　301
inhalations　300
inhibition　107
initial dose　179
injections　306
interface　267
interface free energy　266
intrinsic clearance　187
intrinsic viscosity　264
inulin　116
ionic surfactant　269

jejunum　30
jellies for oral administration　297
jelly bases　326

kinematic viscosity　256
Klotz(両逆数)プロット　71
Kozeny-Carman の式　227
Krafft point　271
Kupffer cell　124

L 型アミノ酸トランスポーター　85
L-dopa　106, 373
Langmuir 型の単分子層吸着　228
Langmuir 型プロット　71
Langmuir 式　196
large intestine　30
LAT1　15, 18
LAT1/4F2hc(*SLC7A5/SLC3A2*)　85
LC-MS/MS 法　212
lemonades　297
Lineweaver-Burk plot　195
Lineweaver-Burk 式　24
liniments　312
liposome injections　311
liquid and solutions for oral administration　296
liquid crystal　270
liquids and solutions for cutaneous application　312
liquids and solutions for oro-mucosal application　299
loading dose　180
local anesthetics　329
lotions　312
lozenges　298
lubricants　324

欧文索引　437

lyophilization　335
lyotropic series　274
lysate reagent　348

maintenance dose　179
Martin 径　225
MATE1　15
MCT1（*SLC16A1*）　38
MCTs（*SLC16A*）　86
MDR1（*ABCB1*）　39
　――阻害薬　41
mean residence time（*MRT*）　185
mechanism-based inhibition（MBI）　107, 108
medicated chewing gums　299
medulla　114
metabolic enzyme　92
metabolism　2, 92
metabolite　92
metered-dose inhalers　301
micelle　270
Michaelis-Menten 式　20, 24, 195
microclimate pH　17, 35
microemulsion　273
microRNA（miRNA）　21, 146, 378
microvilli　30
milling　330
minimum inhibitory concentration（MIC）　217
mixing　331
modulus of elasticity　255
molecular crystal　232
monoamine oxidases（MAO）　95
6-MP　147
M/P 比　167
MRP（multidrug resistance associated protein）　77
MRP1（*ABCC1*）　87
MRP2（*ABCC2*）　15, 39, 87, 122
MRP4　122
mucoadhesive tablets　299
mucociliary transport　55

N-アシル基転移酵素　103
N-アセチル基転移酵素　103
N-アセチル基転移酵素2　148
Na⁺/H⁺ 交換輸送系　37
Na⁺/K⁺-ATPase　37
NADPH　94
NADPH-cytochrome P450 reductase　99
NADPH-シトクロム P450 レダクターゼ　99

nasal dry powder inhalers　304
nasal liquids and solutions　304
nasal preparations　304
NAT（*N*-acetyltransferase）　103
NAT2　148
negative adsorption　268
neonatal Fc receptor（FcRn）　89
nephron　114
Nernst-Noyes-Whitney の式　244
NET（*SLC6A2*）　86
Newton's law of viscosity　256
Newtonian flow　257
non-competitive inhibition　107
nonionic surfactant　269
normal strain　255
Noyes-Whitney の式　42, 243
NTCP　18, 130

OAT1（*SLC22A6*）　15, 121
OAT3　122
OATP1B1（*SLCO1B1*）　15, 21, 149
OATP2B1（*SLCO2B1*）　87
occlusive dressing therapy（ODT）　52
OCT（organic cation transporter）　122
OCT2（*SLC22A2*）　15
OCT3（*SLC22A3*）　87
OCTN2（*SLC22A5*）　86
Ocusert®　383
OD 錠　369
ointment bases　325
ointments　313
ophthalmic liquids and solutions　302
ophthalmic ointments　303
orally disintegrating tablets　293
organ clearance　186
orodispersible tablets　293
OROS®　248, 366
oscillating granulator　332
OST　18
OTC 医薬品（over the counter drug）　368
o/w 型エマルション　273

P-糖タンパク質　14, 39, 77, 122, 382
P-glycoprotein（P-gp）　14
P450　94
packaging suitability　339
PAMPA　24
para-aminohippuric acid（PAH）　117
paracellular　134
paracellular route　32
parenchymal cell　124

parenteral infusions　310
passive diffusion　8
passive transport　13
patches　314
PCFT（*SLC46A1*）　18
PD-1　376
PEG 修飾　91
pellets　310
PEPT1（*SLC15A1*）　15, 17, 37
PEPT2　123
peptidase　100
peptide transporter　37
percutaneous（transdermal）absorption　49
perfusion-rate limited　66
peritoneal dialysis agents　316
permeability-rate limited　67
pH-速度プロファイル　285
pH partition hypothesis（pH 分配仮説）　12, 85
phagocytois　22
pharmacodynamics（PD）　3, 171
pharmacokinetic drug interaction　58
pharmacokinetic-pharmacodynamic（PK-PD）解析　199
pharmacokinetics（PK）　3, 171
phase inversion　275
3′-phosphoadenosine-5′-phosphosulfate（PAPS）　103
physiologically-based pharmacokinetic model　197
pillow package　339
pills　318
pinocytosis　22
pK_a　9
PK-PD パラメータ　218
plastic flow　258
PM（poor metabolizer）　143
poly lactic acid（PLA）　371
polyethylene glycol（PEG）　90, 385
polymorphism　249
poor metabolizer　99
population pharmacokinetics（PPK）　3, 220
portal vein　124
positive adsorption　268
postconceptional age（PCA）　156
powders　295
powders for cutaneous application　311
preparations for gargles　299
preparations for syrups　297
preparations related to crude drugs　318
preservatives　329

primary active transport　14
prodrug　103,372
Progestasert®　383
prolonged release injections　311
protease　100
proton pump inhibitor(PPI)　144
proximal tubule　114
pseudoplastic flow　258
PTP(press through package)　339
pulmonary surfactant　57
pump sprays for cutaneous application　312
PXR　111

quasi-viscous flow　257
rate equation of zero-order reaction　278
R_b　192
reabsorption　114
rectal absorption　47
reduced viscosity　264
relative infant dose(RID)　167
relative viscosity　264
relaxation time　260
renal clearance method　123
renal clearance(CL_r)　116
renal corpuscle　114
retardation time　261
reversible inhibition　107
Reynolds number　257
RFC(*SLC19A1*)　86
rheogram　257
rheology　254
rheopexy　259
RNA interference(RNAi)　378
roll granulator　333
rotating viscometer　262
RXR　111

S9 分画　93
S-ワルファリン　98
Sawchuk-Zaske 法　214
Scatchard プロット　71
Schulze-Hardy の規則　274
semi-solid preparations for oro-mucosal applications　299
semi-solid preparations for rectal application　305
SERT(*SLC6A4*)　86
SGLT1(*SLC5A1*)　12,16
shearing strain　255
shearing stress　256
short interference RNA(siRNA)　378

simple diffusion　8
sink condition　11
sinusoid　124
SLC トランスポーター　12
small intestine　30
SMVT(*SLC5A6*)　86
SN-38　147
soft capsules　293
solid dosage forms for cutaneous application　311
solubility　237
solubilization　271
solubilizing agents　327
soluble tablets　293
solvents　328
SP(strip package)　339
space of Disse　124
specific acid-base catalysis　284
specific viscosity　264
spirits　319
spray-drying granulator　333
sprays for cutaneous application　312
sprays for oro-mucosal applications　299
stabilizing agents　329
steady-state(SS)　180
Stokes の式　227,274
Stokes の法則　274
stomach　29
stop-flow analysis　123
stress　254
stress relaxation　260
subcutaneous tissue　50
sublingual tablet　54,299
sulfotransferase(SULT)　103
suppositories for rectal application　304
suppositories for vaginal use　306
suppository bases　325
surface　267
surface active agent　267
surface activity　267
surfactant　267
suspending agents　327
suspensions　297
syrups　297

tablet press　334
tableting　334
tablets　290
tablets for oro-mucosal application　298
tablets for vaginal use　306
tapes　314

TDM(therapeutic drug monitoring)　133,142,193,205
teabags　319
therapeutic window　365
thermogravimetry(TG)　233
thickening agents　329
thixotropy　258
tight junction　30,76
time above MIC(T＞MIC(%))　218
time-controlled explosion system (TES)　368
time-dependent inhibition(TDI)　107
tinctures　319
T_{max}　355
tonicity agents　328
TPMT　142,147
transcellular route　32
transcytosis　22
transdermal therapeutic system (TTS)　50,369
transporter　7
troches　298
tube モデル　188
tubular epithelial cell　115
tubular secretion　114
tumbling granulator　333

Ubbelohde 粘度計　257
UDP glucuronic acid(UDPGA)　101
UDP-glucuronosyltransferase(UGT)　101
UDP-グルクロン酸　101
UGT1A1　142,147
UGT1A4　166
ultra-rapid metabolizer(UM)　145
unstirred water layer　22,35
ureter　114
urinary bladder　114

van der Waals force　274
van't Hoff の式　238
vesicle　270
villi　30
viscoelasticity　259
volume of distribution(V_d)　174,213

Washburn の式　242
well-stirred モデル　188
wetting　240
w/o 型エマルション　273
yield value　258
Young's modulus　255

パートナー薬剤学(改訂第4版増補)[電子版付]

2007年 4 月15日	第 1 版第 1 刷発行	編集者	原島秀吉, 伊藤智夫,
2017年 3 月30日	第 3 版第 1 刷発行		寺田勝英, 伊藤清美
2022年 2 月15日	第 4 版第 1 刷発行	発行者	小立健太
2023年 8 月30日	第 4 版第 2 刷発行	発行所	株式会社 南 江 堂
2024年12月10日	改訂第 4 版増補発行		☎ 113-8410 東京都文京区本郷三丁目 42 番 6 号

☎(出版)03-3811-7236 (営業)03-3811-7239
ホームページ https://www.nankodo.co.jp/
印刷 真興社／製本 ブックアート

Pharmaceutics
© Nankodo Co., Ltd., 2024

定価は表紙に表示してあります.　　　　　　　　　　　　　　Printed and Bound in Japan
落丁・乱丁の場合はお取り替えいたします.　　　　　　　ISBN978-4-524-40487-2
ご意見・お問い合わせはホームページまでお寄せください.

本書の無断複製を禁じます.

|JCOPY| 〈出版者著作権管理機構 委託出版物〉

本書の無断複製は,著作権法上での例外を除き禁じられています.複製される場合は,そのつど事前に,
出版者著作権管理機構(TEL 03-5244-5088, FAX 03-5244-5089, e-mail: info@jcopy.or.jp)の許諾
を得てください.

本書の複製(複写,スキャン,デジタルデータ化等)を無許諾で行う行為は,著作権法上の限られた例
外(「私的使用のための複製」等)を除き禁じられています.大学,病院,企業等の内部において,業務
上使用する目的で上記の行為を行うことは私的使用には該当せず違法です.また私的使用であっても,代
行業者等の第三者に依頼して上記の行為を行うことは違法です.

南江堂 パートナーシリーズ

薬学部学生のためのスタンダードな教科書シリーズ.
6年制教育でのカリキュラムに沿った内容構成.
読みやすく，かつわかりやすい新しいスタイルの教科書.

パートナー **分析化学Ⅰ** 電子版付 2023年増補

パートナー **分析化学Ⅱ** 電子版付 2023年増補

パートナー **生薬学** 電子版付 2023年増補

パートナー **天然物化学** 電子版付 2023年増補

パートナー **機能形態学** ヒトの成り立ち 電子版付 2025年改訂

パートナー **医薬品化学**

パートナー **薬理学** 電子版付 2024年改訂

パートナー **薬剤学** 電子版付 2024年増補

パートナー **薬品製造学**

※掲載している情報は2024年10月時点での情報です．最新の情報は南江堂Ｗｅｂサイトをご確認ください．

南江堂 〒113-8410 東京都文京区本郷三丁目42-6 （営業）TEL 03-3811-7239 FAX 03-3811-7230